基于MDT下常见恶性肿瘤的综合治疗

总主编　刘宗文　刘剑波

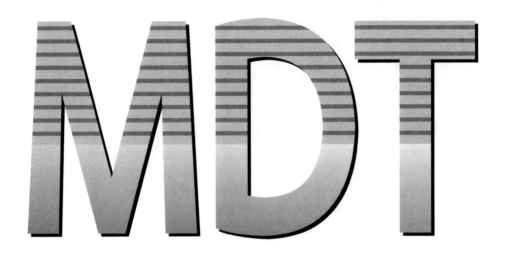

下腹部肿瘤

主编　侯　歌　赵　虎　刘宗文

郑州大学出版社

图书在版编目(CIP)数据

下腹部肿瘤 / 侯歌，赵虎，刘宗文主编. — 郑州：郑州大学出版社，2023. 9
（基于 MDT 下常见恶性肿瘤的综合治疗 / 刘宗文，刘剑波总主编）
ISBN 978-7-5645-9660-6

Ⅰ. ①下⋯　Ⅱ. ①侯⋯②赵⋯③刘⋯　Ⅲ. ①腹腔疾病 - 肿瘤 - 诊疗
Ⅳ. ①R735.5

中国国家版本馆 CIP 数据核字(2023)第 059419 号

下腹部肿瘤
XIA FUBU ZHONGLIU

策划编辑	陈文静	封面设计	苏永生
责任编辑	吕笑娟	版式设计	苏永生
责任校对	张　楠　胡文斌	责任监制	李瑞卿

出版发行	郑州大学出版社	地　　址	郑州市大学路 40 号(450052)
出版人	孙保营	网　　址	http://www.zzup.cn
经　销	全国新华书店	发行电话	0371-66966070
印　刷	河南瑞之光印刷股份有限公司		
开　本	787 mm×1 092 mm　1 / 16		
本册印张	22.5	本册字数	522 千字
版　次	2023 年 9 月第 1 版	印　次	2023 年 9 月第 1 次印刷

书　　号	ISBN 978-7-5645-9660-6	总 定 价	1 288.00 元(全五册)

作者名单

主　编　侯　歌　赵　虎　刘宗文

副主编　褚校涵　王利君　袁　博　徐　臻

　　　　闫慧芳　张胜威　陈志龙　方　莹

编　委　（按姓氏笔画排序）

　　　　王　倩　王　璐　王晓静　邢　伟

　　　　成　媛　刘耀河　苏佳勇　杨梦琳

　　　　肖陈虎　周　橹　秦婷婷　贾　丛

前言

随着社会经济的发展及生态环境的变化,我国人民群众的健康状况也在悄然发生改变。世界卫生组织(WHO)发布的《2022年世界卫生统计》报告,全球范围内,癌症(泛指恶性肿瘤)仍是导致人类死亡的主要原因之一。在健康人转变成肿瘤患者的过程中,通常会有多种影响因素,其中最主要的就是健康人体内的正常细胞受到内因或外因影响,转变为不受人体免疫系统控制的无限增殖的细胞,而这些无限增殖的细胞就是肿瘤细胞。

《"健康中国2030"规划纲要》强调以人民健康为中心,落实预防为主,强化早诊断、早治疗、早康复。虽然目前有关肿瘤的病因仍不清楚,但是,肿瘤的三级预防对降低肿瘤发生率、提高患者生存率至关重要。肿瘤三级预防中的一级预防,即病因预防。现代医学认为肿瘤是一种生活方式病,从衣、食、住、行等方面预防或者避免人们接触可引起肿瘤发病的原因,有利于降低肿瘤易感人群的发病率,但是这些预防手段并不能从根本上杜绝肿瘤的发生。

大多数早期肿瘤是可以治愈的,这就涉及肿瘤三级预防中的二级预防,即做到早发现、早诊断、早治疗。这不仅要求人们自身定期进行体检,以便早期发现疾病或疾病的潜在风险,进而做到早期干预;也要求医务人员对肿瘤高危或易感人群实施动态监测,发现可能存在的早期肿瘤,尽快治疗,提高治愈率。

然而在日常的临床工作中,很多患者就诊时已是中晚期,或者是经过一系列的治疗后出现复发和转移。这些患者通常症状重、治疗难、预后差。对于已经确诊恶性肿瘤的患者不得不提到肿瘤三级预防中的三级预防,即对已经患有恶性肿瘤的患者进行积极有效的治疗,一般采取多学科综合治疗的方法。实际上,综合治疗就是当下盛行的多学科综合治疗协作组(multidisciplinary team,MDT)。主要通过手术治疗、放射治疗、化学治疗、靶向治疗、免疫治疗等方法,预防肿瘤复发、进展,降低肿瘤致残率、致死率,延长患者的生存时间,提高患者的生存质量。但即使是综合治疗对于某些肿瘤,特别是中晚期肿瘤,效果也是非常有限,所以肿瘤的治疗任重而道远。

基于上述原因及目的,结合参编作者多年来治疗肿瘤的临床工作经验,我们组织编写了"基于MDT下常见恶性肿瘤的综合治疗"丛书。丛书规范了多学科治疗的流程,首先是从临床医生获取的患者实验室检查、影像学、病理检查等一线资料,通过这些检查结果判断出肿瘤准确的位置、大小、是否有转移,结合临床症状和体征,对患者病情进行系统的分析判断。接下来邀请相关科室专家从不同学科、多个角度为患者制订出使患者最大程度受益的个性化治疗方案。

本套丛书共包含五个分册,即"头颈部肿瘤""胸部肿瘤""上腹部肿瘤""下腹部肿瘤""淋巴瘤、间叶组织肿瘤、癌痛",分别对各部位肿瘤的病因病理、临床表现、诊断等进行介绍,结合学科前沿动态,重点从 MDT 的角度对治疗手段进行讲解。本套丛书兼具科学性、系统性、实用性,对肿瘤科医生具有一定的指导作用,对肿瘤患者及其家属也具有参考价值。

第一分册:《头颈部肿瘤》。

本分册内容涵盖临床中常见的头颈部肿瘤,如鼻咽癌、口腔癌、口咽癌、喉癌等,同时包含常见的颅内恶性肿瘤,如胶质瘤、脑膜瘤、脑转移瘤等,对不同肿瘤的流行病学、检查项目、临床表现、分期及治疗选择等进行全面阐述,同时对近年来的应用热点如靶向、免疫治疗等做了详细介绍。本册结合头颈外科、放疗科、肿瘤内科、病理科、影像科等学科的不同特点,以 MDT 的形式为大家带来全面的诊疗思路,期待本分册能使我国头颈部肿瘤患者获益,以实现肿瘤控制与器官保留并举的目标。

第二分册:《胸部肿瘤》。

临床中最常见的胸部肿瘤包括肺癌、食管癌、乳腺癌和胸腺肿瘤。在多学科综合治疗的思维下,本分册主要对胸部肿瘤的临床表现、实验室检查、肿瘤分期及适宜的治疗方法等问题进行综述,并从放射治疗计划到化学治疗方案等方面进行详尽阐述。本分册以肿瘤的 MDT 为切入点,整合放疗科、肿瘤内科、肿瘤外科、影像科、病理科等学科的理论基础和临床实践经验,以及各个学科的前沿研究成果,内容由浅入深,适合各层次肿瘤相关的医务工作者阅读。

第三分册:《上腹部肿瘤》。

本分册主要讨论上腹部恶性肿瘤的综合治疗,重点总结临床及科研经验,对胃癌、肝癌、胰腺癌的流行病学、病因病理、临床表现、诊断等进行介绍,治疗方面重点论述了放射治疗、化学治疗、外科治疗及靶向治疗等,并从 MDT 的角度进行综述。此外,对上腹部肿瘤患者的护理和营养支持等研究进展进行了详细的讲解。

第四分册:《下腹部肿瘤》。

本分册主要介绍的是结直肠恶性肿瘤与泌尿生殖系统肿瘤的预防及诊疗手段,以实用性为出发点,详细介绍了结直肠癌、肾癌、上尿路上皮细胞癌、前列腺癌、膀胱肿瘤和膀胱癌、阴茎癌、宫颈癌、子宫内膜癌、卵巢癌等的预防、鉴别、诊治、相关并发症的治疗及护理,并从 MDT 的角度进行综述。本分册旨在让广大临床肿瘤科医生充分认识下腹部肿瘤,帮助患者了解下腹部肿瘤相关知识,具有较好的临床实用价值。

第五分册:《淋巴瘤、间叶组织肿瘤、癌痛》。

本分册全面阐述了淋巴瘤、软组织肉瘤、骨原发肿瘤、骨转移瘤以及癌痛的综合治疗,从流行病学、病因学、病理学、分子生物学、临床表现、诊断和治疗方法等方面介绍了各个疾病基础和临床研究的最新进展。本书内容丰富,参考美国国立综合癌症网络(NCCN)的最新治疗指南,依据循证医学的证据,结合本单位多年来综合治疗的体会和经验,重点论述放射治疗、化学治疗、外科治疗及靶向治疗等,并从 MDT 的角度进行综述。

该书是一本相关肿瘤疾病诊疗的临床指南,适合临床肿瘤医生阅读,也可供相关医学生、肿瘤患者及家属学习参考。

各位编者为本套丛书的编写付出了辛勤的努力,同时得到了郑州大学第二附属医院的大力支持,以及郑州大学出版社各位编辑的修改与建议,在此表示诚挚谢意。"基于MDT下常见恶性肿瘤的综合治疗"是目前比较系统、全面、规范的肿瘤治疗丛书,希望广大临床肿瘤科医生共同努力,给予患者合理和规范的治疗,使更多的肿瘤患者从中获益。我们坚信"道阻且长,行则将至;行而不辍,未来可期!"但由于编者水平有限,书中难免存在不足之处,期望广大读者给予批评指正。

编者

2023 年 8 月

目录

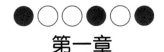

第一章

结 肠 癌

结肠癌(colorectal cancer)是发生于结肠部位的常见的消化道恶性肿瘤,发病率占胃肠道肿瘤的第3位,并有上升的趋势。发病的主要相关因素包括:①社会发展水平;②生活方式,如缺乏体育锻炼等;③饮食结构,高脂肪、高蛋白、低维生素、低纤维素;④癌前病变,家族性结肠息肉病、结肠腺瘤性息肉、溃疡性结肠炎、Crohn(克罗恩)病;⑤基因缺失与突变。

一、结肠的解剖

结肠在右髂窝内续于盲肠,在第3骶椎平面连接直肠。结肠分升结肠、横结肠、降结肠和乙状结肠4部,大部分固定于腹后壁,结肠的排列酷似英文字母"M",将小肠包围在内(图1-1)。结肠的直径自其起始端的6 cm,逐渐递减为乙状结肠末端的2.5 cm,这是结肠肠腔最狭窄的部位。

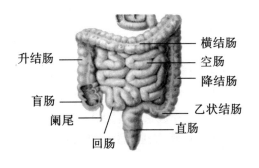

图1-1 结肠的解剖示意

二、病理

发生于结肠部位的肿瘤可分为良性肿瘤和恶性肿瘤。结肠的良性肿瘤这里仅讲结肠息肉,其病理一般分4类:①腺瘤性息肉(包括乳头状腺瘤);②错构瘤性息肉;③炎性息肉;④增生性或化生性息肉。结肠息肉部分病理类型容易出现恶变,不同类型恶变程度不一,一般腺瘤样息肉癌变率相对较高。

结肠恶性肿瘤也就是俗称的结肠癌,其不同的分型及分期对患者的治疗和预后是非常重要的。

(一)大体分型

1. 肿块型　其特点是主要向肠腔内生长,呈球状或半球状,此类型癌浸润性较小,淋巴转移发生率低,预后好。

2. 溃疡型　是结肠癌最常见类型,初为扁平肿块,以后可出现中央坏死,形成大溃疡,边缘外翻,表面易出血或坏死,分化程度较低,容易出现早期转移。

3. 浸润型　其特点是癌组织主要沿肠壁浸润生长,易引起肠管环状狭窄和肠梗阻,外观无明显溃疡或外凸肿块,淋巴转移发生较早,分化极低,预后较差。

4. 黏液癌型　肉眼观察癌组织呈胶冻状半透明,镜下表现为胃黏液腺癌或称为弥漫性浸润腺癌,该分型恶性程度最高,预后最差。

(二)组织学分型

1. 腺癌　最常见,根据分化程度可分为 4 级,即高分化、中分化、低分化、未分化。

2. 黏液癌　癌细胞分泌较多黏液,可在细胞外间质中或积聚在细胞内将核挤至边缘,预后较差。

3. 未分化癌　癌细胞较小,呈圆形或不规则形,浸润明显,易浸润小血管和淋巴管,预后最差。

4. 其他　鳞癌、鳞腺癌等较少见。

(三)病理分期

结肠癌的病理分期采用美国癌症联合委员会(AJCC)/国际抗癌联盟(UICC)提出的TNM 分期系统,另外还有改良的 Duke 分期,可将结肠癌分为 A、B、C、D 四期。下面着重介绍 Duke 分期。

1. Duke A 期　主要是指原发肿瘤限于肠壁内,没有肠系膜和周围的淋巴结转移,没有远处转移,又可细分 3 个亚期,原发肿瘤局限于黏膜内者为 A0 期;穿透黏膜肌层达黏膜下层者为 A1 期,累及肠壁肌层未穿过浆膜者为 A2 期。

2. Duke B 期　原发肿瘤穿透肠壁达到浆膜层外,或者是侵犯肠周外面的组织,但无淋巴结转移。

3. Duke C 期　肿瘤已穿透肠壁且有淋巴结转移。淋巴结转移限于肿瘤附近(结肠壁及结肠旁)者为 C1 期,肠系膜及系膜根部淋巴结有转移者为 C2 期。

4. Duke D 期　无论原发灶浸润程度和淋巴结是否转移,只要出现远处转移即归为 D期,并且有淋巴结融合成团不能切除的情况,也应归为 D 期。

三、扩散与转移方式

1. 直接浸润　结肠癌可以向 3 个方向浸润扩散，即肠壁深层浸润、环状浸润和沿纵轴浸润。

2. 淋巴转移　是主要的转移途径。分为 4 组：①结肠壁淋巴结；②结肠旁淋巴结；③中间淋巴结；④中央淋巴结。

3. 血行转移　沿门静脉转移至肝，也可转移至肺、骨、脑等。

4. 种植转移　最常见为大网膜的结节和肿瘤周围壁腹膜的散在沙粒状结节，亦可融合成团块状，继而全腹腔播散，产生腹水。

四、临床表现

（一）症状

主要症状是排便习惯与粪便形状的改变、腹痛、肠梗阻、贫血等症状。

1. 排便习惯与粪便形状改变　常为本病最早出现的症状，多表现为血便或粪便隐血阳性，出血量多少与肿瘤大小、溃疡深度等因素相关，多数患者因此就诊。病变位于左半结肠者的粪便血色常偏红，易被误认为是内痔、痢疾或肠炎。随着病程的发展而引起轻度肠梗阻时，则表现为稀便和便秘交替出现，肠梗阻加重后，则以便秘为主，并伴有腹胀。也可表现为排大便次数频繁、粪便不成形或稀便，排便前可有轻度腹痛。

2. 腹痛　多位于右侧中上腹部，程度不重，多属隐痛、钝痛而易被忽视。结肠癌并发肠梗阻时，则可表现为腹痛加重或转为阵发性绞痛。

3. 肠梗阻　是结肠癌的晚期症状，常表现为慢性低位肠梗阻，便秘、腹胀明显，恶心、呕吐症状不突出，少部分患者可表现为急性肠梗阻，发作前可无自觉症状。

4. 贫血　主要原因是肿瘤出血导致慢性失血。晚期患者出现贫血的原因可能与营养不良及全身消耗有关，此时可有消瘦、乏力、水肿、低蛋白血症、恶病质等表现。

5. 其他　穿孔时引起的腹膜炎、转移引起的相关症状等。

另外，需要注意的是，由于右侧结肠肠腔较宽，壁较薄，扩张性大，肠内容物较稀，而左侧结肠肠腔小，左、右结肠解剖上的特点不同，导致二者的临床表现可能有所不同。右半结肠癌患者多以全身症状、腹部肿块、贫血等症状为主，左侧结肠癌患者则可能主要表现为便血、腹泻、便秘、肠梗阻等症状。

（二）体征

1. 早期　无明显体征。

2. 腹部肿块　肿瘤生长到一定程度时，腹部可直接触及肿块。部分患者往往以腹部肿块就诊，肿块一般较硬，形状不规则，表面不平。右半结肠癌如伴有炎症，可被误诊为阑尾炎或阑尾脓肿。

五、辅助检查

(一)体格检查

1. 一般检查　一般状况评价、全身浅表淋巴结特别是腹股沟及锁骨上淋巴结的情况。

2. 腹部检查　检查有无肠型、肠蠕动波,腹部是否可触及肿块;腹部叩诊及听诊检查了解有无移动性浊音及肠鸣音异常。

3. 直肠指检　对疑似结直肠癌者必须常规做直肠指检。需要了解直肠肿瘤的大小、形状、质地、占肠壁的范围、基底部活动度、肿瘤下缘距肛缘的距离、肿瘤向肠外浸润状况、与周围脏器的关系、有无盆底种植等,同时观察有无指套血染。

4. 三合诊　对于女性直肠癌患者,若怀疑肿瘤侵犯阴道壁,推荐行三合诊,了解肿块与阴道后壁的关系。

(二)化验检查

1. 血常规　了解有无贫血。

2. 尿常规　观察有无血尿,结合泌尿系统影像学检查了解肿瘤是否侵犯泌尿系统。

3. 便常规　注意有无红细胞、白细胞。

4. 粪便隐血试验　对消化道少量出血的诊断有重要价值。

5. 其他　电解质及肝、肾功能等其他检查。

另外,结肠癌患者在诊断时、治疗前、评价疗效时、随访时必须检测肿瘤标志物,如癌胚抗原(CEA)、糖原抗原19-9(CA19-9);有肝转移患者还要检测甲胎蛋白(AFP);疑有腹膜、卵巢转移患者检测糖原抗原125(CA125)。

(三)内镜检查

直肠镜和乙状结肠镜适用于病变位置较低的结直肠病变。

所有疑似结直肠癌患者均推荐全结肠镜检查,但以下情况除外:①一般状况不佳,难以耐受;②急性腹膜炎、肠穿孔、腹腔内广泛粘连;③肛周或严重肠道感染。

内窥镜检查如果见到可疑肿物,必须对可疑病变行病理学活组织检查。

(四)影像学检查

1. X 射线　气钡双重 X 射线造影可作为诊断结肠癌的检查方法,但不能应用于结肠癌分期诊断,如疑有结肠梗阻的患者应当谨慎选择。

2. CT　推荐行胸部/全腹/盆腔 CT 增强检查,可用于:①结肠癌 TNM 分期诊断;②随访中筛选结肠癌吻合口复发病灶及远处转移瘤;③判断结肠癌原发病灶及转移瘤辅助治疗或转化治疗效果;④鉴别钡剂灌肠或内窥镜发现的肠壁内在和外在性压迫性病变的内部结构,明确其性质;⑤有 MRI 检查禁忌证的结肠癌患者。

CT 评价直肠系膜筋膜(MRF)状态的价值有限,尤其对于低位结肠癌患者。

3. MRI

（1）推荐 MRI 作为结肠癌常规检查项目。对于局部进展期结肠癌患者，需在新辅助治疗前、后分别行基线、术前 MRI 检查，目的在于评价新辅助治疗的效果。

如无禁忌，建议结肠癌 MRI 扫描前肌内注射山莨菪碱抑制肠蠕动。

建议行非抑脂、小 FOV（视野）轴位高分辨 T_2WI 扫描；推荐行 DWI 扫描，尤其是新辅助治疗后的结肠癌患者。

对于有 MRI 禁忌证的患者，可行 CT 增强扫描。

（2）临床或超声及 CT 检查怀疑肝转移时，推荐行肝增强 MRI 检查（建议结合肝细胞特异性对比剂 Gd-EOB-DTPA）。

4. PET-CT　不推荐常规使用，但对于病情复杂、常规检查无法明确诊断的患者可作为有效的辅助检查。术前检查提示为Ⅲ期以上肿瘤，为了解有无远处转移，可推荐使用。

5. 排泄性尿路造影　不推荐术前常规检查，仅适用于肿瘤较大可能侵及尿路的患者。

结肠癌临床关键问题的影像学评价推荐：全腹+盆腔 CT（平扫+增强）扫描为首选，可以兼顾癌肿本身及转移瘤好发部位（肝），可评价结肠癌的 TNM 分期，以及肠壁外血管侵犯（EMVI）的有无；对于其他远处转移瘤的筛查，如肺转移瘤，推荐行胸部 CT 检查；PET-CT有助于筛查全身转移瘤。

（五）病理组织学检查

病理活检报告是结肠癌治疗的依据。活检诊断为浸润性癌的病例进行规范性结肠癌治疗。因活检取材的限制，活检病理不能确定有无黏膜下浸润，诊断为高级别上皮内瘤变的病例，建议临床医师综合其他临床信息包括内镜或影像学评估的肿瘤大小、侵犯深度、是否可疑淋巴结转移等，确定治疗方案。确定为复发或转移性结肠癌时，推荐检测肿瘤组织 *K-ras* 及 *N-ras* 基因、*BRAF* 基因、错配修复蛋白表达或微卫星状态及其他相关基因状态以指导进一步治疗。

六、诊断与鉴别诊断

（一）诊断

早期症状常不明显，易被忽视，大多数结肠癌患者就医时已属肿瘤晚期。对中老年患者有下列症状时应考虑结肠癌的可能：近期出现持续性腹部不适、隐痛、腹胀等经内科治疗好转不明显；排便习惯由正常变为腹泻、便秘或二者交替；大便带血或带脓而无其他肠道炎性疾病史；原因不明的贫血、乏力或体重减轻。对出现上述症状特别是粪便隐血试验多次阳性者应提高警惕，进一步检查。据报道多中心性或多原发性癌并不少见，它们可同时或相隔很近时间内被发现。结肠内同时或在半年内发现 2 个或 2 个以上的癌灶，部位不同，互不相连，其间有正常肠壁相隔，无黏膜下转移，病理类型相同或不同，即可认为是同时性多原发癌,发生率为 2% ~ 8%。值得注意的是,结肠癌的病变长度一般较短,不超过 10 cm。

1. 实验室检查 一般血常规显示贫血。

2. 气钡双对比钡灌肠检查 不仅可准确定位,而且可大致分类:肿块型结肠癌,向腹内隆起的不规则、充盈缺损;溃疡型结肠癌,边缘不规则充盈缺损的龛影(拍压征),局部蠕动消失,病变部位无黏膜可见;浸润型结肠癌,肠壁僵硬,肠管呈轴心状或环状狭窄,呈鸟嘴状改变,狭窄以上肠腔可能扩张。

3. 结肠镜检查 纤维结肠镜的应用是对结肠癌诊断的一项重要进展。早期结肠癌的发现,病理性质的确定,多原发癌、腺瘤及其他病变的诊断和治疗等重要问题,都可以通过纤维结肠镜检查得到很好的解决。通过结肠镜能直接观察全结肠肠壁、肠腔改变,并确定肿瘤的部位、大小,初步判断浸润范围,还可以镜下取活检以获得确诊。钡剂灌肠可发现结肠充盈缺损、肠腔狭窄、黏膜皱襞破坏等征象,显示癌肿的部位和范围,故在做纤维结肠镜检查前,应尽可能做钡剂灌肠,以了解病变位置、性质和肠道走行情况。

(1)适应证 疑有结肠肿瘤者:①辨别钡灌肠未能辨明的病变;②需要明确结肠内多发病变;③检查结肠癌术后有无复发。

(2)禁忌证 ①任何严重的急性结肠炎患者;②疑有肠穿孔或急性腹膜炎患者;③严重心肺功能不全及曾有腹腔、盆腔手术后发现显著肠粘连患者。

4. 腹部 CT 检查及 MRI 检查 主要用于检查有无肠腔外扩散、肝转移及腹主动脉旁有无肿大淋巴结,另外可判断病变侵犯肠壁的深度及是否侵及邻近器官,用于进行临床分期。

5. 血清癌胚抗原(CEA)测定 在大肠癌及其他组织中均有此类抗原,采用放射免疫方法测定血清中 CEA 含量,正常值不超过 5 mg/mL,约 60% 的大肠癌患者血清 CEA 值高于正常,其特异性不高。如果结肠癌术前 CEA 值高于正常,切除癌肿 1 个月后 CEA 值仍无明显下降的,提示预后不佳;切除癌肿后 CEA 值下降,当再出现增高时,很可能提示肿瘤复发。

6. 放射免疫显像 可以对结肠癌原发病灶、转移淋巴结、远处转移病灶尤其是亚临床病灶进行显像分析。

7. 脱落细胞学检查 是通过多种手段获取结肠黏膜表面细胞进行结肠癌诊断的方法,准确率可达 80% ~ 90%。标本的获取可通过冲洗法、内镜法及穿刺法。

8. 基因诊断 结肠癌为多基因、多步骤遗传性疾病。近年来研究表明 *K-ras* 基因突变为大肠癌的起因。而 *p53* 基因突变可以发生在良性腺瘤向恶性转变阶段,对早期发现结肠癌有一定帮助。

(二)鉴别诊断

1. 结肠腺瘤 与结肠癌的区别是前者在影像学上可表现为充盈缺损,形态规则,边缘清楚整齐,表面光滑或有小龛影,肠腔无狭窄,结肠袋仍存在。

2. 结肠炎性疾病 与结肠癌的主要区别是前者累及肠管的范围长,正常黏膜的破坏是渐变过程。

七、分期

美国肿瘤联合委员会（AJCC）/国际抗癌联盟（UICC）结肠癌 TNM 分期系统如下（表 1-1）。

表 1-1　解剖分期/预后组别

期别	T	N	M
0	T_{is}	N_0	M_0
I	T_1	N_0	M_0
	T_2	N_0	M_0
II A	T_3	N_0	M_0
II B	T_{4a}	N_0	M_0
II C	T_{4b}	N_0	M_0
III A	$T_{1\sim2}$	N_1/N_{1c}	M_0
	T_1	N_2	M_0
III B	$T_{3\sim4a}$	N_1/N_{1c}	M_0
	$T_{2\sim3}$	N_{2a}	M_0
	$T_{1\sim2}$	N_{2b}	M_0
III C	T_{4a}	N_{2a}	M_0
	$T_{3\sim4a}$	N_{2b}	M_0
	T_{4b}	$N_{1\sim2}$	M_0
IV A	任何 T	任何 N	M_{1a}
IV B	任何 T	任何 N	M_{1b}
IV C	任何 T	任何 N	M_{1c}

原发肿瘤（T）：

T_x 原发肿瘤无法评估。

T_0 无原发肿瘤证据。

T_{is} 原位癌：局限于上皮内或侵犯黏膜固有层。

T_1 肿瘤侵犯黏膜下层。

T_2 肿瘤侵犯固有肌层。

T_3 肿瘤穿透固有肌层抵达浆膜下层，或浸润未被腹膜覆盖的结肠周围或直肠周围组织。

T_4 肿瘤直接侵犯其他器官或组织结构，和（或）穿透脏腹膜。

T_{4a} 肿瘤穿透脏腹膜。

T_{4b} 肿瘤直接侵及其他器官或组织。

区域淋巴结（N）：

N_x 区域淋巴结无法评估。

N_0 无区域淋巴结转移。

N_1 有 1~3 个区域淋巴结转移。

N_{1a}1 个区域淋巴结有转移。

N_{1b}2~3 个区域淋巴结有转移。

N_{1c}肿瘤沉积，即卫星结节，位于浆膜下或未穿透的结肠周或直肠周围组织，而且不伴区域淋巴结转移。

N_2 有 4 个或以上区域淋巴结转移。

N_{2a}4~6 个区域淋巴结有转移。

N_{2b}7 个或以上区域淋巴结有转移。

远处转移（M）：

M_x 远处转移无法评估。

M_0 无远处转移。

M_1 有远处转移。

组织学分级评估（G）：

G_1 高分化。

G_2 中分化。

G_3 低分化。

G_4 未分化。

八、治疗

（一）手术治疗

在结肠癌的治疗中，原则上无广泛转移、无手术禁忌证者，都应争取手术治疗。部分 T_1 期结肠腺癌可采用内镜下治疗。如果结肠癌仅有肠壁或区域肠系膜淋巴结转移，手术可将肉眼见到的病变切除，即根治性切除。根治性手术方式是结肠切除加区域淋巴结整块清扫。

如果癌直接蔓延侵及邻近脏器，而结肠癌本身可完整切除，可根据具体情况，争取结肠与其他脏器部分或全部联合切除。如肠系膜根部淋巴结已不能切净或有远处转移，应争取做姑息性切除以解除梗阻、失血、感染等并发症，提高生活质量。

1. 结肠癌的手术治疗原则

（1）全面探查，由远及近。必须探查并记录肝、胃肠道、子宫及附件、盆底腹膜，以及相关肠系膜和主要血管旁淋巴结和肿瘤邻近脏器的情况。

（2）推荐常规切除足够的肠管，清扫区域淋巴结，并进行整块切除，建议常规清扫两站以上淋巴结。

（3）推荐锐性分离技术。

（4）推荐遵循无瘤手术原则。

（5）对已失去根治性手术机会的肿瘤，如果患者无出血、梗阻、穿孔症状或压迫周围脏器引起相关症状，则根据多学科会诊评估确定是否需要切除原发灶。

（6）结肠新生物临床诊断高度怀疑恶性肿瘤及活检报告为高级别上皮内瘤变，如患者可耐受手术，建议行手术探查。

2. $T_1N_0M_0$ 早期结肠癌的治疗　建议采用内镜下切除、局部切除或肠段切除术。侵入黏膜下层的浅浸润癌（SM_1），可考虑行内镜下切除。决定行内镜下切除前，需要仔细评估肿瘤大小、浸润深度、肿瘤分化程度等相关信息。术前内镜超声检查属 T_1 或局部切除术后病理证实为 T_1，如果切除完整、切缘（包括基底）阴性而且具有良好预后的组织学特征（如分化程度良好，包括 1 或 2 级分化，无血管、淋巴管浸润），则无论是广基还是带蒂，不推荐再行手术切除。如果具有预后不良的组织学特征（包括 3 或 4 级分化，血管或淋巴管浸润），或者非完整切除，切缘阳性（切缘 1 mm 内存在肿瘤或电刀切缘可见肿瘤细胞），标本破碎切缘无法评价，推荐追加肠段切除术加区域淋巴结清扫术。

注：如行内镜下切除或局部切除必须满足如下要求：①肿瘤大小<3 cm；②肿瘤侵犯肠周<30%；③切缘距离肿瘤>3 mm；④活动，不固定；⑤仅适用于 T_1 期肿瘤；⑥高、中分化；⑦治疗前影像学检查无淋巴结转移的征象。

局部切除标本必须由手术医师展平、固定，标记方位后送病理检查。

3. $T_{2\sim4}N_{0\sim2}M_0$ 结肠癌的治疗

（1）首选手术方式是相应结肠段的切除加区域淋巴结清扫术，这也是根治性的手术方式。区域淋巴结清扫术必须包括肠旁、中间和系膜根部淋巴结。建议标示系膜根部淋巴结并送病理学检查；如果怀疑清扫范围以外的淋巴结、结节有转移推荐完整切除，只有完全切除的手术才能认为是根治性的，无法切除者视为姑息切除。

（2）家族性腺瘤性息肉病如已发生癌变，根据癌变部位行全结直肠切除术加回肠储袋肛管吻合术、全结直肠切除术加回肠直肠端端吻合术或全结直肠切除术加回肠造口术。尚未发生癌变者可根据病情选择全结直肠切除术或者肠管节段性切除术。林奇综合征患者应在与患者充分沟通的基础上，在全结直肠切除术与节段切除术结合肠镜随访之间选择。

（3）肿瘤侵犯周围组织器官建议联合脏器整块切除术。术前影像学报告为 T_4 的结肠癌，在多学科综合治疗协作组（multidisciplinary team，MDT）讨论的前提下，可行术前化疗或放、化疗再施行结肠切除术。

（4）行腹腔镜辅助的结肠切除术建议由有腹腔镜经验的外科医师根据情况酌情实施。

（5）对于已经引起梗阻的可切除结肠癌，推荐行 I 期切除吻合，或 I 期肿瘤切除+近端造口远端闭合，或 I 期切除吻合+近端保护性造口，或造口术后 II 期切除，或支架植入术后限期切除。梗阻者不建议腹腔镜手术。如果肿瘤局部晚期不能切除，建议给予包括手术在内的姑息性治疗,如近端造口术、短路手术、支架植入术等。肠道支架通常适用于远端结肠的病灶,并且放置后能使近端结肠减压,从而择期结肠切除时能一期吻合的病例。

(二)放射治疗

结肠癌一般对放疗不敏感,临床上也很少有结肠癌辅助放疗的报道,但对于局部固定无法切除的晚期结肠癌患者,放疗能缓解症状,减轻痛苦。也有极少数患者以姑息放疗为目的,却能收到根治性放疗的效果。有些患者通过治疗前检查认为肿瘤严重外侵,缺乏手术指征,经放疗后得到手术切除的机会,同时,对结肠癌转移病灶的放疗效果也得到临床上的肯定,对脑、肺、肝等转移病灶采用放疗,疼痛缓解率达80%~90%,有效率为30%~90%,但远期效果较差。

(三)化学治疗

结肠癌一般对化疗不是很敏感,但是配合其他治疗如手术等,可提高患者生存率。新辅助化疗可以减小术前肿瘤体积及降低体内微小转移病灶的发生,提高手术 R_0 切除率。对于潜在可转换为可手术切除的患者,应考虑高缓解率的术前化疗方案,且应考虑在术前化疗后2个月重新评价。一般常用5-氟尿嘧啶(5-FU),它一直占据着结肠癌化疗的主导地位。其作用机制是它可在体内转化为5-氟尿嘧啶脱氧核苷,阻断嘧啶脱氧核苷转变为胸腺嘧啶脱氧核苷,从而影响 DNA 的合成,导致细胞的损伤和死亡。该药可单一应用或联合用药。

辅助治疗应根据患者原发部位、病理分期、分子指标及术后恢复状况来决定。推荐术后4周左右开始辅助化疗(体质差者适当延长),化疗时限3~6个月。在治疗期间应该根据患者体力情况、药物毒性、术后分期和患者意愿,酌情调整药物剂量和(或)缩短化疗周期,有放、化疗禁忌的患者不推荐辅助治疗。

1. Ⅰ期($T_{1~2}N_0M_0$)结直肠癌　不推荐辅助治疗。

2. Ⅱ期结肠癌的辅助化疗　Ⅱ期结肠癌,应当确认有无以下高危因素:组织学分化差(Ⅲ或Ⅳ级)且为错配修复正常(pMMR)或微卫星稳定(MSS)、T_4、血管淋巴管浸润、术前肠梗阻或肠穿孔、标本检出淋巴结不足(少于12枚)、神经侵犯、切缘阳性或无法判定。

(1)无高危因素者,建议随访观察,或者单药氟尿嘧啶类药物化疗。

(2)有高危因素者,建议辅助化疗。化疗方案推荐选用以奥沙利铂为基础的CAPEOX 或 FOLFOX 方案或者单药5-FU/亚叶酸钙(LV)、卡培他滨,治疗时间3~6个月。

(3)如肿瘤组织检查为错配修复缺陷(dMMR)或高水平微卫星不稳定性(MSI-H),不建议术后辅助化疗。

结肠癌的化学治疗给药方法是多样的,可以静脉用药、腹腔灌注、腹腔动脉灌注等。其中以静脉用药最常用,具体方案如下。

【mFOLFOX6】

奥沙利铂 85 mg/m², 静脉滴注 2 h, 第 1 天。

LV 400 mg/m², 静脉滴注 2 h, 第 1 天。

5-FU 400 mg/m², 静脉注射, 第 1 天; 然后 1 200 mg/(m²·d)×2 d 持续静脉滴注(总量 2 400 mg/m², 滴注 46~48 h)

每 2 周重复。

【mFOLFOX6+贝伐珠单抗】

奥沙利铂 85 mg/m², 静脉滴注 2 h, 第 1 天。

LV 400 mg/m², 静脉滴注 2 h, 第 1 天。

5-FU 400 mg/m², 静脉注射, 第 1 天; 然后 1 200 mg/(m²·d)×2 d 持续静脉滴注(总量 2 400 mg/m², 滴注 46~48 h);

贝伐珠单抗 5 mg/kg, 静脉滴注, 第 1 天。

每 2 周重复。

【mFOLFOX6+西妥昔单抗】

奥沙利铂 85 mg/m², 静脉滴注 2 h, 第 1 天。

LV 400 mg/m², 静脉滴注 2 h, 第 1 天。

5-FU 400 mg/m², 静脉注射, 第 1 天; 然后 1 200 mg/(m²·d)×2 d 持续静脉滴注(总量 2 400 mg/m², 滴注 46~48 h)。

西妥昔单抗 400 mg/m², 静脉滴注, 第 1 次时间大于 2 h; 然后 250 mg/m², 静脉滴注, 注射超过 60 min, 每周重复。

或西妥昔单抗 500 mg/m², 静脉滴注, 第 1 天, 注射超过 2 h, 每 2 周重复。

【CAPEOX】

奥沙利铂 130 mg/m², 静脉滴注, 大于 2 h, 第 1 天。

卡培他滨每次 1 000 mg/m², 口服, 每天 2 次, 第 1~14 天。

每 3 周重复。

【CAPEOX+贝伐珠单抗】

奥沙利铂 130 mg/m² 静脉滴注, 大于 2 h, 第 1 天。

卡培他滨每次 1 000 mg/m², 口服, 每天 2 次, 第 1~14 天。

贝伐珠单抗 7.5 mg/kg, 静脉滴注, 第 1 天。

每 3 周重复。

【FOLFIRI】

伊立替康 180 mg/m², 静脉滴注 30~90 min, 第 1 天。

LV 400 mg/m², 静脉滴注 2 h, 第 1 天。

5-FU 400 mg/m², 静脉注射, 第 1 天; 然后 1 200 mg/(m²·d)×2 d 持续静脉滴注(总量 2 400 mg/m², 滴注 46~48 h)。

每 2 周重复。

【FOLFIRI+贝伐珠单抗】

伊立替康 180 mg/m², 静脉滴注 30~90 min, 第 1 天。

LV 400 mg/m^2，静脉滴注 2 h，第 1 天。

5-FU 400 mg/m^2，静脉注射，第 1 天；然后 1 200 mg/(m^2·d)×2 d 持续静脉滴注(总量 2 400 mg/m^2，滴注 46~48 h)。

贝伐珠单抗 5 mg/kg，静脉滴注，第 1 天。

每 2 周重复。

【FOLFIR+西妥昔单抗】

伊立替康 180 mg/m^2，静脉滴注 30~90 min，第 1 天。

LV 400 mg/m^2，静脉滴注 2 h，第 1 天。

5-FU 400 mg/m^2，静脉注射，第 1 天；然后 1 200 mg/(m^2·d)×2 d 持续静脉滴注(总量 2 400 mg/m^2，滴注 46~48 h)。

每 2 周重复。

西妥昔单抗 400 mg/m^2，静脉滴注，第 1 次静注大于 2 h，然后 250 mg/m^2 静脉滴注超过 60 min，每周重复；或西妥昔单抗 500 mg/m^2，静脉滴注，第 1 天，注射超过 2 h，每 2 周重复。

【CAPIRI】

伊立替康 180 mg/m^2，静脉滴注 30~90 min，第 1 天。

卡培他滨每次 1 000 mg/m^2，口服，每日 2 次，第 1~7 天。

每 2 周重复。

【CAPIRI+贝伐珠单抗】

伊立替康 180 mg/m^2，静脉滴注 30~90 min，第 1 天。

卡培他滨每次 1 000 mg/m^2，口服，每日 2 次，第 1~7 天。

贝伐珠单抗 5 mg/kg，静脉滴注，第 1 天。

每 2 周重复。

【mXELIRI】

伊立替康 200 mg/m^2，静脉滴注 30~90 min，第 1 天。

卡培他滨每次 800 mg/m^2，口服，每日 2 次，第 1~14 天。

每 3 周重复。

【mXELIRI+贝伐珠单抗】

伊立替康 200 mg/m^2，静脉滴注 30~90 min，第 1 天。

卡培他滨每次 800 mg/m^2，口服，每日 2 次，第 1~14 天。

贝伐珠单抗 7.5 mg/kg，静脉滴注，第 1 天。

每 3 周重复。

对于 *UGT1A1 * 28* 和 *UGT1A1 * 6* 为纯合变异型或双杂合变异型，伊立替康推荐剂量为 150 mg/m^2。

【卡培他滨】

每次 1 250 mg/m^2，口服，每天 2 次，第 1~14 天。

每 3 周重复。

【卡培他滨+贝伐珠单抗】

每次 1 250 mg/m²,口服,每日 2 次,第 1~14 天。

贝伐珠单抗 7.5 mg/kg,静脉滴注,第 1 天。

每 3 周重复。

【简化的双周 5-FU 滴注/LV 方案(sLV5FU2)】

LV 400 mg/m²,静脉滴注 2 h,第 1 天。

随后 5-FU 400 mg/m²,静脉注射,第 1 天;然后 1 200 mg/(m²·d)×2 d 持续静脉滴注(总量 2 400 mg/m²,滴注 46~48 h)。

每 2 周重复。

【FOLFOXIRI】

伊立替康 165 mg/m²,静脉滴注,第 1 天。

奥沙利铂 85 mg/m²,静脉滴注,第 1 天。

LV 400 mg/m²,静脉滴注,第 1 天。

5-FU 总量 2 400~3 200 mg/m²,第 1 天,持续静脉滴注 48 h。

每 2 周重复。

【FOLFOXIRI+贝伐珠单抗】

伊立替康 165 mg/m²,静脉滴注,第 1 天。

奥沙利铂 85 mg/m²,静脉滴注,第 1 天。

LV 400 mg/m²,静脉滴注,第 1 天。

5-FU 总量 2 400~3 200 mg/m²,第 1 天,持续静脉滴注 48 h。

贝伐珠单抗 5 mg/kg,静脉滴注,第 1 天。

每 2 周重复。

【伊立替康】

伊立替康 125 mg/m²,静脉滴注 30~90 min,第 1、8 天,每 3 周重复;或伊立替康300 ~ 350 mg/m²,静脉滴注 30~90 min,第 1 天,每 3 周重复。

【西妥昔单抗(仅 KRAS 野生型)+伊立替康】

西妥昔单抗首次剂量 400 mg/m²,静脉滴注,然后 250 mg/m²,每周 1 次;或西妥昔单抗 500 mg/m²,静脉滴注,每 2 周 1 次。

伊立替康 300~ 350 mg/m²,静脉滴注,每 3 周重复;或伊立替康 180 mg/m²,静脉滴注,每 2 周重复;或伊立替康 125 mg/m²,静脉滴注,第 1、8 天,每 3 周重复。

【西妥昔单抗(仅 KRAS 野生型)】

西妥昔单抗首次剂量 400 mg/m²,静脉滴注,然后 250 mg/m²,每周 1 次;或西妥昔单抗 500 mg/m²,静脉滴注,每 2 周 1 次。

【瑞戈非尼】

瑞戈非尼 160 mg,口服,每日 1 次,第 1~21 天,每 28 天重复;或第一周期可采用剂量滴定的方法:第 1 周 80 mg/d,第 2 周 120 mg/d,第 3 周 160 mg/d。

【呋喹替尼】

呋喹替尼 5 mg,口服,每日 1 次,第 1~21 天,每 28 d 重复。

【曲氟尿苷替匹嘧啶(TAS-102,FTD/TPI)】

曲氟尿苷替匹嘧啶(TAS-102,FTD/TPI)35 mg/m^2(单次最大量 80 mg),口服,每日 2 次,第 1~5 天和第 8~12 天,每 28 d 重复。

【曲氟尿苷替匹嘧啶(TAS-102,FTD/TPI)+贝伐珠单抗】

曲氟尿苷替匹嘧啶(TAS-102,FTD/TPI)35 mg/m^2(单次最大量 80 mg),口服,每日 2 次,第 1~5 天和第 8~12 天,每 28 d 重复;贝伐珠单抗 5 mg/kg,静脉滴注,第 1 天,每14 d 重复。

或曲氟尿苷替匹嘧啶(TAS-102,FTD/TPI)35 mg/m^2(单次最大量 80 mg),口服,每日 2 次,第 1~5 天,每 14 d 重复;贝伐珠单抗 5 mg/kg,静脉滴注,第 1 天,每 14 d 重复。

【雷替曲塞】

雷替曲塞 3 mg/m^2,静脉滴注(加 50~250 mL 0.9% 氯化钠注射液或 5% 葡萄糖注射液)15 min,每 3 周重复;或雷替曲塞 2 mg/m^2,静脉滴注(加 50~250 mL 0.9% 氯化钠注射液或 5% 葡萄糖注射液)15 min,每 2 周重复(与奥沙利铂或伊立替康联合使用时建议优选 2 周方案)。

【帕博利珠单抗】

帕博利珠单抗 200 mg,静脉滴注,第 1 天,每 3 周重复;或帕博利珠单抗 2 mg/kg,静脉滴注,第 1 天,每 3 周重复。

【曲妥珠单抗+帕妥珠单抗】

曲妥珠单抗首次 8 mg/kg,静脉滴注,第 1 天;然后 6 mg/kg 静脉滴注,每 3 周重复。

帕妥珠单抗首次 840 mg,静脉滴注,第 1 天;然后 420 mg 静脉滴注,每 3 周重复。

【曲妥珠单抗+拉帕替尼】

曲妥珠单抗首次 8 mg/kg,静脉滴注,第 1 天;然后 6 mg/kg 静脉滴注,每 3 周重复;拉帕替尼 1 000 mg,口服,每日 1 次。

【维莫非尼+伊立替康+西妥昔单抗】

维莫非尼 960 mg,口服,每日 2 次。

伊立替康 180 mg/m^2,静脉滴注,第 1 天,每 2 周 1 次。

西妥昔单抗 500 mg/m^2,静脉滴注,第 1 天,每 2 周 1 次。

【达拉非尼+西妥昔单抗±曲美替尼】

达拉非尼 150 mg,口服,每日 2 次。

西妥昔单抗 500 mg/m^2,静脉滴注,第 1 天,每 2 周重复。

或±曲美替尼 2 mg,口服,每日 1 次。

近年来,随着科学的发展,关于化疗的研究也有所进展。5-FU 与生化反应修饰剂合用治疗结肠癌引起国内外学者的广泛关注。5-FU 与四氢叶酸合用是目前治疗中晚期结肠癌最受青睐的方案。研究表明,肿瘤细胞内大量甲醛四氢叶酸的存在可使 5-FU 的活性代谢物 5-氟尿嘧啶脱氧核苷酸与胸苷酸合成酶共价结合成三元复合物,从而加强 5-

FU 的抗肿瘤作用。常用给药方法为 5-FU 350~600 mg/(m²·d)加甲醛四氢叶酸 20 mg/(m²·d)(小剂量)或甲醛四氢叶酸 20 mg/(m²·d)(大剂量),连用 5 d 为 1 个疗程,每月 1 个疗程,比单用 5-FU 疗效可提高 1 倍。欧洲抗癌协会采用 5-FU+MTX 方案,即 5-FU 60 mg/kg+MTX 40 mg/m²,持续 48 h 静脉滴注,每周 1 次,治疗 2 周,2~3 周后重复治疗,结果疗效比单用 5-FU 提高 1 倍左右。腹腔灌注化疗也是化疗的一种,采用腹腔多点穿刺给药的方法(左上腹、右上腹、左下腹、右下腹)。可在静脉化疗方案的基础上给予干扰素以提高机体免疫力。另外也可经股动脉插管行腹腔动脉灌注化疗,一次给药量可达 1 个化疗疗程的用量,经动脉给药可使药物局部浓度高,疗效好。另外,多项晚期结肠癌临床研究显示,化疗联合贝伐珠单抗或者西妥昔单抗可以改善患者的预后,但不推荐两种靶向药物联合使用。

(四)全身治疗

对于初始不可切除的结肠癌,依据患者具体情况使用氟尿嘧啶类药物单药化疗或者联合奥沙利铂或者伊立替康化疗,甚或三药联合化疗。目前,治疗晚期或转移性结肠癌使用的化疗药物有 5-FU/LV、伊立替康、奥沙利铂、卡培他滨、曲氟尿苷替匹嘧啶和雷替曲塞。靶向药物包括西妥昔单抗(推荐用于 *K-ras*、*N-ras*、*BRAF* 基因野生型患者)、贝伐珠单抗、瑞戈非尼和呋喹替尼。

(1)在治疗前推荐检测肿瘤 *K-ras*、*N-ras*、*BRAF* 基因及微卫星状态。

(2)联合化疗应当作为能耐受化疗的转移性结肠癌患者的一、二线治疗。推荐以下化疗方案。

FOLFOX/FOLFIRI+西妥昔单抗(推荐用于 *K-ras*、*N-ras*、*BRAF* 基因野生型患者),CapeOx/FOLFOX/FOLFIRI/±贝伐珠单抗。对于肿瘤负荷大、预后差或需要转化治疗的患者,如一般情况允许,也可考虑 FOLFOXIRI±贝伐珠单抗的一线治疗。对于 *K-ras*、*N-ras*、*BRAF* 基因野生型需转化治疗的患者,也可考虑 FOLFOXIRI+西妥昔单抗治疗。

(3)原发灶位于右半结肠(回盲部到脾曲)者的预后明显差于病灶位于左半结肠和直肠(自脾曲至直肠)者。对于 *K-ras*、*N-ras*、*BRAF* 基因野生型患者,一线治疗右半结肠癌中抗血管内皮生长因子(VEGF)单抗(贝伐珠单抗)联合化疗的疗效优于抗表皮生长因子受体(EGFR)单抗(西妥昔单抗)联合化疗,而在左半结肠癌和直肠癌中抗 EGFR 单抗联合化疗疗效优于抗 VEGF 单抗联合化疗。

(4)三线及三线以上治疗患者推荐瑞戈非尼或呋喹替尼或参加临床试验,也可考虑曲氟尿苷替匹嘧啶。瑞戈非尼可根据患者病情及身体情况,调整第一周期治疗初始剂量。对在一、二线治疗中没有选用靶向药物的患者也可考虑西妥昔单抗±伊立替康治疗(推荐用于 *K-ras*、*N-ras*、*BRAF* 基因野生型)。

(5)一线接受奥沙利铂治疗的患者,如二线治疗方案为化疗±贝伐珠单抗时,化疗方案推荐 FOLFIRI 或改良的伊立替康+卡培他滨。对于不能耐受联合化疗的患者,推荐方案 5-FU/LV 或卡培他滨单药±靶向药物。不适合 5-FU/LV 的晚期结直肠癌患者可考虑雷替曲塞治疗。

（6）姑息治疗4~6个月后疾病稳定但仍然没有 R_0 手术机会的患者,可考虑进入维持治疗(如采用毒性较低的 5-FU/LV 或卡培他滨单药或联合靶向治疗或暂停全身系统治疗)以降低联合化疗的毒性。

（7）对于 *BRAFV600E* 突变患者,如果一般状况较好,可考虑 FOLFOXIRI+贝伐珠单抗的一线治疗。

（8）对于 dMMR 或 MSI-H 患者,根据患者的病情及意愿,在 MDT 讨论下可考虑行免疫检查点抑制剂治疗。

（9）晚期患者若一般状况或器官功能状况很差,推荐最佳支持治疗。

（10）如果转移局限于肝或(和)肺,参考直肠癌有关肝、肺转移治疗部分的描述。

（11）结肠癌术后局部复发者,推荐进行多学科评估,判定能否有机会再次切除、放疗或消融等局部治疗,以达到无肿瘤证据状态。如仅适于全身系统治疗,则采用上述晚期患者药物治疗原则。

（五）其他治疗

晚期患者在上述常规治疗不适用的前提下,可以选择其他治疗,如介入治疗、瘤体内注射、物理治疗或者中医中药治疗。

（六）最佳支持治疗

最佳支持治疗应该贯穿于患者的治疗全过程,建议多学科综合治疗。最佳支持治疗推荐涵盖下列方面。

1. 疼痛管理　准确完善疼痛评估,综合合理措施治疗疼痛,推荐按照疼痛三阶梯治疗原则进行,积极预防、处理止痛药物的不良反应,同时关注病因治疗。重视患者及家属疼痛教育和社会精神心理支持,加强沟通随访。

2. 营养支持　建议常规评估营养状态,给予适当的营养支持,倡导肠内营养支持。

3. 精神心理干预　建议有条件的地区由癌症心理专业医师进行心理干预和必要的精神药物干预。

（七）临床研究及新进展

临床试验有可能在现有标准治疗基础上给患者带来更多获益,鉴于目前标准药物疗效仍存在不少局限,建议鼓励患者在自愿的前提下参加与其病情相符的临床试验。

对于有特殊基因变异的晚期结肠癌(如 *BRAF* 基因突变、*HER2* 扩增、*KRRCA* 基因致病变、*NTRK* 基因融合等),国外有早期小样本研究显示其对应的靶向治疗具有一定疗效。首先推荐此类患者参加与其对应的临床研究,也可考虑在有经验的肿瘤内科医生指导下尝试特殊靶点的治疗。对于标准治疗失败的患者,可考虑在有资质的基因检测机构行二代测序(next generation sequencing,NGS)来寻找适合参与的临床研究或药物治疗。目前,对于 MSS 或 MMR 患者,免疫检查点抑制剂单药无明显疗效。应该根据患者病情及意愿,在充分知情的情况下,鼓励其参加免疫检查点抑制剂与其他药物联合的临床研究。

九、预防与预后

由于临床表现不一,普查有助于结肠癌的早发现、早诊断、早治疗。饮食习惯与结肠癌的发生率密切相关,故在日常饮食中若能减少肉类和脂肪的摄入量而增加摄入纤维素类食物,将有效地降低结肠癌的发病率。回顾性调查研究发现,经常服用阿司匹林的人群其结肠癌的发生率较低,且在确诊结肠癌诊断后低剂量阿司匹林治疗可降低复发和死亡风险,但也可能增加胃肠道出血和出血性卒中的风险。若能达到早诊断、早治疗,结肠癌的预后仍是相当满意的。在早期诊断中,目前有许多行之有效的方法,其中应用最广泛的为大便隐血试验,由于方法简便,可于临床上推广使用。其检验方法采用与人细胞有特异性的抗体法进行隐血试验检测以降低假阳性率。对隐血试验阳性者,进一步选用结肠镜进行筛选。近年来基因检测的应用对结肠癌的早期诊断有了很大的帮助,同时也将推动结肠癌的防治工作进一步发展。结肠癌 Dukes A 期行根治切除后,5 年生存率达 80%,Dukes B 期 5 年生存率 65%,Dukes C 期 5 年生存率约 30%。

十、护理

(一)术前护理

1. 评估及观察要点

(1)根据患者的身高、体重、面色、皮下脂肪厚度及血常规结果评估患者的营养状况及精神状况。

(2)了解患者饮食喜好、生活习惯、既往史及家族史。

(3)了解患者大便常规及粪便隐血试验结果,判断有无消化道出血情况;了解患者结肠镜检查等术前结果,评估手术耐受性,给予针对性的指导。

(4)观察大便的性状、颜色和排便习惯的变化,以及有无腹胀、消化不良、腹痛、腹部肿块、肠梗阻症状。

2. 护理措施

(1)做好心理护理,使其树立战胜疾病的信心,积极配合治疗和护理。保证充足的休息和睡眠,入眠困难者,给予镇静催眠药物睡前口服。

(2)加强营养,给予高蛋白、高热量、丰富维生素、易消化的少渣饮食,必要时输血和滴注白蛋白,以纠正贫血和低蛋白血症。

(3)做好肠道准备。目的是清洁肠道,减少肠道细菌数量,防止术后腹腔和切口感染,减少吻合口瘘的发生。常用方法包括控制饮食、清洁肠道、药物使用三方面。①控制饮食:术前 3 d 进少渣半流质饮食,术前 2 d 起进流质饮食,术前禁食 12 h,有肠梗阻者应禁食补液。②清洁肠道:术前 2~3 d 给口服缓泻剂或普通灌肠,术前晚及术晨做清洁灌肠或等渗平衡电解质液进行肠道灌洗。③药物使用:术前 2~3 d 给肠道不易吸收的抗生素口服,抑制肠道细菌,如链霉素、甲硝唑等。

(4)女患者若癌肿侵犯阴道后壁,术前 2 d 每晚阴道冲洗。

(5)行中心静脉置管,为术后化疗创造条件,减少化疗药物对血管的损伤。

(6)手术日晨留置胃管及导尿管。因为结直肠手术有损伤输尿管和膀胱的可能,直肠切除后容易导致尿潴留。

(7)手术前 30 min 肌内注射阿托品 0.5 mg、苯巴比妥 0.1 g,减少腺体分泌,缓解疼痛。

3. 健康指导及功能锻炼

(1)向患者充分解释有关的诊断、手术和护理知识,鼓励患者接受人工肛门事实,正视造口,由医师、造口治疗师、家属及患者共同选择造口部位。定位原则:患者自己能看到,方便护理;有足够的粘贴造口袋的面积。

(2)讲解术前常规检查的目的及肠道准备的重要性。

(3)戒烟,并指导患者正确深呼吸及有效咳嗽的方法。

(4)已行外周中心静脉导管(PICC)置管者,指导患者置管后第 1 天做握拳动作,第 2 天做旋腕动作,第 3 天做上肢屈伸动作,避免穿刺肢体受压及进行重体力活动,每日热水浸泡双手及双足,促进血液循环。

(二)术后护理

1. 评估及观察

(1)评估患者肢体活动及皮肤受压情况、卧位是否恰当、肠蠕动恢复情况、进食情况及活动情况。

(2)评估造口的位置、大小、形状、高度、类型及活力。

(3)观察患者意识、生命体征的变化、切口敷料及引流管引流情况、有无感染及并发症的症状和体征。

(4)观察尿量及出入量是否平衡,准确记录 24 h 出入量。

(5)观察切口疼痛情况。

2. 护理措施

(1)严密监测生命体征变化,观察切口渗出及引流管引流情况,准确记录 24 h 出入量。

(2)术后 4~6 h 病情平稳者可改半卧位,以利于腹腔引流。

(3)禁饮食、胃肠减压,静脉补充水、电解质。术后 2~3 d 肛门排气或结肠造口开放后可拔除胃管,进流质饮食,根据病情逐步过渡至普食。

(4)结肠癌根治术后易损伤骶部神经或造成膀胱后倾,可致尿潴留,故术后均需放置尿管。拔管前应每 4~6 h 或有尿意时开放导尿管,以训练膀胱舒缩功能,防止排尿功能障碍。

(5)保持引流管通畅,观察并记录引流液的颜色、性质和量。

（6）定时翻身，保持皮肤清洁干燥，防止压疮发生。鼓励早期床上活动，术后4~6 d根据情况逐步下床活动。

（7）肠造口的护理：肠造口一般于术后1~3 d开放，注意观察造口的血运情况；正确使用造口袋；保持造口周围皮肤清洁；造口开放初期，粪便稀薄，对皮肤刺激性大，易引起皮肤糜烂，每次排便后，应立即用温水清洗造口周围皮肤，并涂造口粉或皮肤保护膜保护；注意保护腹部切口；注意饮食卫生，少进食易产气食物；帮助患者正视并参与造口的护理；掌握适当的活动强度，避免增加腹压致肠黏膜脱出。

3. 术后并发症的预防及观察

（1）吻合口瘘　术前充分的肠道准备，能有效避免或减少术中污染、术后感染，以利于吻合口愈合。术后密切观察患者有无腹痛、腹腔脓肿等吻合口瘘的症状。一旦发现立即报告医生。

（2）泌尿系统损伤及感染　术晨置导尿管，使膀胱维持在排空状态，防止术中误伤输尿管或膀胱。术后注意保持导尿管引流通畅，保持尿道口清洁，尿道口护理2次/d，必要时予膀胱冲洗。若发现血尿、脓尿或尿路疼痛有烧灼感及时报告医生。

（3）肠粘连　指导并协助患者术后早期床上活动，当病情允许时协助患者尽早下床活动，以促进肠蠕动的恢复、减轻腹胀、避免肠粘连的发生，若患者出现腹痛、腹胀明显，肛门停止排气、排便，恶心、呕吐等症状，及时报告医生并进行对症处理。

4. 健康指导

（1）对于人工肛门的患者鼓励其适应新的排便方式，正视造口，帮助患者选择合适的造口护理用品，教会患者更换造口袋技巧及造口周围皮肤护理知识。

（2）生活有规律，避免劳累，适当掌握活动强度。

（3）注意饮食卫生，规律进食。

（4）定期复查。出院后每3~6个月复查1次，2年后每6个月复查1次，5年后每年复查1次，不适随诊。

5. 造口患者健康教育

（1）选择合适的造口用品　合适的造口用品应当具有轻便、透明、防臭、防漏和保护周围皮肤的性能，患者佩戴合适。

（2）造口袋的使用　根据情况选择不同种类的造口袋，使用前清洁造口周围皮肤并保持干燥，根据造口大小及形状剪裁底盘，与皮肤贴附牢固，及时清理造口袋内大便。

（3）造口的观察　观察造口肠黏膜的色泽，造口有无回缩、出血或坏死等；保护造口周围皮肤。

（4）饮食方面知识　定时进餐，注意饮食卫生，避免生冷、辛辣等刺激性饮食；避免易引起便秘的食物，如玉米、核桃及油煎食物；避免易引起腹泻的食物，如绿豆、啤酒等；避免易产气的食物，如洋葱、豆类、啤酒等。

（5）其他　掌握活动强度，避免过度增加腹内压而引起造口处的结肠黏膜脱出。若发现造口狭窄或排便困难，及时来院就诊。

（三）分子靶向治疗的护理

1. 使用贝伐珠单抗（安维汀）的护理

（1）用药护理　贝伐珠单抗应采用静脉滴注的方式给药，首次使用应滴注 90 min 以上。如果第一次滴注耐受良好，第二次滴注可缩短为 60 min 以上。如果 60 min 也耐受良好，那么以后的滴注可控制在 30 min 以上。不能将贝伐珠单抗滴注液与右旋糖或葡萄糖注射液同时或混合给药，因此在静脉滴注贝伐珠单抗前后应使用 0.9% 氯化钠注射液冲洗输液管道。药物应避光，低温保存（2~8 ℃）。

（2）胃肠道穿孔　在采用贝伐珠单抗治疗时，患者发生胃肠道穿孔的风险增加，因此在治疗期间应严密观察患者有无腹痛的表现，特别是突发剧烈腹痛。

（3）伤口护理　为了避免出现影响伤口愈合、伤口裂开的风险，手术后至少 28 d 及伤口完全恢复之前不能使用贝伐珠单抗。

（4）出血　接受化疗联合贝伐珠单抗治疗的患者可出现严重或致命性出血，包括咯血、胃肠道出血、中枢神经系统（CNS）出血、鼻出血以及阴道出血。出现严重出血或者近期曾有咯血的患者（≥1/2 茶匙鲜血），不应该接受贝伐珠单抗治疗。

（5）其他　①高血压，给药前应控制血压，给药期间应密切监测血压变化；②蛋白尿，在接受贝伐珠单抗与化疗联合治疗的患者中，蛋白尿的发生率高于化疗的患者；③使用贝伐珠单抗有可能发生输液反应或超敏反应，因此应在心电监护下给药，密切观察患者的病情变化。

2. 使用西妥昔单抗（爱必妥）的护理

（1）用药护理　首次使用滴注时间为 120 min，滴速应控制在 5 mL/min 以内。再次使用滴注时间不少于 60 min。给药前遵医嘱可提前给予 H_1 受体拮抗剂（如盐酸异丙嗪等）预防输液反应的发生，同时应在心电监护下给药。药物应 2~8 ℃低温保存。

（2）皮肤毒性反应　患者用药后可能出现痤疮样皮疹、皮肤干燥、裂伤和感染等皮肤反应，多数可自行消失，应指导患者用药期间注意防晒，避免阳光直射。

（3）输液反应　使用西妥昔单抗应进行过敏试验，应遵医嘱静脉注射本品 20 mg，并观察 10 min 以上，结果呈阳性的患者慎用，但阴性结果并不能完全排除严重过敏反应的发生。严重的过敏反应 90% 发生在第一次用药时，主要表现为突发性气道梗阻、荨麻疹和低血压。如果出现严重过敏反应时应立即停止输液，遵医嘱静脉注射肾上腺素、糖皮质激素、抗组胺药物并给予支气管扩张剂及吸氧等处理。

（4）其他　西妥昔单抗的不良反应患者大多可以耐受，常见反应还有腹泻、恶心、呕吐、腹痛、发热和便秘等，应做好健康指导。

（四）化疗药物特殊不良反应的护理

1. 伊立替康

（1）迟发性腹泻　是伊立替康的剂量限制性不良反应。腹泻多发生在用药 24 h 后，出现首次稀便的中位时间是用药后第5天,因此应做好患者的出院指导,密切观察排便情况。一旦患者出现第一次稀便应立即补液及抗腹泻治疗,如使用高剂量的洛哌丁胺(易蒙停)2 mL/2 h,直至最后一次稀便结束后12 h。

(2)急性胆碱能综合征 表现为早发性腹泻及出汗、腹部痉挛、流泪、瞳孔缩小及流涎等症状,可在伊立替康给药前预防性使用硫酸阿托品0.25~0.50 mg皮下注射。

2.卡培他滨 手足综合征(hand-foot syndrome)较常见,可分为Ⅲ级。Ⅰ级:麻木、感觉迟钝、感觉异常、无痛性肿胀或红斑。Ⅱ级:疼痛性红斑和肿胀。Ⅲ级:湿性脱屑、溃疡、水疱或严重的疼痛。痛感强烈,皮肤功能丧失,比较少见。

手足综合征的防护方法如下。

(1)日常生活中应减少手足的摩擦,尽量穿柔软舒适、松紧适宜的鞋袜,坐、躺时可适当抬高四肢,促进肢体的血液回流。

(2)尽量避免接触高温物品,减少手足接触热水的次数,包括洗碗碟和热水澡。

(3)避免激烈的运动和体力劳动。

(4)尽量避免接触肥皂、洗洁精等化学性或刺激性制剂,包括涂抹碘伏或乙醇等。

(5)避免进食辛辣、刺激性食物。

(6)避免在阳光下暴晒。

(7)保持手足皮肤湿润可有助于预防和使病灶早日痊愈,当皮肤出现脱屑、溃疡和疼痛时可局部涂抹含绵羊油的乳霜。

(8)出现脱皮时不要用手撕,可以用消毒的剪刀剪去掀起的部分。

(9)出现手足综合征时,可遵医嘱口服维生素 B_6 和塞来昔布胶囊(西乐葆),必要时使用抗真菌或抗生素治疗。

(五)放射治疗的护理

1.放射性肠炎 早期可表现为大便次数增加、腹泻、腹痛,累及直肠者伴有里急后重或排便时肛周疼痛,严重时可排出黏液或血样便。指导患者饮食以无刺激、易消化、营养丰富、少食多餐为主。腹泻明显者,遵医嘱使用止泻药物。注意保持肛门及会阴部清洁,在肛门、会阴部热敷可减轻疼痛症状。

2.放射性膀胱炎 急性期患者可表现为尿急、尿频、尿痛等症状,加重时可出现血尿,多数在放疗开始几周后逐渐消失。鼓励患者多饮水,必要时进行药物膀胱灌注等抗炎、止血治疗。

盆腔放疗患者偶可出现股骨头放射性损伤,但随着放疗技术的发展,此情况的发生已被有效避免。对有骨盆疼痛的患者遵医嘱进行骨密度检测,并预防病理性骨折的发生。

(六)健康指导

1.指导原则

(1)生活有规律,避免劳累,适当掌握活动强度。

（2）注意饮食卫生，规律进食。制订合理的饮食计划，强调多吃植物类食物，限制乙醇摄入。

（3）终生保持健康的体重，采取积极锻炼的生活方式（一周中的大部分天数均有30 min中等强度的体力活动）。

2.预防　调整饮食结构，避免动物脂肪和蛋白质的过多摄入，多食新鲜蔬菜、水果等富含纤维素及微量元素的饮食。改变生活方式，加强体育锻炼，提高免疫力。积极预防和治疗各种慢性肠道疾病，如大肠腺瘤、慢性溃疡性结肠炎、结直肠息肉等。开展各种形式的宣传工作，普及防癌知识，让普通人群了解更多肿瘤防治的相关知识，提高高危人群大肠癌筛查的依从性，从而实现早诊断、早治疗、提高生存率的目的。

3.随访　完成治疗出院后仍需要患者的自我监测，包括与治疗相关的并发症、复发及新发病灶。

（1）体检　包括大便隐血试验检查和直肠指检，每3~6个月检查1次，共2年，然后每6个月体检1次，共5年。

（2）免疫学监测　主要是监测CEA水平变化，每3~6个月监测1次，共2年，然后每6个月监测1次至第5年。

（3）CT检查　对有复发高风险的患者应每年行一次胸部/腹部/盆腔CT检查，共3年。

参考文献

[1]国家癌症中心中国结直肠癌筛查与早诊早治指南制定专家组.中国结直肠癌筛查与早诊早治指南（2020 北京）[J].中国肿瘤,2021,30(1):1-28.

[2]中华医学会肿瘤学分会早诊早治学组.中国结直肠癌早诊早治专家共识[J].中华医学杂志,2020,100(22):1691-1698.

[3]国家消化系统疾病临床医学研究中心（上海）,国家消化道早癌防治中心联盟,中华医学会消化内镜学分会,等.中国早期结直肠癌筛查流程专家共识意见（2019 上海）[J].中华消化内镜杂志,2019,36(10):709-719.

[4]中国抗癌协会大肠癌专业委员会,中国结直肠肿瘤早诊筛查策略制订专家组.中国结直肠肿瘤早诊筛查策略专家共识[J].中华胃肠外科杂志,2018,21(10):1081-1086.

[5]中华医学会消化病学分会.中国大肠肿瘤筛查、早诊早治和综合预防共识意见[J].胃肠病学和肝病学杂志,2011,20(11):979-995.

[6]NIEKEL M C,BIPAT S,STOKER J. Diagnostic imaging of colorectal liver metastases with CT,MR imaging,FDG PET,and/or FDG PET/CT：a meta-analysis of prospective studies including patients who never undergone treatment [J]. Radiology, 2010, 257 (3): 674-684.

[7]VAN KESSEL C S,BUCKENS C F,VAN DEN BOSCH M A,et al. Preoperative imaging of colorectal liver metastases after neoadjuvant chemotherapy：a meta-analysis[J]. Ann Surg

Oncol,2012,19(9):2805-2813.

[8]KNIJN N,MEKENKAMP L J,KLOMP M,et al. KRAS mutation analysis:a comparison between primary tumours and matched liver metastases in 305 colorectal cancer patients [J]. Br J Cancer,2011,104(6):1020-1026.

[9]COHEN A M. Surgical considerations in patients with cancer of the colon and rectum[J]. Semin Oncol,1991,18(4):381-387.

[10]WEST N P,HOHENBERGER W,WEBER K,et al. Complete mesocolic excision with central vascular ligation produces an oncologically superior specimen compared with standard surgery for carcinoma of the colon[J]. J Clin Oncol,2010,28(2):272-278.

[11]AMIN M B,EDGE S B,GREENE F L,et al. AJCC cancer staging manual[M]. 8th ed. Chincago:Springer,2017.

[12]BERGER A C,SIGURDSON E R,LEVOYER T,et al. Colon cancer survival is associated with decreasing ratio of metastatic to examined lymph nodes[J]. J Clin Oncol,2005,23 (34):8706-8712.

[13] COOPER H S, DEPPISCH L M, GOURLEY W K, et al. Endoscopically removed malignant colorectalpolyps:clinicopathologic correlations[J]. Gastroenterology,1995,108 (6):165.

[14]SEITZ U,BOHNACKER S,SEEWALD S,et al. Is endoscopic polypectomy an adequate therapy formalignant colorectal adenomas? Presentation of 1,114 patients and review of the literature[J]. Dis Colon Rectum,2004,47(11):1789-1796.

[15]HAGGITT R C,GLOTZBACH R E,SOFFER E E,et al. Prognostie factors in colorectal carcinomas arising in adenomas:implications for lesions removed by endoscopic polypectomy[J]. Gastroenterol-ogy,1985,89(2):328-336.

[16]HUANG X,LV B,ZHANG S,et al. Preoperative colonic stents versus emergency surgery for acute left-sided malignant colonic obstruction:a meta-aralysis[J]. J Gastrointest Surg,2014,18(3):584-591.

[17]QIU B,DING P R,CAI L,et al. Outcomes of preoperative chemoradiotherapy followed by surgery inpatients with unresectable locally advanced sigmoid colon cancer[J]. Chin J Cancer,2016,35(1):65.

[18]TEPPER J E,OCONNELL M,NIEDZWIECKI D,et al. Adjuvant therapy in rectal cancer: analysis of stage sex and local control-final report of intergroup 0114[J]. J Clin Oncol, 2002,20(7):1744-1750.

[19]CUTSEM E V,CERVANTES A,ADAM R,et al. ESMO consensus guidelines for the management of patients with metastatic colorectal cancer[J]. Ann Oncol, 2016, 27 (8): 1386-1422.

[20]BARTLETT D L,BERLIN J,LAUWERS G Y,et al. Chemotherapy and regional therapy of hepatic colorectal metastases:expert consensus statement[J]. Ann Surg Oncol,2006,13

(10):1284-1292.

[21] ADAM R,AVISAR E,ARICHE A,et al. Five-year survival following hepatic resection after neoadjuvant therapy for nonresectable colorectal[J]. Ann Surg Oncol,2001,8(4): 347-353.

[22] RIVOIRE M,DE CIAN F,MEEUS P,et al. Combination of neoadjuvant chemotherapy with cryotherapy and surgical resection for the treatment of unresectable liver metastases from colorectal carcinoma[J]. Cancer,2002,95(11):2283-2292.

[23] PAWLIK T M,OLINO K,GLEISNER A L,et al. Preoperative chemotherapy for colorectal liver metastases:impact on hepatic histology and postoperative outcome[J]. J Gastrointest Surg,2007,11(7):860-868.

[24] CHIBAUDEL B, TOURNIGAND C, BONNETAIN F, et al. Therapeutic strategy in unresectable metastatic colorectal cancer:an updated review[J]. Ther Adv Med Oncol, 2015,7(3):153-169.

[25] BAINS S J,MAHIC M,MYKLEBUST T A, et al. Aspirin as secondary prevention in patients with colorectal cancer:an unselected population-based study[J]. J Clin Oncol, 2016,34(21):2501-2508.

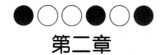

第二章

直 肠 癌

一、定义与流行病学

直肠癌(rectal cancer)是指从齿状线至直肠乙状结肠交界处之间的癌,是消化道常见的恶性肿瘤之一。美国以及欧洲和大洋洲地区直肠癌发病率较高,我国近年来直肠癌发病率亦有上升趋势。手术治疗一直是直肠癌的主要治疗手段。为了提高生存率、降低复发率及远处转移率、提高患者的生存质量,以手术、放疗、化疗为主的综合治疗日益受到重视。近年来学者们对其进行了大量的研究并取得了一定的进展。目前,中、晚期直肠癌综合治疗的 5 年局部控制率为 71%~94%,5 年生存率为 58%~76%。

二、病因

近年来,我国的直肠癌发病率呈上升趋势。直肠癌的发生主要与癌前病变如家族性肠息肉病、直肠腺瘤尤其是绒毛状腺瘤、直肠慢性炎症,高蛋白、高脂肪和高糖膳食,胆汁酸及遗传因素有关,还有其他可能的风险因素包括吸烟、食用红肉和加工肉类、饮酒、糖尿病、低水平体力活动、代谢综合征和高体重指数(BMI)。有研究表明,健康的生活方式可以降低直肠癌的发病风险。大约 20% 的直肠癌病例与家族聚集性相关,存在遗传易感性。所以,建议高风险人群定期行内镜检查,高风险人群包括有结直肠腺瘤病史、结直肠癌家族史和炎性肠病的人群。

三、解剖

根据 2018 年 NCCN 指南第二版直肠定义,MRI 正中矢状位骶骨岬与耻骨联合上缘连线以下为直肠。直肠位于盆腔后部,上平第 3 骶椎高度接乙状结肠,向下穿盆膈延续为肛管。成人的直肠平均长 12 cm,以腹膜反折为界分为上段直肠和下段直肠。其下份肠腔明显膨大称直肠壶腹。直肠并不直,在矢状面上有 2 个弯曲,上部的弯曲与骶骨曲度一致,称骶曲;在下部绕尾骨尖的弯曲,称会阴曲(图 2-1,图 2-2)。在冠状面直肠尚有左、右两侧的弯曲。在做直肠或乙状结肠镜检查时,应注意这些弯曲,缓慢推进,以免损伤肠壁。

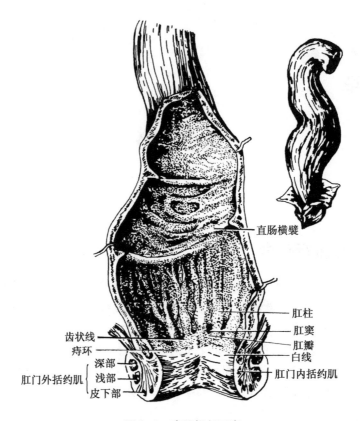

图2-1 直肠解剖示意

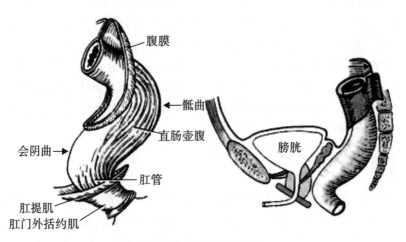

图2-2 直肠周围结构

直肠的后面借疏松结缔组织与骶骨、尾骨和梨状肌邻接,在疏松结缔组织内除骶正中血管、骶外侧血管、骶静脉丛外,还有出骶前孔的骶神经、尾神经前支,骶交感干及奇神经节等。直肠前面的毗邻有明显的性别差异,在男性,直肠上部隔直肠膀胱陷凹与膀胱底上部和精囊相邻。直肠下部(即腹膜返折以下)借直肠膀胱隔(Denonvillier's 筋膜)与膀胱底下部、前列腺、精囊、输精管壶腹及输尿管相邻。在女性直肠上部隔直肠子宫陷凹与子宫及阴道穹后部相邻。直肠下部借直肠阴道隔与阴道后壁相邻。直肠两侧的上部为腹膜形成的直肠旁窝,两侧的下部(在腹膜以下)与盆丛,直肠上动、静脉的分(属)支,直肠侧韧带及肛提肌等邻贴。

四、病理

(一)大体分型

即隆起型、溃疡型、浸润型和胶样型。

1. 隆起型 多向肠腔内生长,并向肠壁膨胀推进性生长,向肠道近、远端浸润呈递减趋势,淋巴转移率约40%。

2. 溃疡型 多见,占50%以上,沿肠壁横向扩展可呈环状,多向肠壁深层生长并向周围浸润,侵犯邻近器官。早期可有溃疡,易出血。此型分化程度较低,转移较早,淋巴转移率约55%。

3. 浸润型 肿瘤向深层弥漫性浸润,常累及肠管全周,使局部肠壁增厚,表面常无明显溃疡,肿瘤伴纤维组织增生,可使肠腔狭窄。该型分化程度低,转移早而预后差。

4. 胶样型 多见于青年人,预后较差。

(二)组织学分型

①乳头状腺癌;②管状腺癌;③黏液腺癌;④印戒细胞癌;⑤未分化癌;⑥腺鳞癌;⑦鳞状细胞癌;⑧其他类型,小细胞癌、类癌。

五、临床表现

(一)症状

直肠癌早期仅限于黏膜层,常无明显症状,仅有少量便血及大便习惯改变,患者常不在意。肿瘤发展后,中心部分溃破,继发感染,则有如下症状。

1. 直肠刺激症状 肿瘤直接刺激直肠产生便前肛门下坠感、腹泻、里急后重、排便不尽感,可伴腹泻、下腹不适。其不适程度与肿瘤大小有关。

2. 病变破溃感染 肿瘤表面破溃后,排粪时即有明显出血,大便表面带血,同时有黏液排出。感染严重时有脓血便,大便次数增多。

3. 肠壁狭窄梗阻 肿瘤引起肠壁狭窄可致腹胀、腹痛,晚期有排便困难,粪便变细、变形等。直肠癌一般不痛,如癌浸润至肛管和括约肌则有疼痛。若肛门括约肌受累可致便失禁,脓血便则会从肛门溢出。如梗阻加重则有便秘、腹胀、腹痛。男性直肠癌可侵犯后尿道、前列腺或膀胱后壁,出现尿频、尿痛、排尿困难。女性直肠癌可侵蚀阴道后壁。病程晚期,肿瘤可侵及骶神经丛致会阴部和骶部有剧烈持续疼痛,并牵涉下腹部、腰部和大腿部。肿瘤转移到肝和腹膜时,可出现肝大、黄疸、腹水等。如癌侵犯至肛管可转移至腹股沟淋巴结,此时常有消瘦、贫血、水肿等恶病质现象。

研究 1 109 例不同部位直肠癌患者的临床表现,其中便血者占79%,腹泻占36%,大便习惯改变占34%,便秘仅占10%,而疼痛多为晚期表现。腹痛、直肠痛及会阴部痛各占19%、12%及3%,腹痛多见于直肠上端癌,而直肠痛多见于直肠下端癌,其他症状如腹部肿块及胀气约占9%、倦怠乏力6%、贫血5%、穿孔0.5%、梗阻3%。

(二)体征

大便逐渐变细,晚期则有排便梗阻、消瘦甚至恶病质。直肠指检可触及质硬、凹凸不平包块;晚期可触及肠腔狭窄、包块固定,指套见含粪的污浊脓血。

六、分级与分期

(一)分级

结直肠癌组织学 Broders 分级见表2-1。

表2-1　结直肠癌组织学 Broders 分级

分级	描述
Ⅰ级	75%以上癌细胞分化良好,属于高分化癌,呈低度恶性
Ⅱ级	25%~75%的癌细胞分化良好,属于中度分化癌,呈中度恶性
Ⅲ级	分化良好的癌细胞不到25%,属于低分化癌,高度恶性
Ⅳ级	未分化癌

(二)分期

按肿瘤浸润深度和淋巴结转移范围进行分期。

直肠癌浸润是病变由癌边缘在肠壁内向周围蔓延,横向蔓延比纵向更快,向深处由黏膜到肌层,肌层到浆膜下扩展,穿透浆膜扩展到直肠周围组织及邻近器官。直肠癌浸润越深,淋巴转移率越高。直肠肌层是预防癌组织侵犯的重要屏障,一旦突破肌层,患者生存率明显下降。

1. Dukes 分期　见表2-2。

表2-2 Dukes 分期

分期	描述
A 期	肿瘤限于直肠壁内未超过浆肌层
B 期	肿瘤已超过浆肌层,无淋巴结转移
C 期	肿瘤已超过浆肌层,并已有局部淋巴结转移
D 期	肿瘤已有远处转移或侵犯邻近脏器

2. 中国大肠癌协作组分期 见表2-3。

表2-3 中国大肠癌协作组分期(1984 年)

分期		描述
A 期	A1 期	病灶局限于黏膜层或黏膜下层
	A2 期	肿瘤侵犯浅肌层
	A3 期	肿瘤侵犯深肌层
B 期		癌灶附近肠旁淋巴结转移,供应血管根部淋巴结转移,尚能根治
C 期		病变限于肠壁伴有淋巴结转移,病变穿透肠壁且伴有淋巴结转移
D 期		局部广泛浸润或淋巴广泛转移,切除后无法治愈或无法切除肿瘤伴有远处器官转移

3. TNM 分期 美国癌症联合委员会(AJCC)/国际抗癌联盟(UICC)结直肠癌 TNM 分期系统见表2-4。

TNM 分期是在肿瘤确诊时,根据 T(原发肿瘤的病变程度)、N(区域淋巴结的情况)以及 M(是否存在远处转移)这 3 个方面来对肿瘤进行分类,其方法如下。

原发肿瘤(T):

T_x 原发肿瘤无法评估。

T_0 无原发肿瘤证据。

T_{is} 原位癌,黏膜内癌(肿瘤侵犯黏膜固有层但未突破黏膜肌层)。

T_1 肿瘤侵犯黏膜下层(肿瘤突破黏膜肌层但未累及固有肌层)。

T_2 肿瘤侵犯固有肌层。

T_3 肿瘤穿透固有肌层抵达浆膜下层,或浸润未被腹膜覆盖的结肠周围或直肠周围组织。

T_4 肿瘤直接侵犯其他器官或组织结构,和(或)穿透脏腹膜。

T_{4a} 肿瘤穿透脏腹膜(包括肉眼可见的肿瘤部位肠穿孔,以及肿瘤透过炎症区域持续浸润到达脏腹膜表面)。

T_{4b} 肿瘤直接侵犯或附着于邻近器官或组织。

区域淋巴结(N):

N_x 区域淋巴结无法评估。

N_0 无区域淋巴结转移。

N_1 有 1~3 个区域淋巴结转移(淋巴结中的肿瘤直径≥0.2 mm),或无区域淋巴结转移,但存在任意数目的肿瘤结节(tumer deposit,TD)。

N_{1a} 1 个区域淋巴结有转移。

N_{1b} 2~3 个区域淋巴结有转移。

N_{1c} 肿瘤沉积,即卫星结节,位于浆膜下或未穿透的结肠周或直肠周组织,而且不伴区域淋巴结转移。

N_2 有 4 个或以上区域淋巴结转移。

N_{2a} 4~6 个区域淋巴结有转移。

N_{2b} 7 个或以上区域淋巴结有转移。

远处转移(M):

M_x 远处转移无法评估。

M_0 影像学检查无远处转移,即远隔部位和器官无转移肿瘤存在证据(该分类不应该由病理医师来判定)。

M_1 存在一个或多个远隔部位、器官或腹膜转移。

M_{1a} 远处转移局限于单个远隔部位或器官,无腹膜转移。

M_{1b} 远处转移分布于 2 个及以上的远隔部位或器官,无腹膜转移。

M_{1c} 腹膜转移,伴或不伴其他部位或器官转移。

表 2-4　解剖分期/预后组别

期别	T	N	M
0	T_{is}	N_0	M_0
I	T_1	N_0	M_0
	T_2	N_0	M_0
ⅡA	T_3	N_0	M_0
ⅡB	T_{4a}	N_0	M_0
ⅡC	T_{4b}	N_0	M_0
ⅢA	$T_{1~2}$	N_1/N_{1c}	M_0
	T_1	N_2	M_0
ⅢB	$T_{3~4a}$	N_1/N_{1c}	M_0
	$T_{2~3}$	N_{2a}	M_0
	$T_{1~2}$	N_{2b}	M_0

续表2-4

期别	T	N	M
ⅢC	T_{4a}	N_{2a}	M_0
	$T_{3\sim4a}$	N_{2b}	M_0
	T_{4b}	$N_{1\sim2}$	M_0
ⅣA	任何T	任何N	M_{1a}
ⅣB	任何T	任何N	M_{1b}
ⅣC	任何T	任何N	M_{1c}

其中,需要说明以下几点。

(1)T_{is} 包括肿瘤细胞局限于腺体基底膜(上皮内)或黏膜固有层(黏膜内)未穿过黏膜肌层到达黏膜下层。

(2)T_{4b} T_{4b}的直接侵犯包括穿透浆膜侵犯其他肠段,并得到镜下诊断的证实(如盲肠癌侵犯乙状结肠),或者位于腹膜后或腹膜下肠管的肿瘤。穿破肠壁固有肌层后直接侵犯其他的脏器或结构,例如降结肠后壁的肿瘤侵犯左肾或侧腹壁,或者中下段直肠癌侵犯前列腺、精囊腺、宫颈或阴道。肉眼观察到肿瘤与邻近器官或结构粘连分期为cT_{4b},若显微镜下该粘连处未见肿瘤存在则分期为pT_3。

(3)TD 淋巴结有转移时,肿瘤种植的结节数目不纳入淋巴结计数,单独列出。

(4)前缀 cTNM是临床分期,pTNM是病理分期,前缀y用于接受新辅助治疗后的肿瘤分期(如ypTNM),病理学完全缓解的患者分期为$ypT_0N_0M_0$,可能类似于0期或Ⅰ期。前缀r用于经治疗获得一段无瘤间期后复发的患者(rTNM)。

七、辅助检查

1.实验室检查

(1)大便隐血试验 此方法简便易行,是大肠癌普查初筛方法和其他结直肠疾病的常规检查。有条件者还可应用免疫学方法以提高正确率。

(2)血红蛋白检查 凡原因不明的贫血,血红蛋白低于100 g/L者应建议做钡剂灌肠检查或结肠镜检查。

(3)血清癌胚抗原(CEA)检查 CEA检查不具有特异性的诊断价值,因此不适合作为普查或早期诊断,但对估计预后、监察疗效和复发方面具有一定帮助。

2.超声显像检查 直肠内超声显像检查是以探测直肠癌外侵和肿瘤对直肠壁的浸润程度为目的的一种新的诊断方法,于1983年起开始应用于临床。直肠内超声显像检查能正确地诊断出肿瘤所侵犯的部位及大小。

3.磁共振检查 有研究者称对直肠癌的外侵,磁共振成像(MRI)检查较CT更有意义。但目前磁共振还有不少技术问题需要完善,对磁共振所提供的图像认识也需进一步深化,同时与腔内超声显像相比,磁共振检查费用昂贵也是其广泛应用的障碍。

4.CT　CT不能作为早期诊断的方法,但CT对直肠癌的分期有重要意义,尤其对于估计不能直接手术,而在应用外放射或局部腔内放疗后有可能行手术切除的患者更有价值。CT对晚期直肠癌和复发性直肠癌的手术估计有较大意义,可以直接观察到肿瘤侵犯骨盆肌肉(肛提肌、闭孔内肌、尾骨肌、梨状肌、臀肌)、膀胱和前列腺。

手术后3个月时可做盆腔CT检查,作为基础片,以便随访时对照用。手术后2~3年内应每隔6~8个月做一次CT检查,或当CEA升高时复查CT。此外,CT对复发性直肠癌应用放疗可提供正确的定位,并确定适当的靶体积。

5.内镜检查　凡有便血或大便习惯改变、经直肠指检无异常发现者,应常规进行乙状结肠镜或纤维结肠镜检查。内镜检查能在直视下观察病灶情况,并能取活检作病理学诊断。

结肠镜检查就目前而言是对大肠内病变诊断最有效、最安全、最可靠的检查方法,绝大部分早期大肠癌可由内镜检查发现。

6.双重对比造影　传统的钡剂灌肠X射线检查对早期癌和大肠腺瘤显示常有困难,而气钡双重对比造影技术已大大提高了早期大肠癌和小腺瘤的发现率和诊断准确率,目前已成为放射科常规检查。

7.直肠肛门指检　肛门指检简单易行,直肠指检目前仍是直肠癌手术前一系列检查中最基本和最重要的检查方法。

八、分期检查

(一)分期检查的临床意义

直肠癌术前的影像检查是临床分期判断的基础,T分期诊断的准确性方面,直肠内超声显像为50%~90%,CT或MRI为50%~70%,术前盆腔MRI或直肠腔内超声或CT扫描对分期判断及手术完全切除可能性的判断有帮助。腔内超声检查和MRI对于鉴别$T_{1/2}$和T_3具有相似的精确度,对于T_1的肿瘤首选腔内超声检查。直肠癌超声内镜在识别肠壁结构细节方面更加精准,在制定切除方案是黏膜切除还是经肛门切除时尤为有用。对T_1病变敏感性和准确性分别是87.8%和98.3%。腔内超声在肿瘤T分期的判断方面有一定局限性,对于狭窄性病变的诊断很难完成,也不能很好分辨用于判断环周切缘的直肠系膜筋膜,可能造成分期过度。高分辨率MRI能应用于直肠癌术前准确分期,通过高分辨率MRI肿瘤T分期与病理组织学分期符合率达94%,在环周切缘状态(CRM)预测上符合率92%。与腔内超声相比,MRI能够准确分辨直肠系膜筋膜,以判断CRM。淋巴结分期主要依据淋巴结大小来判断是否转移,大于8 mm通常被认为是恶性的。对于接受过放、化疗的患者,术前影像检查还涉及疗效判断问题。

(二)分期检查的具体内容

直肠癌的分期检查包括详尽的病史检查、仔细的体格检查、一系列的影像学检查以及实验室和病理检查,具体如下。

1. 病史　详细病史询问,包括家族史。

2. 全身体格检查　重点为直肠指检。直肠指检简单易行,不需要任何设备,比较准确可靠,是早期发现直肠癌的关键检查手段之一,一般可以发现距肛门 7~8 cm 的直肠肿物。但是直肠指检容易被忽略,凡遇患者主诉便血、直肠刺激症状、大便变形等均应行直肠指检。指检可查出肿瘤的部位、距肛缘距离、大小、性质、浸润范围、固定程度及与周围组织器官的关系。直肠癌大多在直肠中下段,约70%的患者通过指检可被扪及肿瘤。对早期直肠癌指检需特别仔细,因肿瘤小易于疏忽,肿瘤较大时,指检可清楚扪及肠腔内的硬块、溃疡或肠腔狭窄,对决定手术方式很有帮助。

虽然直肠指检不难,但要查出早期微小高位直肠癌及癌前病变并非易事,需要注意以下问题。①指检前要详细了解病史,做到查前有重点,才不致漏诊或误诊。②示指要全部插入直肠,并有次序地按照右、前、左、后一圈触诊,顺逆两次,在膝胸位检查时,特别要仔细检查直肠后壁,不然易漏诊后位的直肠癌。③指检有疑问时,应变换体位再行检查,一般成人示指长度为 7.0~7.5 cm,若向内压,有效长度可增至 9~10 cm;若由膝胸位改为膝直立位,在增加腹压下可达 11~12 cm。因此,指检长度与患者体位及直肠黏膜松弛程度有关。笔者在临床工作体会到,对于经过乙状结肠镜或钡灌肠证实的中、高位直肠癌(距肛缘 10~12 cm),经常规直肠指检未能扪及,若改成膝直立位就易扪及。④指检完毕后,若见指套上有血迹,经改变体位仍未扪及肿块,应立即行乙状结肠镜检查,可及时查出高位直肠有无病变。⑤指检有时需在麻醉下进行,如肛裂患者疑有直肠肿瘤时,应在局部麻醉下行直肠指检,协助诊断。⑥如果肿瘤位于直肠前壁,男性应明确肿瘤与前列腺的关系,女性应进行阴道双合诊,查明肿瘤是否侵犯阴道的后壁,指检结束时应注意指套有无染血。

3. 内镜检查　包括直肠镜、乙状结肠镜和纤维结肠镜检查。对所有大便隐血找不到原因,指检可疑的患者,均应行直肠镜或乙状结肠镜检查,乙状结肠镜可检查距肛缘25 cm 以内的全部直肠和部分乙状结肠,可发现 60%~70% 以上的大肠癌。另外,因直肠癌 5%~10% 为多发癌,故在明确直肠癌诊断需行手术治疗时也需行纤维结肠镜检查,这也是手术前必须常规做的检查。在直视下肉眼可以做出诊断,更重要的是可以取活组织进行病理检查,取活组织应在溃疡的边缘,要稍深一点,但不可太深以防止穿孔,一般要在肿瘤边缘及中心取 3~5 块组织,以免未能取到癌组织。

4. 结肠气钡双重造影　结肠气钡双重造影是诊断结直肠癌最常用而有效的方法,它能提供病变的部位、大小、形态和类型等信息,并可以协助判断结直肠癌多发病变以及腺瘤,是诊断结直肠癌的首选方法。此外,它也可以排除结肠多发癌和息肉病。

5. 盆腔 MRI、直肠腔内 B 超或 CT　MRI 具有更高的分辨率,可以清楚地显示盆内软组织和脏器的毗邻关系,可以帮助对肿瘤环周切缘情况、是否有外侵和盆腔淋巴结转移有更明确的判断,常用于直肠癌的术前分期。直肠内超声检查可以帮助判断原发肿瘤的浸润深度、直肠周围淋巴结有无转移。CT 主要用于患者无法接受 MRI 检查的情况。

6. 腹部 B 超或 CT　主要观察肝和腹膜后淋巴结有无远处转移。

7. 胸部正、侧位相片 直肠癌远处转移的常见部位为肝和肺。胸部正、侧位相片是治疗前主要的分期检查之一,目的是排除肺转移。

8. 实验室检查 包括大便潜血试验检查、全血细胞计数、肝肾功能检查和血清癌胚抗原(CEA)检测。大便隐血试验检查是发现早期直肠癌的有效措施,在一定的年龄组高发人群中进行检查,对早期发现直肠癌很有意义。目前公认的在大肠癌诊断和术后监测中有意义的肿瘤标志物是 CEA。CEA 不具有特异性诊断价值,但在淋巴结转移患者中有50% 高于正常值,对估计预后、术后复发及随访观察等方面有一定帮助。

9. 其他 女性患者必要时再做阴道检查及双合诊检查,男性患者有泌尿系统症状者应行膀胱镜检查,肿瘤侵及肛管并有腹股沟淋巴结肿大时应行淋巴结活检。

九、诊断与鉴别诊断

(一)诊断

临床上将直肠癌诊断为"内痔""息肉""肠炎""慢性痢疾"不少见,主要是忽视了简单易行的直肠指检。因此,对拟诊以上疾病者,一定要做直肠指检,排除直肠癌后,方可按以上疾病治疗。指检可疑时,直肠镜检查是明确诊断的可靠方法。

(二)鉴别诊断

直肠癌往往被误诊为痔、细菌性痢疾、慢性结肠炎等,误诊率高达 60% ~ 80% ,其主要原因是没有进行必要的检查,特别是直肠指检和直肠镜检查。

十、治疗

(一)综合治疗原则

早、中期直肠癌患者,若基本情况允许应首选手术治疗;建议对 Ⅱ、Ⅲ 期直肠癌患者进行以手术为主,辅助放、化疗的综合治疗方案,无论术前放、化疗还是术后的同步放、化疗均是 Ⅱ、Ⅲ 期可切除直肠癌的标准辅助治疗方案;对局部晚期、各种原因不能手术以及术后复发的患者可以采用单纯性放疗。

(二)手术治疗

1. 根治手术 直肠癌的手术方法分为根治性切除和姑息性切除两种。根治的原则是将直肠和直肠以上的一段血管连同直肠周围组织和有转移可能的淋巴引流区一并切除。根治的方法分为两类:一类是将直肠肛管完全切除再行人工肛门,另一类是直肠部分切除保留肛门括约肌。

直肠癌手术的腹腔探查处理原则同结肠癌。即全面探查,由远及近,必须探查并记录肝、胃肠道、子宫及附件、盆底腹膜,以及相关肠系膜和主要血管旁淋巴结和肿瘤邻近脏器的情况。

2. 局部切除 早期直肠癌($cT_1N_0M_0$)如经肛门切除(非经腔镜或内窥镜下)必须满足如下要求：①肿瘤大小<3 cm；②肿瘤侵犯肠周<30%；③切缘距离肿瘤>3 mm；④活动，不固定；⑤距肛缘 8 cm 以内；⑥仅适用于 T_1 期肿瘤；⑦无血管淋巴管浸润(LVI)或神经浸润(PNI)；⑧高-中分化；⑨治疗前影像学检查无淋巴结转移的征象。

注：局部切除标本必须由手术医师展平、固定，标记方位后送病理检查。

3. $cT_{2\sim4}N_{0\sim2}M_0$ 直肠癌 推荐行根治性手术治疗。中上段直肠癌推荐行低位前切除术；低位直肠癌推荐行腹会阴联合切除术或慎重选择保肛手术；中下段直肠癌切除必须遵循直肠癌全系膜切除术原则，尽可能锐性游离直肠系膜。尽量保证环周切缘阴性，对环周切缘阳性者，应追加后续治疗。肠壁切缘距离肿瘤 1~2 cm，直肠系膜切缘距离肿瘤≥5 cm 或切除全直肠系膜，必要时可行术中冰冻，确定切缘有无肿瘤细胞残留。在根治肿瘤的前提下，尽可能保留肛门括约肌功能、排尿和性功能。治疗原则如下。

(1)切除原发肿瘤，保证足够切缘，远切缘至少距肿瘤远端 2 cm。下段直肠癌(距离肛门<5 cm)远切缘距肿瘤 1~2 cm 者，建议术中冰冻病理检查证实切缘阴性，直肠系膜远切缘距离肿瘤下缘≥5 cm 或切除全直肠系膜。

(2)切除直肠系膜内淋巴脂肪组织以及可疑阳性的侧方淋巴结。

(3)尽可能保留盆腔自主神经。

(4)术前影像学提示 $cT_{3\sim4}$ 和(或)N+的局部进展期中下段直肠癌，建议行术前放、化疗或术前化疗，术前放、化疗与手术的间隔时间根据新辅助放疗的疗程进行不同的推荐。短程放疗(5 Gy×5 次)后 1 周手术(短程放疗即刻手术模式)或 6~8 周后手术(短程放疗延迟手术模式)。长程放、化疗后建议 5~12 周手术。

(5)肿瘤侵犯周围组织器官者争取联合脏器切除。

(6)合并肠梗阻的直肠新生物，临床高度怀疑癌性而无病理诊断，不涉及保肛问题，并可耐受手术的患者，建议剖腹探查。

(7)对于已经引起肠梗阻的可切除直肠癌，推荐行一期切除吻合，或 Hartmann 手术，或造口术后二期切除，或支架植入解除梗阻后限期切除。一期切除吻合前推荐行术中肠道灌洗。如估计吻合口瘘的风险较高，建议行 Hartmann 手术或一期切除吻合及预防性肠造口。

(8)如果肿瘤局部晚期不能切除或患者不能耐受手术，推荐给予姑息性治疗，包括选用放射治疗来处理不可控制的出血和疼痛、近端双腔造口术、支架植入来处理肠梗阻以及支持治疗。

(9)术中如有明确肿瘤残留，建议放置金属夹作为后续放疗的标记。

(10)行腹腔镜辅助的直肠癌根治术建议由有腹腔镜经验的外科医师根据具体情况实施手术。

4. 直肠癌肝和(或)肺转移手术治疗 直肠癌患者合并肝转移和(或)肺转移，转移病灶为可切除或者潜在可切除，可按照手术治疗原则进行治疗。

(1)肝转移病灶手术的适应证 ①结直肠癌原病灶能够或已经根治性切除；②肝转

移病灶可切除,且具备足够的肝功能;③患者全身状况允许,无肝外转移病灶,或仅并存肺部结节性病灶。

(2)肝转移病灶手术的禁忌证　①结直肠癌原发病灶不能取得根治性切除;②出现不能切除的肝外转移病灶;③预计术后残余肝容积不足;④患者全身状况不能耐受手术。

(3)直肠癌肝转移手术治疗原则　①同时性肝转移如条件许可,可达到根治性切除的,建议直肠癌原发灶和肝转移病灶同步切除;②术前评估不能满足原发病灶和肝转移病灶同步切除条件的同时性肝转移,先手术切除直肠癌原发病灶,肝转移病灶的切除可延至原发病灶切除后3个月内进行;急诊手术不推荐直肠癌原发病灶和肝转移病灶同步切除;③直肠癌根治术后发生了肝转移,既往直肠癌原发病灶为根治性切除,且不伴有原发病灶复发,肝转移病灶能完全切除且肝切除量<70%(无肝硬化者),应当予以手术切除肝转移病灶;④肝转移病灶切除术后复发达到手术条件的,可进行2~3次甚至多次的肝转移病灶切除。

(4)直肠癌肺转移手术治疗原则　①原发病灶必须能根治性切除(R0);②肺外有不可切除病灶不建议行肺转移病灶切除;③肺切除后必须能维持足够功能;④某些患者可考虑分次切除;⑤肺外有可切除转移病灶,可同期或分期处理。

(5)直肠癌肺转移手术时机选择　肺转移病灶切除时机尚无定论。

①即刻手术:可以避免可切除灶进展为不可切除灶,或肿瘤播散。②延迟手术:因肺的多发转移较常见,对单个微小结节可留3个月的窗口观察期,可能避免重复性手术。③对于同期可切除肺及肝转移病灶的患者,如身体情况允许可行同时肝、肺切除。对于不能耐受同期切除的患者,建议先肝后肺的顺序。

(6)直肠癌肺转移手术方式　常用的方式为楔形切除,其次为肺段切除、肺叶切除以及全肺切除。纳米激光切除适用于多部位或转移病灶深在的患者。

肺转移病灶复发率高,如复发病灶可切除,条件合适的患者可进行二次甚至多次切除,能够有效延长患者生存期。

如果 MDT 讨论推荐术前化疗或化疗联合靶向药物治疗,靶向药物推荐西妥昔单抗(推荐用于 *K-ras*、*N-ras*、*BRAF* 基因野生型患者),或联合贝伐珠单抗。化疗方案推荐 CAPEOX(卡培他滨+奥沙利铂),或者 FOLFOX(奥沙利铂+氟尿嘧啶+四氢叶酸),或者 FOLFIRI(伊立替康+氟尿嘧啶+四氢叶酸),或者 FOLEOXIRI(奥沙利铂+伊立替康+氟尿嘧啶+四氢叶酸)。建议治疗时限2~3个月。

治疗后必须重新评价,并考虑是否可行局部毁损性治疗,包括手术、射频和立体定向放疗。

(三)放射治疗

对于中晚期直肠癌要行放射治疗,其方法包括术前放疗、术中放疗、术后放疗、姑息放疗。近年来,随着高能射线治疗机的问世和人们对传统的直肠癌根治术局限性的认识,术前、术中、术后放疗已成为直肠癌综合治疗的一个重要部分。尤其在局部晚期直肠癌的治疗中,术前新辅助放疗可控制直肠原发病灶,提高患者生存率,甚至降低肿瘤分期,达到可手术切除的效果。姑息治疗针对肿瘤局部复发或远处转移的患者,可以达到姑息减症、提高缓解率及生活质量的目的。

1. 适应证　一直以来放射治疗在直肠癌治疗中都有着较高的地位。

(1)新辅助放疗的适应证主要针对 II / III 期中低位直肠癌:长程同步放、化疗结束后推荐间隔 5~12 周接受根治性手术;短程放疗联合即刻根治性手术(放疗完成后 1 周内手术)推荐用于可手术切除的 T_3 期直肠癌。而短程放疗/同步放、化疗联合新辅助化疗模式,则推荐用于含有高危复发因素的 II / III 期直肠癌。辅助放疗主要推荐用于未行新辅助放疗,术后病理分期为 II / III 期、高危复发的直肠癌患者。

具有同时性转移病灶的患者,治疗必须个体化,需确认转移病灶是否潜在可切除以及原发肿瘤是否有症状。目前关于最佳治疗方法尚未达成共识,但全身化疗是 IV 期患者的基础治疗,可使生存期出现明显的改善。

低位直肠癌有强烈保肛意愿的患者,可建议先放、化疗,如果肿瘤对放、化疗敏感,达到临床完全缓解,可考虑等待观察的治疗策略。对于直肠病灶局部复发且切除困难,在之前未接受放疗的前提下,可考虑局部放疗使之转化为可切除病灶再行手术切除。

(2) II / III 期直肠癌的术前放疗。

(3)早期直肠癌经肛门肿物切除后的放疗。

(4)局部晚期直肠癌(T_4)的放疗。

(5)复发后再程治疗直肠癌的放疗。

2. 禁忌证　①完全性肠梗阻、恶病质等不能耐受放疗;②既往已做盆腔高剂量照射,盆腔部位不能再接受放疗。

3. 不同分期的直肠癌放射治疗

(1) I 期直肠癌　可行单纯手术切除术,术后无须放、化疗。但低位直肠癌,为保留肛门功能,T_1N_0 者可行单纯放疗或局部肿物切除替代单纯手术治疗。对于 T_2N_0 或者 T_1 N_0 低位直肠癌,伴有不良预后因素(肿瘤直径大于 4 cm、肿瘤侵犯肠周大于40%、低分化腺癌、肿瘤侵犯神经或有脉管癌栓、肿瘤呈溃疡或浸润性生长、切缘阳性或距切缘小于 3 mm)者,应在局部切除治疗后联合术后全盆放疗(原发肿瘤高危复发区域和区域淋巴引流区)。

(2) II / III 期直肠癌　此期别的直肠癌可能因肿块巨大、侵及盆壁、粘连固定而失去了根治性手术的机会,成为 II / III 期不可切除的直肠癌。如具备手术适应证则为 II / III 期可切除的直肠癌。

1) II / III 期可切除的直肠癌:首选治疗为根治性手术,但术后局部复发率高达 15%~65%,术前、术后辅助放、化疗可降低局部复发率,提高长期生存。

术前辅助放疗有降低分期、减少术中肿瘤种植播散的优点。且术前放疗不良反应低、肿瘤敏感性强,还能增加正常组织的保留机会。尤其对于低位直肠癌,可增加术中保留肛门的机会,提高患者的生活质量。但术前放疗可能由于分期的原因,导致一些患者出现过度治疗,且放疗后肠道可能出现粘连、周围组织水肿、放射性损伤及血液毒性的发生不利于手术操作,可能增加手术风险。

术前放疗的剂量应保证等效生物剂量不小于 30 Gy(BED≥30 Gy),照射野应包括瘤床区和区域淋巴结,常规剂量为(45.0~50.4)Gy/(25~28)f。术前同步放、化疗与术前辅助放疗相比,在降低局部复发率和分期、提高 DFS 方面更具有优势,目前已被推荐用于 Ⅱ/Ⅲ 期直肠癌患者。化疗方案推荐 5-FU 持续静脉滴注、5-FU 联合 LV 或者卡培他滨单药口服,一般建议 2~4 周期。

对于术后 Ⅱ/Ⅲ 期直肠癌,术前未行放疗的患者,术后同步放、化疗已成为标准治疗。术后放疗可消灭亚临床病灶,降低局部复发率。一般在术后 1~2 个月开始,但术后肠道相对固定,不良反应增加。术后同步放、化疗的化疗方案建议 5-FU 持续静脉滴注。

2)Ⅱ/Ⅲ 期不可切除的直肠癌:应选择术前同步放、化疗,治疗结束后,重新评估手术适应证,争取手术机会。如无手术机会,可继续放、化疗,达到根治剂量放疗。术前同步放、化疗靶区及剂量已介绍,根治放疗剂量应在同步放、化疗后,针对预防照射的盆腔淋巴结达到 45.0~50.4 Gy,每次 1.8~2.0 Gy,阳性淋巴结及肿瘤区域应局部缩野加量照射 10~20 Gy 的根治剂量。

(3)Ⅳ期直肠癌 晚期直肠癌存在远处转移,治疗以全身化疗为主,针对初治的晚期直肠癌,可行局部放疗。如经放、化疗后达到肿瘤降期,具备手术机会者应行手术治疗。针对局部转移病灶、症状明显且化疗不敏感患者,可行局部姑息减症放疗。

(4)复发转移直肠癌 局部复发直肠癌首选手术治疗,不具备手术机会者,可行局部放疗联合全身化疗。但需评估既往治疗情况,如既往未行放疗,应行盆腔放疗。靶区应包括原发肿瘤高危复发区域和区域淋巴引流区,并对肉眼可见的肿瘤区域局部加量放疗。既往已行放疗则视既往治疗情况,评估周围正常组织耐受剂量,决定是否行放疗及放疗剂量,避免出现严重不良反应。远处转移复发患者不具备手术机会,应行全身化疗,必要时给予姑息减症放疗。

4. 放射治疗靶区的定义

(1)术前放疗靶区

1)GTV:包含肠镜和直肠 MRI/盆腔 CT 显示的直肠肿瘤、直肠壁外血管受侵。

2)GTVnd:包含直肠 MRI/盆腔 CT 显示的直肠系膜区、骶前区、髂内、闭孔转移淋巴结和癌结节(2A 级证据)。

3)CTVp:特指原发病灶的 CTV,包括原发病灶头脚方向外扩 2 cm 的范围(2A 级证据)。

对 T_{4b} 侵犯前列腺/精囊腺者,CTVp 亦要包括受侵前列腺/精囊腺外扩 1~2 cm 范围(2A 级证据)。对 T_{4b} 侵犯子宫/阴道/膀胱者,CTVp 要包括受侵子宫/阴道/膀胱并外扩 1~2 cm 范围,同时要考虑上述器官动度和形变,给予适当外扩形成内照射靶区(2A 级证据)。对 T_{4b} 合并直肠膀胱瘘/直肠阴道瘘者以及穿透肛门外括约肌侵犯到坐骨直肠窝者,CTVp 要包括整个膀胱/阴道/同侧坐骨直肠窝(2B 级证据)。

4)CTV:特指高危淋巴引流区及高危复发区。术前放疗 CTV 即 GTV 及直肠周围系膜区、骶前、骶上缘以上(梨状肌起始部)髂外血管淋巴引流区,全部髂内血管淋巴结引流区,闭孔淋巴结引流区。病变位于上中段时,不必包括坐骨肛门窝,如果病变位于腹膜返折以下则需要包括坐骨肛门窝。T_4 的病变如侵犯前列腺（男性）、阴道中下段（女性），可考虑包括髂外淋巴结引流区。CTV 的亚分区如下。

● 骶前区（presacral region，PS）：骶骨前方区域。分为腹部骶前区和盆腔骶前区。

腹部骶前区，上界：腹主动脉分叉为左、右髂总动脉处或该区域内转移淋巴结上方至少 0.5 cm。下界：骶岬。前界：腰椎前方 1 cm，髂总血管前 1.0 cm。后界：腰椎前缘。外界：髂总血管外侧外 0.7~1.0 cm。

盆腔骶前区，上界：髂总动脉分叉为髂内、外动脉处/骶岬。下界：肛提肌插入外括约肌处/直肠周围系膜脂肪组织消失处，相当于尾骨尖水平。前界：腰椎前方 1.0 cm/骶骨尾骨前方 1 cm/直肠系膜筋膜后缘。后界：腰椎前缘/骶骨尾骨前缘。外界：骶髂关节/髂肌内缘。

● 直肠系膜区（mesentery area，M）：由全部直肠系膜区以及直肠系膜筋膜组成。上界：肠系膜下动脉分叉为乙状结肠动脉与直肠上动脉处/直乙交界。下界：肛提肌插入外括约肌处/直肠周围系膜脂肪组织消失处。前界上：直肠上动脉前缘外扩 0.7 cm。前界中/下：直肠系膜筋膜，前方盆腔器官的后界。后界：盆腔骶前区的前界。外界上：侧方、髂外淋巴结区的内侧。外界中：直肠系膜筋膜，侧方淋巴结区的内侧。外界下：肛提肌内侧缘。

● 髂内淋巴引流区（lateral cervical lymph node area，LLN P），上界：髂总动脉分叉为髂内、外动脉处。下界：肛提肌插入外括约肌处/骨盆底。前界上：血管外 0.7 cm。前界中：输尿管进入膀胱的虚拟冠状平面，髂外血管上段的后方。前界下：闭孔内肌后缘。后界：骶髂关节外侧缘。内界上：血管周围 0.7 cm（直肠系膜以上），不必避开正常解剖结构。内界中/下：直肠系膜筋膜，盆腔器官。外界上：髂腰肌，骨盆；外界中/下：盆壁肌肉（梨状肌和闭孔内肌）的内侧缘。

● 闭孔淋巴引流区（obturator lymph nodes area，LLN A），上界：股骨头顶。下界：闭孔动脉离开骨盆层面。前界中：髂外血管后壁。前界下：当髂外血管离开骨盆或闭孔动脉前缘。后界：闭孔内肌后缘或髂内淋巴结区前缘。内界：直肠系膜筋膜，盆腔器官。外界：闭孔内肌的内侧缘。

● 髂外淋巴引流区（extrasacral lymphatic drainage area，EI），上界：髂总动脉分叉为髂内、外动脉处。下界：旋髂深动脉与髂外动脉交叉处或者髋臼顶部与耻骨上支连接处。前界：血管前方 0.7 cm，髂腰肌前外侧 1.5 cm。后界：髂外静脉后缘。内界：血管内侧 0.7 cm，避开盆腔器官。外界：髂腰肌。

● 腹股沟淋巴引流区（inguinal lymph nodes area，IN），上界：旋髂深静脉与髂外动脉交叉处或者髋臼顶部与耻骨上支连接处。下界：大隐静脉汇入股静脉处/坐骨结节下缘。前界：腹股沟血管周围向前至少 2 cm，包括所有可见的淋巴结。后界：由髂腰肌、耻骨肌和长收肌围成的股三角。内界：腹股沟血管周围至少 1 cm，包括所有可见的淋巴结。外界：缝匠肌或髂腰肌内侧缘。

● 坐骨直肠窝（ischiorectal fossa，IRF），上界：下阴部动脉离开盆腔处。下界：肛门括约肌复合体下缘和坐骨结节的虚拟斜面。前界：闭孔内肌和肛门外括约肌围成。后界中/上:臀中肌。后界下:臀大肌内缘的虚拟连线。内界:肛门外括约肌。外界上/中:闭孔内肌。外界下:坐骨结节、臀大肌。

• 肛门括约肌复合体(anal sphincter complex,SC):考虑放疗期间膀胱充盈程度的差异,建议 CTV 在膀胱方向外放 1.0~1.5 cm。

肛门括约肌复合体,上界:肛提肌插入肛门外括约肌处/直肠肛管交界处。下界:放松位的肛门缘。前界、后界、内界、外界:肛门外括约肌围成。

5)PTV:CTVp 和 CTV 左右、腹背方向外扩 0.7~1.0 cm,头脚方向外扩 1 cm,不包括皮肤,建议三维外扩。

靶区勾画定义如下。①GTV:通过对比定位 MRI 图像,在 CT 定位图像完成 GTV 的勾画。②GTVnd:转移淋巴结在诊断磁共振或定位磁共振图像上显示清楚,可参考并辅助在 CT 定位图像上完成 GTVnd 的勾画。③CTV 的勾画是根据患者情况,特别是肿瘤分期及位置进行个体化的处理。CTV 上界主要涉及盆腔骶前区(PS)以及髂内淋巴引流区(LLN P)上界,PS 上界建议采用骶岬;LLN P 上界在不遗漏转移淋巴结的前提下,建议选择骶岬,以减少对肠道的照射。

对于高位直肠癌术前放疗,直肠系膜区(M)下界建议包括至肿瘤下缘下 3~5 cm 即可,不必要包全所有的直肠系膜(有淋巴结转移情况除外);直肠中、下段癌做术前放疗,常规包全直肠系膜区。

临床上对侧方淋巴结(LLN P、LLN A)是否转移,其诊断准确性不高;确认有侧方淋巴结转移情况应根据具体医疗中心的多学科诊疗意见进行处理。是否预防性照射腹股沟淋巴引流区(IN),专家意见不统一。通常的经验是,对于肿瘤负荷大、区域淋巴结转移多的患者,同时存在侵犯肛门周围皮肤或下 1/3 阴道情况,推荐预防照射 IN;而对于 T 分期偏早的肿瘤,特别是同时存在 N_0 情况,即使肿瘤侵犯肛门周围皮肤或下 1/3 阴道,也可以考虑不预防照射 IN。

对于坐骨直肠窝(IRF)未受累的情况,术前放疗需谨慎照射 IRF,以减少手术并发症;即使肿瘤侵犯 IRF,仅需要照射受侵部分,无须照射整个 IRF。CTV 及 CTVp 外扩至 PTV 的数据需根据各医院自己的经验,或者参考 RTOG 的建议,三维在腹背方向外扩 0.7~1.0 cm、头脚方向外扩 1 cm,不包括皮肤(2B 级证据)。

(2)术后放疗靶区

1)肿瘤区(GTV):未行手术或术后残留、复发的病灶区域,肉眼可见的肿瘤区域。

2)临床靶区(CTV)如下。

• 术前放疗 CTV:CTV 及直肠周围系膜区、骶前、骶上缘以上(梨状肌起始部)髂外血管淋巴引流区,全部髂内血管淋巴引流区,闭孔淋巴引流区。病变位于上中段时,不必包括坐骨肛门窝,如果病变位于腹膜返折以下则需要包括坐骨肛门窝。T_4 的病变如侵犯前列腺(男性)、阴道中下段(女性),可考虑包括髂外淋巴引流区。

• 术后放疗 CTV:瘤床、骶前、S_3 上缘以上的髂外血管和部分髂总血管淋巴引流区,全部髂内血管淋巴引流区,闭孔淋巴引流区,手术瘢痕(Mile's 术后)。上界为 L_5 锥体下缘,上段直肠癌 CTV 的下界为吻合口下 2~3 cm,不必包括坐骨肛门窝。中下段直肠癌

CTV 的下界为吻合口下2~3 cm,包括坐骨肛门窝。

3)计划靶区(PTV):依据不同机构三维照射时测量的摆位误差等决定在 CTV 基础上外放的范围,头尾和腹背方向误差较大,左右较小。一般头尾和腹背方向外扩0.8~1.0 cm,左右方向外扩0.5 cm 作为 PTV。

5. 正常组织和器官的勾画　包括双侧股骨头、膀胱、照射范围内的小肠(需勾画到PTV 最上层的上两层)和睾丸。

6. 放射治疗靶区的剂量

(1)术前新辅助放疗

1)术前放疗与手术的时间间隔:放疗与手术的时间间隔需合理,对于术前放疗而言,放疗后盆腔处于充血、水肿状态,过早手术可能会增加手术的并发症,但若时间拖得过久,放射区域的纤维化可能增加手术的难度。目前,推荐放疗结束后4~6 周复查进行疗效评估,6~8 周手术治疗。

2)针对原发肿瘤高危复发区域和区域淋巴引流区,推荐剂量为每次 1.8~2.0 Gy,行25~28 次,总剂量45.0~50.4 Gy。新辅助放疗后评估手术机会,不具备手术机会则针对肿瘤区域局部加量10~20 Gy;可手术者行手术治疗,术后有病灶残留应针对残留病灶加量 10~20 Gy。

(2)术后辅助放疗

1)术后放疗与手术的时间间隔:有术后放疗指征的患者(病理诊断为Ⅱ/Ⅲ期者)建议在手术恢复后及早开始放疗,一般说来大便成形、规律后可开始治疗(术后4~8 周)。

2)视手术切除情况而定,无病灶残留者,只需照射原发肿瘤高危复发区域和区域淋巴引流区,剂量与新辅助放疗相同。有病灶残留者应在上述治疗的基础上对残留病灶加量 10~20 Gy。

3)术前/术后长程同步放、化疗:95% PTV 接受的最低剂量为 DT(肿瘤的吸收剂量)45~50 Gy/25 次/5 周,或 DT 50.4 Gy/28 次/5.5 周,或者全盆腔照射 DT 45 Gy 后,缩野至直肠系膜区(或瘤床,或将上界缩到骶 3 椎体水平)补量至 DT 50.0~50.4 Gy。

4)术前短程放疗:推荐95% PTV 接受的最低剂量为 DT 25 Gy/5 次/1 周。

(3)单纯放射治疗

1)无法耐受手术或手术无法切除的直肠癌患者,控制局部症状最好的办法是放射治疗。

2)有手术指征,但坚决拒绝手术或有手术禁忌证的患者,可考虑行根治性放射治疗,肿瘤区放疗 DT 66~70 Gy,可序贯加量或同步加量照射。

3)根治性放射治疗应以外照射为主,必要时辅以后装放疗。全盆照射时瘤床区和区域淋巴结常规剂量为(45.0~50.4)Gy/(25~28)f。局部肿瘤区加量至根治剂量大于60 Gy。

4)对病灶小、局限于肠壁浅层、分化良好的直肠癌患者,可选择行后装放疗;视手术切除情况而定,无病灶残留者,只需照射原发肿瘤高危复发区域和区域淋巴引流区,剂量与新辅助放疗相同。有病灶残留者应在上述治疗的基础上对残留病灶加量10~20 Gy。

5）放射治疗结束时肿块残余者未必就是放射治疗不敏感者，不必急于追加治疗或改用其他治疗方法。

（4）局部复发的放射治疗

1）一般手术复发患者就诊时复发灶常已较广且紧贴盆壁生长，手术难以完全切除，应行放射治疗。

2）单纯止痛放射治疗的方案推荐小剂量照射。盆腔设野，每疗程 DT 20 Gy，疼痛症状可以完全消失，以后复发再给予 DT 20 Gy。

3）部分患者也可以采取根治性放射治疗，剂量为 DT>50 Gy。

4）直肠癌术后、放射治疗后复发，照射野应仅局限于复发肿瘤区域，有条件者应尽量应用三维适形放射治疗（3DCRT）或适形调强放射治疗（IMRT）技术，以减少正常组织受到照射。

7. 放射治疗靶区的剂量　参考 RTOG 0822 以及 RTOG 勾画指南 2009，PTV 剂量限制（1 级证据）如下。①≤5% 的 PTV 体积接受≥110% 处方剂量；②≤10% 的 PTV 体积接受≥107% 处方剂量；③PTV 内最高剂量<115% 处方剂量；④高剂量不能分布在小肠/肛管/吻合口上；⑤PTV 内最低剂量≥93% 处方剂量。

8. 照射方式

（1）常规放射治疗　应用两侧野、一后野，剂量比为 1∶1∶2 的方法等中心照射。照射野上界位于 L$_5$ 下缘；下界在术前放疗时位于肿瘤下缘 3 cm，术后则位于闭孔下缘（Dixon 术）或会阴处瘢痕标记下 1.0~1.5 cm（Miles 术）；两外侧界为真骨盆外 1 cm；前界（腹侧界）位于直肠前壁前 2~3 cm，若 Miles 术后则在膀胱后 1/3 处。

常规放疗在拍摄定位片上勾画靶区后，将图像输入系统，移动光栅，使射野与靶区一致。

（2）三维适形放射治疗或调强放射治疗

1）患者体位及固定：为了确保摆位的可重复性，直肠癌患者可采用仰卧位体膜固定或其他固定装置，也可采用俯卧位腹板固定以减少肠道的照射，不同单位可根据实际情况选用。

2）膀胱充盈或排空状态：充盈或排空状态在放疗时也需要考虑，尤其是直肠癌使用调强放疗时。定位前 1~2 h 排空膀胱，并饮用 1 000 mL 水，保证在定位时膀胱充盈，避免小肠落入盆腔而受到更多的照射。膀胱排空状态可得到更好的重复性。

3）CT 模拟定位：三维适形及调强放疗需在 CT 模拟定位机下精确定位，患者定位 1~2 h 前排空直肠；定位开始前，肛门口放置铅点（对于 Mile's 术后患者可将铅丝放于手术瘢痕处），女性患者可内置阴道栓。定位时注射 50~100 mL 碘海醇造影剂，使血管显影，以便于盆腔血管和 GTV 的靶区勾画，但如果患者对造影剂过敏或高龄、有合并症时，可以不作增强。扫描范围：L$_1$~L$_2$ 至坐骨结节下 10~15 cm，层厚 5 mm。目的是获取治疗相关部位图像信息，确定放疗区域和需要保护的区域。定位结束传输图像，并嘱托患者多饮水以尽快排出造影剂（图 2-3）。

4）靶区勾画及计划设计：由临床医师在扫描定位的图像上勾画 CTV、PTV（由肿瘤残留或未行手术者还应勾画 GTV)(附图 1)以及周围正常组织,制订每个区域照射剂量以及正常组织耐受剂量。然后,由物理师依据临床医师的要求制订复杂的放疗计划。医生和物理师共同审核计划,不合要求者继续修改完善,达到要求者执行放疗计划。这个阶段需要医生和物理师的紧密配合,修改过程因治疗计划的复杂性而不同,有时 1~2 d 即可完成满意的计划,有时则需要 5~7 d 或更长的时间。在经过临床医师审核并复位验证后,进行治疗。

5)外照射:直肠癌的放疗技术包括外照射、后装腔内放疗和术中放疗等,目前应用最广泛的是外照射。有条件的单位外照射治疗时可应选用 IMRT 和图像引导放射治疗(IGRT),无条件的单位可用 3DCRT,这样可以提高治疗的准确性以及保护直肠周围重要的正常组织和器官。目前,常规外照射技术仅用于直肠癌的姑息减症治疗。

6)术中放疗:对术中发现不能切除的肿块,或明确有肿瘤残余的高危险区,有术中照射设备的单位可施行术中放疗。对局部晚期或复发的直肠癌,或其他原因不能切除的癌块,因受小肠耐受剂量限制,难以达到根治剂量,可在外照射 DT 50 Gy 后手术,术中推开小肠、输尿管,暴露肿瘤,一次给予术中放疗 DT 15 Gy,可使肿瘤得到比较满意的控制。

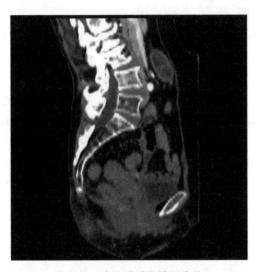

图 2-3 直肠癌 CT 模拟定位

9.周围正常组织的耐受剂量 ①结肠:最大放疗剂量(D_{max})<45 Gy,V_{30}<200 cm³。②小肠:V_{50}<5% 小肠体积,V_{15}<120 cm³。③膀胱:V_{50}<5% 膀胱体积,V_{40}<35% 膀胱体积,V_{35}<50% 膀胱体积。④股骨头:V_{20}<50% 股骨头体积,V_{30}<50% 股骨头体积,V_{40}<35% 股骨头体积,V_{50}<5% 股骨头体积。

10.放疗期间患者注意事项

(1)放疗前

1)了解放射性直肠炎、膀胱炎、肠梗阻、不育等相关并发症,签署知情同意书。

2)育龄期患者有生育要求提前行生殖细胞储备。

3）由于放射性直肠损伤,放疗期间可能出现便频症状加重。

4）定位前提前 1 h 排空膀胱,喝水 500~1 000 mL 充盈膀胱,在复位及每次放疗时均采用同样标准使膀胱充盈。

5）体位及固定方式:仰卧位或有孔腹板的俯卧位,盆膜固定。

6）定位 CT:扫描范围 L_3/L_4 间隙至 1/2 股骨处,扫描层厚 5 mm,定位 CT 和 MRI 扫描采用相同体位和憋尿,为明确肛缘位置可在肛门口做金属标记。

（2）放疗中

1）每周门诊复查血常规及肝肾功能。

2）保持皮肤画线,照射区皮肤保持清洁、干燥,放疗后温水坐浴。

3）高蛋白、低脂肪、低纤维、适量维生素饮食,戒烟、戒酒,避免辛辣刺激食物。

（3）放疗后 应注意近期和远期不良反应处理。

11. 放射治疗的不良反应及处理 直肠癌的放射治疗常见不良反应主要包括全身反应与局部反应,依出现时间的先后不同分为急性反应（放疗第 1 天至 3 个月内出现）与晚期反应（放疗 3 个月后出现）。

全身反应主要有失眠、乏力、食欲减退、恶心、呕吐、白细胞降低、血小板减少、贫血等。局部反应主要有肠道反应、放射性皮炎,泌尿生殖系统反应、骨骼损伤及继发性阴道狭窄等。

（1）放射范围内的皮肤

1）急性反应:会阴部及骶尾部的皮肤因日常局部潮湿、经常摩擦与承受外部压力等因素易引起湿性皮炎,甚至溃疡,尤其是低位直肠癌患者。可出现皮肤瘙痒、色素加深、滤泡样红斑、脱皮、水肿等表现。

处理:放疗期间患者出现皮肤瘙痒不适时,可用冰片、滑石粉止痒,避免抓伤皮肤;若出现明显湿性皮炎伴疼痛不适,可用喜辽妥或重组人表皮生长因子外用,必要时给予局部坐浴、抗感染、止痛等对症支持治疗。放疗期间,患者要注意保持照射野局部皮肤清洁、干燥,避免摩擦损伤,选择宽松、柔软棉质的衣服,禁止搔抓。

2）晚期反应:局部皮肤萎缩、皮下组织僵硬等。

（2）消化系统 放射性肠炎。肠道放射反应主要分急性肠道放射反应和晚期肠道放射反应。

肠道的放射反应性主要与肠道的受照射剂量与体积相关,当然患者本身对射线的敏感性也发挥一定作用。一方面,为尽量减少照射的肠道剂量与体积,每次放疗前 1~2 h 口服饮用水 250~300 mL,憋尿充盈膀胱。另一方面,医生在制订放疗计划时已对正常肠道做了最大限度的保护。因此,绝大部分患者的肠道反应都是可耐受、可控的。

1）急性反应:急性肠道放射反应发生于更新较快的黏膜细胞,临床主要表现为食欲减退、恶心、呕吐、腹痛、腹泻等,严重者可出现血便、肛周疼痛等症状。若病变位置低,照射野距离肛门近,还可出现肛门坠胀不适。急性肠道反应一般在放疗结束后 1~3 个月逐渐恢复。

处理:止泻治疗,温水坐浴改善局部血液循环促进黏液恢复,严重者暂停放、化疗。

2)晚期反应:肠道晚期反应多是因为放射线引起肠壁组织及局灶血管壁的不同程度的纤维化改变而继发肠道的慢性炎症,可引起间断腹泻、腹部不适或隐痛,严重者可出现不同程度肠梗阻,甚至肠穿孔。放疗前合并肠道慢性炎症的患者出现肠道的急、晚期反应风险增加。主要表现为腹泻、大便失禁、便血、大便变细、肠道梗阻、穿孔等。

处理:慢性腹泻或大便失禁者可考虑使用止泻药、硬化大便、调节饮食,严重出血、肠梗阻或穿孔者需外科就诊。

(3)骨髓系统 骨髓抑制,包括白细胞、红细胞、血小板减少等,放疗期间仍需保证营养供给,维持体重稳定,若出现骨髓抑制,需升白细胞等治疗。白细胞低者,注意预防感染。

(4)泌尿生殖系统

1)泌尿系统:泌尿系统的急性反应主要表现为放疗期间部分患者出现尿痛、尿频、排尿不畅,严重者可出现血尿。晚期反应主要是因为膀胱纤维化改变而致膀胱容量减少出现的尿频,严重者可出现膀胱壁的溃疡或穿孔。在现代适形调强放疗时代,膀胱损伤风险已明显下降。

在整个放疗期间,要注意多饮温开水,每周复查尿常规,若出现感染要第一时间联系主管医生处理,必要时需泌尿外科会诊协助治疗。

2)生殖系统:生殖系统的急、晚期反应主要表现为部分患者会出现不同程度的性功能障碍(尤其是术后辅助放疗患者)。而对于年轻女性患者,因射线对卵巢的损伤会导致生育功能障碍、提前绝经;年轻男性患者的生育功能也有可能会受到损伤。因此,对于有生育功能需求的年轻患者,建议放、化疗前最好先做好精子及卵子的冷冻保存工作。绝经前女性盆腔放疗后可出现激素紊乱甚至提早绝经并出现相应的症状。放疗也可以影响患者的生育功能,有生育要求者建议放疗前详细咨询放疗科医生,并请生殖医学医师评估风险。

(5)阴道狭窄 部分女性患者放疗后可能出现不同程度的阴道狭窄。因此,放疗期间及放疗后建议女性患者可以采用阴道扩张器扩张阴道,放疗结束各情况稳定后可及时恢复正常夫妻生活。

(6)骨骼损伤 5%~10%的患者放疗后10~14个月会出现不同程度的骨骼损伤,主要为盆腔骨骼的不完全骨折或股骨头坏死等,临床表现为不明原因的盆腔骨骼疼痛,易与骨转移瘤、椎间盘突出等引起的疼痛混淆。放疗结束后一定要定期复查(放疗结束后2年内每3个月复查1次,2年后每半年复查1次,5年后每年复查1次),出现这种情况要第一时间联系主管医生,不必过分紧张。

(四)化学治疗

1.新辅助治疗 新辅助治疗的目的在于提高手术切除率,提高保肛率,延长患者无病生存期。推荐新辅助放、化疗仅适用于距肛门<12 cm 的直肠癌。

(1)直肠癌术前治疗推荐以5-氟尿嘧啶(5-FU)类药物为基础的新辅助放、化疗。

(2)$T_{1\sim2}N_0M_0$ 或有放、化疗禁忌的患者推荐直接手术,不推荐新辅助治疗。

（3）T_3 和（或）N+的可切除直肠癌患者，原则上推荐术前新辅助放、化疗；也可考虑在MDT 讨论后行单纯新辅助化疗，后根据疗效评估决定是否联合放疗。

（4）T_4 或局部晚期不可切除的直肠癌患者，必须行术前放、化疗。治疗后必须重新评价，MDT 讨论是否可行手术。

新辅助放、化疗中，化疗方案推荐首选卡培他滨单药或持续灌注 5-FU 或者 5-FU/LV，在长程放疗期间同步进行化疗。

（5）对于不适合放疗的患者，推荐在 MDT 讨论下决定是否行单纯的新辅助化疗。

2.辅助治疗　辅助治疗应根据患者肿瘤原发部位、病理分期、分子指标及术后恢复状况来决定。推荐术后 4 周左右开始辅助化疗（体质差者适当延长），化疗时限 3~6 个月。在治疗期间应该根据患者体力情况、药物毒性、术后 TN 分期和患者意愿，酌情调整药物剂量和（或）缩短化疗周期。有放、化疗禁忌的患者不推荐辅助治疗。

（1）Ⅰ期（$T_{1~2}N_0M_0$）结直肠癌不推荐辅助治疗。

（2）Ⅱ期直肠癌行辅助放疗。

（3）Ⅲ期结直肠癌的辅助化疗：Ⅲ期结直肠癌患者，推荐辅助化疗。化疗方案推荐选用 CAPEOX、FOLFOX 方案或单药卡培他滨、5-FU/LV 方案。如为低危患者（$T_{1~3}N_1$）也可考虑 3 个月的 CAPEOX 方案辅助化疗。

（4）直肠癌辅助放、化疗：$T_{3~4}$ 或 $N_{1~2}$ 距肛门<12 cm 的直肠癌，推荐术前新辅助放、化疗，如术前未行新辅助放疗，根据术后病理情况决定是否行辅助放、化疗，其中化疗推荐以氟尿嘧啶类药物为基础的方案。放疗方案请参见放射治疗原则。

（5）目前不推荐在辅助化疗中使用伊立替康、替吉奥、雷替曲塞及靶向药物。

1）单药治疗：直肠癌的辅助化疗始于 20 世纪 50 年代末。主要是单药辅助化疗，所用药物包括 5-FU。

2）5-FU 作用的生化调节：甲酰四氢叶酸（CF）与 5-FU 并用，增加 5-FU 疗效是近年来化疗的一项进展。5-FU 的作用机制之一是抑制脱氧胸苷酸合成酶（TS）。TS 可催化脱氧尿苷酸（dUMP）转变为脱氧胸苷酸（dTMP），在 dTMP 生成过程中，TS 必定先与 dUMP 及 5,10-甲烯四氢叶酸（CH_2FH_4）形成三联复合物，然后通过甲基化、解离、释放 TS、dTMP 及 FH_2 等步骤，最终合成 DNA。当 5-FU 在体内被活化成氟尿嘧啶脱氧核苷酸（FdUMP），则抑制 TS，使不能合成 dTMP；FdUMP 代替 dUMP 与 TS 及 CH_2FH_4 形成之三联复合物不易解离，结果使 TS 失活，不能合成 dTMP，也就不能合成 DNA。外源给予醛氢叶酸，在体内转变成 CH_2FH_4，可增加不可分离的三联复合物，亦增加 5-FU 的效果。

NSABP 的研究表明，直肠癌术后辅助 5-FU+ CF 治疗组的 5 年无病生存率和总生存率高于 MOF 化疗组（84% 与 77%）。IMPACT 的协作研究中，将患者分为术后 5-FU+CF 组[5-FU 400 mg/（m^2·d），CF 20 mg/（m^2·d），每日 1 次，连用 5 d，每 4 周重复]与观察组，共入组 309 例，结果表明 5-FU+ CF 能提高 3 年无病生存率（83% 与 78%）。

3.晚期直肠癌的化疗

（1）单药化疗　5-FU 客观有效率为 20% 左右，中位生存期 6~8 个月，其疗效与剂量强度有关。有人发现，如果未导致白细胞减少，5-FU 的有效率为 9%，如果白细胞减少至

$(1.5 \sim 4.5) \times 10^9/L$,则有效率为23%。

许多学者试图通过改变给药途径和方案来提高5-FU的疗效。近年来,应用最普遍的是延长给药时间或持续静脉滴注,此疗法可将有效率可提高到25%~50%。5-FU剂量为300 mg/$(m^2 \cdot d)$,持续静脉滴注数周至数月的常见毒性是黏膜炎,另有5%~25%的患者出现疼痛性红皮病为特征的手-足综合征,而5-FU静脉给药的主要毒性是白细胞减少。另一种给药方式是对肝转移的患者行肝动脉化疗。初步临床试验结果表明,肝动脉内持续滴注5-氟脱氧尿苷(FUDR)0.2~0.4 mg/$(kg \cdot d)$,每28 d连用14 d,客观有效率为30%~80%。为了证实这一结果,目前学者已完成了5组比较肝动脉与静脉给予FUDR和5-FU随机分组临床试验,结果表明肝动脉与全身静脉给药的有效率分别为40%~60%和10%~20%。还有人应用FUDR、LV和地塞米松(DXM)肝动脉滴注治疗既往未经治疗的33例肝转移癌,有效率为78%,中位生存期23个月,由于肝动脉化疗有效率高,因而有必要将其与有效的全身化疗更好地配合使用。

草酸铂(奥沙利铂)是第三代铂类化合物。临床试验中,共139例5-FU治疗后进展者采用奥沙利铂130 mg/m^2,静脉滴注2 h,有效率达10%。这提示奥沙利铂与5-FU之间无交叉耐药性。

(2)联合化疗

【FOLFOX4】

奥沙利铂85 mg/m^2,静脉滴注2 h,第1天。

LV 200 mg/m^2,静脉滴注2 h,第1天和第2天。之后5-FU 400 mg/m^2静脉注射,然后600 mg/m^2持续静脉滴注22 h,第1、2天。

每2周重复。

【MFOLFOX6】

奥沙利铂85 mg/m^2,静脉滴注2 h,第1天。

LV 400 mg/m^2,静脉滴注2 h,第1天。

5-FU 400 mg/m^2,静脉注射,第1天,然后1 200 mg/$(m^2 \cdot d)$,2 d,持续静脉滴注(总量每2周重复)。

【CAPEOX】

奥沙利铂130 mg/m^2,第1天。

卡培他滨850~1 000 mg/m^2,2次/d,持续14 d。

【FOLFIRI】

方案一:

伊立替康180 mg/m^2,静脉滴注30~120 min,第1天。

LV 200 mg/m^2与伊立替康同时滴注,持续时间相同,在5-FU之前,第1~2天。

5-FU 400 mg/m^2,静脉注射,然后600 mg/m^2,持续静脉滴注22 h,第1~2天。

每周重复。

方案二:

伊立替康180 mg/m^2,静脉滴注30~120 min,第1天。

LV 400 mg/m^2 与伊立替康同时滴注,持续时间相同,第 1 天。

5-FU 400 mg/m^2,静脉注射,第 1 天,然后 1 200 mg/(m^2·d),2 d,持续静脉滴注(总量 2 400 mg/m^2,滴注 46～48 h)。

每 2 周重复。

【贝伐珠单抗+含 5-FU 的方案】

方案一:贝伐珠单抗 5 mg/kg,静脉滴注,每 2 周重复+5-FU+LV,或 FOLFOX,或 FOL-FIRI。

方案二:贝伐珠单抗 7.5 mg/kg,静脉滴注,每 3 周重复+CAPEOX。

【卡培他滨】

2 000～2 500 mg/(m^2·d)分 2 次口服,第 1～4 天,随后休息 7 d。

每 3 周重复。

静脉注射或滴注 5-FU/LV。

【Roswell-Park 方案】

LV 500 mg/m^2,静脉滴注 2 h,第 1、第 8、第 15、第 22、第 29、第 36 天。

每 8 周重复。

双周方案:

LV 200 mg/m^2,静脉滴注 2 h,第 1～2 天。

5-FU 400 mg/m^2,静脉注射,然后 600 mg/m^2 持续静脉滴注 22 h,第 1～2 天。

每 2 周重复。

简化的双周静脉 5-FU/LV 方案(Slv5-FU2):

LV 400 mg/m^2 静脉滴注 2 h,第 1 天。

序贯 5-FU 400 mg/m^2,静脉注射,然后 1 200 mg/(m^2·d),2 d,持续静脉滴注(总量 2 400 mg/m^2,静脉滴注 46～48 h)。

每 2 周重复。

每周方案:

LV 20 mg/m^2,静脉滴注 2 h;5-FU 500 mg/m^2,在 LV 滴注开始 1 h 后静脉注射;每周重复。或者 LV 500 mg/m^2、5-FU 2 600 mg/m^2,24 h 静脉滴注,每周重复。

【FOLFOXIRI】

伊立替康 165 mg/m^2,奥沙利铂 85 mg/m^2,LV 200 mg/m^2,静脉滴注,第 1 天。

5-FU 3 200 mg/m^2,48 h 持续滴注,第 1 天开始。

每 2 周重复。

【伊立替康】

伊立替康 125 mg/m^2,静脉滴注 30～90 min,第 1、第 8、第 15、第 22 天。

每 6 周重复。

伊立替康 300～350 mg/m^2,静脉滴注 30～90 min,第 1 天。

每 3 周重复。

【西妥昔单抗(仅 *KRASA* 野生型)+伊立替康】

西妥昔单抗首次剂量 400 mg/m^2,静脉滴注,然后每周 250 mg/m^2。

或西妥昔单抗 500 mg/m^2,静脉滴注,每 2 周重复。

+伊立替康 300~350 mg/m^2,静脉滴注,每 3 周重复。

或伊立替康 180 mg/m^2,静脉滴注,每 2 周重复。

或伊立替康 125 mg/m^2,静脉滴注,每周 1 次。持续 4 周休 2 周。

每 6 周重复。

【西妥昔单抗(仅 *KRASA* 野生型)】

西妥昔单抗首次剂量 400 mg/m^2,静脉滴注,然后每周 250 mg/m^2 静脉滴注。

【帕尼单抗(仅 *KRASA* 野生型)】

帕尼单抗 6 mg/kg,静脉滴注 60 min,每 2 周重复。

(五)介入治疗

介入治疗即动脉插管灌注化疗,是晚期直肠癌治疗的重要治疗方法,与放疗、全身化疗法等比较,具备下列特点。

①于术前给予介入治疗可缩小瘤体,松解癌性浸润与周围脏器的粘连,提高手术切除率,使患者重新获得根治术的机会和改善症状。②介入治疗药物毒性反应轻,晚期患者易耐受,主要化学治疗药物能准确地到达肿瘤所在部位。和一般化疗用药相比,能在较小的剂量情况下,达到较好的效果,因而减少全身毒性反应,缩短治疗时间。③介入治疗操作容易,疗程短,比术前放疗可节省时间,而术后不会因局部放射反应引起会阴部伤口延期愈合。

1. 介入治疗适应证　①晚期直肠癌的术前辅助治疗:直肠肿瘤与周围脏器粘连、固定,术前估计肿瘤难以切除者,术前行介入治疗,可使肿瘤缩小,松解癌性浸润粘连,提高手术的切除率。②晚期直肠癌术后辅助治疗:晚期直肠癌原发病灶无法彻底切除,或患者已有远处脏器转移无法切除,术后可行介入治疗,抑制肿瘤生长,延长患者生命。③作为晚期直肠癌患者姑息疗法之一。④直肠癌术后复发者估计难以再次手术切除而患者一般情况尚可者。

2. 介入治疗的禁忌证　①有严重的心、肝、肾功能不全者。②有严重的动脉粥样硬化、动脉瘤者。③有严重的出凝血功能障碍者。

3. 术前准备　①一般准备,术前查血常规,出凝血时间,肝、肾、心、肺功能,术后 8 h禁食水。②做好患者的思想工作,使患者充分配合。③做好术前药物过敏试验。④介入治疗穿刺部位的皮肤准备。

4. 介入治疗的技术操作　在腹股沟韧带下方,动脉搏动最明显处的股动脉进行穿刺,插入导管后进行造影,核对肿瘤位置后进行化疗药物灌注,然后拔管,根据病情再次介入治疗,一般间隔时间 2~3 个月。

(六)其他疗法

1. 激光治疗　可作为晚期直肠癌不适合手术及有手术禁忌证患者的姑息治疗,亦可作为阻塞性直肠癌的术前准备,但近期效果如何,目前尚未有定论。而且激光治疗亦有难点,包括如何用于肠腔内的肿瘤,以及对肠外型束手无策,而且仅可作为姑息治疗。此外,激光治疗也有并发症,如肠穿孔、尿道瘘等。

2. 冷冻疗法　适用于晚期直肠癌不宜施行手术治疗者,亦适用于直肠癌患者不愿意接受腹壁人工肛门手术或术后复发不能再手术者,且直肠肿瘤上缘最好距肛门缘 8 cm 以内者。

3. 局部热化疗　常用化疗药物为 5-FU,直肠肿瘤局部热化疗,很可能出现穿孔、出血及尿道损伤等并发症,大部分患者行一疗程热化疗后肿瘤缩小,里急后重等症状减轻或消失,但仍有部分患者经直肠腔内局部热化疗后出现远处脏器如肺、膀胱转移而死亡。

4. 辅助免疫治疗　临床研究表明,BCG(冻干卡介苗)与 Lev(左旋咪唑)可预防肿瘤复发。近年来,国外学者探索了一些新的免疫治疗途径。Hoover 等将 80 例 B2 期和 C 期直肠癌术后患者随机分为接受自体瘤苗组(受照射后的自体肿瘤细胞加 BCG,皮下注射,每周 1 次,连用 3 周)与观察组,中位随访 6.5 年后证实前者的无病生存率和总生存率明显高于后者。然而,ECOG 在一组相似的研究中却未能重复上述结果。另一种治疗途径是用单克隆抗体作被动特异性免疫治疗。有报道应用 17-1A 单克隆抗体能提高 Dukes C 期结肠癌患者的无病生存率和总生存率,中位随访 5 年后证实抗体治疗能分别使死亡率和复发率降低 30% 与 27%。

十一、预后与随访

直肠癌发病率在我国有上升趋势,一些前瞻性研究表明,维生素 D 缺乏可能增加直肠癌的发病率和(或)补充维生素 D 可能降低直肠癌风险。此外,一些前瞻性研究表明,低维生素 D 水平与直肠癌患者死亡率增加相关。但尚无研究明确表明补充维生素 D 可改善直肠癌患者的结局。多项研究显示,补充维生素 D 并不能提高生存率。我们都知道,手术治疗是直肠癌的主要治疗手段。为了提高生存率、减少复发率及远处转移率、提高患者的生活质量,以手术、放、化疗为主的综合治疗日益受到重视。近年来对其进行了大量研究并取得一定的进展。手术治疗前,需要内镜检查对患者进行完整的分期评价。影像学检查在术前评估中也起着关键作用,无论是评估原发肿瘤还是评估是否存在远处转移。直肠癌的术前影像学检查包括胸部、腹部 CT 和盆腔 MRI。通过盆腔增强 MRI 可以评估肿瘤穿透深度和是否存在区域淋巴结转移,也能够提供直肠系膜组织的相关信息。有研究表明,在结肠和直肠癌患者中有 4%~9% 发生肺转移,20%~34% 的直肠癌患者存在同时性肝转移,因此胸部 CT 检查对于直肠癌患者来说也是很有必要的。而对于不能手术的中晚期直肠癌患者而言,放射治疗已然成了另外一种选择。治疗方法虽多,治疗后的随访亦不能忽略。随访内容包括体格检查、肿瘤标志物检查(包括 CEA、CA19-9 等)、盆腔增强 MRI 检查,若为Ⅲ期以上患者,或者 B 超检查异常时,可行胸腹增强 CT 检查。推荐术后 1 年内行结肠镜检查,若术前因肿瘤梗阻等原因未完成全结肠镜检查,则建议术后 3~6 个月行结肠镜检查。

十二、护理

(一)护理评估

1. 一般情况　患者的年龄、性别、职业、婚姻状况、健康史、既往史、心理状况、自理能力等。

2. 身体状况

(1)疼痛情况　疼痛位置、性质、时间等情况。

(2)排便情况　排便习惯与粪便性状改变等情况。

(3)全身情况　生命体征、神志、精神状态,有无衰弱、消瘦、焦虑、恐惧等表现。

(4)疾病情况　评估疾病的临床类型、严重程度及病变范围。

3. 心理-社会状况

(1)认知程度　患者及家属对疾病本身、治疗方案、疾病预后等的了解和掌握程度。

(2)心理承受能力　患者及家属对疾病所产生的恐惧、焦虑程度和心理承受能力。

(3)社会支持状况　家属对患者的关心程度、支持力度;社会和医疗保障系统支持程度。

4. 主要辅助检查　了解患者结肠镜、CT、大便隐血试验等检查结果。

(二)护理措施

1. 疼痛的护理　了解患者的疼痛程度,准确评估,指导患者正确使用止痛药,并观察止痛药的疗效及不良反应。当伴有疼痛的患者入院时,主管护士应了解患者疼痛情况,教会患者正确使用疼痛评估表,能够用数字准确表达,为以后连续的疼痛评估和治疗奠定基础。

护士应教育患者尽量首选口服给药,告诉患者口服是无创伤的给药途径,相对安全。另外,口服给药患者自己可以控制,增加患者在治疗中的主动性。指导患者按时服用止痛药,才能使止痛药在体内保持稳定的血药浓度,使疼痛得到持续缓解。对慢性癌症疼痛的患者应掌握疼痛发作的规律,最好在疼痛发作前给药,这比疼痛发作后给药效果好、用药量小。目前经皮给药是常用的无创给药途径,一般用于相对稳定者的疼痛治疗。应尽量避免肌内注射,注射药物不仅会给患者带来疼痛,而且出院后用药不方便,另外,吸收也不可靠。规范化的给药方法是:对于持续性疼痛的控制,应按时给予控释或缓释制剂,必要时增加剂量。即按时服用控释或缓释制剂止痛药物控制基础痛,出现突发疼痛时给予即释制剂止痛药,才能使突发疼痛迅速缓解。观察和处理止痛药物的不良反应并记录。正确使用透皮贴剂:目前临床常用的有芬太尼透皮贴剂,用于疼痛相对稳定者的维持用药,药物经皮肤持续释放,一次用药维持作用时间可达 72 h。初次用药后 6~12 h内达血浆高峰浓度,12~24 h 达稳定血药浓度。护理中应注意以下几方面:选择合适的粘贴部位,多选择躯体平坦、干燥、体毛少的部位,如胸前、后背、上臂和大腿内侧。粘贴前用清水清洁皮肤,不要用肥皂或乙醇擦拭。待皮肤干燥后打开密封袋,取出贴剂,先撕下保护膜,手不要接触粘贴层,将贴剂平整地贴于皮肤上,并用手掌按压30 s,保证边缘紧贴皮肤。每72 h定时更换贴剂,更换时应重新选择部位。贴剂局部不要直接接触热源,因为温度升高会增加皮肤对芬太尼的通透性,增加药物释放的速率,缩短药物持续作用的时间。

2. 心理护理　很多患者担心用麻醉性止痛药会成瘾,只有无法忍受时才用止痛药。护士应主动与患者沟通,建立良好的信赖关系。在为患者实施止痛治疗的同时,应以同情、安慰和鼓励的态度支持患者,主动、热情地听取患者对疼痛的主诉和要求;指导患者正确使用止痛药物,解除患者对阿片类药物成瘾或药物耐受性的恐惧,使其能够积极配合治疗,参与自我护理;鼓励患者适当参加各种社交及娱乐活动,根据个人喜好选择倾听适合的音乐;病危患者创造良好舒适的治疗环境,减少不良刺激。

护理人员应与患者建立良好的护患关系,运用倾听、解释、安慰等技巧与患者沟通,表示关心与体贴,并及时取得家属的配合,以避免自杀等意外的发生。耐心听取患者自身感受的叙述,并给予支持和鼓励。同时介绍有关直肠癌治疗进展信息,提高患者治疗的信心;指导患者保持乐观的生活态度,用积极的心态面对疾病,树立战胜疾病、延长生存期的信心。

3. 饮食护理

(1)让患者了解充足的营养支持对机体恢复有重要作用,对能进食者鼓励其尽可能进食易消化、营养丰富的流质或半流质饮食。提供清洁的进食环境,并注意增加食物的色、香、味,增进患者的食欲。

(2)静脉营养支持:对有肠梗阻患者及中、晚期患者应按医嘱胃肠减压,同时遵医嘱静脉补充液体、滴注高营养物质以维持机体代谢需要。

(3)营养监测:定期测量体重,监测血清蛋白和血红蛋白等营养指标。

4. 放、化疗的护理　密切观察患者放、化疗后的反应,对于严重呕吐、腹泻者应遵医嘱予以水、电解质补充,定期复查血常规等。及时向医生报告病情变化。

(1)对于严重呕吐的患者,护士应在治疗期间指导患者进食清淡、易消化的食物,注意调整食物的色、香、味,避免进食油腻、辛辣刺激性食物。并且保持病房整洁安静,为患者营造舒适、轻松的环境。对爱好音乐的患者播放喜欢的音乐,分散注意力,减轻恶心、呕吐。

(2)对于腹泻的患者,护士应让其卧床休息,减少肠蠕动,注意腹部保暖。鼓励患者饮水,少量多次,酌情给予清淡的流质或半流质食物,避免油腻、辛辣、高纤维食物。严重腹泻时可暂禁食。

5. 健康指导

(1)进行疾病预防相关知识宣教,对健康人开展卫生宣教,提倡加强体育锻炼,改善饮食结构,增加膳食纤维摄入,戒烟,进食富含维生素 C 的新鲜水果、蔬菜,多食鱼、肉、豆制品、乳制品,避免高盐腌制食物,不吃霉变食物。对高危人群进行筛查,积极治疗炎性肠病,控制病变范围和程度,促进黏膜愈合,有利于减少癌变。定期行结肠镜检查,以便早发现、早诊断及早治疗。

（2）指导生活规律：睡眠充足、适量活动，增强抵抗力，注意个人卫生，做好口腔、皮肤黏膜的护理，防止继发感染。保持乐观、坚强的心理。

（3）指导患者合理使用止痛药，培养自身积极应对疼痛的能力，提高控制疼痛效果，定期复诊，以便及时监测病情变化，调整治疗及护理方案。教会家属如何识别并发症，如有发生及时就诊。

参考文献

[1] JOHNSON C M, WEI C, ENSOR J E, et al. Meta-analyses of colorectal cancer risk factors [J]. Cancer Causes Control, 2013, 24(6):1207-1222.

[2] MAGALHAES B, PELETEIRO B, LUNET N. Dietary patterns and colorectal cancer: systematic review and meta-analysis[J]. Eur J Cancer Prev, 2012, 21(1):15-23.

[3] MA Y, YANG Y, WANG F, et al. Obesity and risk of colorectal cancer: a systematic review of prospective studies[J]. P LoS One, 2013, 8(1):e53916.

[4] KEUM N, GREENWOOD D C, LEE D H, et al. Adult weight gain and adiposity-related cancers: a dose-response meta-analysis of prospective observational studies[J]. J Natl Cancer Inst, 2015, 107(2):djv088.

[5] ESPOSITO K, CHIODINI P, CAPUANO A, et al. Colorectal cancer association with metabolic syndrome and its components: a systematic review with meta-analysis[J]. Endocrine, 2013, 44(3):634-647.

[6] CHENG J, CHEN Y, WANG X, et al. Meta-analysis of prospective cohort studies of cigarette smoking and the incidence of colon and rectal cancers[J]. Eur J Cancer Prev, 2015, 24(1):6-15.

[7] LUO W, CAO Y, LIAO C, et al. Diabetes mellitus and the incidence and mortality of colorectal cancer: a meta-analysis of 24 cohort studies[J]. Colorectal Dis, 2012, 14(11):1307-1312.

[8] VIEIRA A R, ABAR L, CHAN D S M, et al. Foods and beverages and colorectal cancer risk: a systematic review and meta-analysis of cohort studies, an update of the evidence of the WCRF-AICR Continuous Update Project[J]. Ann Oncol, 2017, 28(8):1788-1802.

[9] SONG M, GIOVANNUCCI E. Preventable incidence and mortality of carcinoma associated with lifestyle factors among white adults in the United States[J]. JAMA Oncol, 2016, 2(9):1154-1161.

[10] KOHLER L N, GARCIA D O, HARRIS R B, et al. Adherence to diet and physical activity cancer prevention guidelines and cancer outcomes: a systematic review[J]. Cancer Epidemiol Biomarkers Prev, 2016, 25(7):1018-1028.

[11] QUINTERO E, CARRILLO M, LEOZ M L, et al. Risk of advanced neoplasia in first-

degree relatives with colorectal cancer：a large multicenter cross sectional study［J］. PLoS Med,2016,13(5)：e1002008.

［12］国家癌症中心中国结直肠癌筛查与早诊早治指南制定专家组. 中国结直肠癌筛查与早诊早治指南（2020 北京）［J］. 中国肿瘤,2021,30(1)：1-28.

［13］中华医学会肿瘤学分会. 早诊早治学组中国结直肠癌早诊早治专家共识［J］. 中华医学杂志,2020,100(22)：1691-1698.

［14］国家消化系统疾病临床医学研究中心（上海）,国家消化道早癌防治中心联盟,中华医学会消化内镜学分会,等. 中国早期结直肠癌筛查流程专家共识意见（2019,上海）［J］. 中华消化内镜杂志,2019,36(10)：709-719.

［15］中国抗癌协会大肠癌专业委员会,中国结直肠肿瘤早诊筛查策略制订专家组. 中国结直肠肿瘤早诊筛查策略专家共识［J］. 中华胃肠外科杂志, 2018, 21（10）：1081-1086.

［16］殷蔚伯,余子豪,徐国镇,等. 肿瘤放射治疗学［M］. 4 版,北京：中国协和医科大学出版社,2007.

［17］ZHANG G,CAI Y Z,XU G H. Diagnostic accuracy of MRI for assessment of T category and circumferential resection margin involvement in patients with rectal cance：a meta-analysis［J］. Dis Colon Rectum,2016,59(8)：789-799.

［18］BALYASNIKOVA S,BROWN G. Optimal imaging strategies for rectal cancer staging and ongoing management［J］. Curr Treat Options Oncol,2016,17(6)：32.

［19］BATTERSBY N J,HOW P,MORAN B,et al. Prospective validation of a low rectal cancer magnetic resonance imaging staging system and development of a local recurrence risk stratification model：the MERCURY Ⅱ study［J］. Ann Surg,2016,263(4)：751-760.

［20］CHOI D J,KWAK J M,KIM J,et al. Preoperative chest computerized tomography in patients with locally advanced mid or lower rectal cancer：its role in staging and impact on treatment strategy［J］. J Surg Oncol,2010,102(6)：588-592.

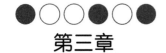

第三章

肾 癌

一、流行病学

肾癌发病率占成人恶性肿瘤的 2%~3%,在泌尿系统肿瘤中仅次于前列腺癌和膀胱癌,但却是泌尿系统致死率最高的恶性肿瘤。各国或各地区的肾细胞癌发病率不同,发达国家较高(占成人恶性肿瘤 3.8%)。在大多数国家和地区,肾癌的发病率都呈持续增长趋势,近 10 年每年递增 2%~7%,但其死亡率在发达国家趋于稳定或下降。发病高峰在 60~70 岁,中位诊断年龄为 64 岁,男女发病率约为 2:1。

据 2022 年国家癌症中心在《国家癌症中心杂志》上发布的中国最新癌症报告显示,2016 年中国肾癌发病粗率为 5.48/10 万,年龄标准化发病率为 3.51/10 万;其中男性肾癌发病粗率为 6.78/10 万,年龄标准化发病率为 4.51/10 万;女性肾细胞癌发病粗率为 4.12/10 万,年龄标准化发病率为 2.53/10 万。城市地区肾癌的年龄标准化发病率高于农村地区,分别为 4.1/10 万和 2.5/10 万。2016 年中国肾癌死亡粗率为 1.95/10 万,年龄标准化死亡率为 3.51/10 万;其中男性肾癌死亡粗率为 2.42/10 万,年龄标准化死亡率为 1.55/10 万;女性肾细胞癌死亡粗率为 1.45/10 万,年龄标准化死亡率为 0.81/10 万。

肾癌的病因尚不明确,与遗传、吸烟、肥胖、高血压及抗高血压药物使用等有关。大部分肾细胞癌是散发性的非遗传性肾癌,遗传性肾癌占 2%~4%。吸烟和肥胖是目前公认的肾癌危险因素,因此减少吸烟及控制体重是预防肾癌发生的重要措施。目前尚未发现与肾癌具有明确关系的致癌物质,需要进一步研究遗传因素与环境暴露之间相互作用的潜在影响。

二、病理学

(一)分类

世界卫生组织(WHO)肾肿瘤组织学分类(2016 年)具体如下。

1. 肾细胞癌　肾透明细胞癌;低度恶性潜能多囊性肾肿瘤;乳头状肾细胞癌;遗传性平滑肌瘤病肾细胞癌(综合征)相关性肾细胞癌;嫌色性肾细胞癌;集合管癌;肾髓质癌;

MiT家族易位肾细胞癌;琥珀酸脱氢酶缺陷性肾细胞癌;黏液样小管状和梭形细胞癌;管囊性肾细胞癌;获得性囊性肾病相关肾细胞癌;透明细胞乳头状肾细胞癌;未分类肾细胞癌;乳头状腺瘤;嗜酸细胞瘤。

2. 后肾肿瘤　后肾腺瘤;后肾腺纤维瘤;后肾间质瘤。

3. 主要发生于儿童的肾母细胞性和囊性肿瘤　肾源性腺瘤;肾母细胞瘤;囊性部分分化性肾母细胞瘤;儿童囊性肾瘤。

4. 间叶性肿瘤

(1)主要发生于儿童的间叶肿瘤　透明细胞肉瘤;横纹肌样瘤;先天性中胚层细胞肾瘤;婴幼儿骨化性肾瘤。

(2)主要发生于成人的间叶肿瘤　平滑肌肉瘤;血管肉瘤;横纹肌肉瘤;骨肉瘤;滑膜肉瘤;尤因肉瘤;血管平滑肌脂肪瘤;上皮样血管平滑肌脂肪瘤;平滑肌瘤;血管瘤;淋巴管瘤;血管母细胞瘤;球旁细胞瘤;肾髓质间质细胞肿瘤;神经鞘瘤;孤立性纤维瘤。

5. 神经内分泌肿瘤　高分化神经内分泌肿瘤;大细胞神经内分泌癌;小细胞神经内分泌癌;副神经节瘤。

6. 杂类肿瘤　肾造血系统肿瘤;生殖细胞肿瘤;转移性肿瘤。

(二)WHO/ISUP分级系统

Ⅰ级:400×镜下核仁缺如或不明显,呈嗜碱性。

Ⅱ级:400×镜下核仁明显,嗜酸性;100×镜下可见但不突出。

Ⅲ级:100×镜下核仁明显,嗜酸性。

Ⅳ级:极端核多形性,多核巨细胞,和(或)横纹肌样和(或)肉瘤样分化。

三、分期

见表3-1,表3-2。

表3-1　肾癌TNM分期

分期	标准
原发肿瘤(T)	
T_X	原发肿瘤无法评估
T_0	无原发肿瘤的证据
T_1	肿瘤局限于肾,最大径≤7 cm
T_{1a}	肿瘤最大径≤4 cm
T_{1b}	4 cm<肿瘤最大径≤7 cm
T_2	肿瘤局限于肾,最大径>7 cm

续表 3-1

分期	标准
T_{2a}	7 cm<肿瘤最大径≤10 cm
T_{2b}	肿瘤局限于肾,最大径>10 cm
T_3	肿瘤侵及肾静脉或除同侧肾上腺外的肾周围组织,但未超过肾周筋膜
T_{3a}	肿瘤侵及肾静脉或肾静脉分支的肾段静脉(含肌层的静脉)或侵犯肾周围脂肪和(或)肾窦脂肪(肾盂旁脂肪),但未超过肾周筋膜
T_{3b}	肿瘤侵及横膈膜下的下腔静脉
T_{3c}	肿瘤侵及横膈膜上的下腔静脉或下腔静脉壁
T_4	肿瘤侵透肾周筋膜,包括侵及邻近肿瘤的同侧肾上腺
区域淋巴结(N)	
N_X	区域淋巴结无法评估
N_0	没有区域淋巴结转移
N_1	有区域淋巴结转移
远处转移(M)	
M_0	无远处转移
M_1	有远处转移

表 3-2 AJCC 肾癌分期组合

	分期	肿瘤情况		
局限性肾癌	Ⅰ 期	T_1	N_0	M_0
	Ⅱ 期	T_2	N_0	M_0
局部进展性肾癌	Ⅲ 期	T_3	N_0	M_0
		T_1 , T_2	N_1	M_0
转移性肾癌	Ⅳ 期	T_4	任何 N	M_0
		任何 T	任何 N	M_1

四、诊断

肾癌的诊断包括临床诊断和病理诊断。临床诊断主要依靠影像学检查,结合临床表现和实验室检查确定临床分期 cTNM。肾癌确诊需依靠病理学检查,依据术后组织学确定的侵袭范围进行病理分期 pTNM 诊断,如 pTNM 与 cTNM 分期有偏差,以 pTNM 分期诊断为准。

（一）临床表现

早期肾癌多无临床症状，晚期肾癌可出现血尿、腰痛、腹部肿块，即"肾癌三联征"，但仅占6%~10%。无症状肾癌的发现率逐年升高，目前约占60%。有症状的肾癌患者中10%~40%出现副瘤综合征，即肾癌患者出现一系列由肿瘤引起的全身性症状、体征和实验室检查异常，与远处转移、感染、营养不足和治疗无关，包括贫血、高血压、发热、肝功能异常、高钙血症、红细胞增多症等。有症状的患者中约30%肾癌患者表现转移病灶症状，如骨痛和持续性咳嗽等。

（二）体格检查

体格检查对肾癌的诊断价值有限。在出现腹部包块、腹壁静脉怒张、平卧位不消失的精索静脉曲张和双下肢水肿时，应考虑肾癌的可能并进一步做检查。

（三）实验室检查

必须进行的实验室检查项目：尿素氮、肌酐、肝功能、全血细胞计数、血红蛋白、血钙、血糖、红细胞沉降率、碱性磷酸酶和乳酸脱氢酶。

（四）影像学检查

1. 超声　彩色多普勒超声能够提供肿块的血供信息，在检测下腔静脉癌栓方面具有一定优势，敏感性和特异性分别为75%和96%。超声造影（CEUS）对于某些CT或MRI诊断困难的病例可以提供额外的影像学特征信息，如复杂性肾囊肿、小的肾肿块等。

2. CT　必须包括平扫和增强CT。肾肿块的强化效应是指增强后CT值较平扫增加20 HU以上，具有强化效应的肿块考虑为恶性的可能性大。此外CT还能够明确对侧肾的形态，评估对侧肾功能、肿瘤浸润程度、静脉是否受累、区域淋巴结是否增大以及肾上腺和其他实质器官情况。腹部CT平扫和增强扫描及胸部平扫CT是术前临床分期的主要依据。

3. MRI　对于造影剂过敏、妊娠以及年轻担心辐射患者，可选择增强MRI替代增强CT。MRI能够对静脉是否受累及其程度进行评价，对下腔静脉癌栓的敏感性为86%~94%，特异性为75%~100%。

CT对于复杂性肾囊肿（ⅡF~Ⅲ）的诊断准确性不高，敏感性和特异性仅为36%和76%；MRI的敏感性和特异性高于CT，分别为92%和91%，而超声造影对复杂性肾囊肿的敏感性较高，可达95%，但特异性为84%，不及MRI。

4. 其他检查

（1）肾动脉造影和下腔静脉造影　对肾癌的诊断作用有限，不推荐常规使用。

（2）核素肾图或静脉尿路造影（IVU）检查指征　未行CT增强扫描，无法评价对侧肾功能者。

（3）核素骨显像检查指征　①有相应骨症状；②碱性磷酸酶高；③临床分期>Ⅲ期的

患者。

（4）头部 MRI、CT 扫描检查指征 有头痛或相应神经系统症状患者。

（5）腹部 MRI 扫描检查指征 肾功能不全、超声检查或 CT 检查提示下腔静脉癌栓患者。

（6）正电子发射断层扫描（PET）或 PET-CT 检查 费用昂贵，不推荐常规应用。PET-CT 主要用于发现远处转移病灶以及对化疗、细胞因子治疗、分子靶向治疗或放疗的疗效进行评定。

通过超声、CT、MRI 等影像学检查可以将肾肿块划分为囊性和实性肿块。肿块是否具有强化效应是鉴别囊实性肿块的一个重要标准。

（五）肾肿瘤穿刺活检

对于准备进行手术治疗的患者无须行肾肿瘤穿刺活检。肾肿瘤穿刺活检主要应用于以下情况：①对于拟积极监测的、小的肾占位性病变患者；②在进行消融治疗前明确病理诊断；③对于转移性肾细胞癌，在进行靶向治疗或放、化疗前明确病理诊断。此外，穿刺活检还用于除外一些非手术适应证的肾疾病如肾脓肿、转移性肾肿瘤及淋巴瘤等。

穿刺可以在局部麻醉下以超声或 CT 引导进行，可分为粗针穿刺组织活检（core needle biopsy，CNB）和细针穿刺抽吸细胞学检查（fine needle aspiration cytology，FNAC）两种。粗针穿刺能够更好地明确肿块的病理特征，在诊断准确性方面优于 FNAC。对于较大的肿块，穿刺时应选择其边缘部位，以免穿出的组织为坏死组织。建议使用 18 G 的穿刺针，最少穿刺 2 针。肾肿瘤穿刺活检诊断恶性肿瘤具有极高的敏感性和特异性，分别高达 99.1% 和 99.7%。采用同轴 CT 技术引导经皮肾穿刺能够避免肿瘤种植，能很好地预测组织学亚型，与术后病理具有良好的一致性，但无法准确判断其组织学分级。肾肿瘤穿刺活检发生种植转移的概率极低。

肾穿刺活检常见并发症包括肾包膜下血肿或肾周血肿，无须特殊处理。肾囊性肿块不推荐行穿刺活检，对含有实性成分的 Bosniak Ⅳ 级囊肿可考虑对实性部分穿刺活检。

五、治疗

综合影像学检查结果确定肾肿瘤的临床分期 cTNM，同时利用辅助检查手段评估患者对治疗的耐受能力，根据 cTNM 分期与耐受能力初步制订治疗方案。依据术后组织学确定的侵袭范围进行病理分期 pTNM 评价，如 pTNM 与 cTNM 分期有偏差，则按照 pTNM 分期结果修订术后治疗方案。

（一）局限性肾细胞癌的治疗

局限性肾细胞癌（localized renal cell carcinoma）：2017 年版美国癌症联合委员会（AJCC）TNM 分期中的 $T_{1-2}N_0M_0$ 期肾癌，临床分期为 Ⅰ、Ⅱ期。

1. 手术治疗 外科手术是局限性肾细胞癌首选的治疗方法，目前局限性肾细胞癌的手术治疗主要包括根治性肾切除术（radical nephrectomy，RN）和肾部分切除术（partial ne-

phrectomy,PN)。

（1）根治性肾切除术　根治性肾切除术是公认的可能治愈肾癌的方法,对于不适合行肾部分切除术的 T_{1a} 肾癌患者,以及临床分期 T_{1b} 期、T_2 期的肾癌患者,根治性肾切除术仍是首选的治疗方式。目前可选择的手术方式包括开放性手术,以及包括腹腔镜手术、单孔腹腔镜手术、小切口腹腔镜辅助手术、机器人辅助腹腔镜手术等在内的微创手术。开放性及微创根治性肾切除术两种手术方式的治疗效果无明显区别,微创手术在术中出血、住院时间、镇痛需求等方面均优于开放性手术。但是如果微创手术不能确保完整地切除肿瘤、不利于肾功能保护、不利于围术期安全,则不推荐进行微创手术。开放性与微创根治性肾切除术均可选择经腹或经腹膜后（经腰）入路。

既往认为根治性肾切除术范围应包括患肾、肾周脂肪、肾周筋膜、同侧肾上腺、从膈肌脚到腹主动脉分叉处主动脉旁或下腔静脉旁淋巴结以及髂血管分叉以上输尿管,但目前主要的研究结果显示根治性肾切除术患者无须常规行同侧肾上腺切除术,但在以下情况下推荐同时行同侧肾上腺切除术:术前 CT 等影像学检查发现肾上腺异常或术中发现同侧肾上腺异常考虑肾上腺转移或直接受侵。

不推荐对局限性肾癌患者行区域或扩大淋巴结清扫术。若术中可触及明显肿大的淋巴结或术前 CT 等影像学检查发现增大的淋巴结时,为了明确病理分期可行肿大淋巴结切除术。

（2）肾部分切除术

1）PN 的适应证:适用于 T_{1a} 期、位于肾表面、便于手术操作的肾癌。对于完全内生性或特殊部位（肾门、肾窦）的 T_{1a} 期肾癌,以及经过筛选的 T_{1b} 期肾癌,根据术者的技术水平和经验、所在医院的医疗条件以及患者的体能状态等综合评估,可选择肾部分切除术。

2）PN 的绝对适应证:发生于解剖性或功能性孤立肾的肾癌、对侧肾功能不全或无功能者、家族性肾细胞癌、双肾同时性肾癌等。

3）PN 的相对适应证:肾癌对侧肾存在某些良性疾病,如肾结石、慢性肾盂肾炎或合并其他可能导致肾功能恶化的疾病（如高血压、糖尿病、肾动脉狭窄等）患者。

需要注意的是,即使存在 PN 的绝对或相对适应证,如解剖性或功能性孤立肾、合并某些肾功能恶化风险的疾病等,在选择肾部分切除术时,仍必须首先考虑达成肿瘤控制,即完整切除肿瘤的目的,避免术后短期内肿瘤复发。

有关 PN 与 RN 比较的研究以回顾性研究为主,缺少高质量的前瞻性随机对照试验（RCT）研究,目前普遍认为 PN 能更好地保存患者的肾功能,降低肾功能不全及相关心血管事件的发生风险,提高生活质量。与 RN 相比,PN 可能会增加肿瘤局部复发风险,但这并不影响肿瘤特异性生存率及总生存率。

施行 PN 的理想目标是达成三连胜,即完整切除肿瘤保证切缘阴性、最大程度保留正常肾单位的功能以及避免近期和远期并发症。其中最重要的是要保证肿瘤切缘阴性。既往要求手术中需要切除肿瘤周围 0.5~1.0 cm 的正常肾实质,但近年来的研究显示切除肿瘤周围肾实质厚度对疗效并无影响。对于肉眼观察切缘有完整肾组织包绕的病例,术中不需要进行切缘组织冷冻病检。更短的热缺血时间及术中更多地保留正常肾组织意味着更大限度地保护肾功能。高选择性分支动脉阻断或不阻断动脉可能更好地保护肾功能,但同时会增加术中出血等并发症风险。目前研究认为,不同的动脉阻断技术,包括热缺血、冷缺血及零缺血等在 PN 肾功能保护方面,相互间均无明显差异。对于经过选择的 T₂ 期肾癌病例,PN 与 RN 治疗效果并无明显差异,是否选择 PN 主要取决于手术者的经验以及肿瘤的位置和深度;内生型肿瘤或肿瘤位置过深会增加热缺血时间,而且出血和尿漏等并发症风险也随之增加。术前 R.E.N.A.L. 等评分系统有助于评估手术的难度;肾 CTA 有助于了解肿瘤的血供;术中超声定位有助于内生型肿瘤的切除。经严格选择的 T₂ 期病例可考虑行 PN。囊性肾癌并非 PN 的禁忌证。

PN 可经开放性手术或腹腔镜手术进行,在围手术期并发症(如术中及术后出血率、深静脉血栓及肺栓塞发生率)等方面,开放手术与腹腔镜手术相当。而开放手术在缩短热缺血时间及减轻术后短期肾功能损害方面有优势,但长期随访中两者在肾功能损害、肿瘤无进展生存率及总生存率方面并无差别。机器人辅助腹腔镜手术与普通腹腔镜手术相比,可以缩短热缺血时间,对近期肾功能的影响也更小,特别是对于复杂的肾肿瘤,机器人辅助腹腔镜手术更具优势。

2. 积极监测　积极监测(active surveillance, AS)是指通过连续的影像学检查(超声、CT 或 MRI)密切监测肾肿瘤大小变化,暂时不处理肾肿瘤,在随访期间一旦出现肿瘤进展则接受延迟的干预治疗。

适应证:伴有严重合并症或预期寿命比较短的高龄患者、小肾癌患者。

3. 其他保留肾单位治疗　主要包括各种消融治疗,适用于不适合手术的小肾癌患者,但需要按适应证慎重选择。适应证包括:不适合外科手术、需尽可能保留肾单位、有全身麻醉禁忌、有严重合并症、肾功能不全、遗传性肾癌、双肾肾癌、肿瘤最大径 < 4 cm 且位于肾周边者。肾癌患者消融前需穿刺活检明确病理诊断,为后续治疗及随访提供支持。

射频消融与冷冻消融是最常用的消融方式。消融治疗可经腹腔镜或经皮穿刺完成,两种方式在并发症发生率、肿瘤复发率、肿瘤特异性生存率(CSS)、总生存率(OS)等方面均没有差异。对于肿瘤直径 < 3 cm 者更推荐经皮途径消融治疗。

射频消融与冷冻消融相比,二者在总生存率、肿瘤特异性生存率、无复发生存率(RFS)及并发症发生率方面均没有差异。

与标准治疗肾部分切除术相比,对于肾癌消融的疗效还存在争议。一部分研究显示消融治疗与肾部分切除术相比,两者总生存率、肿瘤特异性生存率、无复发生存率、局部复发率及远处转移率没有差异。另一部分研究则显示肾部分切除术在局部复发等部分指标上优于消融治疗。最近一项系统综述和荟萃分析发现,与肾部分切除术相比,消融治疗(冷冻或射频)的全因死亡率和肿瘤特异性死亡率更高,两者的局部复发率和转移风险无差异,而消融治疗的并发症低于肾部分切除术。

目前有报道的其他肾肿瘤消融治疗方法主要包括微波消融、高强度聚焦超声消融、不可逆电穿孔及高低温复合式消融等。以上方法均需进一步研究以验证其效果,因此在治疗上需慎重选择。

（二）局部进展性肾细胞癌的治疗

局部进展性肾细胞癌既往称为局部晚期肾细胞癌，也是 2017 版 AJCC 肾癌 TNM 分期系统的 Ⅲ 期病变，具体包括：$T_1N_1M_0$、$T_2N_1M_0$、$T_3N_0M_0$ 和 $T_3N_1M_0$ 期。

局部进展性肾细胞癌的治疗方法仍然为根治性肾切除术。术者可以根据自己的经验，采取经腰或经腹的入路，以开放、腹腔镜或机器人辅助下腹腔镜方式完成手术。现有的证据表明，对于发生下腔静脉癌栓的肾细胞癌病例，通过手术完整切除肾及癌栓可以获得最佳疗效。对于比较复杂的病例，可以在血管外科、肝胆外科或心脏外科医师的帮助下以团队合作的形式完成手术。

1. 淋巴结清扫术　对于局部进展性肾细胞癌，目前尚无证据表明在根治性肾切除术时进行区域或扩大淋巴结清扫能够使患者生存获益。一般而言，肾细胞癌患者发生血行转移更为常见，而发生区域淋巴结转移的病例绝大多数均已同时发生远处器官转移，单独发生淋巴结转移者仅占肾细胞癌转移病例的 2%~5%。

目前多数研究观点认为，只有在术前影像学检查发现有淋巴结转移和（或）术中发现有肿大淋巴结时考虑进行淋巴结清扫术，并且淋巴结清扫的意义主要在于进行精确的临床分期，而对患者的生存影响不大。

2. 同时性同侧肾上腺切除术　除非术前影像学检查发现肾上腺异常或术中发现同侧肾上腺异常考虑肾上腺转移或直接受侵，否则不建议在局部进展性肾细胞癌根治性肾切除术的同时常规切除同侧肾上腺。

3. 肾癌合并静脉癌栓的手术治疗　静脉癌栓尚无统一的分级方法。目前应用最为广泛的是美国梅奥医学中心（Mayo Clinic）的五级分类法。0 级：癌栓局限在肾静脉内。Ⅰ级：癌栓侵入下腔静脉，癌栓顶端距肾静脉开口处≤2 cm。Ⅱ级：癌栓侵入肝静脉水平以下的下腔静脉，癌栓顶端距肾静脉开口处>2 cm。Ⅲ级：癌栓生长达肝内下腔静脉水平，膈肌以下。Ⅳ级：癌栓侵入膈肌以上的下腔静脉。

积极手术切除作为治疗肾癌伴静脉癌栓患者的标准策略。伴有静脉癌栓的肾癌患者接受手术切除肾和癌栓能够取得生存获益。最近的一项荟萃分析发现 TNM 分期、Fuhrman 分级、肿瘤坏死和癌栓高度等与患者术后生存明显相关。

对于这类患者手术治疗的最佳方式仍存在不确定性。开放根治性肾切除联合静脉癌栓取出术是传统而有效的治疗方法，目前仍然是常用的术式之一。部分中心已经开展腹腔镜下或机器人辅助根治性肾切除术联合静脉癌栓取出术，并探索微创手术下的分级系统及手术策略。为了减少术中癌栓脱落风险，总体原则是先处理静脉癌栓再切除患侧肾及肿瘤。微创手术下，左、右侧肾癌由于解剖学的差异，应采取不同的手术步骤。对于肝后段癌栓，第一、第二肝门血管是重要的解剖学标志，不同解剖学特征的下腔静脉癌栓应采取不同的血管阻断顺序和重建策略。对于Ⅳ级癌栓，建议常规建立体外循环，如癌栓进入右心房，则需阻断上腔静脉及下腔静脉回流后切开右心房取栓。对于复杂病例，特别是Ⅱ~Ⅳ级癌栓患者，推荐多专科协作，可降低围手术期并发症和死亡率。

下腔静脉癌栓切除术中对下腔静脉的处理是手术的难点之一。对于下腔静脉切除后是否需要重建目前仍存在较大争议。对于一部分适应证明确的患者,下腔静脉离断是一种可选择的方式。术前可根据癌栓高度、肿瘤左右侧别、腔静脉阻塞及侵犯程度、侧支循环建立情况制订不同的离断策略。术前行肾动脉栓塞或放置下腔静脉滤网可能没有获益。

4.辅助治疗 局部进展性肾细胞癌根治性肾切除术后尚无标准辅助治疗方案,目前尚没有随机Ⅲ期试验的数据表明辅助治疗可提供生存获益。

(三)晚期/转移性肾细胞癌的治疗

肿瘤已突破肾筋膜,出现区域淋巴结转移或出现远处转移,即 TNM 分期为 $T_4N_{0\sim1}M_0$ 或 $T_{1\sim4}N_{0\sim1}M_1$ 期(临床分期为Ⅳ期)者,称之为晚期/转移性肾细胞癌(下称转移性肾细胞癌)。此期肾细胞癌以全身药物治疗为主,辅以原发病灶或转移病灶的姑息手术或放疗。转移性肾细胞癌的治疗需全面考虑原发病灶及转移病灶的情况、肿瘤危险因素评分及患者的体能状况评分,选择恰当的综合治疗方案。

1.转移性肾细胞癌的减瘤性肾切除术 作为转移性肾细胞癌的辅助性治疗手段,包括原发病灶的减瘤手术及转移病灶的姑息性切除。少数患者可通过外科手术获得较长期生存。外科减瘤术应在有效的全身治疗基础上进行。减瘤性肾切除术(cytoreductive nephrectomy,CN)是指切除转移性肾细胞癌患者的原发病灶。回顾性研究显示,CN 及转移病灶切除在肾癌的靶向治疗时代仍可能带来生存获益。目前实施 CN 较适用于一般状态良好(ECOG 评分<2,无或轻微相关症状,转移负荷低)、手术能显著降低肿瘤负荷的转移性肾细胞癌患者。此外,对肾肿瘤引起严重血尿或疼痛的患者,可行姑息性肾切除术或肾动脉栓塞,以缓解症状,提高患者的生存质量。对于经过适当筛选的、一般状态良好的转移性肾细胞癌患者,CN 联合靶向药物仍是可选择的治疗方案。

2.肾癌转移病灶的局部治疗 根治性肾切除术是局限性原发性肾细胞癌的标准治疗方法,但是这些患者术后约有25%将会出现肿瘤的远处转移。此外有30%的原发性肾细胞癌患者在就诊时已有局部进展或远处转移。肾癌常见的转移部位分别为肺(45.2%)、骨(29.5%)、淋巴结(21.8%)、肝(20.3%)、肾上腺(8.9%)、脑(8.1%)等。晚期肾癌转移者除了系统性全身治疗以外,转移病灶的局部治疗也起着重要作用。

(1)转移病灶手术切除原则 对于孤立性转移瘤,若患者的体能状态良好,可手术切除转移病灶。转移病灶完全切除后患者的中位 OS 或癌症特异性生存期与不完全切除或不切除转移病灶的患者相比显著延长。但也有部分研究显示肾癌转移病灶完全切除的患者未见生存获益。

(2)肾癌肺转移病灶处理原则 肺是肾癌最常见的转移部位,单发肺转移病灶或转移病灶位于一叶肺,手术切除可能有助于延长患者的生存期。此外肺转移病灶可行分次立体定向放射治疗(stereotactic body radiation therapy,SBRT),患者可能获得生存获益,局部肿瘤控制率可达98%,严重不良反应发生概率在5%以内。支气管动脉栓塞术可用于姑息性治疗肺转移病灶,防治肺转移病灶相关并发症(疼痛、咯血、血胸等事件),提高患者生存质量。

（3）肾癌骨转移病灶的处理原则　肾癌骨转移部位多见于脊柱、骨盆和四肢近端骨骼，主要症状为病变部位进行性疼痛加重，容易发生病理性骨折，甚至压迫脊髓引起截瘫。对可切除的原发病灶或已被切除原发病灶伴单一骨转移病变的患者，应进行积极的外科治疗。承重骨骨转移伴有骨折风险的患者推荐首选手术治疗，可采用预防性内固定术等方法以避免骨折事件的发生。已出现病理性骨折或脊髓的压迫症状，符合下列 3 个条件者也推荐首选手术治疗：①预计患者存活期>3 个月；②体能状态良好；③术后能改善患者的生活质量，有助于接受放、化疗和护理。

（4）肾癌脑转移病灶处理原则　对于肾癌脑转移病灶，放射治疗的效果优于手术治疗。对体能状态良好、单纯脑转移的患者（脑转移病灶≤3 个，脑转移瘤最大直径≤3 cm）首选立体定向放疗刀、X 射线刀等或脑外科手术联合放疗；对多发脑转移患者（脑转移病灶>3 个，脑转移瘤最大直径> 3 cm），可考虑行全脑放疗（whole brain radiotherapy, WBRT）。脑内转移病灶分次立体放疗的患者 1 年、2 年和 3 年生存率为 90%、54% 和 41%。全颅放疗+手术切除颅内转移病灶的患者 1 年、2 年和 3 年生存率为 64%、27% 和 9%。

（5）肾癌肝转移病灶处理原则　肾癌肝转移患者预后较差，首先考虑靶向药物治疗。如全身治疗无效，可考虑联合肝转移病灶的局部治疗，如手术切除、消融治疗、经肝动脉化疗栓塞术（TACE）、立体定向放射治疗及高强度聚焦超声治疗（HIFU）等。肾癌肝转移病灶切除显著延长患者总生存期（肝转移病灶切除对比不切除：142 个月与 27 个月），但需谨慎考虑手术并发症甚至死亡的风险。

3. 转移性肾细胞癌的全身治疗　转移性肾细胞癌的全身治疗包括化疗、靶向治疗和免疫治疗等。化疗对转移性肾细胞癌的治疗效果有限，多与免疫药物联合进行试验性治疗。放疗主要用于骨转移、脑转移、局部瘤床复发、区域或远处淋巴结转移患者，可达到缓解疼痛、改善生存质量的目的，但应当在有效的全身治疗基础上进行。

国内外研究表明，分子靶向药物能显著提高转移性肾细胞癌患者的客观反应率，延长 PFS 和 OS。2006 年起 NCCN、EAU 等将分子靶向治疗药物（索拉非尼、舒尼替尼、贝伐珠单抗、培唑帕尼、依维莫司、阿昔替尼等）作为转移性肾细胞癌的一、二线治疗用药。而自 2015 年起，大量的临床研究证实了免疫检查点抑制剂的单药治疗或联合治疗，可使转移性肾细胞癌患者获得明显的生存获益。

对于初始治疗的转移性肾细胞癌患者，应该根据 IMDC 风险分层选择药物。对于中高危患者采用纳武利尤单抗（nivolumab）和伊匹木单抗（ipilimumab）联合治疗。在无法获得上述药物或对免疫治疗不耐受时可选择舒尼替尼、培唑帕尼和卡博替尼。对于国际转移性肾细胞癌联合数据库评分（IMDC 评分）低危患者可首选舒尼替尼或培唑帕尼。在此基础上，转移性肾透明细胞癌的药物治疗应遵循序贯治疗策略。

（1）转移性肾透明细胞癌的一线治疗用药

1）靶向治疗药物：具体如下。

①索拉非尼：索拉非尼是一种多效激酶抑制剂，具有拮抗丝氨酸/苏氨酸激酶的作用，如抑制 Raf，VEGFR-2、3，PDGFR，FLT-3，c-KIT 和 RET 的活性。推荐索拉非尼用量

400 mg,每日 2 次。3~4 级不良反应包括手足皮肤反应(16.1%)、高血压(12.9%)、腹泻(6.45%)、白细胞减少(3.2%)、高尿酸血症(9.7%)。②舒尼替尼:舒尼替尼是一种羟吲哚酪氨酸激酶抑制剂,选择性抑制 PDGFR-α、β,VEGFR-1、2、3,KIT,FLT-3,CSF-1R 和 RET,具有抗肿瘤和抗血管发生活性。推荐舒尼替尼用量 50 mg,每日 1 次,4/2 方案,即治疗 4 周停 2 周为 1 个周期。常见不良反应为疲劳乏力、高血压、白细胞减少、血小板减少、口腔不良反应、腹泻等。③培唑帕尼:培唑帕尼是一种羟吲哚酪氨酸激酶抑制剂,选择性抑制 PDGFR-α、β,VEGFR-1、2、3,c-KIT,具有抗肿瘤和抗血管生成活性。推荐培唑帕尼用量 800 mg,每日 1 次。常见不良反应为腹泻、高血压、乏力等,少见但严重的不良反应包括肝毒性,如转氨酶升高等。④卡博替尼:卡博替尼是一种小分子的酪氨酸激酶抑制剂,主要作用靶点为 VEGF 受体、EMT 和 AXL。推荐剂量为 60 mg,每日 1 次。常见的不良反应为高血压、腹泻、乏力、血液学异常。

2)免疫治疗药物:传统意义上的免疫治疗药物如干扰素 α、白介素-2 等面临的主要问题是反应率低,虽然新的治疗策略如大剂量应用或联合贝伐珠单抗能够提高反应率,但随着靶向药物时代来临及新型免疫检查点抑制剂的推出,已不再作为临床应用和研究的重点。

①帕博利珠单抗(Pembrolizumab)+阿昔替尼:帕博利珠单抗是一种可与 PD-1 受体结合的单克隆抗体,可阻断 PD-1 与 PD-L1、PD-L2 之间的相互作用,解除 PD-1 通路介导的免疫应答抑制,包括抗肿瘤免疫应答。推荐用药剂量为帕博利珠单抗 200 mg,每3 周 1 次+阿昔替尼 5 mg,每日 2 次。主要的不良反应有腹泻、高血压、乏力、甲状腺功能减退、食欲减退、皮疹等。②纳武利尤单抗+伊匹木马单抗:纳武利尤单抗是一种选择性阻断 PD-1 和其受体的抗体。伊匹木马单抗为一种阻断 CTLA-4 和其受体 CD80/CD86 的抗体。剂量为纳武利尤单抗 3 mg/kg+伊匹木马单抗 1 mg/kg,每 3 周 1 次,共 4 次,而后使用纳武利尤单抗3 mg/kg,每 2 周 1 次。治疗的不良反应主要有乏力、皮疹、腹泻、瘙痒、恶心、脂肪酶升高等。因此推荐中高危患者使用纳武利尤单抗联合伊匹木马单抗治疗。③阿维鲁单抗(Avelumab)+阿昔替尼:Avelumab 是一种 PD-1 抗体。其联合阿昔替尼治疗转移性肾细胞癌的机制与帕博利珠单抗联合阿昔替尼相似。推荐使用剂量为 Avelumab 10 mg/kg,每 2 周 1 次+阿昔替尼 5 mg,每日 2 次。主要不良反应与帕博利珠单抗联合阿昔替尼相似。

(2)透明细胞为主型肾细胞癌一线治疗失败后续治疗

1)阿昔替尼:是第二代抗血管生成靶向药物,是 VEGFR-1、2、3 的一种强效和选择性的酪氨酸激酶抑制剂。同第一代 VEGFR 抑制剂相比,其在低于纳摩尔水平抑制 VEGFR,因此本质上不抑制 PDGFR、b-RAF、KIT 和 FLT-3。阿昔替尼的推荐起始剂量为 5 mg,每日 2 次。常见不良反应有高血压、疲劳、发声困难和甲状腺功能减退。对细胞因子或索拉非尼或舒尼替尼等激酶抑制剂治疗失败的转移性肾细胞癌患者,可酌情使用阿昔替尼。

2)依维莫司:是一种口服 mTOR 抑制剂。依维莫司推荐剂量为 10 mg,每日 1 次,常见不良反应包括贫血、感染、疲劳、高血糖、高胆固醇血症、淋巴细胞减少和口腔炎等。少见但严重的不良反应为间质性肺炎等。对索拉非尼和舒尼替尼等激酶抑制剂治疗失败的转移性肾细胞癌患者,可酌情使用依维莫司。

3) 卡博替尼:一项 II 期临床研究(METEOR)随机入组既往 TKI 治疗失败的肾癌患者,卡博替尼与依维莫司相比,PFS 及 OS 均有显著延长(7.4 个月 *vs.* 3.8 个月,HR = 0.58,$P<0.001$;21.4 个月 *vs.* 6.5 个月,HR = 0.66,$P<0.001$)。

4) 纳武利尤单抗:推荐剂量为 3 mg/kg,每 2 周 1 次。CheckMate 025 试验结果显示,二线应用纳武利尤单抗的 OS 较依维莫司延长 5.4 个月(25 个月 *vs.* 19.6 个月,HR = 0.73),客观缓解率明显优于依维莫司(25% *vs.* 5%)。

5) 乐伐替尼+依维莫司:乐伐替尼是一个多靶点 TKI 药物,已成为多种肿瘤治疗的标准方案。推荐剂量为乐伐替尼 18 mg +依维莫司 5 mg,每日 1 次。可作为转移性肾细胞癌的二线治疗的标准方案。

6) 一线药物的二线应用:索拉非尼、舒尼替尼、培唑帕尼这 3 种药物,在转移性肾细胞癌的一线治疗中,均取得了不错的治疗效果。大量研究证实了它们在序贯治疗中作为二线治疗药物的良好效果。所以,这 3 种药物也成了转移性肾细胞癌二线治疗的标准方案。

(3) 肾非透明细胞癌的一线治疗　既往靶向药物的临床试验主要聚焦于透明细胞癌,而对非透明细胞癌,由于发病率低,研究相对较少。靶向药物治疗效果尚不完全明确,目前有研究证实有效性的药物包括舒尼替尼、卡博替尼、依维莫司等。

4. 肾癌放疗相关进展　肾细胞癌(RCC)是泌尿生殖道最具侵袭性的恶性肿瘤之一,预后较差,尤其是在转移患者中。手术切除仍然是局部肾癌疾病的金标准。在过去的几十年里,放疗(RT)受到了很多怀疑。肾癌传统上被认为是抗辐射的,放射敏感性低,传统放疗价值有限,放疗的单次剂量低,肿瘤反应率低,肾活动度大且属于放射敏感器官,原发病灶放疗疗效差,辅助放疗无生存获益,不建议根治术后做辅助性放疗。但现代放疗领域的技术进步已经为肾癌带来了突破性的治疗结果。

目前放疗主要用于肾癌的局部和姑息治疗,在局部性肾癌中,辅助放疗的作用有限,没有针对 T_1 和 T_2 肿瘤的适应证,也没有证据表明 $T_3 N_{1\sim2}$ 肿瘤具有生存益处。对于没有放疗后并发症发生危险因素且无局部区域浸润(肾囊、肾盂、腔静脉、局部淋巴结)的年轻患者,可以考虑术后放疗。肾癌姑息治疗的适应证:局部瘤床复发;区域或远处淋巴结转移;骨骼、脑或肺转移。一些研究显示,立体定向放射治疗(SBRT,即单次大剂量照射一次或数次的分割照射模式)近期局部控制率很好,安全性良好,疗效优于常规放疗。SBRT 的开展需精准放疗技术支持和具备丰富放疗经验的医师及物理师,可为一种肾癌的局部和姑息治疗手段,或开展相关的临床研究。据相关研究分析,SBRT 可通过缺氧诱导因子-1α 及酸性鞘磷脂酶等生物因子有效杀伤肾癌细胞。SBRT 是局限期不可手术肾癌根治性治疗的替代手段,是转移期肾癌局部治疗的有效手段。较高生物剂量及单次照射的 SBRT 方案能够使局限期肾癌、晚期肾癌原发病灶及转移病灶得到更有效的局部控制,并且不良反应可耐受。

对于转移性肿瘤,多学科团队必须在考虑预后因素后决定是否宜采用姑息性放疗。可以通过放射外科手术治疗孤立的转移瘤,而立体定向放射外科手术在发生 1~2 个脑转移瘤的情况下可能会有所帮助。

关于放疗联合免疫和靶向治疗的研究有很多,充分显示了 RT 与免疫检查点抑制剂和靶向药物的组合可以最大限度地提高临床效益。有研究评估了程序性死亡 1(PD-1)抑制剂联合分程放疗在晚期肾癌一线治疗中的临床疗效。将患者分为两组,对照组接受 PD-1 抑制剂纳武利尤单抗联合分疗程放疗,研究组接受分疗程放疗加治疗。结果充分显示了晚期肾细胞癌患者的纳武利尤单抗联合分程放疗显著提高了 ORR 并延长了总体生存期,并且具有良好的安全性。

关于肾癌放疗其他方面的研究,有研究利用 Ki67 启动子替代 *E1A* 基因的天然病毒启动子,构建了表达白介素(IL)-24 基因(Ki67 ZD55 IL-24)的双重调控溶瘤腺病毒,研究了 Ki67 ZD55 IL-24 介导的基因病毒疗法和放射疗法的组合通过线粒体凋亡的细胞死亡增加了肾细胞癌细胞的细胞毒性,开拓了肾癌放疗的新篇章。

六、其他类型肾癌

(一)遗传性肾癌

1. **VHL 病肾癌**　VHL 病(von Hippel-Lindau disease)是一种相对罕见的常染色体显性遗传病,主要表现包括肾细胞癌,嗜铬细胞瘤,视网膜血管瘤,脑干、小脑或脊髓的成血管细胞瘤。染色体 3p25-26*VHL* 基因异常。VHL 病中肾癌发生率为 50%,且发病年龄早,呈双侧多病灶发病。治疗上肾肿瘤直径< 3 cm 者观察等待,当肿瘤最大直径≥3 cm 时考虑手术治疗,以 NSS 为首选,要切除所有实性肿瘤及囊性病变,术后必须严密观察。

2. **结节性硬化症肾癌**　结节性硬化症(tuberous sclerosis)是一种常染色体显性遗传病,患者多有皮脂腺瘤、面部血管纤维瘤、多发肾血管平滑肌脂肪瘤、肾囊肿或多囊肾、癫痫、智力迟钝,偶发肾癌。该病患者的肾癌以早发、多发为特征,治疗上首选 NSS,对于双侧多发小肾癌,积极监测或射频消融也是可选择的方案。

3. **BHD(Birt-Hogg-Dube)综合征**　是指患者患有皮肤纤维毛囊瘤、肺囊肿、自发性气胸以及多种原发于远侧肾单位的肾肿瘤的临床综合征。BHD 综合征主要包括嫌色性肾细胞癌、嗜酸细胞瘤以及同时表现以上两种实性肿瘤特征的杂合或移行性肿瘤。常呈双侧及多灶性发病,治疗以 NSS 为首选,对于双侧多发小肾癌也可选积极监测或射频消融治疗。

4. **遗传性平滑肌瘤病和肾细胞癌综合征相关肾癌**　遗传性平滑肌瘤病和肾细胞癌综合征相关肾癌(HLRCC)为罕见的常染色体显性遗传病,患者除有肾癌表现外,还并发肾外平滑肌瘤病。20%~34% HLRCC 患者并发肾细胞癌,平均发病年龄 41~46 岁。患者存在染色体 1p42-43 延胡索酸水合酶(FH)基因表达异常。肿瘤多为单侧、单发病灶,肿瘤侵袭性强,易于发生转移,预后差。明确诊断后对局限性肿瘤应尽早行手术治疗,如根治性肾切除术+淋巴结清扫术。NCCN 推荐"贝伐珠单抗+厄罗替尼"用于治疗晚期 HLRCC 相关 RCC 患者。

5. **遗传性乳头状肾细胞癌**　遗传性乳头状肾细胞癌(hereditary papillary renal

carcinoma,HPRC)发病年龄不定,儿童和老年人均有被报道。肿瘤发生与肝细胞生长因子受体(MET)基因表达异常有关。易发展为双侧、多灶的Ⅰ型乳头状肾细胞癌。肿瘤直径<3 cm时密切随访监测或行消融治疗;≥3 cm时首选保留肾单位的肾部分切除术(NSS),晚期患者可考虑使用血管内皮生长因子(VEGF)抑制剂和mTOR抑制剂如雷帕霉素。

6. 其他类型遗传性肾癌　包括琥珀酸脱氢酶缺陷型肾细胞癌、Cowden综合征、甲状旁腺功能亢进-下颌肿瘤综合征、小眼畸形相关转录因子(MITF)基因相关肿瘤等。

(二)肾集合管癌

肾集合管癌是一种非常少见的肾细胞癌病理亚型,起源于肾髓质的集合管(Bellini管)。患者就诊时大多已发生转移,恶性程度极高,进展迅速,大多数患者在初次诊断后1~3年死亡。其与肾透明细胞癌比较肿瘤特异性生存率的风险比为4.49。大宗病例研究显示44.2%患者有区域淋巴结转移,32.1%有远处转移。局限性肾集合管癌的治疗以外科手术为主,但疗效明显差于肾癌的其他亚型。目前肾集合管癌患者缺乏有效的术后辅助治疗。转移性肾集合管癌对放疗及细胞因子治疗均不敏感,对靶向治疗反应差。吉西他滨和铂类联合应用具有一定疗效,客观反应率为26%,疾病控制率为70%,中位生存时间为10.5个月。

(三)肾髓样癌

肾髓样癌多发生于年轻的非洲裔美国人,患者通常具有特征性的镰状细胞贫血。该肿瘤恶性度极高,大多数患者发现时已是晚期,95%的患者存在转移病灶,且大部分患者治疗无效,即使接受化疗,生存率也很低,中位生存期为5个月。对于肾髓样癌来说单纯手术治疗远远不够,需要结合化疗和放疗,但由于病例数稀少,综合治疗方案至今未确定。

(四)基因易位性肾癌

基因易位性肾癌较少见,多发生于儿童和年轻人,在最新的世界卫生组织肾肿瘤病理分类中被归为MiT家族易位性肾细胞癌,涉及MiT转录因子家族两个成员与不同的基因发生融合。Xp11.2易位相关肾细胞癌是*TFE3*基因与不同的伙伴基因发生融合,t(6;11)易位性肾细胞癌是*MALAT1-TFEB*基因发生融合。Xp11.2易位相关肾细胞癌占MiT家族易位性肾细胞癌的90%以上。

儿童肾细胞癌中约40%是Xp11.2易位相关肾细胞癌,而在成人中,这一比例是1.6%~4.0%。Xp11.2易位相关肾细胞癌预后与肾透明细胞癌患者相似,但比乳头状肾细胞癌患者差很多,伴有远处转移和年轻患者的预后通常较差。不同伙伴基因的Xp11.2易位相关肾细胞癌可能存在不同的临床特征。抗血管内皮生成因子靶向药物对部分患者有效。

(五)黏液小管状及梭形细胞癌

黏液小管状及梭形细胞癌是一类低度恶性的肾上皮源性肿瘤,其确切起源尚不清楚,预后通常好于其他类型的肾癌。该肿瘤初诊时多为局限性肿瘤,很少出现淋巴结转移和远处转移,根治性手术仍是最佳治疗手段,术后不需要其他辅助治疗。

(六)肾转移癌

其他恶性肿瘤转移到肾比较罕见,绝大多数文献报道是基于尸体解剖结果,88%病例有明确的其他部位原发恶性肿瘤史,63%病例合并肾以外的其他器官转移。肾转移癌的临床特点主要有双侧肾转移、多发转移病灶,肿瘤病灶呈弥漫性生长,边界不清,同时侵犯肾皮质和肾髓质;可伴有血尿、肾区疼痛和血清肌酐升高。

当肿瘤的临床和影像学检查缺乏典型肾癌或尿路上皮癌的形态特征时,可行穿刺活检进一步明确病理诊断。当肿瘤引起严重血尿或疼痛症状时,如果对侧肾功能正常,可考虑患侧肾的姑息性肾切除。肾转移癌的全身系统性治疗应遵从原发肿瘤的系统性治疗方案。

七、预后影响因素

影响肾癌预后的主要因素包括肿瘤的解剖因素、组织学因素、临床因素和分子因素等。

1. 解剖因素　包括肿瘤的大小,是否侵犯静脉、肾包膜及同侧肾上腺,是否有淋巴结转移及远处转移。

2. 组织学因素　包括细胞分化程度、RCC 组织学亚型、肉瘤样分化、微血管侵犯、肿瘤坏死和集合系统侵犯等。Fuhrman 核分级是常用的病理分级方法,但目前更推荐采用新的 WHO/ISUP 分级系统,该系统根据 100 倍及 400 倍光镜下肿瘤细胞核仁的情况,更加简便和客观地对 RCC 进行病理分级。单因素分析显示肾癌的预后与组织学亚型有关,嫌色性肾细胞癌、乳头状肾细胞癌较透明细胞癌预后更好,5 年生存期分别为 88%、91%、71%。在乳头状癌亚型中,Ⅰ型为低级别肿瘤,预后较好;Ⅱ型为高级别肿瘤,易发生转移,预后较差。但通过对肿瘤的分级、分期等多因素进行综合分析后发现,组织学亚型不能作为独立的预后因素。

3. 临床因素　包括体能状态评分(局部症状、恶病质、贫血、血小板计数、中性粒细胞/淋巴细胞、C 反应蛋白和血白蛋白)。

4. 分子因素　目前的各种分子标志物对肾癌预后的预测还缺乏准确性,需要进一步研究验证,尚未被推荐临床应用。

预测肾癌预后的评价体系较多,目前常用的预后评价系统有:对局限性肾癌和局部进展性肾癌推荐使用 UISS、SSIGN 等;对晚期/转移性肾细胞癌推荐使用 IMDC 和 MSKCC 评分系统进行危险度分级。

八、随访

随访的主要目的是检查是否有术后并发症、肾功能恢复情况、是否有肿瘤复发转移等。有研究认为治疗后常规随访的肾癌患者较没有进行常规随访的患者可能具有更长的总生存时间,但由于循证医学的证据尚不充分,目前尚不能确定最经济、最合理的随访内容和随访时限,也并非所有患者都需要进行严密的影像学随访。随访可结合当地医疗条件、患者肿瘤复发风险等并参考以下内容进行。

常规随访内容包括:①病史询问。②体格检查。③实验室检查,包括尿常规、血常规、尿素氮、肌酐、胱抑素 C、乳酸脱氢酶、肝功能、碱性磷酸酶和血清钙。术前检查异常的血生化指标,通常需要进一步复查。如果有碱性磷酸酶异常升高和(或)有骨转移症状如骨痛,需要进行骨扫描检查。④影像学检查。X 射线胸片因敏感性低目前已基本被胸部低剂量 CT 平扫取代,腹部 CT 依据肿瘤复发风险定期进行。为了减少放射线的损害,除了胸部以外的其他部位可以用 MRI 检查;腹部超声检查发现异常的患者需行腹部 CT 扫描检查加以确认。

对于肾部分切除术后的患者,术后随访的重点在于早期发现局部复发和远处转移。肾部分切除术后复发罕见,与切缘阳性、多中心性以及组织学分级有关,早期发现并进行手术才是治疗复发病灶最有效的方法。

第一次随访可在术后 4~6 周进行,主要评估肾功能、术后恢复状况及有无手术并发症。根据肾癌的临床分期采取不同的随访时限和随访内容:① I 期肾癌随访强调个体化原则,临床上可采用 UISS 风险评分系统判定局限性或局部进展期肾癌行根治性手术或者肾部分切除术后复发或转移的危险程度,并依据危险程度的高低决定患者随访的时间间隔以及随访检查的项目,5 年内每 6~12 个月随访 1 次,5 年后每 2 年随访 1 次。对于行射频或者冷冻消融患者,随访应该更严密。② II~III 期肾癌的随访相较于 I 期肾癌的随访应当更加严密,每 3~6 个月进行 1 次,连续 3 年,之后每年 1 次至术后 5 年,5 年后每 2 年随访 1 次。③ IV 期肾癌每 6~16 周随访 1 次,随访方案应根据患者一般情况,服用靶向药物时间、剂量、不良反应等因素适当调整。④VHL 病治疗后,应每年进行腹部 MRI 检查 1 次;每年进行 1 次中枢神经系统体格检查,每 2 年行中枢神经系统 MRI 检查 1 次;每年进行血儿茶酚胺测定及眼科和听力检查。需要指出的是并非随访的频率越高、强度越大,就能获得更大的生存优势。根据 RECUR 研究结果,对于局限性肾细胞癌患者,更加严密的影像学随访并不能改善复发后的总生存率。

九、护理

1. 心理护理　正确及时地调整患者的心理状态,对其接受的治疗与康复是至关重要的。护理人员要密切注意患者的心理变化,关怀、体贴患者,与患者建立良好的护患关系。向患者说明手术的必要性、重要性,耐心解答患者及家属所提出的各种咨询及疑问,详细地讲解手术方式、麻醉方式、手术后注意要点,说明手术的优越性和配合治疗的体会,并请同类手术成功的患者现身说法,让患者及家属对此手术有初步认识,增强患者对手术治疗的信心,积极主动地配合医护人员接受治疗。

2. 术前准备　手术前协助患者完成必要的检查,了解心、肺、肝、肾功能情况。对年龄大、体弱、长期吸烟的患者要加强肺功能检查及做好血气分析,以确定患者能否忍受全身麻醉手术。手术前 1 d 还要常规备皮、配血,术前禁食 12 h,禁水 4 h。

3. 术后常规护理　患者回病房后,要妥善安置患者。患者术后平卧 6 h,头偏向一侧,防止呕吐物反流发生窒息;6 h 后可取半卧位,患者肛门未排气前禁食,给予静脉补充营养,维持机体内环境的稳定。

4. 生命体征观察　密切观察患者的神志、意识、瞳孔的变化情况,还要密切观察心率、心律、血压、脉搏、呼吸、血氧饱和度等生命体征的变化,并做好详细记录。尤其要注意观察呼吸的变化情况,若发现异常要及时通知医生。

5. 引流管护理　术后患者的引流管较多,护理人员需要根据引流的情况挤压引流管,防止血块堵塞,并注意观察并记录引流液的颜色、量、性质。同时还要妥善固定好引流管,患者翻身活动或搬动时,要注意防止脱落;还要观察尿管是否通畅,详细记录液体出入量。尿管不通畅应及时处理,如出现血尿逐渐加重,应及时通知医生处理。留置导尿管期间为预防逆行感染,应用碘伏行尿道外口擦洗,2 次/d。

6. 疼痛护理　控制疼痛的最有效的方法是使用止痛药物。在应用止痛药物的同时,也可采用非药物止痛方法,如身体松弛疗法、分散注意力等方法。这不仅能提高止痛效果,而且也能减少止痛药的用药量,延长止痛的有效时间。若为腹胀引起的疼痛,术后 6 h 可在床上采取适当的活动,术后 8~12 h 根据患者自身的情况选择下床活动。

7. 贫血护理　泌尿系脏器切除对内分泌的影响主要是肾切除引起抵抗力下降,易发生贫血。适当补充铁剂及维生素;给予吸氧;告知改变体位时动作缓慢避免头晕、黑蒙等不适。密切监测血红蛋白值的变化,及时给予对症治疗及护理。

8. 健康教育

(1)饮食指导　指导患者掌握合理营养的饮食要求,应给予清淡、低盐、低脂、高营养、高维生素、高钙、高铁、低磷、低钾、易消化的饮食,多吃水果、蔬菜,适量进食鱼、蛋、瘦肉,同时注意补充膳食纤维。

(2)运动指导　指导患者适量参加体育锻炼,预防感冒,增强机体的抵抗力。术后 3 个月内不要剧烈运动,以少量的有氧运动为宜。

(3)用药指导　指导患者了解药物的不良反应、用药的注意事项。每半年复查 1 次,如出现血尿、乏力、消瘦、疼痛、腰腹部肿块应立即到医院就诊。

参考文献

[1]LIU H,HEMMINKI K,SUNDQUIST J. Renal cell carcinoma as first and second primary cancer:etiological clues from the Swedish Family-Cancer Database [J]. J Urol,2011,185(6):2045-2049.

[2]SIEGEL R L,MILLER K D,JEMAL A. Cancer statistics,2018 [J]. CA:a cancer journal for clinicians,2018,68(1):7-30.

[3]中华医学会病理学分会泌尿与男性生殖系统疾病病理专家组. 肾细胞癌分子病理研究进展及检测专家共识(2020 版)[J]. 中华病理学杂志,2020,49(12):1232-1241.

[4]SEO A N,YOON G,RO J Y. Clinicopathologic and molecular pathology of collecting duct

carcinoma and related renal cell carcinomas [J]. Advances in anatomic pathology, 2017, 24(2): 65-77.

[5] LIU N, GAN W, QU F, et al. Does the Fuhrman or World Health Organization/International Society of Urological Pathology Grading System apply to the xp11.2 translocation renal cell carcinoma? A 10-year single-center study [J]. The American journal of pathology, 2018, 188(4): 929-936.

[6] MARAFI F, SASIKUMAR A, ALDAAS M, et al. 18F-PSMA-1007 PET/CT for initial staging of renal cell carcinoma in an end-stage renal disease patient [J]. ClinNucl Med, 2021, 46(1): e65-e67.

[7] CATE F, KAPP M E, ARNOLD S A, et al. Core needle biopsy and fine needle aspiration alone or in combination: diagnostic accuracy and impact on management of renal masses [J]. J Urol, 2017, 197(6): 1396-1402.

[8] 赵国斌, 王宇, 唐玉红, 等. T_{1b} 期肾癌行保留肾单位手术最佳切缘的探讨[J]. 四川大学学报: 医学版, 2020, 51(4): 4.

[9] 薛智淞, 向宸辉, 刘小勇, 等. 微创肾单位保留术对肾癌患者免疫相关指标的影响[J]. 西部医学, 2019, 31(8): 4.

[10] WILCOX VANDEN BERG R N, CALDERON L P, LARUSSA S, et al. Microwave ablation of cT_{1a} renal cell carcinoma: oncologic and functional outcomes at a single center [J]. Clinical imaging, 2021, 76: 199-204.

[11] GOBARA H, HIRAKI T, IGUCHI T, et al. Oncologic outcomes and safety of percutaneous cryoablation for biopsy-proven renal cell carcinoma up to 4 cm in diameter: a prospective observational study [J]. Int J Clin Oncol, 2021, 26(3): 562-568.

[12] DIAZ DE LEON A, PIRASTEH A, COSTA D N, et al. Current challenges in diagnosis and assessment of the response of locally advanced and metastatic renal cell carcinoma [J]. Radiographics, 2019, 39(4): 998-1016.

[13] BERQUIST S W, YIM K, RYAN S T, et al. Systemic therapy in the management of localized and locally advanced renal cell carcinoma: current state and future perspectives [J]. Int J Urol, 2019, 26(5): 532-542.

[14] WANG H, LI X, HUANG Q, et al. Prognostic role of bland thrombus in patients treated with resection of renal cell carcinoma with inferior vena cava tumor thrombus [J]. Urol Oncol, 2021, 39(5): 302.

[15] DU S, HUANG Q, YU H, et al. Initial series of robotic segmental inferior vena cava resection in left renal cell carcinoma with caval tumor thrombus [J]. Urology, 2020, 142: 125-132.

[16] KAKOTI S, JENA R, SUREKA S K, et al. Experience with management of renal cell carcinoma with inferior vena cava/right atrial tumor thrombus [J]. Indian journal of urology, 2021, 37(3): 234-240.

［17］ZHANG Y, HU J, YANG J, et al. Selection of optimal candidates for cytoreductive nephrectomy in patients with metastatic clear cell renal cell carcinoma： a predictive model based on SEER database ［J］. Front Oncol,2022,12： 814512.

［18］CABALLERO D,VALLEJO C,OSMA H R,et al. Tumor−to−tumor metastasis： lung adenocarcinoma as a recipient of metastasis from renal cell carcinoma： a case report ［J］. The American journal of case reports,2021,22： e932012.

［19］PIERRARD J,TISON T,GRISAY G,et al. Global management of brain metastasis from renal cell carcinoma ［J］. Crit Rev OncolHematol,2022,171： 103600.

［20］USUI T, KUHARA K, NAKAYASU Y, et al. Four cases of liver resection for liver metastases from renal cell carcinoma ［J］. Gan To Kagaku Ryoho, 2021, 48 (13)： 1700−1702.

［21］GED Y,GUPTA R,DUZGOL C,et al. Systemic therapy for advanced clear cell renal cell carcinoma after discontinuation of immune − oncology and VEGF targeted therapy combinations ［J］. BMC Urol,2020,20(1)： 84.

［22］RINI B I,PLIMACK E R,STUS V,et al. Pembrolizumab plus Axitinib versus Sunitinib for advanced renal−cell carcinoma ［J］. The New England journal of medicine,2019,380 (12)： 1116−1127.

［23］MOTZER R J,PENKOV K,HAANEN J,et al. Avelumab plus Axitinib versus Sunitinib for advanced renal−cell carcinoma ［J］. The New England journal of medicine,2019,380 (12)： 1103−1115.

［24］ATKINS M B, PLIMACK E R, PUZANOV I, et al. Axitinib in combination with pembrolizumab in patients with advanced renal cell cancer： a non−randomised,open−label,dose−finding,and dose−expansion phase 1b trial ［J］. The Lancet Oncology,2018, 19(3)： 405−415.

［25］LIU Y, ZHANG Z, HAN H, et al. Survival after combining stereotactic body radiation therapy and tyrosine kinase inhibitors in patients with metastatic renal cell carcinoma ［J］. Front Oncol,2021,11： 607595.

［26］KROEZE S G C,FRITZ C,SCHAULE J,et al. Stereotactic radiotherapy combined with immunotherapy or targeted therapy for metastatic renal cell carcinoma ［J］. BJU Int, 2021,127(6)： 703−711.

［27］DABESTANI S,BEISLAND C,STEWART G D,et al. Long−term outcomes of follow−up for initiallylocalised clear cell renal cell carcinoma： RECUR database analysis ［J］. Eur Urol Focus,2019,5(5)： 857−866.

［28］BEISLAND C, GUðBRANDSDOTTIR G, REISæTER L A, et al. A prospective risk − stratified follow − up programme for radically treated renal cell carcinoma patients： evaluation after eight years of clinical use ［J］. World J Urol,2016,34(8):1087−1099.

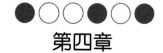

第四章

上尿路尿路上皮癌

一、流行病学、病因学与病理学

(一)流行病学

上尿路尿路上皮癌(UTUC)包括肾盂癌和输尿管癌,在肾盂、输尿管的恶性肿瘤中最常见的病理类型为尿路上皮癌。尿路上皮癌发病率较高,但以膀胱癌为主,在中国人群中UTUC占尿路上皮癌的比例为9.3%~29.9%,平均为17.9%。在我国由于特殊的发病因素,可能在部分人群中女性患者比例相对较高。UTUC多为单侧起病,据报道双侧同时发病的概率为1.6%~4.37%。7%~17%的UTUC可合并膀胱癌同时起病。

(二)病因学和危险因素

1. 吸烟　吸烟是影响UTUC发展的重要因素之一,UTUC的发生与吸烟时间、吸烟总量等呈剂量反应正相关。研究表明,非吸烟者发生上尿路尿路上皮癌的相对风险度为2.5,吸烟者则高达7,而控制吸烟后,风险度可降低。即使是已经戒烟的吸烟者,其发生UTUC的风险度也高于无吸烟史者。

2. 职业接触　从事石油化工、塑料生产工作,长期接触煤、沥青、可卡因、焦油的工人发生UTUC的概率明显更高,这与他们长期暴露于致癌性芳香胺,例如苯胺、β萘胺和联苯胺等有直接关系。理发师、制鞋工人、染发业者、画家、油漆工人及染料工人,因较常接触染料,也可能是疾病高发人群。引起这种职业性UTUC的暴露时间平均为7年,终止暴露后,仍具有长达20年的潜伏期。

3. 镇痛药　镇痛药已经证实是UTUC的致病因素。长期过量服用镇痛药的患者还可能会出现镇痛药肾病,主要是由非类固醇抗炎镇痛药所引起的各类肾病变,除了早期证实的非那西汀之外,咖啡因、可待因、对乙酰氨基酚、阿司匹林或其他水杨酸类药物过量使用也可能引起镇痛药肾病。

4. 慢性炎症、感染或使用化疗药　鳞状细胞癌(少数情况下的腺癌)发生与尿路结石和梗阻相关的慢性细菌感染有关,反复发生上尿路结石的患者发生鳞状细癌的风险明显升高。环磷酰胺也被认为可增加肿瘤发生的危险性。

5. 遗传　Lynch(林奇)综合征是与 UTUC 相关的最常见家族性综合征。Lynch 综合征是 DNA 错配修复基因胚系突变所致的常染色体显性遗传病,又称为遗传性非息肉病性结直肠癌综合征。研究发现 Lynch 综合征相关泌尿系统肿瘤中 UTUC 的发病率最高可达21.3%,是 Lynch 综合征中第三大常见肿瘤。对于根据临床标准判断可疑的 HNPCC 相关性 UTUC,可对患者进行 MMR 相关蛋白免疫组化染色及 MSI 检测,必要时进行基因检测及家族遗传咨询。

6. 巴尔干肾病　全称为巴尔干半岛地方性肾病,也被称为多瑙河地区性家族性肾病。最早在巴尔干半岛附近的国家和地区发现,巴尔干肾病是一种进展缓慢的小管间质性肾病,具有流行性和家族发病的特征,受累家族 UTUC 的发生率明显增高,常出现肾盂输尿管上皮非典型化生。

7. 马兜铃酸　马兜铃酸是一类广泛存在于马兜铃属和细辛属植物中的有机化合物。研究表明,马兜铃酸具有一定的致癌潜力,它可以与 DNA 片段特异性结合后形成马兜铃酸-DNA 加合物,引起 *P53* 基因的 139 号密码子的突变进而导致肿瘤的发生。

(三)病理学

尿路上皮癌中最常见的病理类型为移行细胞癌,占90%以上,可单发或多发。其生长方式一般可分为乳头状型及平坦型(也可称无蒂或广基底型)。前者多有宽窄不同的蒂,多数标本可融合成直径>1 cm、表面细颗粒状或绒毛状肿瘤,多个小肿瘤可融合成直径>2 cm 的较大肿瘤,呈菜花状,常形成较清楚的弧形边界。后者局部黏膜粗糙、呈灰白色,病变部位因纤维组织增生、炎症细胞浸润,可导致局部增厚、僵硬。上尿路原位癌与膀胱尿路上皮原位癌相似,肉眼难以辨别,可类似于黏膜白斑、上皮过度增生或黏膜下血管增生所致柔软红色斑块等表现。其他类型主要包括鳞状细胞癌、腺癌等。

1. 鳞状细胞癌　上尿路上皮鳞状细胞癌占上尿路上皮恶性肿瘤6%~15%,其中约70%为男性,主要部位为肾盂。鳞状细胞癌发展迅速,无蒂,多呈外生性生长,易浸润周围组织形成包块,诊断时常为晚期,通常为中、低分化。

2. 腺癌　上尿路上皮腺癌是由尿路上皮化生为腺上皮后形成的恶性肿瘤,占肾盂、输尿管恶性肿瘤的比例不到1%。上尿路上皮腺癌通常与长期梗阻、炎症或尿路结石有关,主要原因可能为慢性炎症刺激尿路上皮腺样化生,从而导致上皮癌变。发现时通常为晚期,预后往往较差。完全非尿路上皮组织来源的 UTUC 极少,存在非尿路上皮分化已被确认为预后不良的危险因素。

肾盂癌和输尿管癌统称上尿路尿路上皮癌,其诊断、治疗方式比较类似,但和膀胱癌在发病机制、生物学行为、诊疗和预后方面存在一定差别。

二、分期与分级系统

新的分类方法将尿路上皮肿瘤分为低度恶性倾向尿路上皮乳头状肿瘤、低级别肿瘤和高级别肿瘤。UTUC 常见淋巴结转移部位以肾门、腹主动脉旁、腔静脉旁为主。中下段输尿管肿瘤可转移至盆腔淋巴结(表4-1)。

表4-1 UTUC TNM 分期(AJCC,2017 年)

分期		标准
原发肿瘤(T)	T_x	原发肿瘤无法评估
	T_0	无原发肿瘤证据
	T_a	非浸润性乳头状癌
	T_{is}	原位癌
	T_1	肿瘤侵犯黏膜下结缔组织
	T_2	肿瘤侵犯肌层
	T_3	(肾盂)肿瘤浸润超过肌层,侵及肾盂周围脂肪或肾实质
		(输尿管)肿瘤浸润超过肌层,侵及输尿管旁脂肪
	T_4	肿瘤侵及邻近器官或穿透肾,侵及肾周脂肪
区域淋巴结(N)	N_x	区域淋巴结无法评估
	N_0	无区域淋巴结转移
	N_1	单个淋巴结转移,最大直径≤2 cm
	N_2	单个淋巴结转移,最大直径>2 cm,或多个淋巴结转移
远处转移(M)	M_0	无远处转移
	M_1	远处转移

由于准确的临床分期有一定难度,因此,可以通过以下标准在术前将患者划分为"低危"与"高危",并指导治疗。

低危 UTUC(需要满足下列所有条件):①单发性肿瘤初发;②肿瘤直径<2 cm;③细胞学检查提示低级别肿瘤;④输尿管肾镜活检提示低级别肿瘤;⑤CT 尿路造影未发现肿瘤浸润生长。

高危 UTUC(只需满足下列任何1 个条件):①肾积水;②肿瘤直径>2 cm;③细胞学检查提示高级别肿瘤;④输尿管肾镜活检提示高级别肿瘤;⑤多发性肿瘤;⑥既往曾因膀胱癌做过膀胱全切手术;⑦存在多种组织学类型。

三、诊断

(一)症状和体征

UTUC 可能没有任何症状而单纯依靠检查发现。UTUC 最常见的局部症状为肉眼或镜下血尿(70%~80%)。近年来,由于抗凝和抗血小板药物使用的增多,血尿的发生率可能更高。腰痛可见于20%～40%的患者,多由肿瘤引起的梗阻导致肾盂积水牵张肾被膜所致,血凝块通过输尿管引起急性梗阻时可能出现急性肾绞痛。少数患者可能出现腰部肿块或因下尿路症状就诊。

部分晚期患者可出现全身症状,如食欲缺乏、体重减轻、盗汗、咳嗽和骨痛,以及呕吐、水肿、高血压等肾功能不全表现。出现全身症状需要更加密切关注是否疾病进展,该类患者往往预后不佳。

大多数患者在查体中常无明显异常,极少数病例可能会触及腰腹部的肿块,肿块可能来源于肿瘤本身或梗阻继发的肾积水。如果存在肿瘤转移可能会出现相关体征,一般不具有特异性。

(二)影像学诊断

1.超声检查　超声可以通过发现肾积水筛查UTUC,也可对病灶进行初步评估。超声造影技术可提高其诊断的准确性,由于无创、操作简便易行且费用较低,因此已较多应用于各类体检项目中。临床中有大量的无症状性UTUC患者为常规体检中通过超声检查发现,有利于疾病的早期诊断。考虑到我国现状,推荐采用超声进行筛查和初始评估。

2.CT泌尿系统成像　即在注射静脉造影剂后,用CT检测患者肾、输尿管和膀胱。检测过程中快速获取的薄层扫描(<2 mm)可以提供高分辨率的图像,便于进行多平面重建以辅助诊断。CT泌尿系统成像(CTU)是目前临床价值最高、诊断UTUC准确性最高的检查。

3.泌尿系平片及造影检查　在UTUC诊断方面的价值有限,其虽然可以发现肾盂或输尿管内的充盈缺损,但受肠气、局部梗阻等因素影响较大,诊断准确性欠佳,也难以提供与周围器官关系、血管情况等信息,并且同样受到患者肾功能的限制,目前已不作为常规推荐。

4.磁共振成像　磁共振成像(MRI)是UTUC常用的检查方法,磁共振尿路成像(MR urography,MRU)可提示尿路内肿瘤及侵袭情况,特别是对于无法行增强CT检查的患者可以作为一个很好的替代手段。

5.PET-CT　对于局部的UTUC病变,FDG-PET-CT相较于传统的检查手段在诊断和鉴别诊断中并没有非常明显的优势,不建议单独使用。延迟成像病变区域可见明显的示踪剂摄取,但对于较小的病变敏感性及特异性均未优于CTU。在怀疑有淋巴结及远处转移病灶的患者中,可使用此检查提供疾病完整的影像学分期信息,但是需要注意的是,在评估淋巴结转移中,它的敏感性有争议。另外,在UTUC肿瘤复发的评估中,它具有较高的准确性。

(三)尿液检测

1.尿细胞学　尿细胞学检查是一项相对简便而特异的技术,对高级别肿瘤及原位癌的检出阳性率较高。其特征性改变包括细胞体积增大、核多形性、核深染和核仁凸起,其评判方法与膀胱癌类似(Ⅰ级:未发现异型细胞。Ⅱ级:细胞有异型性,但无恶性证据。

Ⅲ级:具有可疑的恶性细胞,但不能确定。Ⅳ级:具有较明显的恶性细胞。Ⅴ级:具有肯定的恶性细胞)。目前尿细胞学检查仍然是推荐的常规检查方法,尿细胞学阳性提示UTUC 可能,尿细胞学阳性是术后膀胱肿瘤复发的危险因素。

2. 荧光原位杂交 采用 FISH 检查可以检测尿脱落细胞的染色体异常,与尿细胞学检查结合可以大大提高诊断敏感性。目前已经证明其在 UTUC 中具有较高的诊断准确性。有条件的单位开展 FISH 检测。

(四)内镜诊断

1. 膀胱尿道镜检查 因超过 10% 的 UTUC 患者常合并膀胱癌,因此,推荐所有 UTUC患者在开展手术治疗前均需进行膀胱尿道镜检查以排除合并的膀胱肿瘤。必要时还可以在膀胱镜下进行输尿管逆行插管造影检查。

2. 输尿管镜检查 输尿管镜(含硬镜和软镜)可以观察输尿管、肾盂及集合系统的形态并取活检。无论活检组织大小,输尿管镜活检结果可以明确大多数患者的诊断。诊断性活检的分级可能有低于肿瘤本身的组织学分级,容易漏诊原位癌及造成局部创伤或粘连的风险。已经有研究表明,根治术前进行输尿管镜检查会增加术后膀胱复发的风险。

孤立肾或考虑行保肾治疗的患者在诊断不确定时,通过输尿管镜检术可以提供更多的信息(无论是否取活检)。综合考虑输尿管活检分级、影像学表现(如肾积水)及尿细胞学检查,可以帮助医师决定是选择根治性肾输尿管切除术(RNU)还是内镜下治疗。对于诊断明确的高危非孤立肾 UTUC 患者可以不进行输尿管镜检查。

(五)其他

1. 核素检查 肾动态显像是检测泌尿系统疾病的常规核素检查方法,包括肾血流灌注显像和肾动态显像,其最大意义是可以分别估测双侧肾小球滤过率,因此对于判断患者肾功能有较大意义。全身骨扫描可协助明确是否存在骨转移病灶,必要时也可以作为补充检查。对于性质不明确的肿瘤必要时可以进行 PET-CT 检查。

2. 介入 肾血管造影为非常规性检查,造影可发现肾及肿瘤血管和血供情况。必要时可用于复杂病例术前肾动脉栓塞。

3. 穿刺活检 并不常规使用,主要用于针对难以切除、诊断不明或已经明显转移的肿瘤,以获取病理信息来指导系统治疗。可以采取超声引导或 CT 引导的方式开展,穿刺后肿瘤种植转移、气胸、严重出血等并发症相对少见。

四、预后评估

(一)肿瘤生存的影响因素

针对 UTUC 预后影响因素的报道较多。①术前因素:吸烟、肿瘤位置、较差的 ASA 评分与 ECOG 评分、术前较高的中性粒细胞与淋巴细胞比值,以及肾积水、高龄、肥胖等是预后不良的危险因素。性别对于 UTUC 患者生存的影响存在较大争议,不仅中国与西方人群之间存在差异,在我国南方和北方患者之间也存在一定的差异,有待进一步研究明确。②术中和术后因素:手术方式(是腹腔镜还是开放手术、是否清扫淋巴结、膀胱袖套切除技术)可能影响预后;肿瘤的分级和分期是公认的最重要的预后影响因素。③存在淋巴结转移、存在淋巴血管侵犯、存在其他变异性组织类型、手术切缘情况等。

(二)尿路上皮内复发的危险因素

UTUC 术后容易出现尿路上皮内复发,主要为膀胱复发,也包括对侧 UTUC 复发。由于尿路上皮癌容易多中心起病,对于 UTUC 术后出现的膀胱肿瘤、对侧 UTUC 学术界一般认为可用"多中心癌野"和"播散种植"两种理论来解释,因此是定义为肿瘤复发还是新发肿瘤仍存在一定争议。

根治性肾输尿管切除术后膀胱复发的概率为 20%~50%。目前的研究一般认为,复发的膀胱肿瘤一般多为非肌层浸润型,多可采用经尿道电切术来治疗,出现膀胱复发并不影响患者的肿瘤特异性生存,并不意味着较差的预后。其诊断与治疗过程类似于原发性膀胱癌。膀胱复发不应该被认为是远处复发。

膀胱复发最公认的两项危险因素是肿瘤的多灶性以及既往膀胱癌病史或合并膀胱癌。在一侧 UTUC 术后,有 2%~6% 的概率会在对侧上尿路再次发生尿路上皮癌。肾功能不全的患者、既往曾经行肾移植的患者及服用马兜铃酸相关中草药的患者为高危人群。应根据患者肾功能情况、肿瘤情况决策对侧新发肿瘤的治疗方式。

五、治疗

(一)根治性手术治疗

根治性肾输尿管切除术仍然是 UTUC 治疗的金标准。由于尿路上皮癌常多灶性起病,且容易沿尿路上皮播散,因此,完整地切除从肾盂到膀胱入口的尿路上皮才能达到最好的肿瘤控制效果。特别是具备高危因素的患者,如影像学提示浸润性疾病、高级别肿瘤(尿细胞学或活检)、体积较大肿瘤(最大直径在 2 cm 之上)。多灶性起病的肿瘤更应考虑根治性切除术。相对于输尿管下段肿瘤,肾盂和输尿管中上段肿瘤也更倾向于采用根治性切除术。

手术切除范围应包括肾、全段输尿管及输尿管开口周围的部分膀胱。术中应注意完成输尿管膀胱壁内段和输尿管开口的切除,并尽量保证尿路的完整性和密闭性。若出现尿液外渗(如输尿管断开)则可能出现肿瘤细胞外溢的风险。标本应完整取出,避免在体内切开肿瘤。关于手术切除范围是否应该包括同侧肾上腺存在不同意见,但是很少有证据显示切除肾上腺可带来益处,并且 UTUC 很少发生肾上腺转移,所以当肿瘤局限于肾盂而且术前影像学及术中均未发现肾上腺异常时,无须常规切除肾上腺。输尿管肿瘤原则上无须常规切除肾上腺。

虽然局部进展性肿瘤患者(T_3/T_4 或 N+)的预后相对较差,但一般认为采用根治性肾输尿管切除术加淋巴结清扫术也可使这些患者获益。对于已经发生远处转移的患者应优先考虑采用全身治疗。

已经有研究证实,在肌层浸润性疾病中存在较高的淋巴结转移率,推荐对局部进展期患者同时进行淋巴结清扫(LND)。LND 可能有助于改善患者生存,并且可以通过进一步明确患者肿瘤分期来指导术后辅助治疗。目前的报道认为肾盂肿瘤及输尿管上段肿瘤应考虑清扫同侧肾门淋巴结、主动脉旁淋巴结或腔静脉旁淋巴结,输尿管下段肿瘤则考虑清扫同侧髂血管淋巴结。

肾切除的方法相对较为成熟,而输尿管下段切除方式较多,近年来也有完全腹腔镜下切除的创新手术报道。目前报道认为输尿管剥脱术、经尿道内镜下切除术复发率相对较高,其他手术方式在肿瘤控制方面没有明显差异。

(二)保留肾手术

根治性肾输尿管切除术可能导致患者肾功能不全。对于低危 UTUC 患者,开展保留肾手术不仅可以避免根治性手术带来的并发症,而且术后 5 年肿瘤特异性生存率与根治性肾输尿管切除术无明显差异。因此,无论对侧肾状态如何,所有低危 UTUC 患者都可考虑进行保留肾手术。对于高危患者,如果存在肾功能不全或功能性孤立肾等情况,在充分评估之后也可以考虑进行保留肾的手术。

肾移植术后及依赖透析的 UTUC 患者不推荐保留肾手术,并且已有研究建议对该类患者施行预防性对侧肾输尿管切除术。

常见的保留肾手术方式如下。

1. 输尿管节段切除再吻合、输尿管末段切除膀胱再植、输尿管长段切除　对于输尿管低危肿瘤(单发,肿瘤直径小于 2 cm,细胞学检查提示低级别肿瘤,输尿管肾镜活检提示低级别肿瘤,CT 尿路造影未发现肿瘤浸润生长)或需要保留肾的高危输尿管远端肿瘤可考虑行输尿管切除术,对于孤立肾和(或)肾功能不全的高危肿瘤,需结合患者具体情况分析,并请患者共同参与治疗决策。

根据 UTUC 病灶所处位置,选择不同的输尿管部分切除术式。对于位于输尿管远端的非浸润性的低危肿瘤,可行远端输尿管切除加输尿管膀胱再植;位于输尿管上、中段的非浸润性的低危肿瘤,可行节段性输尿管切除加输尿管端端吻合;对于多发输尿管非浸润性低危肿瘤,可行长段输尿管切除加肾造瘘术或输尿管皮肤造口术或回肠代输尿管术,近年来也有行自体肾移植术的报道。不论哪种术式,输尿管部分切除操作均可在开放、腹腔镜及机器人辅助下完成。原则上术中应行冷冻病理检查,确保切缘阴性。术后常规留置输尿管支架管。所有患者需密切随访,并充分告知有需要根治性切除的可能。

2. 内镜下治疗　通常输尿管和肾盂内较小的肿瘤可选用输尿管镜手术(输尿管硬镜或输尿管软镜),而肾盂和上段输尿管内较大的肿瘤或输尿管镜不能达到的肿瘤(下盏肿瘤)或已经行尿流改道者可选用经皮肾镜手术,多发性肿瘤还可以双镜联合治疗。

输尿管镜治疗推荐采用激光技术处理病灶。对低危 UTUC:激光光纤和活检钳等操作器械能够完成肿瘤组织活检;输尿管硬镜操作困难时能够使用输尿管软镜操作;患者知晓再次镜检及严密随访的必要性;能够完整切除或破坏肿瘤,推荐行输尿管镜手术。

肿瘤切除前需常规活检,可用活检钳抓取或金属网篮套取肿瘤。完成活检后,继续对肿瘤基底进行切除,推荐采用激光切除,切除肿瘤时应避免穿孔。操作结束时,需常规留置输尿管支架管帮助创面恢复。若输尿管镜探查中发现肿瘤浸润较深、无法完整切除,应考虑根治性肾输尿管切除术。

肾盂内的低危 UTUC,或输尿管软镜不能处理的肾下盏内低危 UTUC,满足肿瘤能够被完整切除或破坏、患者能够接受密切严格的随访计划的条件,则可推荐行经皮肾镜手术。经皮肾镜治疗对于尿流改道术后(如回肠膀胱术后)的 UTUC 具有一定优势,但术后可能会有肿瘤沿穿刺通道种植的风险,相较于输尿管镜其并发症发生率相对较高。肿瘤切除前常规活检。同样推荐使用激光切除肿瘤。如经皮肾通道较大,也可直接采用标准的肿瘤电切术。

肿瘤切除后,需留置肾造瘘管以便再次经肾镜随访观察肿瘤是否彻底切除,同时留置双 J 管引流。可术后 4~14 d 再次行肾镜检查,观察肿瘤切除部位有无肿瘤残余。如果有肿瘤残余,则行电切或激光切除残余肿瘤。如果没有残余肿瘤,可于肿瘤基底部取病理后再用激光烧灼基底部。如果需要辅助的局部治疗,则保留肾造瘘管以行灌注治疗。如果病理为高级别或浸润性肿瘤,则应行肾输尿管根治性切除术。

(三)非手术治疗

1. 灌注化疗　UTUC 术后行预防性膀胱灌注化疗可有效降低膀胱癌发生率。如无禁忌,推荐在根治性切除术后行单次膀胱灌注化疗。灌注药物可优先选择吡柔比星或丝裂霉素 C 等,药物用量和方法类似于非肌层浸润膀胱癌的术后灌注化疗,一般可在术后 1 周左右(多为尿管拔除之前)进行,如无盆腔渗漏风险,可考虑早期进行。

保留肾手术治疗后可以通过肾造瘘管或输尿管支架管进行上尿路的局部灌注化疗,目前此类灌注方法临床开展不多。随着保肾治疗的推广,如具备局部灌注条件,可考虑使用。

2. 系统性化疗　UTUC 患者中慢性肾病发病率较高,根治术后肾功能会进一步降低。研究证实,20%~25% 的患者难以耐受以铂类为基础的化疗。目前针对新辅助化疗和辅助化疗开展的临床研究均较少。近期的荟萃分析认为以铂类为基础的辅助化疗可以改善患者总生存率和无病生存率,非铂类的辅助化疗则无明显获益,而新辅助化疗有降低分期及改善疾病特异性生存的作用。

UTUC 化疗优先推荐以铂类为基础的方案;对于晚期 UTUC,目前的治疗与膀胱癌类似,以联合化疗为主。一线治疗方案为吉西他滨+顺铂或氨甲蝶呤+长春花碱+阿霉素+顺铂,前者耐受性更佳。肾功能不全患者可以考虑紫杉醇或吉西他滨的化疗。

3. 放疗　对于上尿路尿路上皮癌的术后辅助放疗仍有争议,病例对照研究结果显示,对于 $pT_{3\sim4}N+$ 患者,行根治术后放疗可提高局部控制率,改善生存。放疗区需包括瘤床及相应淋巴结引流区,建议处方剂量为 45.0~50.4 Gy(如为 R1、R2 切除且无法再次行根治性手术,则根据正常组织耐受量适当给予瘤床区加量至 54~60 Gy)。关于上尿路尿路上皮癌的姑息放疗的研究极少,原发病灶的放疗推荐借鉴膀胱癌。适应证:高龄、身体虚弱、合并并发症、疾病晚期不能耐受手术治疗;有临床症状的转移或复发病灶。放疗方案:总剂量 60~66 Gy,1.8~2.0 Gy/次。部分建议使用立体定向消融推量放射治疗(P-SABR),P-SABR 是将大分割与常规分割放疗结合起来的一种新型放疗模式。大分割放疗:6~8 Gy/次,共 3~4 次,常规分割:2 Gy/次。肿瘤边缘剂量应≥60 Gy。单中心回顾性研究显示 2 年局部控制率达 83%。放疗同步化疗可能提高疗效。

4. 其他治疗　近年来,PD-1/PD-L1 通路的免疫治疗在尿路上皮肿瘤领域中取得了很大的突破,目前已有 PD-1/PD-L1 药物被批准用于晚期尿路上皮癌治疗,有望改善晚期尿路上皮癌患者的总生存率。

六、随访

上尿路尿路上皮癌(肾盂癌、输尿管癌)手术治疗后需要进行密切的随访来监测可能在不同时间发生的膀胱肿瘤复发、局部复发和远处转移。推荐进行至少 5 年的随访。复查项目有超声、CT 或 MRI,以评估有无局部复发或对侧复发;胸部 X 射线片(必要时 CT、骨扫描等)来评估有无远处转移;膀胱镜检查来检测有无膀胱肿瘤的复发。术后 1 年每3 个月复查 1 次,术后 2~3 年每半年复查 1 次,此后每年复查 1 次。复查内容:①血常规、肝肾功能、尿常规;②腹部超声;③膀胱镜检;④尿脱离细胞学检查(仅针对低分化肿瘤);⑤CT 或磁共振,条件允许行 CTU 检查(半年复查 1 次)。

参考文献

[1] FRANCESCO S, SHAHROKH F S. Epidemiology, diagnosis, preoperative evaluation and prognostic assessment of upper-tract urothelial carcinoma (UTUC)[J]. World journal of urology, 2017, 35(3):379-387.

[2] MIYAZAKI J, NISHIYAMA H. Epidemiology of urothelial carcinoma[J]. International journal of urology, 2017, 24(10):730-734.

[3] CHANG C W, OU C H, YU C C, et al. Comparative analysis of patients with upper urinary tract urothelial carcinoma in black-foot disease endemic and non-endemic area[J]. BMC cancer, 2021, 21(1):80.

[4] FUJII Y, SATO Y, SUZUKI H, et al. Molecular classification and diagnostics of upper urinary tract urothelial carcinoma[J]. Cancer cell, 2021, 39(6):793-809.

[5] ROUPRÊT M, BABJUK M, BURGER M, et al. European Association of urology guidelines on upper urinary tract urothelial carcinoma: 2020 update[J]. European urology, 2021, 79 (1):62-79.

[6] KECK B, STOEHR R, WACH S, et al. The plasmacytoid carcinoma of the bladder-rare variant of aggressive urothelial carcinoma[J]. Int J Cancer, 2011, 129(2):346-354.

[7] YUKIKO H, YUKO N, JUN T, et al. Clinical staging of upper urinary tract urothelial carcinoma for T staging: review and pictorial essay[J]. International journal of urology,

2019,26(11):1024-1032.

[8]JANISCH F,SHARIAT S F,BALTZER P,et al. Diagnostic performance of multidetector computed tomographic(MDCTU)in upper tract urothelial carcinoma(UTUC):a systematic review and meta-analysis[J]. World J Urol,2020,38(5):1165-1175.

[9]SORIA F,SHARIAT S F,LERNER S P,et al. Epidemiology,diagnosis,preoperative evaluation and prognostic assessment of upper-tract urothelial carcinoma(UTUC)[J]. World J Urol,2017,35(3):379-387.

[10]马闰卓,邱敏,何为,等.输尿管镜活检可协助上尿路尿路上皮癌危险分层[J].北京大学学报(医学版),2017,49(4):632-637.

[11]GUO R Q,HONG P,XIONG G Y,et al. Impact of ureteroscopy before radical nephroureterectomy for uppertract urothelial carcinomas on oncological outcomes:a meta-analysis[J]. BJU Int,2018,121(2):184-193.

[12]ROUPRÊT M,BABJUK M,COMP ÉRAT E,et al. European Association of Urology Guidelines on upper urinary tract urothelial carcinoma:2017 update[J]. Eur Urol,2018, 73(1):111-122.

[13]叶烈夫,许庆均,杨泽松,等.荧光原位杂交技术在上尿路和下尿路尿路上皮癌诊断应用中的对比[J].中华实验外科杂志,2016,33(12):2682-2684.

[14]LEE K S,ZEIKUS E,DEWOLF W C,et al. MR urography versus retrograde pyelography/ureteroscopy for the exclusion of upper urinary tract malignancy[J]. Clin Radiol,2010,65(3):185-192.

[15]张宁,崔剑锋,李岩,等.上尿路尿路上皮癌预后生物标志物的研究进展[J].临床泌尿外科杂志,2019,34(2):119-123.

[16]VOSKUILEN C S,SCHWEITZER D,JENSEN J B,et al. Diagnostic value of 18F-fluorodeoxyglucose positron emission tomography with computed tomography for lymph node staging in patients with upper tract urothelial carcinoma[J]. Eur Urol Oncol,2020,3(1):73-79.

[17]ZATTONI F,INCERTI E,COLICCHIA M,et al. Comparison between the diagnostic accuracies of 18F-fluorodeoxyglucose positron emission tomography/computed tomography and conventional imagingin recurrent urothelial carcinomas:a retrospective, multicenter study[J]. Abdom Radiol(NY),2018,43(9):2391-2399.

[18]DONG F,XU T,WANG X,et al. Lymph node dissection could bring survival benefits to patients diagnosed with clinically node-negative upper urinary tract urothelial cancer:a population-based,propensity score-matched study[J]. Int J Clin Oncol,2019,24(3):296-305.

[19]SEISEN T,PEYRONNET B,DOMINGUEZ-ESCRIGJ L,et al. Oncologic outcomes of kidney-sparing surgery versus radical nephroureterectomy for upper tract urothelial carcinoma:a systematic review by the eau non-muscle invasive bladder cancer guidelines

下腹部肿瘤

* *

panel[J]. Eur Urol,2016,70(6):1052-1068.

[20] GOLDBERG H, KLAASSEN Z, CHANDRASEKAR T, et al. Does perioperative chemotherapy improve survival in upper tract urothelial carcinoma? A population based analysis[J]. Oncotarget,2018,9(27):18797-18810.

[21] NECCHI A, LO VULLO S, MARIANI L, et al. Adjuvant chemotherapy after radical nephroureterectomy does not improve survival in patients with upper tract urothelial carcinoma:a joint study by the European Association of Urology–Young Academic Urologists and the Upper Tract Urothelial Carcinoma Collaboration[J]. BJU Int,2018,121 (2):252-259.

[22] SEISEN T,KRASNOW R E,BELLMUNT J,et al. Effectiveness of adjuvant chemotherapy after radical nephroureterectomy for locally advanced and/or positive regional lymph node upper tract urothelial carcinoma[J]. J Clin Oncol,2017,35(8):852-860.

[23] KUBOTA Y,HATAKEYAMA S,TANAKA T,et al. Oncological outcomes of neoadjuvant chemotherapy in patients with locally advanced upper tract urothelial carcinoma:a multicenter study[J]. Oncotarget,2017,8(60):101500-101508.

[24] YE D,LIU J,ZHOU A,et al. First report of efficacy and safety from a phase Ⅱ trial of tislelizumab,an anti–PD–1antibody,for the treatment of PD–L1+ locally advanced or metastatic urothelial carcinoma(UC)in Asian patients[J]. Annals of Oncology,2019,30 (5 Suppl):v367.

[25] SHENG X,CHEN H,HU B,et al. Recombinant humanized anti–PD–1 monoclonal antibody toripalimabin patients with metastatic urothelial carcinoma:results of an open–label phase Ⅲ clinical study Polaris–03[J]. J Clin Oncol,2020,38(15S):5040-5040.

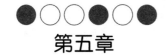

第五章

前列腺癌

一、流行病学

前列腺癌(prostatic carcinoma, prostatic cancer, PCa)是男性生殖系最常见的恶性肿瘤,发病率随年龄而增长。前列腺癌是目前全球男性发病率第二高的恶性肿瘤,居男性癌症死因的第 5 位。根据世界卫生组织(WHO)的数据,到 2020 年,前列腺癌是第三大最常见的恶性肿瘤。前列腺癌患者有 1 414 259 例(占恶性肿瘤总数的 7.3%),仅次于肺癌和结直肠癌,分别为 2 206 771 例和 1 148 515 例(11.4% 和 10.0%)。它是世界上超过50% 的国家中最常见的癌症(185 个国家中有 112 个),其发病率在人类发展指数(HDI)高的国家和人类发展指数低的国家之间差异很大,分别为每 100 000 人 37.5 例和 11.3例。死亡率变化较小(每 10 万人 8.1 例和 5.9 例)。前列腺癌是一种异质性疾病,其发病在全世界每 10 万人中为 6.3 ~ 83.4 人不等。最高的地区是北欧和西欧、加勒比、澳大利亚/新西兰、北美和南部非洲,最低的是亚洲和北非。然而,在日本和新加坡等亚洲国家,发病率正在增加。从历史上看,这种癌症的发病率很低,前列腺特异性抗原(PSA)检测也很少,死亡率与发病率相差很大。

二、临床表现

前列腺癌一般早期无症状,仅在体检时可能发现前列腺有硬结,表面不平,一旦出现尿频、尿痛、排尿困难等症状即为晚期。

(一)症状

当前列腺癌突入尿道或膀胱颈,可引起如排尿困难的梗阻症状,表现为排尿等待、尿线无力、排尿间歇,甚至尿潴留等。如果肿瘤明显压迫直肠,还可引起排便困难或肠梗阻。

肿瘤侵犯并压迫输精管会引起患侧睾丸疼痛和射精痛;侵犯膀胱可引起血尿;侵犯膀胱三角区如双侧输尿管开口,可引起肾功能减退和腰酸;局部侵犯输精管可引起血精;当肿瘤突破前列腺纤维囊侵犯支配阴茎海绵体的盆丛神经分支时,会出现勃起功能障碍。

前列腺癌易发生骨转移,引起骨痛或病理性骨折、截瘫;前列腺癌可侵及骨髓引起贫血或全血细胞减少;肿瘤压迫髂静脉或盆腔淋巴结转移,可引起双下肢水肿。其他少见临床表现包括肿瘤细胞沿输尿管周围淋巴扩散导致的腹膜后纤维化,异位激素分泌导致副瘤综合征和弥散性血管内凝血。

前列腺癌多原发于外周带,只有当增大至可触及的结节,在常规直肠指检时才被发现;原发于移行带的癌,往往与前列腺增生伴发,临床上表现为前列腺增生引起的梗阻症状,此种早期的潜伏癌,只有详细检查切除的标本时才被发现;前列腺癌所致的自觉症状在晚期时才出现,早期诊断前列腺癌需要用更敏感的方法进行筛选检查。早期前列腺癌常无症状,当肿瘤增大至阻塞尿路时,出现与前列腺增生症相似的膀胱颈梗阻症状,有逐渐加重的尿流缓慢、尿频、尿急、尿流中断、排尿不净、排尿困难、尿失禁,血尿并不常见。晚期出现腰痛、腿痛(因神经受压)、贫血(因广泛骨转移)、下肢水肿(淋巴、静脉回流受阻)、骨痛、病理性骨折、截瘫(骨转移)、排便困难(因直肠受压)、少尿、无尿、尿毒症症状(双侧输尿管受压)。一些患者以转移症状而就医,而无前列腺原发症状。

(二)发病部位

前列腺癌从其腺泡和导管发生,常起源于外周带。前列腺的任何部位均可发生癌,但绝大多数有外周带的病变。肿瘤病灶多为多灶异质性,单独发生在移行区的前列腺癌少见,中央带的前列腺癌多为外周带癌病变侵犯,发生在中央带的原发癌灶极其罕见。

(三)体征

早期无明显体征。直肠指检时前列腺增大、质地变硬,伴有结节及中央沟消失。转移癌体征。

三、病理

(一)病理特点

95%以上的前列腺癌为腺癌,其余为移行细胞癌、鳞状细胞癌和肉瘤。

1. 前列腺腺泡癌 前列腺腺泡癌是从尿道向四周直线放射排列的结构,癌变时的组织学差异极大,破坏了腺体的排列。前列腺癌分级很难,因为不同组织的细胞差异很大,常以其分化最差的细胞代表其生物学特性,影响预后。前列腺腺泡型腺癌的病理诊断基于腺上皮细胞排列,细胞核、细胞质及其周围间质细胞等在显微镜下的改变,但对腺上皮细胞的癌变诊断不能单独依靠某一个细胞形态改变来确诊,而应综合考量。在穿刺标本中,镜下发现拥挤排列的腺体时需要考虑前列腺癌可能。癌变细胞可能具有以下细胞形态改变:细胞核仁明显;细胞胞质呈双嗜性改变;腺腔内可见类晶体;基底细胞缺失。3 种特征性病理改变可以作为诊断前列腺癌的独立指征,目前尚未在良性腺体中观察到。这3 种改变包括:黏液样纤维组织增生(胶原小结)(mucinous fibroplasia/collagenous

micronodules）、肾小球样结构（glomerulations）和神经周侵犯（perineural invasion）。前列腺癌常为多病灶，前列腺内神经束与腺泡相邻，所以癌最常侵入神经周围间隙。前列腺癌从腺泡发生后，常向尿道方向扩展；前列腺包膜是重要屏障，若穿过包膜，则预后不良。

2.高级别前列腺上皮内瘤 前列腺上皮内瘤是前列腺导管及腺泡的被覆上皮发生的瘤变。高级别前列腺上皮内瘤（HGPIN）在前列腺穿刺标本中的发生率约为5%。HGPIN细胞学上系导管或腺泡被覆具有恶性特征的细胞，其组织结构和类型多样。几乎所有HGPIN细胞呈一致性增大和一致性核质比增加，并常可见明显的核仁。常见的HGPIN结构类型有以下4种：平坦型、簇状型、微乳头型和筛状型。临床对于HGPIN的诊断意义在于，20%~25%初诊发现孤立HGPIN的患者再次穿刺活检中可能发现癌，ISUP建议在2针或以上穿刺组织中发现HGPIN患者需行重复穿刺。

3.前列腺导管内癌 前列腺导管内癌（IDC-P）是2016年WHO前列腺癌肿瘤分类中新介绍的一种病理类型。IDC-P是发生在前列腺腺管内的前列腺恶性肿瘤，易与前列腺高级别上皮内瘤混淆。独立诊断的IDC-P仅占前列腺穿刺标本比例的0.06%~0.26%，绝大多数的IDC-P诊断时同时合并高级别的前列腺腺泡癌，因此建议当在穿刺标本中仅能检出IDC-P时，建议重复穿刺发现可能同时存在的高侵袭性腺泡癌。诊断IDC-P时，与腺腺癌中基底细胞缺失不同的是，由于肿瘤位于腺管腔内，基底细胞层保持完整，IHC可以显示基底细胞标记P63阳性。IDC-P在不同分期前列腺癌组织中的检出存在较大差异，穿刺标本中其总体的检出率约2.8%，根治标本中检出率约20%，而在转移性前列腺癌及去势抵抗性前列腺癌（CRPC）组织中检出率超过20.0%~62.5%。IDC-P在不同阶段前列腺癌患者中的检出与生化复发、转移、CRPC发生及总生存相关。

4.前列腺导管腺癌 前列腺导管腺癌（DA）是另一种少见的前列腺癌病理类型，约占前列腺癌所有病理类型的3.2%，和IDC-P类似，DA往往和腺泡癌并存，单纯的DA在前列腺癌中的比例不足0.4%。其典型病理特征是在镜下可见肿瘤细胞呈高柱状或假复层状，胞质丰富，嗜双染性，常排列呈乳头状或筛孔状结构。除了形态学上的区别，目前尚没有特异性的标记可以区分导管腺癌和腺泡癌。导管腺癌一般发生于尿道周围，患者易因出现血尿而就诊。肿瘤具有极高的侵袭性，极易发生淋巴结和骨转移。

5.前列腺尿路上皮癌 大多数前列腺尿路上皮癌属于膀胱尿路上皮癌直接累及前列腺部尿道所致，其发生率占所有膀胱尿路上皮癌的4%左右。原发于前列腺部尿路上皮或近端导管上皮的前列腺尿路上皮癌非常少见。原发前列腺尿路上皮癌易出现肉眼血尿、尿路刺激症状及梗阻症状，直肠指检亦可能发现前列腺异常。肿瘤细胞形态学和免疫表型均与膀胱尿路上皮癌极其相似。

6.前列腺基底细胞癌 前列腺基底细胞癌是起源于基底细胞的恶性肿瘤。患者往往因排尿梗阻行TURP手术发现。组织形态学改变包括基底细胞样细胞巢、基底细胞腺样或筛孔状改变。由于病理数量极少且随访时间短，基底细胞癌的生物学行为尚不明确。仅有的临床报道显示，通过对基底细胞癌患者随访结果发现基底细胞癌易发生前列腺外侵犯，转移部位包括肺、肝、阴茎及肠道。具有基底细胞样细胞巢的基底细胞癌具有更高的侵袭性。

7. 前列腺神经内分泌肿瘤　前列腺神经内分泌肿瘤包括前列腺癌伴神经内分泌分化、前列腺癌伴 Paneth 细胞样神经内分泌分化、类癌、小细胞神经内分泌癌和大细胞神经内分泌癌 5 种亚型。前列腺癌伴神经内分泌分化的诊断主要依靠神经内分泌相关免疫标记检测,包括突触素(synaptophysin,Syn)、嗜铬粒蛋白(chromogranin,CgA)和 CD56。前列腺癌伴神经内分泌分化与内分泌治疗疗效及预后的关系尚不明确,因此初诊前列腺癌病理诊断中一般不常规行神经内分泌标记物的检测。小细胞神经内分泌癌在形态学上与小细胞肺癌极其相似。40%~50% 小细胞癌为混合型,通常与 Gleason 评分在 8 分以上的腺泡腺癌合并存在。90% 的小细胞神经内分泌癌神经内分泌标记物阳性,但前列腺特异性抗原(PSA)和雄激素受体(androgen receptor,AR)阳性率极低。小细胞癌患者易出现内脏转移,骨转移多以溶骨骨转移为多见,患者预后极差。

前列腺癌细胞的显微镜下改变缺乏特异性,且前列腺癌病理诊断标本大多来源于穿刺活检,组织标本量少,确诊具有相当难度,因此前列腺(癌)特异性生物标志物在组织中的检测对确诊前列腺癌具有重要临床价值。

(二)病理诊断评分系统

前列腺癌的分级是前列腺病理诊断的重要环节。文献报道的多种分级系统中,Gleason 分级、Mostofi 分级和 MD Anderson 医院分级是 3 种主要系统。其中,Gleason 分级与前列腺癌生物学行为和预后具有较好的一致性,使用相当广泛,被 WHO(2004)和 AJCC(2002)分类标准纳入,并逐渐成为制订前列腺癌治疗方案的重要病理指标。与其他肿瘤病理分级标准不同的是,Gleason 分级并不以肿瘤细胞本身分化程度(细胞核)为准,而以前列腺癌的"排列结构类型"为评价核心,将前列腺癌组织生长归纳为 9 种类别,根据预后资料把这些不同结构排列类型归为 5 种类型。其中,与患者预后最佳的排列结构类型定义为分化最好的类型 1;而与患者预后最差的排列结构类型定义为分化最差的类型 5。鉴于前列腺癌组织具有异质性,往往在同一患者肿瘤组织可能同时存在不止一种结构类型,Gleason 教授根据不同结构类型在肿瘤组织中所占比重,将 Gleason 分级分为主要类型和次要类型,并分别按照类型级别进行评分,即形成了 Gleason 评分系统的概念。Gleason 评分介于 2~10 分,若前列腺癌组织具有两种结构类型,则其 Gleason 评分为主要结构类型+次要结构类型(例:1 个前列腺癌大部分为结构类型 5,小部分为结构类型 4,其 Gleason 评分为 5+4=9);若前列腺癌组织仅具有一种结构类型,视为主要结构类型和次要结构类型相同(例:前列腺癌具有一种结构类型 3,其 Gleason 评分为 3+3=6);若前列腺癌组织具有 3 种以上结构类型,且最高级别(预后差)的结构类型所占比例最小,在穿刺标本中其 Gleason 评分为主要结构类型+最高级别结构类型;而在根治标本中其 Gleason 评分为主要结构类型+次要结构类型,但需对最高级别结构类型及其比例加以注明。

2014 年,在 WHO 和 AJCC 发布泌尿男性生殖肿瘤新分类和 TNM 分期之前,国际泌尿病理协会(International Society of Urological Pathology,ISUP)召开了有关 Gleason 评分报告系统的共识会议,对 Gleason 分级报告系统进行了修订,之后,在 2017 年对新的分级系统再次进行了更新。这些修订或更新内容现已经被 WHO 和 AJCC 最新标准所采纳。具体更新如下。

(1)在保留 Gleason 评分的基本原则基础上,以新的 1~5 组分级系统取代原来的 Gleason 评分,即:1 组(Gleason≤6);2 组(Gleason 3+4＝7);3 组(Gleason 4+3＝7);4 组(Gleason 4+4＝8,3+5＝8,5+3＝8);5 组(Gleason 9~10)。新的分级系统具有更好的预测预后的能力,并能降低旧评分系统分值给患者带来的潜在心理负担和治疗障碍。

(2)镜下发现肿瘤的筛状或肾小球样改变时,均应评为 Gleason 评分 4 分;而黏液癌的评分仍然按照 Gleason 评分系统中肿瘤结构类型评判。

(3)导管内癌作为一种新的前列腺癌病理类型,往往与高侵袭性的前列腺腺泡癌同时存在,其单独存在的情况极其罕见。若在穿刺标本中发现独立存在的 IDC-P,不宜进行 Gleason 评分,并建议应考虑重新穿刺检出可能存在的高侵袭性腺癌成分。

(4)Gleason 评分的报告:Gleason 评分＝主要结构类型(级别)+次要结构类型(级别)。具有 3 种 Gleason 结构类型且最高级别成分数量最少时,若为穿刺标本,报告主要级别类型+最高级别类型;若为根治标本,则报告主要级别类型+次要级别类型,数量最少但为最高级别成分需在报告中加注说明。

(5)在穿刺标本、TURP 标本及根治标本中发现总分 7 分的前列腺癌时,应报告评分类型为 4 分的肿瘤组织所占肿瘤总体的比例。

(6)在穿刺标本中不适宜报告 Gleason 评分在 2~5 分的前列腺癌,而在少数患者的根治标本中可能被报告。

(7)理想的标本处理方式是穿刺标本中每一条穿刺组织单独包埋并注明其具体穿刺部位,每 1 个蜡块切 3 张间断连片,并单独报告 Gleason 评分,若患者各条穿刺组织 Gleason 评分有差异,建议在单独报告的同时,最终进行一个综合评分。对于根治标本,需对前列腺内主要的肿瘤结节进行单独评分。

四、检查

(一)直肠指检

直肠指检是首要的检查步骤,检查时要注意前列腺大小、外形,有无不规则结节,肿块的大小、硬度、扩展范围及精囊情况。直肠指检时触到硬结节者应疑为癌。一般来说,癌硬结区的质地硬如石头,但差异很大,浸润大且有间变的病灶可能相当软。

(二)实验室检查

1. 前列腺酸性磷酸酶　其缺乏特异性,但在室温下酶的稳定性差,在 24 d 内,酶存在生物学变异,酶异常增高的意义难以确定;除前列腺癌外,许多其他器官和组织的肿瘤都可引起前列腺酸性磷酸酶(PAP)增高。因此,其实用价值很受影响,现在已用 PSA 取代了 PAP 检测。

2. 前列腺特异性抗原　一种由前列腺导管上皮细胞及腺泡细胞产生的特异性糖蛋

白,存在于前列腺组织、前列腺液、血清及精液中。自20世纪70年代末应用于临床以来,其对前列腺癌的早期诊断和治疗监测所发挥的作用得到了广泛的认可,成为迄今为止最为经典的前列腺癌血清学标志物。PSA是一种比PAP更敏感的标记,但对前列腺癌的筛选诊断来说,其特异性仍不高。最近不少文献报道称,用Hybritech Tandem-R法测定血清游离PSA用以筛选前列腺癌,比用总PSA(tPSA)值更可靠。PSA在免疫组织化学方面也可作为标记,可清晰显示前列腺内的潜伏癌,还可确定转移癌是否来自前列腺,其特异性比PAP更高。

PSA的正常范围很难界定,目前欧美普遍认同tPSA>4 ng/mL或>3 ng/mL时为异常,但tPSA≤4 ng/mL时,PCa的发病率也是不容忽视的。当tPSA>10 ng/mL时,前列腺癌的患病率高达70%左右,因此,排除其他可能引起血清PSA升高的因素后,倾向于对tPSA>10 ng/mL的患者行前列腺穿刺活检。而当血清tPSA在4~10 ng/mL时,我国多中心数据显示穿刺阳性率约为15.9%。如何区分哪些人患癌风险更大,这至今仍是泌尿外科医师面临的一个难题。国际上多将tPSA处于4~10 ng/mL称作PSA灰区,为了提高PSA位于灰区时的诊断效率,减少不必要的穿刺,由PSA衍生出了很多指标,可以帮助指导临床是否进行前列腺穿刺的决策制订。

2022版《CSCO前列腺癌诊疗指南》新增对携带*MSH2*、*PALB2A*或*ATM*突变且年龄大于40岁的中国男性,推荐接受PSA筛查,此次更新是基于一项中国人群的大样本全国多中心队列研究。该研究纳入了复旦大学附属肿瘤医院、中国香港大学威尔士亲王医院、四川大学华西医院、中山大学肿瘤防治中心等中心的1 836例中国前列腺癌患者,分析了胚系基因突变与临床特征的关系,研究表明除*BRCA2*基因外,携带*MSH2*、*PALB2A*或*ATM*基因胚系致病性突变的中国男性,患前列腺癌的风险显著增加,分别是非突变人群的15.8、5.1、5.3倍。因此,对于携带这些致病型胚系突变的人群,推荐更早接受PSA筛查。此外,对于PSA筛查异常的男性,应进一步复检PSA,对于仍出现异常者,可使用尿液、前列腺健康指数(PHI)、影像学、风险计算器进行进一步精准诊断。使用风险分层工具如PHI可以减少MRI扫描和穿刺。根据一项纳入545例初次活检男性,比较评估多种诊断路径的前瞻性多中心研究,使用PHI≥30作为风险分层工具决定是否进行MRI扫描以及穿刺时,将减少约25%的MRI扫描和穿刺。

3. PSA比值 血清中PSA的总含量称为tPSA,其中70%~80% PSA主要与α1-抗糜蛋白酶(α1-ACT)相结合;5%~10%与α2-巨球蛋白(α2-MG)结合,但因其不具免疫活性,无法用现有方法检测。还有少量PSA以游离形式存在,称为fPSA。测定不同形式的PSA有助于鉴别前列腺癌和前列腺增生。研究发现前列腺癌患者的血清PSA-ACT复合体明显高于良性前列腺增生(BPH)患者,相应fPSA低于BPH患者。

4. PSA速率 正常情况下,前列腺上皮细胞处于生存与凋亡相协调的平衡状态,血清PSA并不随时间推移而产生明显变化。随着年龄的增大、前列腺的增生、上皮细胞的增多,血清PSA每年约增高0.04 ng/mL。前列腺癌患者血清PSA增长速度加快,故长期监测PSA速率(PSAV)进行动态观察,有助于早期诊断前列腺癌。目前,国内外普遍以PSAV>0.75 ng/mL为异常,结合DRE、TRUS、前列腺穿刺等,争取尽早发现前列腺癌。不过由于 PSAV 需要每年检测和连续动态观察,检测的误差、波动性等一定程度上限制了其在临床的应用。

5. 前列腺特异性膜抗原　前列腺特异性膜抗原(PSMA)是存在于前列腺上皮细胞膜的一种 II 型跨膜糖蛋白,它在人体正常前列腺细胞、前列腺癌细胞以及前列腺癌骨转移病灶和淋巴结转移病灶中均有特异性表达,且在前列腺癌中表达最高,在良性前列腺细胞中表达较低,而在人体的其他组织中几乎不表达,或者仅有极微量表达(如有些血管内皮细胞),具有很高的组织特异性。前列腺细胞在正常情况下一般不能进入血液循环,但前列腺癌细胞具有局部侵袭和破坏的能力,使少量癌细胞在肿瘤的早期阶段就进入血液循环,并且通过多种途径躲避机体的免疫监视,逃逸机体的免疫攻击,从而随着血液循环定植于远处器官,形成肿瘤转移病灶。因此如果能及时检测出血液中的前列腺癌肿瘤细胞的存在,既可以明确前列腺癌的诊断,也有利于前列腺癌预后的监测。而 PSMA 具有良好的组织特异性,可能为前列腺癌的早期诊断提高帮助。Kawakami 等还发现一种PSMA 的异构体 PSMA′,它只局限表达于正常前列腺组织的基底细胞中,但在前列腺癌组织中却分布更为广泛,且癌细胞分化越差,其分布越广泛,含量越高,尤其在去势抵抗性前列腺癌(CRPC)中表达更高。Wright 等研究发现雄激素可以使 PSMA 表达明显降低,PSA 表达升高,而在已去势患者中却使 PSMA 的表达升高,PSA 降低,所以认为 PSMA 是监测复发、评估疗效的良好指标。基于 PSMA 良好的组织特异性,以其为靶点的新兴分子影像学检查、免疫靶向治疗也均已在临床开展并取得初步的效果。

6. 人激肽释放酶 2　人激肽释放酶 2(human kallikrein 2,hK2)是激肽释放酶家族中另一位重要成员,它与 hK3(PSA)的氨基酸同源性高达 80%。由于其很多特性都与 PSA相似,因此它有可能成为一种新型的前列腺癌生物标志物。hK2 在良性组织中表达非常少,而在肿瘤组织中却高度表达。因此,hK2 联合 PSA 的应用,可在保持较高特异性的前提下,提高前列腺癌的诊断准确率。Braun K 等通过一项多中心研究发现,hK2 联合其他临床指标来预测前列腺穿刺活检阳性率,比单独应用 PSA 效果更佳,可将预测的准确率从 62% 提高到 68%,尤其是对 Gleason 评分>6 分的前列腺癌效果更佳。另外,hK2 可能与肿瘤的侵袭能力相关,可用于前列腺癌预后的评估。现阶段包含了 hK2、hK3(PSA)等的激肽释放酶试剂盒(4Kscore)被广泛应用,它可显著提高诊断前列腺癌准确率,减少不必要的穿刺活检。

7. p2PSA　血清中 PSA 主要与蛋白酶相结合,另外一小部分则以游离(fPSA)形式存在。proPSA 则是 fPSA 中的一种,它可在 hK2 的激活下裂解前导肽后形成 PSA。而其中一种特殊的 proPSA 即(−2)proPSA(p2PSA)可不受 hK2 影响,在血液中比较稳定。因此,由 p2PSA 衍生出很多指标如前列腺健康指数(PHI)、p2PSA/fPSA 可用于辅助前列腺癌的诊断,且其对前列腺穿刺阳性的预测能力甚至优于 PSA。欧洲的 PROMETHEUS 研究即通过单独或联合使用 p2PSA 对 646 例 PSA 介于 2~10 ng/mL 之间的可疑前列腺癌患者进行评估,结果发现其对活检结果阳性的预测准确率高达 70%,很大程度上避免了不必要的穿刺活检,明显优于单独使用 PSA 的预测效率。

8. 循环肿瘤细胞　循环肿瘤细胞(circulating tumor cells,CTCs)可能与肿瘤的复发和转移有关,是很早以前就被用作评估肿瘤预后和治疗效果的标志物。但是由于 CTCs 难以分离鉴定,因此近些年关于 CTCs 的研究有所迟滞。目前,普遍认同的 CTCs 分离法是美国 FDA 批准的 Cell Search。Bono 等为研究 CRPC 患者 CTCs 数与总生存期的关系,根据患者化疗前的 CTCs 数量,将患者分成 CTCs<5 和 CTCs≥5 两组。结果发现,前者的平均生存期要比后者长近 10 个月。进一步研究发现,化疗后 CTCs 下降到 5 以下的患者组,其总生存期也要优于化疗后 CTCs≥5 患者组。可见 CTCs 数量与前列腺癌预后有较好的相关性。Goodman 等研究发现外周血的 CTCs 数量不仅可用于评估患者内分泌治疗的效果,还能预测前列腺癌向 CRPC 进展的风险。未来,CTCs 有可能成为一种新型的非侵入性诊断标志物,为前列腺癌患者提供实时的“液态穿刺”指导,在患者的预后评估、疗效评价及个体化治疗中发挥重要作用。

9. 前列腺癌抗原 3　前列腺癌抗原 3(PCA3)是目前美国 FDA 唯一批准的可用于临床诊断前列腺癌的 lncRNA。1999 年 Bussemakers 等率先发现 PCA3 在前列腺癌组织中高表达,且具有较高特异性,而在 BPH 组织中低表达,在其他器官组织中几乎不表达。近些年,很多研究证实 PCA3 在恶性组织中的水平远高于在良性组织中的水平,PCA3 对于前列腺癌诊断的特异性甚至优于 PSA,在评估是否需要穿刺、减少前列腺癌筛查所带来的过度诊断和治疗问题上具有良好的应用前景。PCA3 的检测需要先进行前列腺按摩,通常在前列腺左右叶及中央沟各触压 3 次后再搜集尿液标本进行 PCA3 的检测。另外 PCA3 的水平可能与肿瘤恶性程度有一定关系,惰性前列腺癌的 PCA3 水平明显低于临床型前列腺癌,可用于指导鉴别哪些前列腺癌患者适合进行主动监测。但尿液中 PCA3 的正常值范围仍存争议。研究表明,PCA3<5 时,穿刺阳性率只有 14%,而 PCA3>100 时穿刺阳性率达到 70% 以上,选择不同的分界值就有着不同的灵敏性和特异性。Bradley 和他的同事通过大规模的回顾性研究,选择 25 为分界值,发现其灵敏性可达到 74%,特异性达到 57%。美国 FDA 所批准的研究均是以 25 为参考值。中国学者王富博等对 500 名前列腺穿刺患者的尿液进行 PCA3 检测,发现 PCA3 在 PSA 4~10 ng/mL 的患者中的诊断效能优于 tPSA 及 fPSA/tPSA,但与 PSAD 类似,提示该诊断指标对于这部分患者具有一定诊断效能的提高。

10. 融合基因　融合基因是一种新兴的肿瘤生物标记物。2005 年 Tomlins 和他的同事发现约 80% 的前列腺癌组织标本内出现多个基因重排,ETS 相关基因(ETS-related gene,ERG)可以和 TMPRSS-2 基因之间发生融合,从而使 ETS 利用 TMPRSS-2 基因的启动子来激活自身的表达,这一里程碑式的发现开启了人们将它作为前列腺癌诊断标志物的研究。通过染色体分析、免疫组织化学等方法检测前列腺组织中的融合基因,对于协助诊断前列腺癌是一种可行的方法。但是前列腺组织取材困难,对患者造成创伤,不利于反复取材测定,因此,更加理想的检测方式是尿液融合基因的检测。Laxman 通过对直肠指检(DRE)后的尿液进行检测也发现,如果尿液中出现融合基因,更支持患者进一步行穿刺检查。

11. PCA3 及 TMPRSS-2　ERG 融合基因等新型标志物对诊断前列腺癌都有着较高的特异性,但单独应用敏感性均较低。近年来,人们开始联合多种标志物共同检测,辅助诊断前列腺癌。2007 年 Hessels 等发现同时检测尿液中的 *TMPRSS-2：ERG* 融合基因和 PCA3 能改善前列腺癌诊断的敏感性。后续的研究也发现联合 PCA 和 *TMPRSS-2：ERG* 融合基因不仅能提高对前列腺癌诊断的准确率，还可预测前列腺癌的恶性程度及 Gleason 评分。尚有研究显示，同时检测血清中 PSA、尿液中的 PCA3 和 *TMPRSS-2：ERG* 融合基因，可明显提高穿刺阳性率，并可用于监测选择主动监测的前列腺癌患者的病情进展。

12. 肌氨酸 众所周知，细胞癌变后会发生代谢的改变，然而过去很少有研究去探索肿瘤细胞和正常细胞在代谢上的差异。近期有研究利用色谱分析法和质谱分析法，揭示了很多前列腺良性病变和恶性病变在代谢组学上存在的重要不同点，其可用于准确地识别前列腺癌，并为前列腺癌的预后提供指导。因此前列腺癌的尿代谢组学也是极有可能应用于临床的肿瘤标记物，其中以肌氨酸最为突出。肌氨酸是甘氨酸代谢及降解的产物，在前列腺癌患者尿液中表达增多。Sreekumar 等通过检测临床 262 名患者的尿液、组织、血液的样本发现肌氨酸在前列腺癌患者尿液中高表达。

13. α-甲酰辅酶 A 消旋酶 α-甲酰辅酶 A 消旋酶（α-methylacyl coenzyme A racemase，AMACR）是异构酶家族中的一员，其基因位于 5 号染色体上，主要作用是参与胆汁酸的异构体转化和支链脂肪酸及其衍生物的 β 氧化代谢。经证实 AMACR 在结直肠腺瘤、胃癌、肝细胞癌等多种肿瘤组织中均表达上调。而近年大量的研究表明 AMACR 在前列腺肿瘤上皮细胞中高表达，这意味着 AMACR 可能成为诊断前列腺癌的重要生物标志物。Luo 等发现 88% 的前列腺癌组织中，AMACR 都呈强阳性。但是单独检测 AMACR 仍然会出现很多假阳性，不同程度的上皮内瘤变（PIN）和正常组织中均会表达不同程度的 AMACR，而将 AMACR 与 *p63* 基因联合应用（AMACR/34PE12/p63 复合式抗体双染法）则可明显提高前列腺癌早期诊断的准确率。另外 AMACR 的染色阳性程度，对前列腺癌的预后也可能有着一定的指导意义。

14. 谷胱甘肽-S-转移酶 1 表观遗传修饰主要包括 DNA 的甲基化及组蛋白的乙酰化等。基因的启动子含有多个富含 G、C 碱基的区域，称为 CpG 岛。这些区域的甲基化可能会影响下游基因的表达水平，与癌症的发生有关。另外，长期的环境因素刺激，如生活中的压力、饮食等，都会影响 DNA 甲基化，增加肿瘤的风险。谷胱甘肽-S-转移酶 1（GSTP1）是一个重要的多功能解毒酶，可促进致癌物质的代谢，是首个被发现的组织甲基化标记物。研究表明 GSTP1 的超甲基化在区别前列腺良性病变和恶性病变有显著的统计学意义，正常细胞 GSTP1 的缺失可能与细胞的恶变有关。

15. 基因表达谱 十多年来，大量的研究报告表明由众多基因联合构成的前列腺癌标志物比单一基因诊断更准确。随着基因组学的发展，人们能够更容易地检测前列腺组织中基因的表达谱。很多实验室研究都将基因表达谱用于前列腺癌患者的危险分层，并且逐渐商业化，例如：用 Prolaris 危险分层评估前列腺癌进展及死亡风险；用 OncotypeDx 危险分层评估前列腺癌根治术后生化复发可能性；用 Decipher 危险分层评估高危患者或生化复发患者发生转移的可能性。新版指南新增推荐局限性的前列腺癌患者考虑接受基因检测，尤其是携带不良病理因素的患者。有研究表明约 50% 的局部晚期/转移性导管内癌（IDC-P）前列腺癌患者存在致病性体系突变，包括 *BRACA2*、*ATM*、*CDK12*、*CHEK2*

和 *PALB2* 等基因,因此对于该类患者,应尽早接受基因检测,从而指导后续治疗。此外,血浆 ctDNA 与组织检测具有较高的一致率,可在组织标本不能获取时,作为替代样。

总之,基于肿瘤标志物的前列腺癌早期诊断可明显改善患者的预后,作为前列腺癌经典标志物的 PSA 及其衍生指标的应用虽然在临床使用中广为接受,但其诊断的特异性仍有待提高。随着肿瘤分子生物领域的技术革新和研究探索,现已发现众多的新型前列腺癌生物标记物,尽管现在很多研究还局限于实验室阶段,随着研究的不断深入,新的肿瘤标记物终将在临床上为指导前列腺癌的早期诊断发挥重要作用。

(三)影像学检查

到 20 世纪 90 年代,影像检查仍几乎无法诊断前列腺癌,仅被用于引导前列腺穿刺(超声检查)和评估盆腔淋巴结转移(CT 等)及骨转移(骨扫描)情况。近年来随着影像诊断设备、技术及水平的提高,其在前列腺癌早期诊断中扮演着越来越重要的角色。现代的影像检查技术不仅能够早期发现局限在前列腺包膜内的前列腺癌可疑病灶,并可进一步指导更加精准的穿刺检查,预测肿瘤 Gleason 评分,作为患者动态随访指标等。这些影像诊断上的巨大进步无疑优化患者诊疗流程,其临床运用也得到了越来越多的泌尿外科医师的认可。

1. 直肠超声检查(TRUS)　在超声下前列腺显示内腺和外腺 2 个独立的区域,其中内腺包括尿道周围区域及移行带,外腺包括中央带及外周带。外腺部分通常回声高于内腺,前列腺癌好发于外周带,肿瘤病灶在此区域多呈低回声表现,但也有高达 30% 的表现为等回声,极少数也可呈高回声表现,位于内腺区域的前列腺癌病灶回声与良性增生结节相似。并非所有低回声结节都为恶性,需与前列腺炎、前列腺增生结节、前列腺萎缩、前列腺肉芽肿性疾病鉴别。临床常规使用的 TRUS 诊断前列腺癌的敏感性和特异性不高,在评估前列腺癌包膜外侵犯、神经血管束侵犯及精囊侵犯方面效果也不甚理想。对前列腺内的低回声结节进行穿刺仅有 9% 的可能性为前列腺癌。若该结节位于外周带,其确诊为前列腺癌的可能性上升至 41%;若患者同时伴有 PSA 升高,则其为前列腺癌的可能性上升至 52%;若该患者 DRE 阳性,可能性为 61%;若同时有 PSA 升高和 DRE 阳性,可能性上升至 70%。为提高超声检查对前列腺癌的诊断效能,近年来有学者在超声造影及超声弹力成像等方面做出探索。超声造影可提高前列腺癌诊断的敏感性,但特异性无明显提高。两项大规模的临床研究结果显示超声造影诊断前列腺癌的敏感性为 71%~81%,特异性仅为 46%~48%。超声弹力成像诊断前列腺癌的敏感性为 72%~84%,超声弹力成像对发现外周带的前列腺癌特异性较高,为 85%~93%。但受限于技术本身,其发现内腺区域前列腺癌的能力有限。超声检查未被推荐为一线的前列腺癌筛查手段,但 TRUS 技术目前仍是前列腺系统活检标准的引导方式,在临床普遍应用。在国内部分中心,将超声与 MRI 技术结合,开展超声–MRI 影像融合引导的前列腺靶向穿刺,提高了前列腺癌的早期诊断率。

2. CT　CT 在诊断早期前列腺癌的价值非常有限。其主要原因有:①癌组织与正常或增生的前列腺组织 CT 值极其相近难以区别。②部分前列腺癌可表现为密度不均匀病灶,但前列腺增生在 CT 上也可有同样表现,故即使在前列腺内发现密度不均匀病灶也难加以鉴别。③前列腺癌和前列腺增生都可导致前列腺形态不规则,因此从形态方面也很难将前列腺癌和前列腺增生加以鉴别。临床中鲜有使用 CT 来诊断前列腺癌,但 CT 在评估盆腔淋巴结转移和骨转移方面有一定的使用价值。文献报道,其诊断淋巴结转移的准确性约为 81%。骨骼是前列腺癌最好发的转移部位,研究表明大部分前列腺癌骨转移为成骨性骨转移,也有部分为溶骨性或混合性骨转移,CT 有助于发现成骨性前列腺癌转移病灶,但其敏感性低于 MRI。

3. X 射线检查　静脉尿路造影对了解上尿路的情况很有必要,并可提供膀胱颈部扩散的线索;排尿后的 X 射线片可以显示残余尿量;胸部及骨骼 X 射线检查对肿瘤分期十分必要,骨转移性癌典型征象是成骨性表现,但有时也会有溶骨现象。任何骨骼均可被侵犯,但骨盆和腰椎是早期转移最常见的部位。前列腺癌的膀胱尿道造影显示,缺乏正常前列腺曲线,伴有尿道僵硬、狭窄。当膀胱受侵犯时,膀胱底部可见不规则的充盈缺损。

4. MRI　MRI 因其良好的软组织对比及多序列多方位的扫描方式,在前列腺癌早期诊断、病灶定位、预测 Gleason 评分、评估侵犯范围、评估疗效等方面得到越来越广泛的运用。当前联合解剖学磁共振和功能学磁共振技术的多参数磁共振(multi parameter-MRI,MP-MRI)技术,在早期发现前列腺癌及对其进行特征性描述方面展现出了独特优势,获得广泛的认可。

(1)磁共振序列选择　根据最新前列腺影像报告和数据系统 2(PI-RADS 2)推荐使用的磁共振序列包括 T_1WI、小 FOV 高清横断位 T_2WI、小 FOV 高清横断位抑脂 T_2WI、小 FOV 高清冠状位 T_2WI、小 FOV 高清矢状位 T_2WI、包含至少 2 个 b 值的扩散加权成像(DWI)以及动态增强磁共振(DCE),早年间使用的磁共振波谱成像因其较低的诊断效能已不推荐使用。

(2)检查前准备　了解受检者包括 PSA 水平、家族史、直肠指检结果、是否有穿刺史、穿刺时间及结果等。如检查目的是获得临床分期,为避免穿刺后出血的影响,推荐穿刺后至少 6 周接受磁共振检查;若接受检查的目的是发现并描述临床有意义前列腺癌病灶,则穿刺后即可接受磁共振检查。患者检查前排空肠道对 DWI 成像意义重大,尤其是长期便秘的患者推荐使用开塞露清洁直肠。磁共振机器选择方面推荐使用 1.5~3.0 T,不推荐使用低于 1.5 T 的系统。当患者体内有植入物,尤其是植入物位于骨盆及骨盆周围时推荐使用 1.5 T 以减少伪影。随着相控阵线圈的广泛使用,图像质量已经完全能达到和直肠线圈相当的程度,因此已不常规推荐使用直肠内线圈。

(3)PI-RADS V2 分类评分标准　PI-RADS V2 中将有临床意义的前列腺癌定义为 Gleason 评分≥7 分、肿瘤体积≥0.5 cm³、腺体外侵犯。根据前列腺 T_2WI、DWI 及 DCE 的综合表现,对有临床意义前列腺癌的可能性给出了评分方法。具体为:1 分,非常低,极不可能存在;2 分,低,不可能存在;3 分,中等,可疑存在;4 分,高,可能存在;5 分,非常高,极有可能存在。PI-RADS 评分 4 或 5 分应考虑活检。对于前列腺外周带(peripheral zone,PZ)的病变以 DWI 结果为主,例如 DWI 评分为 4 分,T_2WI 评分为 2 分,则 PI-RADS

评分为4分；前列腺移行带(transitional zone, TZ)疾病以 T_2WI 结果为主，但DWI也起到重要作用。PI-RADS中 T_2WI 应用分类标准： T_2WI 能清晰显示前列腺解剖结构，评估腺体内异常、精囊侵犯、包膜外侵犯以及淋巴结受累情况。有临床意义的外周带前列腺癌在 T_2WI 上通常表现为低信号，但特异性低，其他良性病变(如前列腺炎、出血、腺体萎缩、良性增生、活检瘢痕及治疗后)也可出现低信号。

(4)扩散加权成像分类标准　扩散加权成像(DWI)是通过施加扩散梯度场评估组织内水分子活动受限程度，从而推测所检测组织性质的一种功能磁共振成像方式。DWI还可以作为评估肿瘤侵袭性的非侵入性生物标记物。通过至少两个b值可以计算表观扩散系数(ADC)，并借ADC预测肿瘤的Gleason分级。因此在采集DWI数据时推荐至少使用两个b值，较小的b值选择 $50\sim100$ s/mm^2 ，较大的b值选择 $800\sim1\ 000$ s/mm^2 。前列腺癌在DWI上通常表现为DWI高信号，尤其是在高b值(b值 $>1\ 000$ s/mm^2)DWI上这一特点更为明显。

(5)PI-RADS中DCE应用分类标准　在 T_2WI 及DWI等序列基础上，结合DCE扫描可明显提高前列腺癌检出率，其定量分析有助于鉴别前列腺增生。DCE扫描分为定量和半定量2种，前者采用房室药物动力学模型，后者则是利用时间-信号强度曲线进行分析。PI-RADS的DCE评分标准为DCE阴性(具有以下特点的三者之一)：早期无强化；此后弥漫性增强，在 T_2WI 或DWI上无相应的局灶性表现；对应病变在DWI上显示为前列腺增生特征，呈局灶性增强。DCE阳性：局灶性，早于或与邻近正常前列腺组织同时强化，与 T_2WI 和(或)DWI相应可疑病变区域符合。DCE的主要作用是避免遗漏小的病变。当前列腺PZ的DWI PI-RADS评分为3分时，DCE阴性；其PI-RADS评分仍为3分，DCE阳性，则PI-RADS评分为4分。值得说明的是DCE阳性或阴性对PIRADS评分1、2、4、5分无影响。

5.放射性核素骨扫描　前列腺癌的最常见远处转移部位是骨骼，并多为成骨性骨转移病灶。临床常用的检测前列腺癌骨转移病灶的方法为ECT。对于 PSA<10 ng/mL、Gleason评分≤7分、无骨痛的患者不常规推荐ECT检查，但对于中、高危组前列腺癌患者推荐术前常规行ECT检查。对于前列腺癌骨转移病灶，尤其是多发骨转移的患者，ECT是敏感的检查方法，可比常规X射线片提前 $3\sim6$ 个月发现骨转移病灶。ECT扫描最常使用的放射性核为 ^{99m}Tc-MDP，由于前列腺癌骨转移病灶大部分是成骨性转移，成骨过程中需要大量的羟基磷灰石结晶，该放射性核素可通过化学吸附结合于羟基磷灰石结晶上，达到检查前列腺癌骨转移的目的。吸附的主要影响因素是骨骼的血供状态和新骨的形成速率，因此对于那些破骨转移病灶，或者早期局限于骨髓腔内成骨尚不活跃的病灶 ^{99m}Tc-MDP缺乏检出能力。针对高度怀疑骨转移而ECT扫描阴性的前列腺癌患者可推荐其使用全身磁共振、 ^{18}F-fluoride PET-CT或 $^{18}F/^{11}C$-choline PET-CT进行评估(由于前列腺癌是属于低 ^{18}F-FDG摄取型肿瘤，所以不推荐使用)。由于 ^{99m}Tc-MDP不是直接检测转移肿瘤细胞而是通过检测病灶部位成骨是否活跃而推测其为转移病灶的检测原理，因此如陈旧性骨折、骨质增生、退行性改变也会表现为 ^{99m}Tc-MDP的异常摄取增高，导致检测结果假阳性，对此类病灶可进一步行MRI检查，评估其是否为转移病灶。近年

来也有使用 PSMA 靶向核素检测前列腺癌骨转移的研究,最新的结果显示,其检测结果非常具有前景,但尚未大规模使用,临床诊断价值及诊断后对治疗的影响有待进一步评估。

6. 分子影像　分子影像是近年来新兴的影像成像方式,其在判断前列腺癌生物学异质性中表现出一定的潜力。当前有很多分子影像的靶向造影剂已经进入临床或者临床前期试验研究。常用的前列腺癌探针包括细胞代谢型探针,前列腺特异性膜抗原(prostate specific membrane antigen,PSMA)靶向型探针,放射性标记的胆碱类似物、氨基酸类似物、核苷酸类似物探针,雄激素受体(androgen receptor,AR)探针及胃泌素释放肽受体(gastrin releasing peptide receptor,GRPR)靶向探针等。通过这些探针的运用,我们可以从前列腺癌细胞代谢水平、PSAM 表达水平、AR 表达水平、GRPR 表达水平等不同方面评估前列腺癌生物学行为,以指导下一步的临床治疗后预后评估,其应用前景巨大,在未来的前列腺癌精准诊断和精准治疗中值得期待。

7. 前列腺穿刺活检　目前,以 PSA 筛查为基础的前列腺癌早期诊断体系中,经直肠超声引导下的系统性前列腺穿刺活检成为诊断前列腺癌的标准路径。针吸细胞学穿刺活检和手指引导下的前列腺穿刺活检都不是前列腺穿刺活检的标准方式。

(1)穿刺指征　前列腺穿刺活检的指征存在诸多争议,主要的争议点集中在以 PSA 为基础的前列腺癌筛查上。在通过对两个大规模对照研究 PLCO 和 ERSPC 的分析后发现,在 55~69 岁男性人群中,PSA 筛查可以增加前列腺癌的检出率,但并不能增加患者前列腺癌特异的生存期和总生存期。另外一项大型的研究分别在中位随访期为 9 年和 13 年时的数据提示,PSA 筛查能够降低前列腺癌的死亡率。虽然存在争议,但不可否认的是,在降低 PSA 筛查的力度后,前列腺穿刺活检的数量减少的同时使高危前列腺癌的检出比例增高,但同时漏诊了大量中危的临床可治愈的前列腺癌。前列腺穿刺活检指征的把握同样存在这样的问题,将穿刺目标定位于高危前列腺癌人群是减少不必要穿刺的有效手段,比如年龄大于 50 岁或者有家族史的人群。队列研究中对危险因素的分析和筛选也是一种非常有效地减少不必要穿刺的手段,但对于不同危险因素在穿刺策略制定中的权重还不清楚,有待进一步的研究。中国前列腺癌联盟(CPCC)开展的一项前列腺穿刺活检现状调查结果显示,我国前列腺穿刺活检患者与欧美国家相比具有 PSA 高、前列腺体积小、Gleason 评分高、阳性率低等特点。

结合我国前列腺癌的发病特点,前列腺穿刺活检的推荐指征是:①直肠指检(digital rectal examination,DRE)发现前列腺可疑结节,任何 PSA 值;②经直肠前列腺超声(transrectal ultrasonography,TRUS)或 MRI 发现可疑病灶,任何 PSA 值;③PSA>10 ng/mL;④PSA 4~10 ng/mL,fPSA/tPSA 可疑或 PSAD 值可疑。

重复穿刺指征为当前列腺穿刺结果为阴性,但 DRE、复查 PSA 仍提示可疑前列腺癌时,可考虑再次行前列腺穿刺。如具有以下情况需要重复穿刺:①首次穿刺病理发现非典型性增生或高级别 PIN,尤其是多种病理结果如上;②复查 PSA>10 ng/mL;③复查 PSA 4~10 ng/mL,fPSA/tPSA、PSAD 值、DRE 或影像学表现异常,如 TRUS 或 MRI 检查提示可疑癌灶,可在影像融合技术下行目标点的靶向穿刺;在 PSA 4~10 ng/mL,fPSA/tPSA、

PSAD 值、DRE 或影像学表现均正常的情况下，每 3 个月复查 PSA。如 PSA 连续 2 次>10 ng/mL，或 PSA 速率（PSAV）>0.75 ng/（mL·年），需要重复穿刺。

（2）前列腺穿刺的禁忌证　①处于急性感染期、发热期；②有高血压危象；③处于心脏功能不全失代偿期；④有严重出血倾向的疾病；⑤处于糖尿病血糖不稳定期；⑥有严重的内、外痔，肛周或直肠病变。

（3）穿刺术前准备

1）抗凝剂的停用：有心脑血管病风险、支架植入病史的长期口服抗凝或抗血小板药物的患者，围手术期应综合评估出血风险及心脑血管疾病风险，慎重决定相关药物的使用。尽管有基于西方人群的前瞻性研究结果表明，前列腺穿刺时不停用小剂量阿司匹林并不增加严重出血的风险，但多数学者仍建议手围术期停用抗凝及抗血小板药物。阿司匹林及其他非甾体抗炎药穿刺前应停用 3~5 d，氯吡格雷应停用 7 d，噻氯匹定应停用 14 d，双香豆素建议停用 4~5 d。

2）抗生素的使用：经直肠穿刺需要口服或者静脉应用抗生素，喹诺酮类是首选的药物，环丙沙星要优于氧氟沙星。但随着喹诺酮类药物耐药的增加，近年也有 AUA 指南将氨基糖苷类和三代头孢类抗生素列入推荐药物。经会阴前列腺穿刺前不需要预防性应用抗生素。

（4）穿刺点位　经直肠穿刺活检来源于 Hodges 等引于 1989 年提出的前列腺 6 针系统穿刺法，但穿刺阳性率仅为 20%~30%，已不作为初次穿刺的首选。建议前列腺体积为 30~40 mL 的患者，需接受不少于 8 针的穿刺活检，推荐 10~12 针系统穿刺作为基线（初次）前列腺穿刺策略。经会阴穿刺活检阳性率与经直肠穿刺类似，穿刺方式有两种，一种为不用模板的自由手穿刺，另一种是用模板的穿刺，两种方式具有类似的效果。目前经会阴的穿刺没有固定的点位模式，因前列腺癌好发于前列腺的外周带，以穿刺点分布在外周带为主的方式是目前常用的方式。

系统性前列腺穿刺活检具有 25%~30% 的漏诊率，穿刺盲区是漏诊的主要原因。近年来，影像学技术的进步为前列腺穿刺活检提供了可疑癌灶的空间位置靶点，其中最具代表性的影像学检查是多参数磁共振，其对前列腺癌诊断敏感性和特异性 AUC 曲线下面积可达 0.97。在此基础上，基于磁共振检查的前列腺靶向穿刺可提高总体的穿刺阳性率，特别是高级别、临床显著性前列腺癌的穿刺阳性率，同时减少低级别、非临床型前列腺癌的检出。目前基于磁共振图像的靶向穿刺活检的方法主要有 3 种：磁共振引导下的靶向穿刺、磁共振超声融合引导下的靶向穿刺、认知融合靶向穿刺。在临床显著性前列腺癌的检出率上，三者没有明显区别，总体检出率只是磁共振引导下的靶向穿刺高于认知融合靶向穿刺，其他任意两者比较都没有差别。从成本来说，前两者都需要较好的硬件平台，成本较高，而后者成本较低，但其准确度和医师的经验和操作技能密切相关。为了缩短认知融合靶向穿刺的学习曲线，降低学习难度，也有国内学者提出了经会阴三维定位靶向穿刺的方法和经直肠 3D 打印技术辅助认知融合的方法。除了基于多参数磁共振的靶向穿刺外，还有诸如基于前列腺超声的组织特征分析技术（PHS）、抗 PSMA 超声造影技术、人工智能超声 CT 和 PET-CT 等。其中人工智能超声 CT 是人工智能在前列腺靶向穿刺领域的成功应用案例,该技术采用计算机辅助的人工神经网络式模块对传统的 TRUS 图像进行分析及标记,可以在较少的穿刺针数基础上获得较高的穿刺阳性率。

五、分期

前列腺癌的分期是前列腺临床诊疗策略制订的重要依据,目前常用 Whitmore-Jewett 分期和国际抗癌协会的 TNM 分期。

(一)Whitmore-Jewett 分期

A 期:不能触及肿物,因手术或筛选发现。

　　A_1 期:局灶癌。

　　A_2 期:弥漫癌。

B 期:直肠指检触及肿瘤。

　　B_1 期:结节≤1.5 cm。

　　B_2 期:结节>1.5 cm。

C 期:肿瘤穿过前列腺包膜。

　　C_1 期:包膜外小肿瘤。

　　C_2 期:肿瘤侵犯膀胱颈、精囊。

D 期:肿瘤有转移。

　　D_1 期:骨盆淋巴结转移。

　　D_2 期:骨、远处淋巴结、器官、软组织转移。

　　D_3 期:内分泌治疗无反应。

(二)TNM 分期

1. 临床分期　　包括 T、N、M 分期。

T 分期如下。

T_x:原发病灶不能评估。

T_0:没有原发病灶。

T_1:临床不可触及肿瘤。

　　T_{1a}:偶发肿瘤占电切组织小于 5%。

　　T_{1b}:偶发肿瘤占电切组织大于 5%。

　　T_{1c}:因为 PSA 升高穿刺活检发现前列腺癌。

T_2:肿瘤可以触及并局限在前列腺内。

　　T_{2a}:肿瘤局限在小于一叶的一半范围内。

　　T_{2b}:肿瘤局限于一叶内,但大于一叶的一半。

　　T_{2c}:肿瘤侵犯两侧叶。

T_3:肿瘤侵犯前列腺包膜。

　　T_{3a}:包膜外侵犯(单侧或者双侧),包括镜下发现膀胱颈口侵犯。

T_{3b}:肿瘤侵犯精囊。

T_4:肿瘤固定并且侵犯除精囊之外的其他邻近结构:外括约肌、直肠、肛提肌和(或)盆壁。

N 分期如下。

N_x:区域淋巴结不能评估。

N_0:没有区域淋巴结转移。

N_1:有区域淋巴结转移。

M 分期如下。

M_0:无远处转移。

M_1:有远处转移。

M_{1a}:区域外淋巴结转移。

M_{1b}:骨转移。

M_{1c}:其他脏器转移。

2. *病理分期*　包括 pT、pN 分期。

pT 分期如下。

pT_2:局限于前列腺(第 8 版 AJCC 将不分 a、b、c)。

pT_{2a}:肿瘤限于单叶的 1/2。

pT_{2b}:肿瘤超过单叶的 1/2 但限于该单叶。

pT_{2c}:肿瘤侵犯两叶。

pT_3:突破前列腺。

pT_{3a}:突破前列腺。

pT_{3b}:侵犯精囊。

pT_4:侵犯膀胱和直肠。

pN 分期如下。

PN_x:无区域淋巴结取材标本。

pN_0:无区域淋巴结转移。

pN_1:区域淋巴结转移。

说明:

(1)侵犯前列腺尖部或者侵入(不是超过)前列腺包膜是不被认定为 T_3 期的,而是被认定为 T_2 期。

(2)转移病灶直径不大于 0.2 cm 可以被称为 pN_{mi},$T_{2a\sim 2c}$ 只存在临床 T_2(cT_2),对病理 T_2 来说,在 2017 版的 TNM 分期中已经不存在,只有 pT_2 存在。

(3)当多于一处的转移存在时,那么这个就属于最高级别的分级,(p)M_{1c}就是转移分期里面最高级别的。

(4)采用肿瘤分级系统的目的是合并具有相同临床疗效的患者,这有利于对相对同质的患者人群进行临床试验设计,对全世界不同医院获得的临床和病理数据进行比较,以及制订这些患者的治疗建议。纵观一系列的指南,用于前列腺癌分期的 2017 版 TNM

分期法以及基于前列腺 D'Amico 分级系统的 EAU 危险人群分级法被采用了,其中,后者是基于手术或外放射治疗后具有类似生化复发风险的患者群而制定的。

六、诊断与鉴别诊断

(一)诊断

前列腺癌患者出现临床症状来院就诊时,肿瘤多已发生转移,使患者失去了治愈的机会。因此,如何早期诊断该病是摆在我们面前的一个问题。近来采用以测量前列腺特异抗原(PSA)为基础,结合直肠指检、直肠 B 超、活检来诊断前列腺癌,其检出率比未使用 PSA 前提高了 70%,使局限在前列腺内的早期癌的检出率提高了 1 倍,因而使更多的患者得到了及时的治疗。

(二)鉴别诊断

主要是与肉芽肿性前列腺炎、前列腺结石、前列腺结核、非特异性前列腺炎和结节性前列腺增生相鉴别。前列腺结石和钙化可由 X 射线片发现。对于伴有纤维化的结核性或非特异性前列腺炎,患者的年龄及细菌学检查具有鉴别诊断意义。

七、治疗

前列腺癌的治疗一般为手术治疗、内分泌治疗、放射治疗及化学治疗。表 5-1 展示了前列腺癌的预后分组和治疗原则。近年来,随着 DNA 重组技术的进步,以及对肿瘤发生、发展分子机制的逐步阐明,应用基因技术治疗恶性肿瘤的研究已取得了长足的进步。可以预测,今后 10 年内,高效、简便的基因治疗方法可取代现行的方法,治疗前列腺癌等泌尿系统恶性肿瘤将成为现实。

表 5-1　前列腺癌的预后分组和治疗原则

临床分组	复发风险或转移	分组依据	治疗建议
局限期前列腺癌	极低危	Gleason 评分 ≤6,PSA<10 ng/mL 前列腺穿刺阳性<3 针 每针肿瘤成分 ≤50% PSA 密度<0.15 ng/mL T_{1c}	预期寿命<20 年:随诊观察 预期寿命 ≥20 年:近距离治疗或外照射治疗,或根治性手术

续表 5-1

临床分组	复发风险或转移	分组依据	治疗建议
局限期前列腺癌	低危	Gleason 评分 2~6 分 PSA<10 ng/mL $T_{1~2a}$	预期寿命<10 年:随诊观察 预期寿命 10 年:近距离治疗或外照射治疗,或根治性手术
	中危	Gleason 评分 7 分 PSA 10~20 ng/mL $T_{2b~2c}$	预期寿命<10 年:随诊观察或外照射治疗,并新辅助及辅助内分泌治疗 4~6 个月 预期寿命≥10 年:根治性手术、近距离治疗综合外照射治疗或外照射治疗,并新辅助及辅助内分泌治疗 4~6 个月
	高危	Gleason 评分 8~10 分 PSA>20 ng/mL $T_{3~4}$	外照射治疗,并新辅助及辅助内分泌治疗 2~3 年,部分合适病例可选择根治性手术
转移性前列腺癌	盆腔淋巴结转移	盆腔淋巴结转移 N_1	外照射治疗,新辅助及辅助内分泌治疗 2~3 年
远处转移	远处转移	M_1	内分泌治疗为主,辅以局部外照射姑息减症放疗

(一)主动监测

主动监测是指对于临床极低危型、低危型和少部分预后良好的中危型前列腺癌,为避免局部治疗的不良反应及影响生活质量,主动选择不即刻施行局部治疗而进行严密随访的治疗方法,该方案在欧美国家较为常见。一项针对亚洲前列腺癌流行病学研究表明,主动监测在极低危和低危亚洲前列腺癌患者中的使用比例为 18.2%。对于中危患者而言,主动监测适用于仅有单一风险因素且影像学和活检危险程度较低的患者。ISUP 3 级的患者不应进行主动监测。若在主动监测期间,患者出现 PSA 进展、DRE 改变或 MRI 改变,应在重复穿刺活检明确组织学改变时再开始积极治疗。

(二)等待观察

等待观察(WW)是指对于确诊的前列腺癌患者,给予观察、随访等保守的处理,直到疾病出现迫切需要处理的局部或全身症状时,再进行对症或姑息性的治疗。WW 的目的是保持患者的生活质量。

对于前列腺癌行 WW 的适合人群尚没有严格的规定。一般来说,WW 常用于不适合局部治疗且体能状态较差、预期寿命较短的患者。有研究显示,对于查尔森合并症指数(Chalson comorbidity index,CCI)≥2 分的前列腺癌患者,无论起病的年龄多少,多数人在 10 年内会死于合并症,前列腺癌本身对这部分患者的总生存率影响甚微。对于这部分患者,反复的穿刺活检和确诊肿瘤价值有限。在病变局限的前列腺癌患者中行 WW 仍存在争议。PIVOT 研究显示,在超过 10 年的随访中,与等待观察相比,根治手术并没有降低 PSA 在 10 ng/mL 以下或低危前列腺癌患者的总死亡和疾病特异性死亡。而 SPCG-4 研究的结果显示,在 23.3 年(中位 13.4 年)的随访期内,手术组的总生存、疾病特异性生存、无进展生存以及远处转移情况均优于等待观察组,尤其是在低危以及小于 65 岁的年轻患者中。对于局部晚期($cT_{3\sim4}$ 或 cN+)的前列腺癌患者是否行 WW 仍存在争议。现有的研究显示,在 12.8 年的中位随访时间内,WW 与立即行 ADT 相比,肿瘤特异性生存和无症状生存无明显差异,仅在总生存方面略逊色。但对于 PSA 倍增时间<12 个月,PSA≥50 ng/mL 以及分化较差的局部晚期前列腺癌患者,肿瘤的病死率较高,需要早期开始治疗。转移性前列腺癌患者如不采取任何治疗,中位生存时间约为 42 个月。这部分患者在 WW 过程中容易出现症状加重和肿瘤导致的死亡,且接受内分泌治疗后容易进展为 CRPC。因此只有在患者无症状且强烈要求避免治疗的情况下才考虑进行 WW。

接受观察等待的前列腺癌患者,其预后与本身体能状态和肿瘤分化程度密切相关。对于 T_1/T_2 且 Gleason 评分在 7 以内的 WW 患者,10 年的肿瘤特异性生存率为 80%~95%。个别随访较长的研究显示,接受 WW 的前列腺癌患者,15 年和 20 年的疾病特异性生存率为 58%~80% 和 32%~57%。

(三)手术治疗

根治性前列腺切除术是治疗局限性前列腺癌最有效的方法,目前主要术式有腹腔镜前列腺癌根治术、机器人辅助腹腔镜前列腺癌根治术和开放式耻骨后前列腺癌根治术。根治性前列腺切除术的切除范围包括完整的前列腺、双侧精囊、双侧输精管壶腹段和膀胱颈部。盆腔淋巴结清扫术:对于中高危前列腺癌推荐行扩大盆腔淋巴结切除术,包括髂外、髂内、闭孔淋巴结。

1. 前列腺癌根治手术的主要目的 ①治愈肿瘤,即前列腺癌病灶的完整切除,保持无瘤生存;②保留术后尿控功能;③保留勃起功能。因此,J. Eastham 等以"三连胜"这一赛马赌注术语来形容同时满足如上 3 个方面时所达到的相对满意的手术效果。然而,对于术后病理提示切缘阳性(positive surgical margin,PSM),或出现影响生活质量的围手术期并发症,如因术中直肠损伤而需要行暂时性结肠造口术的患者,虽然也可满足"三连胜"的要求,却可能出现治疗满意度的下降和期望值的落差,造成潜在的经济、生理与心理负担。V. Patel 后来提出应使用"五连胜"来更全面地对手术满意度与效果进行评价,即:肿瘤控制[无生化复发生存率,biochemical recurrence(BCR)-free survival rate]、保留尿控功能、保留勃起功能、手术切缘阴性及无围手术期并发症。为了更好地达到"五连胜"这一目标,全球各中心对经典前列腺癌根治术的术式做出了一系列改进与革新,如保留膀胱颈、精囊、性神经,吻合口加强,局部解剖重建等,其目的均为最大限度地提高患者术后生活质量及满意度。然而,应该认识到"五连胜"是一个动态平衡、相互制约的综合指标,对术后生活质量的保全应在对肿瘤病灶根治性切除的前提下进行探索。

2. 适应证与禁忌证 手术适应证要综合考虑肿瘤的临床分期、预期寿命和健康状况。尽管手术没有硬性的年龄界限,但 70 岁以后伴随年龄增长,手术并发症及死亡率将显著增加。

(1)手术适应证 ①临床分期。适用于临床分期 T_1 ~ T_{2c} 期的局限性前列腺癌患者。T_{3a} 期的患者可根据情况术后行辅助内分泌治疗或辅助放疗取得良好的疗效。T_{3b} ~ T_4 期的患者经过严格筛选亦可行根治术并辅以综合治疗。②预期寿命。预期寿命 ≥10 年者则可选择根治术。③健康状况。前列腺癌患者多为高龄男性,手术并发症的发生率与身体状况密切相关。因此,只有身体状况良好,没有严重心肺疾病的患者适合根治术。

(2)手术禁忌证 ①患有显著增加手术危险性的疾病,如严重的心血管疾病、肺功能不良等;②患有严重出血倾向或血液凝固性疾病;③骨转移或其他远处转移;④预期寿命不足 10 年。

3. 开放前列腺根治性切除术 经会阴根治性前列腺切除术最早于 1866 年由 H. Kuchler提出,并于 1904 年由 H. Young 进行改进并加以推广,在后续的 40 余年里一直是根治性前列腺切除术的标准术式。然而,该式式依然存在术野暴露较差、术中难以完成盆腔淋巴结切除、术后尿失禁等并发症发生率较高等局限性。随后,T. Millin 在 1947 年首次报道了经耻骨后入路的根治性前列腺切除术。相比经会阴入路,耻骨后入路的解剖结构更为清晰直观,术后尿失禁、直肠损伤的发生率更低,术后切缘的阳性率也相对更低。良好的手术暴露和操作视野也为盆腔淋巴结切除和神经血管束(neurovascular bundle,NVB)的保留创造了条件。尽管如此,医师和患者仍对手术的高出血量和高死亡率望而却步。直到 20 世纪 70 年代后期,接受手术治疗的局限性前列腺癌患者仍仅占约 7%,当时的泌尿外科医师也似乎更倾向于为患者进行放疗或者内分泌治疗。其后,P. Walsh对前列腺背深静脉复合体(dorsal venous complex,DVC)、前列腺周围神经血管束(neurovascular bundle,NVB)的解剖学研究,以及 T. Oelrich 对尿道横纹括约肌的发现,使得术后尿控及勃起功能的保留成为可能,耻骨后根治性前列腺切除术也逐渐成为早期前列腺癌治疗的金标准。经耻骨后前列腺癌根治术主要步骤如下。

(1)体位及切口选择 患者取仰卧位,耻骨联合上缘对准手术床的弯折点。保持下肢水平的情况下,将患者上半身自耻骨联合处向下翻折至 20°左右。于脐与耻骨联合间做下腹正中腹膜外切口。

(2)盆腔淋巴结切除 传统理论认为,盆腔淋巴结切除的目的是准确的肿瘤分期而非更好的治疗效果,其价值在于发现盆腔淋巴结转移的患者。然而,近年来大量研究显示,扩大淋巴结切除范围不仅使医师获得更加准确的疾病病理分期,而且对部分患者也显示出积极的治疗意义,改善了根治术后的远期预后。

(3)耻骨后间隙及盆内筋膜处理 轻柔地清理位于耻骨后间隙内、前列腺及膀胱表面的脂肪组织有利于手术区域的暴露和操作。向耻骨前列腺韧带延长盆腔内筋膜切口,显露前列腺侧面,钝性分离开肛提肌系统与前列腺侧面,直至前列腺尖部。耻骨前列腺韧带不仅将前列腺固定于耻骨,更重要的是将膜部尿道连附于耻骨上。离断耻骨前列腺韧带可使前列腺逐渐"坠"向直肠,更好地显露耻骨后间隙和背深静脉复合体,操作时应尽量保护耻骨尿道肌。

(4)背深静脉复合体的处理　打开两侧盆内筋膜,向前列腺尖部方向游离前列腺两侧的盆底肌肉。为避免离断背深静脉后近端血液倒流所致的出血,常需在 DVC 处近端、远端各缝扎一次后,在两次缝扎线之间进行锐性离断。

(5)分离前列腺尖部及离断尿道　自离断 DVC 的位置向前列腺尖部方向,沿前列腺前表面将前列腺向后推,显露前列腺尿道交界处,并环周离断尿道。

(6)前列腺背侧分离　提拉尿管使前列腺尖部远离盆底方向,在尿道后壁后方探及并离断腹膜会阴筋膜(迪氏筋膜)返折部与尿道后方盆底肌肉融合组织,寻找到前列腺包膜与直肠前壁之间的解剖层面,并沿此平面由中线向两侧充分游离前列腺背侧。

(7)处理神经血管束　紧贴前列腺背侧,向两侧分离、离断前列腺侧方融合的筋膜、结缔组织,直至前列腺基底部。分离一侧时可通过导尿管将前列腺拉向对侧。

(8)分离前列腺基底部　游离至前列腺基底部时,可见到迪氏筋膜返折部覆盖于精囊及输精管后表面。牵拉导尿管给此区域造成张力,紧贴精囊、输精管由中线向两侧,朝向精囊尖部方向分离,分束结扎两侧的前列腺侧蒂,直至膀胱颈部。

(9)离断膀胱颈　在前列腺膀胱交界部水平离断膀胱颈前壁,在膀胱内部辨认并离断膀胱颈后壁,此时需注意保护输尿管开口。向浅部提拉前列腺,分离膀胱颈后壁肌肉并暴露精囊、输精管,离断输精管,贴近精囊离断周边组织,在精囊尖部确切结扎精囊动脉,标本切取完毕。

(10)吻合膀胱颈尿道　使用 3-0 可吸收缝线通过间断缝合重建膀胱颈。一般情况下,在尿道断端圆周截面上均匀间断缝合 6~8 针吻合即可。吻合完毕后,检查吻合口有无泄漏,清洗术野,盆腔内放置引流管,逐层关闭切口。

4.腹腔镜和机器人辅助前列腺根治性切除术　进入 20 世纪 90 年代后,在微创理念的引领和科技进步的推动下,W. Schuessler 于 1991 年完成了首例腹腔镜根治性前列腺切除术(laparoscopic radical prostatectomy,LRP),而机器人手术辅助系统的问世及自 2008 年机器人辅助腹腔镜根治性前列腺切除术(robotic - assisted laparoscopic radical prostatectomy,RALP)的开展,更是标志着器官局限性前列腺癌的外科治疗全面进入了微创时代。经腹腔入路腹腔镜和机器人前列腺癌根治术均可经腹腔或腹膜外入路进行,因操作空间大,较多中心采用经腹腔入路。经腹腔入路腹腔镜与机器人前列腺癌根治术在 Trocar 布置上有所差异,但手术步骤相似。具体步骤如下。

(1)打开腹膜,进入耻骨后间隙(Retzius 间隙),暴露耻骨联合、阴茎背深静脉复合体、耻骨前列腺韧带、膀胱及前列腺前壁。

(2)打开盆内筋膜,显露肛提肌。钝性分离肛提肌,暴露出前列腺尖部和阴茎背深静脉复合体。

(3)缝扎阴茎背深静脉复合体。传统观点认为 DVC 必须缝扎,很多学者也在尝试不缝扎 DVC,或者先行离断再做选择性缝扎。

（4）寻找并打开膀胱颈。可通过移动膀胱内气囊确定膀胱颈位置;于膀胱颈 11 点至 1 点切开膀胱前壁,暴露膀胱颈及膀胱内导尿管。

（5）离断膀胱颈。抽空导尿管气囊,将导尿管头部向患者前方牵引,充分暴露膀胱颈侧壁及后壁。离断膀胱颈后壁。

（6）分离精囊和输精管。在前列腺基底部后方寻找到输精管和精囊,并将之游离,结扎周围血管,尤其是精囊动脉。在经腹腔后入路前列腺癌根治术中,进入腹腔后首先进行精囊和输精管的分离,有利于后期寻找前列腺后方解剖层面。

（7）分离前列腺与直肠间隙。提起输精管及精囊腺,显露 Denonvillier 筋膜,根据不同程度保留神经的选择,进入 Denonvillier 前后两层筋膜之间,或者 Denonvillier 筋膜前层与前列腺包膜之间,向前方钝性分离直至前列腺尖部背侧。

（8）处理前列腺侧韧带。对于保留性神经的患者,操作中应保留 NVB。筋膜内切除前列腺完全保留了前列腺的筋膜,是最理想的一种方式。这一方式主要用于肿瘤未突破前列腺包膜的患者,分离过程中需注意避免医源性切缘阳性。

（9）离断前列腺尖部及尿道。在缝扎线近端切开阴茎背深静脉复合体,充分游离并尽量保留尖部以远较长的功能性尿道长度。于前列腺尖部垂直尿道轴线剪开尿道前壁;经尿道外口撤除导尿管,暴露并紧贴前列腺尖部切断尿道后壁。

（10）膀胱尿道吻合。吻合尿道与膀胱颈前,可行尿道后方筋膜组织重建。膀胱尿道吻合在腹腔镜前列腺癌根治术中对术者操作技术要求较高,机器人手术灵活的机械臂有效改善了吻合速度和效果。缝合的方式包括间断缝合和连续缝合,后者应用较多。

腹腔镜及机器人手术在早期控尿功能恢复和性功能保护方面较开放手术有一定优势（图 5-1）,尤其是机器人手术中,由于使用了灵活的手术辅助臂,使各类精细、复杂的操作得以实现。前列腺癌根治术中控尿功能保留技术主要分保留、重建、加强 3 个方面,分别包括以下技巧:保留膀胱颈、保留神经血管束、保留耻骨前列腺韧带、保留功能性尿道长度,耻骨前列腺韧带重建、膀胱尿道交界部重建,以及吻合口前方加强、后方加强等。

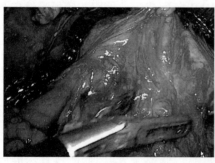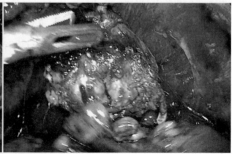

图 5-1　腹腔镜及机器人手术

5. 术后处理及并发症

（1）术后处理　鼓励患者术后尽早在他人的协助下下床活动。根据膀胱尿道吻合的满意程度,尿管可以在手术后 4~21 d 拔除。在导尿管拔除后,应尽早进行规范的凯格尔运动锻炼(提肛训练)以增强盆底肌肉的功能来促进术后控尿功能的恢复。拔除尿管后多数患者会有不同程度、不同时间的尿失禁,平日需使用尿垫直到达到完全控尿,并通过称量漏尿量及记录排尿情况来评估控尿功能的恢复进度。

(2)手术并发症　根治性前列腺切除术整体并发症发生率在经验丰富的术者所做手术中低于 10%。仔细选择患者和进行必要的术前心血管评估,围手术期死亡率已被大大减少。而根据手术并发症发生时间的不同,可分为术中并发症和术后并发症两种类型。

1)术中并发症:前列腺癌根治术术中并发症主要包括出血,直肠、输尿管和神经损伤等。

出血:最常见的术中并发症是出血,通常源于静脉系统。在切除淋巴结时,即使损伤髂内静脉的一个分支也会引起出血。这种出血经纱布填塞压迫后通常能够被控制;如果压迫止血无效,可用无损伤血管缝线进行缝合修补。术中谨慎处理阴茎背深静脉复合体是预防大出血的关键。术中仔细清除前列腺腹侧和悬韧带周围脂肪对避免出血有所帮助,可使用超声刀或双极电凝增强止血效果。预先缝扎阴茎背血管复合体,再离断膀胱颈,分离前列腺,最后切断阴茎背血管复合体及尿道,可减少出血量。另外在腔镜手术中置入 Trocar 时应小心,避免损伤髂血管、下腔静脉等大血管。随着对耻骨后静脉丛等盆腔内解剖的深入了解,术中对相应部位的出血变得容易控制。大出血时需输血治疗仍是手术中偶尔遇到的问题,伴随着手术病例的增加及经验的积累,将会减少术中的出血及输血量。

直肠损伤:直肠损伤是前列腺根治术少见但较为严重的并发症之一,发病率为0.12%~9.00%,多发生在分离前列腺尖部试图寻找直肠与 Denonvilliers 筋膜间的层面,且前列腺后壁与直肠壁粘连较严重时(如局部进展期前列腺癌)。如怀疑直肠损伤,可以采用直肠指检、盆腔内注水及通过导尿管注气等方法帮助判断。术者应在切除前列腺并彻底止血后再处理直肠损伤。如损伤破口大,电凝伤导致破口边缘血供情况无法确认时,或者患者具有盆腔放射治疗史的情况下,行临时结肠造口再修补直肠缺损最为安全;损伤破口小、切缘工整情况下,可采用多层闭合进行修复。术前患者如肠道准备充分可不做结肠造瘘,可吸收缝线双层缝合,必要时覆盖大网膜。

输尿管口及输尿管损伤:手术中输尿管损伤非常少见。由于膀胱周围操作空间相对狭小,或因患者过度肥胖、打开腹膜位置过高,容易损伤输尿管;横断膀胱颈后壁时,输尿管开口位置不清及游离松解膀胱颈后壁时需注意保护输尿管开口。静脉应用小剂量呋塞米可帮助辨认输尿管开口。输尿管损伤如能及时发现,术中有多种方法可以处理,其中包括去除误结扎物、放置输尿管支架后修补破损以及输尿管再植等。

闭孔神经损伤:闭孔神经的损伤一般发生在进行盆腔淋巴结切除术过程中,包括钳夹伤、电灼伤和离断伤等。神经离断伤一旦被发现,可尝试使用细线作断端的神经外膜缝合,但术后神经再生效果如何尚无定论。闭孔神经损伤远期将导致大腿内收肌肌力减弱甚至肌肉萎缩。

2)术后并发症:术后近期恢复阶段并发症包括术后出血、淋巴漏、尿管脱落、肺栓塞等。术后远期并发症主要包括尿失禁、勃起功能障碍、膀胱尿道吻合口狭窄等。

● 尿失禁：尿失禁是前列腺根治性切除术最常见的并发症之一，也是对患者术后生活质量影响最大的并发症。根据文献报道，RALP 治疗患者术后 12 个月时间平均控尿率为 89%~100%，而 RRP 治疗组的控尿率为 80%~97%。尿失禁产生原因较多，如尿道外括约肌损伤、肿瘤浸润、粘连、术中出血、尿道周边大块结扎或缝扎、膀胱颈挛缩、支配尿道括约肌的神经损伤等。外括约肌横纹肌损伤是尿失禁的常见原因，与术中离断 DVC、缝扎血管等手术步骤有关。尿道平滑肌对控尿也起到重要作用，因此吻合膀胱颈与尿道时，缝线太粗、缝合太深或者神经、血管损伤使其失去神经支配均会对其功能产生不利影响。此外，术后膀胱颈、吻合口挛缩或口径太大也会影响控尿功能的恢复。为避免术后尿失禁的发生，缩短控尿功能的恢复时间，术中应注意保护外括约肌横纹肌，进行无张力吻合，吻合时精确对合膀胱与尿道黏膜。手术方式的改进对于术后控尿能力保留具有重要作用。文献报道，各种保留膀胱颈部肌肉、延长功能性尿道长度、保留神经血管束等不同术式改良可改善患者早期控尿功能。避免术后尿失禁的关键是外括约机制和盆底肌肉功能必须保存。小心分离前列腺尖，尤其是前侧和外侧；保存耻骨前列腺韧带，在尿道前壁-膀胱颈吻合时，和韧带残端一起缝合，防止膀胱颈下垂；保存膀胱颈；尿道-膀胱黏膜对黏膜吻合，防止狭窄；注意可能存在的膀胱肌退化-收缩无力或过度活动术后尿失禁的诊断。

对于有大量手术经验的外科医师来说，超过 90% 的男性术后尿失禁状况能够完全恢复。尿失禁的恢复还与患者年龄有关：约 95% 年龄在 60 岁以下的年轻男性可以在术后达到完全控尿功能恢复；85% 超过 70 岁的男性也能够恢复控尿功能。前列腺癌根治术后尿失禁的治疗包括保守治疗和手术治疗。保守治疗主要有行为指导、盆底肌锻炼、药物治疗等，其中行为指导主要包括减少膀胱刺激、减少液体摄入、不饮用含咖啡因和乙醇的饮料，如果患者因高血压而服用 α-肾上腺素能受体拮抗剂降压，则应停服，无高血压的患者服用丙米嗪或者 α-肾上腺素能受体激动剂对控尿功能的恢复有帮助。药物治疗使用较多的是一种 5-羟色胺和去甲肾上腺素再摄取双重抑制剂度洛西汀。度洛西汀对女性压力性尿失禁的治疗已是一种成熟的药物，然而，对男性压力性尿失禁的治疗却尚处于临床研究阶段。Cornu 等进行了一项前瞻、随机、对照、双盲的单中心试验，最后得出度洛西汀能够有效治疗前列腺癌根治术后轻、中度尿失禁并改善患者术后生活质量。在患者控尿功能恢复过程中，应定期对他们进行鼓励和指导。术后应建议患者尽早进行提肛训练，在医师指导下正确地收缩盆底肌以增加其收缩强度和持久力，从而增强膀胱逼尿肌和尿道括约肌肌力，可以获得更好的改善控尿功能的效果。生物反馈辅助盆底肌训练法可能比单纯的盆底肌肉训练效果更好，但目前其应用价值仍有争议。少数患者手术 1 年后控尿功能仍无法恢复，此时可建议进行手术治疗，包括人工尿道括约肌植入术、球海绵体悬吊术、经尿道注射填充剂等。

● 勃起功能障碍：勃起功能障碍是根治性前列腺切除术常见的晚期并发症，根据文献报道，RALP 后 70.4% 患者出现勃起功能障碍，RRP 后的勃起功能障碍概率为 74.7%，两组的功能结果相似，但需要更长时间的随访来报告长期效果。根治性前列腺切除术后的性功能恢复通常是指在有或无 PDE 5 抑制剂的帮助下患者能够保持足够的勃起硬度完成性交。在欧美国家,大多数术前具有性欲和正常勃起功能的患者术后都希望能够保留性功能。即使那些勃起功能较差的患者也希望术后能够有一定的勃起硬度来完成性生活。影响术后性功能的因素有三:患者年龄、肿瘤分期以及手术操作(保留或切除神经血管束)。肿瘤局限于前列腺内的较年轻的患者术后性功能恢复好。对于术前性功能正常的患者,在行双侧神经保留后,40~50 岁的患者 95% 能够恢复性功能,50~60 岁的患者 85% 能够恢复性功能,60~70 岁恢复率为 75% ,70 岁以上患者恢复率不足 50%。然而,在大多数情况下,勃起功能都不能达到术前状态。勃起功能通常在术后 3~6 个月开始逐步恢复,且术后数年内都可持续改善。如勃起功能无法恢复,临床治疗主要包括使用真空负压抽吸装置、阴茎假体植入以及药物治疗等。

　　●膀胱尿道吻合口狭窄:膀胱尿道吻合口狭窄(anastomotic stricture, AS) 发生率为 0.48%~32.00% ,约 70% 的 AS 发生在术后半年,几乎全部的 AS 均出现在术后 1 年内。由于吻合时膀胱尿道黏膜未充分靠拢、尿液外渗或者局部血肿对膀胱颈吻合口愈合的干扰等原因导致术后狭窄的发生。吻合口狭窄应首先通过尿道扩张来处理,其次尿道内切开和内镜下注射糖皮质激素对于尿道狭窄也有一定治疗作用。对于长期或持续性吻合口狭窄,可能需要将经尿道切除瘢痕组织至外括约肌部。切除后通常需要配合吻合口定期扩张。

　　6. 新辅助内分泌治疗　　根治性前列腺切除前是否需要使用一个疗程的去雄激素治疗,各家意见不一。有人认为新辅助治疗可减少 $T_{2c\sim3a}$ 期患者切缘阳性率。在已有的前瞻性报道中,对精囊受侵率、淋巴转移率和无 PSA 复发的生存率并无改善,手术时间、术中失血量、输血量及住院时间无明显减少,术中及术后并发症发生率亦无降低,新辅助激素治疗对预后并无显著改善。相反,术前使用 2~3 个月的去雄激素治疗会使患者在等待手术期间产生焦虑,有可能使非雄激素依赖的癌细胞继续增生。个别报道延迟手术患者的切除标本瘤级较活检时增高。因此并不主张常规采用新辅助治疗。

　　7. 切缘阳性的处理　　手术切缘情况是一个非常重要的独立预测指标,不过切缘阳性数目和部位则对患者的预后价值不大。切缘阳性的患者不仅局部和远处复发率较高,而且显著影响术后长期存活率。临床上将手术切缘阳性分为两类:一类是真阳性,即前列腺肿瘤包膜外浸润,肿瘤侵犯包膜外组织,术中无法彻底切除肿瘤,而出现肿瘤组织残留;另一类是假阳性,即无包膜外肿瘤浸润,切缘阳性是由于前列腺解剖切除困难或技术尚不熟练,尤其是前列腺尖部或后侧的包膜裂开所造成。

　　减少切缘阳性的方法:①坚持严格的根治性手术适应证,应尽量选择那些低风险的、局限性前列腺癌患者。依靠现在的检测水平,如直肠指检、术前血清 PSA 水平、TRUS 穿刺活检组织的 Gleason 评分和 MRI 检查,是可以准确判断前列腺包膜外侵袭的可能性、程度和范围,从而在术前对手术难度、价值有充分的认识,减少术中、术后切缘阳性率。②新辅助内分泌治疗,对于能够接受根治术的 T 期前列腺癌患者,术前进行新辅助内分泌治疗是十分必要的。虽然新辅助内分泌治疗不能消灭已浸润到包膜外的肿瘤,但可以显著降低 PSA 水平、缩小前列腺和肿瘤体积,提高手术切除率。③完善手术技巧,手术技巧对避免切缘阳性相当重要。辨别 Denonvilliers 筋膜的解剖面,并做广泛地切除,包括膜部近端的尿道,其与肛提肌间的所有组织,如双侧神经血管束,还是能降低切缘阳性率的。手术技巧的改进包括在前列腺尖部远端 10~15 mm 处离断背深静脉丛、锐性切断尿道直肠肌、前列腺侧面有结节时作神经血管束的广泛切除、膀胱颈离断时在前列腺近端切除 5 mm 膀胱颈组织。

(四)放射治疗

2022 版《CSCO 前列腺癌诊疗指南》特别强调了放射治疗在局限性前列腺癌治疗中的地位,对于合并不同危险因素的患者提出了不同的放疗方案。对排尿功能良好、ISUP 等级为 2 级且活检针数不超过 1/3 系统穿刺针数的中危、低危患者,可提供低剂量率(low dose rate,LDR)近距离放疗。对排尿功能良好且 ISUP 等级为 3 级和(或)PSA 为 10~20 μg/L 的中危患者提供 LDR 或高剂量率(high dose rate,HDR)近距离放射治疗,并结合调强适形放疗(IMRT)/容积调强放疗(VMAT)和影像引导适形调强放射治疗(IGRT)的方案。此项更新是基于美国近距离放疗协会的一篇系统综述,该综述讨论了不同放疗方案在不同危险分层患者人群中的疗效。此外,对于高危、极高危患者可考虑使用全盆腔放疗。POP-RT 研究是一项Ⅲ期、单中心的随机对照研究,共纳入 224 例高危、极高危局限性前列腺癌患者,1:1 随机分为全盆腔放疗组(剂量为前列腺 68 Gy/25 f,盆腔淋巴结包括髂总淋巴结 50 Gy/25 f)和仅前列腺放疗组(剂量为 68 Gy/25 f),旨在探索两种放疗方式对患者的疗效。结果显示,全盆腔放疗组相较于仅前列腺放疗组,5 年无生化失败生存率(95.0% vs. 81.2%)及无病生存率(89.5% vs. 77.2%,$P=0.002$)均更具优势,但两组患者的 OS 差异无统计学意义。

放疗方法包括外照射和近距离照射(组织间粒子植入)。外照射技术包括常规照射、三维适形放疗和调强适形放疗等。根据放疗目的的不同,外放射治疗(EBRT)分为 3 类:作为局限性和局部进展期前列腺癌患者的根治性治疗手段之一的根治性放疗;术后辅助和术后挽救性放疗;以减轻症状、提高生活质量为主的转移性癌的姑息性放疗。外照射治疗原则根据临床分期、PSA 和 Gleason 评分,将盆腔局限期前列腺癌分为极低危/低危、中危、高危/极高危/N_1 3 组,3 组的照射靶区、放疗剂量、内分泌应用原则各不同(表 5-2),3 组预后也不同。总之,肿瘤负荷越大、风险越高的前列腺癌照射范围越大,照射剂量更高,联合激素治疗时间更长。近距离照射应用于预后好的局限早期前列腺癌的治疗。最近 10 年,通过三维适形放疗、调强适形放疗和质子治疗,提高了肿瘤照射剂量,提高了肿瘤局部控制率和无病生存率,而正常组织不良反应降低或未增加。

放射治疗是局限期和局部晚期前列腺癌的根治性治疗手段,适应证为临床 $T_{1-4}N_0M_0$ 期。放疗和手术是局限早期(T_{1-2})前列腺癌的重要治疗手段,随着对早期前列腺癌进展风险的认识,积极监测也是局限早期前列腺癌的治疗选择之一。局部晚期($T_{3-4}N_xM_0$)前列腺癌不能手术切除,放疗和激素治疗是有效的治疗手段,综合治疗提高了局部晚期前列腺癌的局部控制率和生存率。此外,晚期或转移性前列腺癌可以考虑姑息性放疗。

表 5-2 局限期前列腺癌三组的照射靶区、放疗剂量、内分泌应用原则

风险分组	极低/低危	中危	高危/极高危/N₁
分组指标	$T_{1~2a}$ PSA<10 ng/mL GS<7 分	$T_{2b~2c}$ PSA 10~20 ng/mL GS=7 分	$T_{3~4}/N_1$ PSA>20 ng/mL GS 为 8~10 分
靶区建议	前列腺	前列腺+1.5~2.0 cm 精囊腺	前列腺+2~2.5 cm 精囊腺+淋巴引流区（LNM>15%）
放疗剂量及内分泌建议	3DCRT/IMRT=75.6~79.2 Gy	3DCRT/IMRT = 76~81 Gy，联合新辅助及辅助内分泌治疗 4~6 个月	3DCRT/IMRT≥81 Gy，联合新辅助及辅助内分泌治疗 2~3 年
长期无生化失败生存率	90.3%	82.6%	67.4%

局限期前列腺癌放疗前 PSA、Gleason 评分和 T 分期是 PSA 复发的独立预后因素。Zagars 等报道 T_1 和 T_2 前列腺癌 PSA≤4 ng/mL 和 Gleason 2~6 分的 6 年无 PSA 复发率为 94%，而 PSA≤4 ng/mL 和 Gleason 7~10 分或者 PSA 4~10 ng/mL 和 Gleason 2~7 分为 70%，PSA>4 ng/mL 和 Gleason≥8 分为 60%。Zelefsky 等报道 772 例局限性前列腺癌调强适形放疗的结果，低危、中危和高危前列腺癌的 3 年无生化失败生存率分别为 92%、86% 和 81%。

放疗与内分泌治疗的结合提高了局限中、高危前列腺癌的治疗疗效。多项随机和回顾性研究证明，综合治疗疗效优于单纯放疗，综合治疗也明显优于单纯内分泌治疗，因此目前放疗加激素治疗是局部晚期前列腺癌的标准治疗手段。前列腺正常细胞和肿瘤细胞都对抗雄激素治疗敏感，是放疗前（新辅助治疗）或放疗后（辅助治疗）应用激素治疗的理论基础。新辅助激素治疗的目的在于应用激素治疗缩小前列腺体积和减少高量照射靶区，降低正常组织毒副作用。放射治疗后辅助性激素治疗的目的在于消灭局部或远处残存的肿瘤细胞。

1. 常规外照射

（1）治疗体位和固定 仰卧位或俯卧位均可选择，但仰卧位重复性较好，患者感觉舒适，应用更多，常规体模固定。前列腺位置受直肠和膀胱体积影响较大，应当尽可能保持定位和每次治疗时膀胱和直肠状态的一致性，为减少直肠和膀胱照射，建议每次模拟定位和治疗前 1 h 排空膀胱和直肠，然后喝水 1 000 mL 充盈膀胱进行定位或治疗。

（2）CT 模拟定位 定位前排空直肠和膀胱，口服 1 000 mL 稀释的肠道对比剂（含20% 泛影葡胺 10 mL），然后憋尿，充盈膀胱。体表标记前列腺中心点。前列腺中心点通常位于体中线耻骨联合上缘下 1 cm。为协助定位和确定 PTV，通常在膀胱和直肠内插入导管并注入造影剂。应用 Foley 16 号管插入膀胱，注入 90% 泛影葡胺 5 mL 使球囊膨胀，

轻轻牵拉球囊使其依附于膀胱三角区固定。然后从导管内注入30%泛影葡胺30 mL入膀胱。第二个Foley管插入直肠,球囊内注入空气,依附于直肠内括约肌并显示肛门位置,导管内注入30%泛影葡胺显示直肠。CT增强显像可以准确显示前列腺和周围正常组织(器官)以及盆腔淋巴引流区。采用大孔径CT,扫描层厚3 mm,扫描范围从T_{12}至坐骨结节下5 cm。扫描后图像传至计划系统进行靶区及危及器官勾画。

(3)照射野 根据CT扫描重建的前后野和两侧野四野"箱式"照射法靶区,如果需要盆腔预防,同样可采用四野"箱式"照射技术,范围包括盆腔淋巴引流区及前列腺和部分精囊腺。

(4)照射剂量 四野常规等中心外照射技术放疗剂量建议为每日照射剂量1.8~2.0 Gy,每周5次,每天照射四野。总剂量(65~70)Gy/(6.5~8.0)周。如果做全盆腔照射,照射剂量为45~50 Gy/5周,然后缩野照射前列腺,补量20~25 Gy。受前列腺周围直肠和膀胱的限制,常规照射时,前列腺的照射剂量通常不超过70 Gy。术后辅助放疗或术后生化失败后的挽救性放疗剂量如果为常规放疗技术建议为60~66 Gy。对于低风险癌症患者,适合采用75.6~79.2 Gy的剂量用传统分割放疗法对前列腺(±精囊)进行照射。对于中等风险和高风险疾病患者,增至81.0 Gy的剂量可更好地控制病情(以PSA为评估指标)。多项随机研究已对中度大分割影像引导IMRT方案(每次2.4~4.0 Gy,共4~6周)进行过测试,结果显示其疗效和毒性与常规分割IMRT相似。出现临床指征时,可以考虑使用它们代替常规分割方案。极高分割影像引导IMRT/SBRT方案(每次6.5 Gy或更大剂量)是新出现的治疗方式,单机构和汇总报告显示具有与常规分割方案相似的疗效和毒性。在具有合适的技术、医师和临床经验的情况下,可以考虑在诊所使用它们代替常规分割方案。如果伴发病允许,高风险和极高风险的癌症患者应接受共2~3年的新辅助/联合/辅助ADT,可考虑盆腔淋巴结照射。对中度风险癌症患者可考虑给予盆腔淋巴结照射和4~6个月的新辅助/联合/辅助ADT。低风险癌症患者不应接受淋巴结照射或ADT。应每日进行前列腺定位检查以增强治疗的精确性,以便改善肿瘤治愈率并减少副作用。定位检查可采用的技术包括使用CT的IGRT、超声、植入金属标记、电磁定位/跟踪或直肠内气囊。

(5)三维适形计划/调强适形放疗计划设计 在CT上三维重建靶区和正常器官,前列腺MRI与定位CT融合勾画靶区能进一步提高勾画准确性,勾画GTV/CTV和PTV,因前列腺癌往往多灶且常规CT或MRI无法确认具体病灶范围,因此前列腺癌放疗往往只勾画CTV,除非有明确较大病灶或盆腔淋巴结需要局部加量才进一步勾画局部GTV,勾画靶区同时勾画邻近正常组织结构如直肠、膀胱、小肠、睾丸、股骨头、髂骨等。计划设计常用5~9个射野共面照射或旋转弧形照射,在各个照射野上对PTV适形。计算等剂量曲线和剂量体积直方图(DVH)。如果肿瘤巨大,放射治疗前可应用内分泌治疗3~6个月,使肿瘤缩小,减少高剂量靶区照射体积。

(6)校位和射野验证 应用CT模拟定位机或常规模拟定位机校对射野中心和各种照射参数,在加速器下应用射野电子成像系统(EPID)拍摄射野验证片或锥形束CT(CBCT)扫描验证放疗准确性。

（7）靶区定义

1）肿瘤靶区（GTV）：指在通过临床检查、CT或其他影像学检查发现的大体肿瘤。前列腺癌为多灶性，靶区需包括整个前列腺及其包膜。因此，常直接勾画CTV，无须勾画GTV，如果前列腺内病灶范围很明确且计划行病灶补量，可以考虑勾画GTV。另外伴有盆腔明确淋巴结转移的病例，可以勾画GTVnd，以便给予局部淋巴结补量。

2）临床靶区（CTV）：定义为GTV加上可能受侵的亚临床病灶。前列腺癌常为多灶性，且多侵犯两叶，15%~66%的临床T_1和T_2病变，在根治性前列腺切除术后证实有包膜受侵，或合并前列腺周围组织侵犯。因此，CTV应包括整个前列腺及其包膜。局限中、高危前列腺癌，精囊受侵的概率明显增高，CTV需包括部分精囊腺。低危或中危局限期前列腺癌的CTV不需要包括盆腔淋巴引流区，对于高危的患者，前列腺癌淋巴结转移常见，盆腔淋巴结预防照射有可能改善无病生存率，CTV可以考虑盆腔淋巴结预防照射。盆腔淋巴结转移的前列腺癌（$T_{0~4}N_1M_0$）预后差，10年生存率20%~30%，10年无病生存率低于10%。一些回顾性研究表明盆腔照射可以改善无病生存率。

3）计划靶区（PTV）：前列腺的运动受到直肠和膀胱的充盈状态、呼吸运动和治疗体位的影响。受直肠和膀胱充盈度的影响，前列腺的运动主要在前后和上下方向，而左右方向的运动幅度较小。前后方向运动距离的标准差为1.5~4.1 mm，左右方向的运动距离标准差为0.7~1.9 mm，上下方向运动距离的标准差为1.7~4.5 mm。精囊运动要大于前列腺的运动，其运动距离的标准差范围在前后方向上为3.8~7.3 mm，在上下方向上为3.5~5.5 mm，在左右方向为1.7~3.2 mm。

各个放疗中心需要分别测量其摆位误差，根据照射时直肠和膀胱的充盈状态，决定本单位从CTV到PTV的外放范围，才能使肿瘤得到准确的治疗。如果未测定，可参考上述前列腺精囊腺运动数据结合摆位误差，PTV需要在CTV外放10 mm，由于前列腺后方为直肠，直肠前壁多包括在靶区内，为减少直肠照射剂量，PTV在后方仅外放5 mm。如果盆腔预防照射，PTV建议在CTV基础上均匀外扩7~8 mm。

前列腺癌靶区范围及DVH图实例见附图2。

（8）靶区勾画原则　前列腺癌的靶区勾画主要包括前列腺、精囊腺和盆腔淋巴引流区。局限低危前列腺癌只勾画前列腺，局限中危前列腺癌勾画前列腺及邻近1.5~2.0 cm精囊腺，局限高危前列腺癌勾画前列腺及邻近2.0~2.5 cm精囊腺，如果精囊腺受侵需要包全精囊腺，如果盆腔淋巴结已有转移或盆腔淋巴结转移风险高的病例还需预防照射盆腔淋巴引流区。

前列腺及精囊腺勾画：直接在定位CT片上勾画或将前列腺MRI与定位CT融合勾画，勾画时包全前列腺及其包膜以及相应长度的精囊腺，下界注意包全前列腺尖部以防复发，下界应勾画至尿道球上0.5 cm，或阴茎海绵体脚上缘水平，前界在耻骨联合后缘，后界邻近直肠前壁，侧界至闭孔内肌内侧。

盆腔淋巴引流区主要包括髂外淋巴结、髂内淋巴结、闭孔淋巴结、部分髂总淋巴结以及$S_{1~3}$骶前淋巴结（表5-3）。勾画原则依据美国肿瘤放射治疗协作组织（RTOG）前列腺癌盆腔淋巴结勾画图谱，基本原则如下述。

1) CTV 包括动静脉及其径向 7 mm 距离。

2) 不能包括小肠、膀胱、骨、肌肉等。

3) 勾画从 L_5/S_1 到耻骨上缘水平。

4) 包含 S_1～S_3 骶前淋巴结，即骶前淋巴结勾画至梨状肌出现层面。

5) 髂外淋巴结一直勾画至股骨头上缘层面（即腹股沟韧带处）。

6) 闭孔淋巴结一直勾画至耻骨联合上缘层面。

表5-3　淋巴引流区勾画指南

分区	RTOG 指南	GETUG 指南	PIVOTAL 指南
起始层	L_5/S_1 间隙	髂内外结合部上方 1.5 cm 处	L_5/S_1 间隙
髂总、髂内、髂外区	髂血管外放 7 mm，并互相连接。髂外结束于股骨头上缘水平	勾画髂内动脉以及其分支；勾画髂外动脉结束于耻骨联合上缘。连接上述区域，宽约 15 mm	髂血管外放 7 mm，相互连接，宽约 18 mm
闭孔区	结束于耻骨联合上缘水平		盆壁以内 18 mm 带状区域，结束于耻骨联合上缘 1 cm
骶前区	S_1～S_3 水平骶骨前方 10 mm 的区域		S_1～S_3 水平骶骨前方 10 mm 的区域

（9）术后辅助性放疗或生化失败后挽救性放疗靶区勾画　近年的 PMH、EORTC、RTOG 前列腺癌治疗指南均建议对术后 pT_3（侵犯前列腺包膜或精囊腺）、切缘不净或术后 PSA 持续增高（生化失败）的病例给予术后辅助放疗或挽救性放疗。随机研究已经表明术后的辅助放疗或及早地挽救性放疗能使具有不良病理因素或局部生化失败的病例获益。RTOG 根据术后局部失败部位的数据分析以及北美多个肿瘤中心临床肿瘤学家的靶区勾画实况，综合给出了前列腺癌根治术后局部辅助或挽救性放疗的靶区勾画指南。根治性前列腺癌切除术后放疗包括两种治疗方式：辅助性放疗和挽救性放疗。专家组建议使用列线图和考虑年龄及并存病、临床和病理信息、PSA 水平和 PSA 倍增时间，以个体化治疗讨论。专家组还建议参考美国放射治疗及肿瘤学会（ASTRO）的 AUA 指南。对于存在不良病理学特征或可检出 PSA，并且没有出现癌症扩散的多数患者，证据支持采用辅助性/补救性放疗。辅助性放疗（ART）：对前列腺癌根治术后存在局部复发高危因素的患者，在 PSA 复发前（PSA<0.2 ng/mL），给予前列腺瘤床预防性辅助放疗以降低复发风险。ART 的指征包括 pT_3 期、切缘阳性、Gleason 评分 8～10 分，或精囊受累。通常在 RP（前列腺切除术）后 1 年内并且任何手术不良反应均已得到改善/稳定时进行辅助 RT。切缘阳性的患者可能获益最大。挽救性放疗（SRT）（延迟放疗）：在前列腺癌根治术后 PSA 复发（PSA 20.2 ng/mL）但无远处转移的情况下，给予前列腺瘤床或瘤床与周围淋巴引流区的局部补救性放疗。对于 RP 后 PSA 持续或开始补救治疗时 PSA 水平超过

1.0 ng/mL的男性,除基于 RTOG 9601 的 RT 之外,还可以考虑 ADT 2 年,而非 6 个月。根据 GETUG-16 结果,可以考虑 ADT 6 个月与补救放疗合用。应使用 LHRH 激动剂。对于 ADT 2 年,有一级证据支持每日给予 150 mg 比卡鲁胺,但 LHRH 激动剂可作为替代方案。前列腺切除术后辅助/补救性放疗按标准分次的推荐处方剂量为 64~72 Gy。经活检证实的大体复发可能需要更高的剂量。定义的靶区包括前列腺床,在某些患者中可能包括整个盆腔。

术后靶区勾画总体原则(表5-4):①在仰卧位、充盈膀胱、排空直肠的定位 CTV 片上勾画,CT 定位层厚 3 mm;②从输精管残端勾画至膀胱尿道吻合口下 8~12 mm 或阴茎球上缘水平,上界除非有明确精囊腺受侵和肿瘤残存,一般上界限制在耻骨联合上 3~4 cm 以内;③在耻骨联合以下水平前界在耻骨联合后方,后界达直肠前壁前,侧界延伸至肛提肌;④在耻骨联合以上前界包膀胱后 1~2 cm,后界达直肠系膜,侧界至邻近筋膜;⑤如果病理提示精囊腺受侵,应将精囊腺残端包全,如果无精囊腺受侵则不必包全精囊腺残端。

表5-4　前列腺癌术后靶区勾画

组织名称	下界	前界	横向边界(侧界)	后界	上界
欧洲癌症研究与治疗组织(EORTC)	前列腺尖部,尿道球部上 15 mm	包括吻合口和尿道轴	至上达神经血管束,如果被去除,至上达髂腰肌	达到直肠壁但不包括直肠外壁。头侧包括膀胱颈后缘	包括膀胱颈,对于精囊浸润的患者,包括精囊尖部和原精囊位置
加拿大癌症中心(PMH)	膀胱尿道吻合口下 8 mm 或尿道球部最上层	足侧:耻骨联合后缘到耻骨联合的顶部 头侧:膀胱后壁1.5 cm处	头侧:骶直肠生殖耻骨筋膜,在神经血管结构的侧面,没必要延伸到闭孔肌 足侧:肛提肌和闭孔内肌肉的内缘	头侧:直肠系膜筋膜 足侧:直肠壁和肛提肌的前缘	手术标记上方(如有)或输精管下缘上 5 mm 处。当精囊受侵,保留的精囊也包括在内
澳大利亚和新西兰泌尿生殖肿瘤放疗小组(FROCG)	膀胱输尿管吻合口下方 5~6 mm,但应向下延伸,以包括下方的所有手术标记。当吻合口不明确时,下缘为尿道球部上方	CTV 的下缘:耻骨联合上后方 3 cm 上方:膀胱后壁 1.5 cm	肛提肌或闭孔内肌的内侧缘	肛提肌和直肠前壁;CTV 的后缘是直肠前筋膜	上缘应包括所有血管夹定义的精囊床,并应包括输精管的远端;如果侵犯了精囊,应包括所有残留的精囊

续表 5-4

	下界	前界	横向边界（侧界）	后界	上界
美国肿瘤放射治疗协作组织（RTOG）	膀胱尿道吻合口下 8～12 mm。如果担心前列腺尖部边缘覆盖不够，可能会包括更多组织，这时可以参照尿道球	耻骨联合上缘下方：耻骨的后缘 耻骨联合上缘上方：膀胱壁后1~2 cm	耻骨联合上缘上方：骶直肠耻骨筋膜。如果考虑前列腺外侵可能延伸到闭孔内侧 耻骨联合上缘以下：肛提肌、闭孔内肌	耻骨联合上缘上方：直肠系膜筋膜 耻骨联合上缘下方：直肠前壁可能需要在侧面凹陷	输精管切端水平或联合顶部以上 3~4 cm 如果精囊腺受侵应包括残留的精囊

（10）姑息性放疗　晚期和转移性前列腺癌。前列腺癌盆腔扩散或淋巴结转移可导致盆腔疼痛、便秘、下肢肿胀、输尿管堵塞或肾积水等。进行姑息性放疗，能显著改善症状。对前列腺癌骨转移的姑息性放疗可明显缓解疼痛症状和脊髓压迫。

（11）正常组织耐受剂量　前列腺紧邻直肠和膀胱，放疗时要尽量减少直肠和膀胱的照射。很多研究提示常规分割剂量放疗时接受≥70 Gy 照射的直肠的体积百分比应该<25%，否则发生 2 级或 2 级以上的不良反应的可能性会显著增加。正常组织的耐受剂量参考如下述。

1）膀胱：50% 的膀胱<60 Gy，30% 的膀胱<70 Gy。

2）直肠：50% 的直肠<60 Gy，接受 70 Gy 照射的直肠体积<25%，避免高剂量照射点在直肠壁。

3）股骨头、股骨颈：5% 的股骨头及股骨颈<50 Gy。

4）小肠：小肠最大剂量为 52 Gy，50 Gy 照射体积<5%。

5）结肠：结肠最大剂量为 55 Gy，50 Gy 照射体积<10%。

2. 近距离放疗　近距离放疗作为一种单一疗法，适用于低风险癌症和某些小体积中度风险患者。对于中度风险癌症，可采用近距离放疗结合 EBRT（40~50 Gy）±（4~6）个月的新辅助/联合/辅助 ADT 治疗。对于高风险癌症患者，可采用近距离放疗结合 EBRT（40~50 Gy）±（2~3）年的新辅助/联合/辅助 ADT 治疗。存在极大或极小前列腺、膀胱出口梗阻症状（IPSS 较高）或之前接受过 TURP 的患者，植入更为困难，可能承受更高不良反应。新辅助 ADT 可被用来将前列腺缩小到可接受的大小，但可能引起毒性增加，某些患者尽管接受新辅助 ADT 前列腺也不出现缩小。ADT 潜在更高的毒性风险必须对照靶区减小可能的好处进行权衡。植入后应必须进行剂量测定，以记录低剂量率植入物的质量。近距离放疗单一治疗的推荐处方剂量是碘-125 为 145 Gy，钯-103 为 125 Gy。经过40~50 Gy 的 EBRT 治疗后，对应的补量分别为 110 Gy 和 90~100 Gy。高剂量率（HDR）近距离放疗可单用也可联用 EBRT（40~50 Gy）。常用的强化方案包括 13~15 Gy 1 次，8.0~11.5 Gy 分 2 次，5.5~6.5 Gy 分 3 次，4.0~6.0 Gy 分 4 次。单独用于 HDR 治疗的常用方案包括 9.5 Gy 分 4 次，10.5 Gy 分 3 次，13.5 Gy 分 2 次或 19 Gy 1 次。永久性

LDR 或临时 HDR 近距离放疗可以被用来治疗 EBRT 或主要近距离放疗后局部复发的患者。照射剂量取决于原始主要外照射剂量和复发模式,其中 LDR 的范围为 100~110 Gy,HDR 的范围为 9~12 Gy 分 2 次。

3. 质子治疗　质子束放疗在 1950 年代开始就被用于治疗癌症患者。质子治疗的支持者认为,这种形式的放疗在某些临床情况下可能优于 X 射线(光子)为基础的照射。质子治疗和类似 IMRT 的基于 X 射线的治疗可以将高度适形的剂量送到前列腺。以质子为基础的治疗在并不紧邻前列腺的肌肉、骨骼、血管和脂肪等一些周围正常组织中照射剂量更低。这些组织并不是前列腺照射的常规致病因素,对于辐射损伤来说相对更有弹性,所以降低对这些类型正常、非关键组织的剂量,益处并不明显。可能造成前列腺癌治疗并发症的前列腺邻近关键正常结构包括膀胱、直肠、血管神经束和偶尔会涉及的小肠。前列腺癌的质子治疗始于 20 世纪 70 年代,美国麻省总医院(MGH)使用质子治疗 17 例前列腺癌。此后在 Loma Linda 大学医学中心和日本较广泛地开展了前列腺癌的质子治疗,最近在日本开展了碳离子治疗。1995 年 Shipley 等报道 $T_{3\sim4}$ 局部晚期前列腺癌的随机分组研究结果,患者入组条件为 $T_{3\sim4}$,N_x,$N_{0\sim2}$,M_0 的患者,先接受四野全盆腔光子照射 DT 50.4 Gy,然后随机分组为常规光子治疗组(99 例)和质子高量照射组(103 例),增加剂量分别为 16.8 Gy 和 25.2 CGE,总剂量分别为 67.2 Gy 和 75.6 CGE。90% 的患者完成了质子加量治疗,而 97% 的患者完成了常规照射,两组的总生存率、无病生存率无显著差别。但质子治疗显著改善了分化差前列腺癌的局部控制率,质子治疗的 5 年和 8 年局部控制率分别为 94% 和 84%,而光子治疗 5 年和 8 年局部控制率分别为 64% 和 19%($P=0.0014$)。

Slater 等报道了质子治疗早期前列腺癌结果,1990—1995 年有 319 例经病理证实的早期前列腺癌,全部病例为 $T_{1\sim2}$ 和 PSA≤15 ng/mL,94% 的患者 Gleason 评分≤7 分。93 例患者在 225~250 MeV 质子治疗 30 CGE 后,用 18~23 MeV 高能 X 射线全盆腔照射,DT 30 Gy/25 次。226 例单纯质子治疗,总剂量 74 CGE/37 次。质子治疗应用两侧野照射,照射野包括前列腺和精囊,外放 1.2 cm 边缘。全组 5 年无病生存率为 95%,无生化失败率(bNED)为 89%。PSA≤4 ng/mL,4.1~10.0 ng/mL,10.1~15.0 ng/mL 的 bNED 分别为 100%,92% 和 73%。所有患者未观察到Ⅲ~Ⅳ级胃肠道或泌尿道毒性,3 年修正 RTOG Ⅱ级胃肠道症状为 26%,发生时间在 4~57 个月,中位时间 27 个月。大部分症状为自限性,在数月内消失。3 年 RTOG Ⅱ级泌尿道症状为 5%,发生时间为 6~31 个月,中位时间 18 个月。此后,Loma Linda 大学系统地总结了 1991—1996 年应用质子治疗 911 例局限期前列腺癌的结果,原发肿瘤均为 $T_{1\sim3}$。全组患者的 5 年 bNED 为 82%,PSA>20 ng/mL、T_3 和 Gleason 评分≥7 分的预后较差,bNED 较低。根据 RTOG 标准,Ⅱ度直肠和膀胱毒性分别为 3.5% 和 5.4%。质子治疗改善了 10% 的 bNED,并减少了 10% 的Ⅱ度晚期毒性,全组未观察到Ⅲ/Ⅳ度毒性。

4. 远处转移的放射治疗　对于前列腺癌的骨转移,放疗是一种有效的姑息疗法。孤立的症状性骨转移可通过 EBRT 治疗。最近的研究已证实加拿大和欧洲用短疗程照射治疗伴骨转移前列腺癌的常见做法。与分 10 次共照射 30 Gy 相比,短期 8 Gy×1 照射同样有效且成本较低。骨转移患者中进行的一项随机临床试验中,8 Gy 组(10%)中 2~4 级急性毒性的出现率少于 30 Gy 组(17%)($P=0.002$);然而,8 Gy 组(18%)中的再次治疗率要高于 30 Gy 组(9%)($P<0.001$)。在 425 位痛苦性骨转移的患者参加的另一项研究中,8 Gy 的单剂量在整体治疗疼痛缓解率方面不劣于多次分割的 20 Gy。对于非椎体转移的患者,根据美国放射学会的治疗指南,大部分都应当采用单次 8 Gy 治疗。2013 年 5 月,美国食品和药品监督管理局(FDA)批准了二氯化镭(镭-223)的应用,这是一种能发出 α 粒子的放射剂。这个首创的放射性药物被批准用来治疗伴症状性骨转移但没有已知内脏转移病变患者的 CRPC。这个批准的依据是一项多中心 III 期随机试验(ALSYMPCA)的数据,该试验有 921 名伴症状性 CRPC、两处或多处骨转移,但没有已知内脏病变的男性患者参加。7% 患者以前接受过多西他赛治疗,所有患者都获得了最好的支持性治疗。患者按 2∶1 比例随机分组接受 6 个月静脉注射镭-223 或安慰剂。相比安慰剂,镭-223 显著改进整体生存率(中位 14.9 个月 vs. 11.3 个月;HR = 0.70;95% CI 0.058 ~ 0.83;$P<0.001$)并延长了至首次骨骼相关事件(SRE)时间(中位 15.6 月 vs. 9.8 个月)。预先计划的亚组分析表明,镭-223 的生存获益得以保持,无论以前是否使用过多西他赛。ALSYMPCA 的意向性治疗分析表明,镭-223 还可降低症状性骨骼相关事件(SRE)的风险。3/4 级血液毒性也较少(3% 出白细胞减少,6% 出现血小板减少,13% 出现血液减少),可能是放射范围小造成的。这种药物经大便排出,通常导致温和的非血液学副作用,包括恶心、腹泻和呕吐。镭-223 与 ALSYMPCA 的生活质量改善或下降减缓有关。

5. 放疗后 PSA 失败的定义 1997 年美国放射肿瘤学会(ASTRO)制订了 PSA 失败的定义:治疗后 PSA 达到最低值后,连续 3 次 PSA 增高,PSA 检测时间需间隔 6 个月。失败时间指放射治疗后 PSA 最低值到连续 3 次 PSA 增高中首次 PSA 增高的中位时间。ASTRO 没有规定 PSA 最低值,但 PSA 最低值<1 ng/mL 是放疗后无 PSA 复发生存率的独立预后因素,可以作为参考最低值。

2006 年 ASTRO 和 RTOG 对 PSA 复发(bNED,生化失败)进行了新的定义:PSA 最低值基础上增加≥2 ng/mL,是放疗±激素治疗后生化失败的标准定义,这提高了诊断的敏感性和特异性。

6. 放疗后复发的治疗 前列腺癌局部治疗后部分患者将出现生化复发,然后临床复发。局部治疗后 22% 的患者在 3 年内需再程治疗。低分级、分期早和 PSA<10 ng/mL 常表现为局部复发,而精囊受侵、Gleason 评分>7 分、淋巴结阳性和 PSA>20 ng/mL 更易出现远处转移。放疗后 PSA 增高,需进一步做影像学检查,部分患者做直肠超声引导下活检。放射治疗后复发的治疗以内分泌治疗为主,某些患者可考虑做挽救性根治性前列腺切除术和组织间照射,也可考虑冷冻治疗或其他物理疗法。复发后再治疗,30% ~ 65% 的患者 PSA 将得到继续控制。

(五)内分泌治疗

早在 1840 年,Hunter 就发现切除双侧睾丸(即去势)的男性前列腺上皮组织会发生萎缩;此后在1941年,Huggins和Hodges等人证实了前列腺癌具有激素依赖性,降低雄激素水平或者阻断雄激素受体可以抑制前列腺癌的生长,该研究获得了1966年的诺贝尔奖。任何去除雄激素和抑制雄激素活性的治疗方法统称为雄激素剥夺治疗(androgen deprivation therapy,ADT),即前列腺癌的内分泌治疗。转移性前列腺癌(metastatic prostate cancer,mPC)包括N_1和M_1期。mPC的治疗与其疾病的发展进程有很大的关联。mPC患者在初始时大多是对激素治疗敏感的,即转移性激素敏感性前列腺癌(metastatic hormone sensitive prostate cancer,mHSPC),这类患者接受ADT治疗有效,早期应用ADT治疗能够有效地降低患者出现骨痛、肾衰竭、贫血、病理性骨折、脊髓压迫等临床症状的风险。而随着疾病的进展,经过18~24个月的缓解期后,多数患者对ADT治疗不再敏感,转变为转移性去势抵抗性前列腺癌(metastatic castration-resistant prostate cancer,mCRPC)。

1. 去势治疗

(1)去势的血清睾酮标准 手术去势仍然被认为是雄激素剥夺治疗的首选,可使血清睾酮水平降至50 ng/dL(1.7 nmol/L)。这个水平是40多年前制定的,当时的睾酮测定精度有限。现代测定方法认为手术去势后的血清睾酮均值为15 ng/dL左右。因此,更科学的趋势标准应定为血清睾酮<20 ng/dL(1 nmol/L)。这个标准在近期多次的临床试验中均被证明优于原先的50 ng/dL。然而,目前多项临床试验研究,包括权威指南如NCCN 2016版依旧沿用了50 ng/dL(1.7 nmol/L),因此本书继续沿用此标准。

(2)手术去势 双侧睾丸切除可迅速地将循环中睾酮水平下降,达到去势标准,降至50 ng/dL。手术去势后的24 h内,睾酮水平可下降超过90%。美国退伍军人泌尿管理合作研究组(Veterans Administration Cooperative Urological Research Group,VACURG)进行的大型临床研究表明,手术去势可使进展期前列腺癌患者显著减少疼痛,提高日常生活状态评分。白膜下睾丸切除可避免常规睾丸切除术后带来的阴囊空虚,亦可达成雄激素剥夺治疗的目的。雄激素剥夺需要完全去除白膜内所有的组织和睾丸间质细胞,因此这个手术相较于传统睾丸切除对术者的技巧要求更高。有文献报告,合格的白膜内切除术后睾酮水平与传统睾丸切除术相比无显著差异。无论选择何种术式,手术去势均是最为简单、廉价、迅速,且合并症较少的去势手段。局部麻醉下即可完成手术,通常术后12 h即可使睾酮水平达到去势标准。对于已有骨转移脊髓压迫的患者,应慎用LHRH类似物,可选择迅速降低睾酮水平的手术去势、LHRH拮抗剂或LHRH类似物联合应用抗雄药物。

(3)药物去势 由于手术去势具有不可逆性,而且会对患者心理造成一定影响;去势术后的患者在后续治疗中无法再行间歇内分泌治疗;少数患者可能对内分泌治疗无效,因而一般首选药物去势。药物去势最早药物为雌激素,目前最主要的药物有两类:LHRH类似物和LHRH拮抗剂。

1)LHRH类似物:LHRH类似物(LHRH agonists)的作用机制在于LHRH的持续作用可使垂体前叶的LHRH受体脱敏,抑制黄体生成素(luteinizing hormone,LH)的分泌,进而抑制睾丸的睾酮生成。通常用药后2~4周可达到去势标准(<50 ng/mL),但约有10%的

患者无法达到。研究显示药物去势和手术去势的疗效相似。Seidenfeld 等人通过回顾 24 项试验的 6 600 多例患者发现，使用 LHRH 类似物的远期生存率和睾丸切除术相当。LHRH 类似物在使用初期会使血 LH 和 FSH 水平升高，进而血睾酮水平升高，这一现象被称为"反跳现象（flare phenomenon）"，通常出现在用药后 2~3 d，持续 10~20 d，其与 LH 增加 10 余倍有关。"反跳现象"有可能会导致一些严重的可危及生命的症状加重，如骨痛加重、脊髓压迫、急性尿路梗阻以及高凝状态导致的心血管死亡事件等。所有的 LHRH 类似物都会出现这一现象，联合应用抗雄激素药物可阻断睾酮水平升高的作用。目前指南建议，在应用此类药物的前 2 周或者当日开始，给予抗雄药物至注射后 2~4 周，以减少临床"反跳现象"的发生。以睾酮<50 ng/dL 为去势标准，不同的 LHRH 类似物可使 87.5%~100.0% 的患者在用药后达到去势水平。相比 1 个月的剂型，3 个月剂型在使用上更为方便。针对不同的 LHRH 类似物，可考虑不同产品在使用、保存和患者接受度上的差异。有荟萃分析研究提示，对于出现远处转移症状的患者，去势治疗应以降低成本、使患者获得更好的生活质量为目标。目前临床主要有以下几种 LHRH 类似物，亮丙瑞林（leuprorelin）、戈舍瑞林（goserelin）和曲普瑞林（triptorelin），与特异性受体的结合力是天然 GnRH 的 50~100 倍。亮丙瑞林为人工合成 9 个氨基酸构成的肽类，天然 GnRH 第 6 位甘氨酸被右旋亮氨酸取代。注射剂规格为 3.75 mg。通常，成人每 28 d 1 次，皮下注射，此外还有 3 个月剂型 11.25 mg。戈舍瑞林为人工合成 10 个氨基酸构成的肽类，天然 GnRH 第 6 位甘氨酸被右旋丝氨酸取代。注射埋植剂规格为 3.6 mg，成人每 28 d 1 次，此外还有 10.8 mg 3 个月预充药物剂型。曲普瑞林为人工合成的十肽，天然 GnRH 第 6 位甘氨酸被右旋色氨酸取代。注射剂规格为 3.75 mg。通常，成人每 28 d 1 次，肌内注射，此外也有 15 mg 的 3 个月剂型。

2）LHRH 拮抗剂：LHRH 拮抗剂（LHRH antagonists）可以竞争性地结合垂体中的 LHRH 受体，在给药后 24 h 内即可将 LH 水平降低 84%，而睾酮水平则在给药后 2、4 和 28 d 分别下降了 24.5%、60.5% 和 98.1%。LHRH 拮抗剂的直接拮抗活性避免了"反跳现象"的出现，因此无须联用抗雄激素药物。有荟萃分析研究提示，对 LHRH 类似物仅能部分抑制卵泡刺激素（follicle-stimulating hormone，FSH）水平，手术去势后更是由于抑制反馈的丧失，FSH 会发生显著升高。相比之下，LHRH 拮抗剂则可同时降低 LH 和 FSH 水平。LHRH 拮抗剂阿巴瑞克（abarelix）单药治疗可实现与 LHRH 类似物和抗雄激素药物相似的睾酮去势水平。在一项开放标签的试验中，90% 的有症状的前列腺癌患者的疼痛或是其他疾病相关症状得到缓解。目前，阿巴瑞克在美国被 FDA 批准用于无法接受其他激素治疗且拒绝手术去势的晚期前列腺癌患者。另有一项 Ⅲ 期研究对比了地加瑞克（degarelix）和亮丙瑞林，结果发现治疗 1 年后前者效果并不劣于后者。基于此项研究的结果，地加瑞克已被批准在美国使用。许多第一代和第二代的 LHRH 拮抗剂会引起显著的组胺介导的副反应，但在第三代和第四代药物中已较少出现。尽管如此，阿巴瑞克仍有可能会引起严重的过敏反应，因此在给药后必须至少观察 30 min。与阿巴瑞克不同，地加瑞克不会发生全身性的过敏反应。

3）雌激素：雌激素（oestrogen）作用机制包括：抑制 LHRH 的分泌，直接抑制睾丸间质细胞功能,抑制雄激素对前列腺细胞的直接作用。先前曾有多项研究评估了口服己烯雌酚(DES)治疗转移性前列腺癌的可能性,发现可以达到去势类似的效果。但由于严重的不良反应,特别是血栓栓塞等并发症(即使在较低剂量下),雌激素目前不推荐作为转移性前列腺癌标准一线治疗药物。

2. 抗雄激素受体拮抗剂 抗雄激素受体拮抗剂根据化学结构可分为:甾体类,如乙酸环丙孕酮(CPA)、醋酸甲地孕酮和醋酸甲羟孕酮;非甾体类,如尼鲁他胺、氟他胺和比卡鲁胺。

(1)甾体类雄激素受体拮抗剂 这些化合物是羟孕酮的合成衍生物。它们的主要药理性不良反应继发于去势以后(男性乳房发育相当罕见),而非药理性不良反应是心血管毒性(醋酸环丙孕酮CPA为4%~40%)和肝毒性。由于甾体类雄激素受体拮抗剂显著的不良反应,且目前已有很多安全性更佳的药物,因此此类药物并不被指南推荐为一线的内分泌治疗药物。醋酸甲地孕酮(cyproterone)是最经典的类固醇抗雄激素药物,可直接抑制AR的活性,同时又因其孕激素效应可抑制中枢,迅速地将睾酮水平降低至70%~80%的水平。推荐剂量通常为100 mg口服,每日2次或3次。药物的不良反应主要是性腺功能减退状态,包括性欲减退、勃起障碍以及困乏感。约有10%的患者出现严重的心血管并发症,这也限制了醋酸甲地孕酮的使用。不到20%的患者出现男性乳腺发育,另有文献提到急性重型肝炎的案例。

(2)非甾体类抗雄激素受体拮抗剂 非甾体类抗雄激素药物是目前最主要的抗雄激素类药物,它可通过阻断睾酮的负反馈作用,引起LH和睾酮水平的升高。睾酮水平可达到大约正常男性水平的1.5倍。因此机制上此类药物不会引起性腺功能减退:性欲和勃起功能仍可被保留。然而在临床试验中发现,氟他胺单药治疗的患者中,勃起功能和性活动能够得到长期保留的只占20%,这与接受手术去势的患者相比并无太大差异。抗雄激素药物给药后,由于增高的睾酮芳香化而转换成雌激素,可引起男性乳腺发育和压痛。氟他胺相比其他非甾体类抗雄激素药物,胃肠道毒性(特别是腹泻)更为常见。肝毒性(从可逆性肝炎到暴发性肝衰竭等)在所有非甾体类抗雄激素药物中均可发生,因此需定期监测肝功能。

1)氟他胺:氟他胺(flutamide)是第一个被发现的单纯抗雄激素的非类固醇化合物。由于活性代谢物2-羟基氟他胺的半衰期较短(6 h),因此必须每天给药3次,每次250 mg。羟基氟他胺通过肾排泄。与甾体类抗雄激素药物不同的是,氟他胺不会发生体液潴留相关的血栓风险。在一项比较氟他胺和DES(3 mg/d)用于治疗转移性前列腺癌患者的随机双盲研究中,氟他胺的总体生存时间(28.5个月)显著低于DES(43.2个月)。

2)比卡鲁胺:比卡鲁胺(bicalutamide)的半衰期较长(6 d),只需每天给药1次,因此其依从性相对更佳。它是第一代非甾体类抗雄激素药物中最为有效的,也是耐受性最佳的。比卡鲁胺的药代动力学不受年龄、肾功能不全或是中度肝损伤的影响。比卡鲁胺分为R-异构体和S-异构体,前者结合AR的亲和力比后者高约30倍,因此抗雄激素活性功能主要由R-异构体介导。和其他抗雄激素药物一样,比卡鲁胺可维持正常的血清睾酮水平,在大多数患者中,血清睾酮水平仍然在正常范围以内。比卡鲁胺单药疗法目前已得到广泛研究。先前有报道认为 50 mg/d 剂量的比卡鲁胺单药治疗转移性前列腺癌的生存时间劣于去势治疗;而 150 mg/d 剂量比卡鲁胺单药治疗转移性或是局部进展性前列腺癌患者,则与药物去势或是手术去势的疗效是相似的。不过 2014 年的一项 Cochrane 系统评价发现比卡鲁胺单药疗法在总生存期、临床进展以及因严重不良事件停药或治疗失败等方面可能劣于药物去势或手术去势。

3)尼鲁他胺:尼鲁他胺(nilutamide)的血浆半衰期为 56 h,它通过肝内的细胞色素 P450 系统代谢清除。由于每天给药 1 次可在 14 d 后达到稳态血浆水平,因此给药建议是治疗第 1 个月给予每日单次剂量 300 mg,然后改为每日单次剂量 150 mg。大约有 1/4 的患者在服用尼鲁他胺后,从明亮环境进入黑暗环境时会发生暗适应延迟。尼鲁他胺还可能引起间质性肺炎,大约有 1% 的患者会发生肺纤维化。早期的不良反应在停止使用尼鲁他胺后即可消失。在一项小型研究中,有学者建议将尼鲁他胺作为有效的二线内分泌治疗药物。

4)恩杂鲁胺:恩杂鲁胺(enzalutamide)是新研发的第二代非甾体类抗雄药物,于 2012 年被美国 FDA 批准用于治疗转移性去势抵抗性前列腺癌(metastatic castration resistant prostate cancer,mCRPC),目前已成为治疗 mCRPC 的一线药物。

3. 雄激素合成抑制剂　阿比特龙作为雄激素生物合成抑制剂,通过抑制细胞素 CYP17 酶复合体而阻断体内睾丸、肾上腺、前列腺肿瘤组织中睾酮的生成,是一种靶向雄激素轴的新型药物。阿比特龙目前仅用于治疗 mCRPC,并已成为治疗 mCRPC 的一线药物。

八、随访与预后

随访手段包括监测 PSA、DRE、B 超、CT、MRI、ECT 骨密度测定。

(1)监测血清 PSA 水平的变化是前列腺癌随访的基本内容。常规监测与前列腺癌有关的临床表现、血清 PSA 水平及直肠指诊,在治疗后前 2 年每 3 个月 1 次,然后 3 年内每 6 个月 1 次,以后每年 1 次。

(2)前列腺癌根治术后的随访:主要检查与治疗相关的并发症,如有无尿失禁、肠道症状以及性功能状态等。在治疗后的前两年内,与进行放射治疗的患者相比,接受根治性前列腺切除术的患者更容易出现尿失禁和勃起功能障碍,但是肠道症状的发生率较低。可以根据肿瘤或患者的特点对随访方法做出相应修改。

(3)内分泌治疗后的随访:根据治疗前 PSA 水平和治疗后 3、6 个月下降的情况,判断内分泌治疗的敏感性和反应的持续时间。治疗后 3、6 个月 PSA 水平正常或不能发现者,相对于高水平者,其治疗反应持续时间更长。应在治疗开始后 3、6 个月进行评估,至少包括 PSA 检测、直肠指检及详细的症状,评价治疗的反应性和副作用。根据症状、预后因子以及所给予的治疗,个性化随访。推荐每 3 个月进行 1 次随访。病情稳定者不推荐行常规影像学检查。内分泌治疗反应良好者,患者的症状改善、心理状况良好、治疗依从性佳,PSA<4 ng/mL。M₀ 期患者每 6 个月随访 1 次,至少包括特异性病史、直肠指检和 PSA 检测。M₁ 期患者每 3~6 个月随访 1 次,除上项目可辅以肌酐、血红蛋白、肝功能等的

监测。

（4）疾病进展时，随访时间应缩短。

（5）对于激素抵抗者，发生疾病进展或按标准治疗无反应，随访应个性化。

九、护理

（一）术前护理

1. 心理护理　绝大部分前列腺增生患者都具有年龄大、病程长及身体基础条件较弱等特点，往往缺乏病症治愈方面的信心。此外，老年患者及家属缺乏对于前列腺手术的了解，担心疗效，常会表现为紧张、失眠及情绪抑郁的心理，护理人员应详细向患者及其家属介绍手术的原理、方法和手术效果，介绍术中及术后注意事项，解答患者的疑问，使患者了解手术目的及术后疗效，而树立信心，调整情绪到最佳状态，积极配合治疗。

2. 常规准备　术前应嘱咐患者进行适当的休息，防止疲劳，并预防感冒，注意禁烟、禁酒。术前应加强营养，进食清淡易消化食物，术前 1 d 进少渣半流质饮食，禁食牛奶、豆浆等易产气食物。监督患者进行肛门收缩运动、有效咳嗽以及深呼吸练习等术前准备。做好备血及配血工作，注意清洁患者皮肤，剔除脐下至大腿上 1/3、两侧至腋中线区域内的毛发（包括会阴）。针对手术前因紧张、焦虑而不能安睡的患者，给予一定量镇静剂，帮助其睡眠。

3. 术中护理　①选择正确的导尿管。②掌握好冲洗液的温度，与患者体温相近为宜。冲洗面应在耻骨联合面上方的 55 ~ 65 cm 处，以便防止高压灌洗状况的出现，确保灌洗的有效性；严格控制冲洗液的滴速，以 85 ~ 110 滴/min 为宜。仔细查看引流液的颜色转变，并随着冲洗液的颜色变化对冲洗时间与速度做合理调整。③手术结束时应尽量将镇痛泵留置在患者体内。

（二）术后护理

1. 常规护理　术后去枕平卧 6 h，其间禁食、禁饮，头偏向一侧，以免呕吐物误吸而引起窒息，呕吐严重者可采用心理护理或药物治疗，并结合按揉内关穴止吐。持续吸氧及心电监测生命体征，并及时准确地记录在护理记录单上。注意观察患者面色及精神状况、血糖及血钾情况，如有异常情况，应及时报告医生，并积极配合医生做出妥善处理。

2. 饮食护理　术后 6 h 内若无呕吐、恶心等状况则可进食流质食物，当患者生命体征稳定后渐给予含有纤维素、高蛋白且易消化的食物，例如蔬果类食物，以防止便秘。并嘱咐患者每天至少饮用 2 500 mL 的水，以帮助患者进行内冲洗。

3. 引流管护理　留置尿管期间应妥善固定尿管，保持通畅，术后 24 ~ 72 h 行持续膀胱冲洗，以便及时冲出膀胱内血块。冲洗液一般选用等渗盐水，冲洗的温度常为 25 ~ 27 ℃，根据引流液的颜色调节冲洗的速度。留置导尿管期间保持会阴部清洁，每日用碘伏棉球清洁尿道口 3 次，更换引流袋 1 次。

4. 并发症护理　①出血：膀胱冲洗时应重点观察引流液的颜色，嘱咐患者进食易消化、营养丰富的食物,多饮水,多吃含纤维的食物,保持大便通畅,避免因便秘用力使腹压增加,而引起继发性出血。②疼痛:部分患者在术后留置尿管期间出现膀胱痉挛,发生阵发性疼痛,利用镇痛泵可有效地减轻膀胱痉挛的疼痛,或采用温水热敷腹部。另外应保持冲洗液的温度适宜,避免过冷刺激引起患者膀胱痉挛。③尿频或尿失禁:术后 2 ~ 3 d 嘱咐患者练习收缩肛门括约肌,并保持腹肌松弛,尿频或尿失禁一般在术后 7 ~ 14 d 可缓解。④尿路感染:由于患者留置尿管持续冲洗易引起泌尿系统感染,术后除应用抗生素外,在换引流袋及清洁尿道口时应严格无菌操作,防止尿路逆行感染及附睾炎。

(三)放疗的护理

1. 照射野皮肤及放射性皮炎的护理　指导患者注意保护照射野皮肤,避免阳光暴晒。照射野可用温水和柔软毛巾轻轻沾洗,局部禁止使用肥皂擦洗或热水浸洗,禁止涂抹红汞或碘酒等刺激性药膏;尽量穿着宽松的棉质衣服,以减少受照射部位皮肤受到的刺激;不要自行在治疗部位涂抹护肤油、粉剂或其他化妆品等。注意观察照射区域皮肤有无红斑、脱皮、瘙痒等放射性皮炎的症状,如有烧灼、刺痒感,告知患者严禁用手指搔抓,以免引起皮肤感染,应告知医生遵医嘱用药。出现湿性反应时应暂停放疗,外用三乙醇胺乳膏每天 4 次,促进损伤修复。

2. 消化道反应护理　放疗患者可出现不同程度的恶心、呕吐、食欲减退。应予以饮食指导,少食多餐,清淡饮食,避免油腻食物。呕吐严重者予以止呕、健胃、静脉补液支持治疗。

3. 放射性肠炎护理　放疗患者可出现不同程度的里急后重、黏液血便、腹泻、便秘及肛管疼痛。放疗中鼓励患者饮水,少量多次,酌情给予清淡的流质或半流质食物,避免油腻、辛辣、高纤维食物。腹泻严重者予以止泻、静脉补液支持治疗。

4. 骨髓抑制的护理　放疗和化疗一样,会导致患者骨髓造血功能受损,表现为白细胞、血小板下降。白细胞下降时,患者多表现为头晕、乏力、食欲缺乏、发热等不适。Ⅱ度以上白细胞下降时,需采取保护性隔离措施,病室每天空气消毒 2 次,加强通风,限制探视,护理人员严格执行无菌操作原则,护理患者前后应认真洗手,遵医嘱使用升白细胞药物。白细胞低于 $3×10^9$ g/L,血小板低于 $80×10^9$ g/L 应暂停放疗。

(四)健康教育

(1)定期复查,告知患者观察自主排尿情况,若尿频、尿急、尿痛或排尿困难等症状明显,应到门诊复诊。

(2)患者应低脂饮食,多食蔬菜、水果等高纤维食物,如果大便困难,切忌用力,应使用润肠剂、轻泻药协助排便;若出现直肠刺激征、便血等,也需到门诊复诊。

(3)遵医嘱用药,不可擅自停药。护士应督促、协助患者克服实际困难,努力完成治疗计划,以提高疗效。嘱患者多休息,避免重体力劳动。术后性生活,建议手术 2 个月后开始。

附一　前列腺移行细胞癌

前列腺移行细胞癌占前列腺恶性肿瘤的 1%～4%，原发性前列腺移行细胞癌较少见，多与膀胱癌或尿道癌伴发。文献报道在膀胱癌根治标本中做前列腺随机取材切片，移行细胞癌发现率为 12%～20%；若做前列腺连续切片，则发现率高达 43%～70%。

【病因与病理】

前列腺在胚胎发育中与膀胱同源，前列腺部尿道亦覆盖移行上皮。前列腺导管覆盖柱状上皮，于管口处则过渡为移行上皮。在炎症等因素刺激下，导管柱状上皮常发生移行上皮化生，这些化生的细胞来自导管内有多分化潜能的幼稚细胞。在以移行上皮为靶组织的致癌因素影响下，这些细胞可恶变为移行细胞癌。前列腺移行细胞癌生长方式与膀胱癌不同，极少呈乳头状生长，而以浸润性生长为主，常先累及腺管。导管癌呈实体性，充满管腔并沿腺管播散，进而突破基底膜浸润周围间质，低分化癌常有中心部坏死，早期浸润间质组织。前列腺移行细胞癌的发生有 4 种可能。①与膀胱癌同时或先后发生：致癌因素同时作用于膀胱、尿道和前列腺导管上皮，在膀胱有移行细胞癌的同时或先后，在远隔的前列腺部位发生导管内移行上皮非典型增生或癌，两者并非连续病变，而是尿路上皮癌多器官发病的一个部分。膀胱有原位癌者，其前列腺移行细胞癌发病率为 79%，而在多发性原位癌患者中，前列腺移行细胞癌发病率达 91%，且多为浸润癌。②膀胱癌经尿道迁延浸润：接近膀胱颈的膀胱移行细胞癌很易迁延至尿道，而浸润前列腺导管及腺泡，并浸润间质。③膀胱癌种植后尿道：实验证明尿道黏膜损伤有利于肿瘤种植。曾施行 TUR 的膀胱癌患者，其前列腺移行细胞癌发病率高于膀胱部分切除者。④膀胱癌经肌层浸润前列腺：此种情况发生于晚期膀胱癌，膀胱癌穿透膀胱壁，浸润前列腺间质，然后累及腺管。

【分期】

膀胱癌经肌层浸润前列腺，定为膀胱癌 P_{4a} 或 D_1 期。其他伴有前列腺移行细胞癌的病变情况尚无明确分期。浸润间质的前列腺移行细胞癌即使膀胱为高分化的早期癌，其预后亦差。而前列腺移行细胞癌如属导管或尿道原位癌，则对膀胱癌预后影响不大。有人统计前者的 5 年生存率为 22%，后者为 50%。Harde-man 等将前列腺移行细胞癌分为 3 期，Ⅰ期为原位癌，Ⅱ期为癌浸润导管和腺泡，Ⅲ期为癌浸润至前列腺间质。

【诊断】

前列腺移行细胞癌的临床表现与膀胱癌相似，主要为血尿、排尿困难。有尿路梗阻者肿瘤多已发生间质浸润。前列腺移行细胞癌易被膀胱癌症状掩盖而被忽略，往往在检查膀胱癌根治切除标本时才被发现。经直肠超声检查可发现有间质浸润的前列腺肿瘤。经尿道在内窥镜下钳取活体组织做病理检查，可获得较高阳性率。有报道经直肠穿刺、针吸和经尿道取活体组织的阳性率分别为 20%、40% 和 90%。

【治疗】

前列腺移行细胞癌常与膀胱癌伴发,两者的瘤期、瘤级均影响预后,治疗方案需按两者具体情况予以考虑。①前列腺移行细胞癌若为早期,高分化或仅为原位癌,对膀胱癌预后影响不大,治疗方案取决于膀胱癌的状况,以及前列腺受累范围。表浅膀胱癌行经尿道电切手术,同时电切前列腺部的肿瘤。术后辅以化疗药物或卡介苗膀胱、尿道灌注。②前列腺移行细胞癌为分化差、瘤期高者,不论膀胱癌状态如何,均需做根治性膀胱、尿道切除,术后辅以化学治疗或局部放射治疗。③晚期癌发生广泛局部迁延,做局部放射治疗。有淋巴结转移者并用化学治疗。合并尿路梗阻者施行尿流改道手术。

附二　前列腺肉瘤

前列腺肉瘤起源于前列腺间充质,在临床上较少见,国内报道占前列腺恶性肿瘤的0.1%,国外报道占5.5%~7.5%,可能由于中国人前列腺癌发病率较低之故。

【病理】

病理组织学上有多种类型,较多见的为横纹肌肉瘤和平滑肌肉瘤,少见的为纤维肉瘤、黏液纤维肉瘤、梭形细胞肉瘤、圆形细胞肉瘤、骨肉瘤、血管肉瘤、脂肪肉瘤和未分化肉瘤。Ghavimi根据肿瘤范围及是否能切除分为四期,对治疗有一定意义。Ⅰ期肿瘤局限,能完全切除,区域淋巴结阴性。Ⅰa期切缘镜检阴性。Ⅰb期切缘镜检阳性。Ⅱ期肿瘤浸润到邻近组织,不能完全切除,区域淋巴结阴性。Ⅲ期肿瘤扩散到邻近组织,不能完全切除,区域淋巴结阳性。Ⅳ期远处转移。

【临床表现】

前列腺横纹肌肉瘤的发病年龄多在10岁以下,而平滑肌肉瘤则多在40岁以上。病程进展快,表现尿频、尿痛、进行性排尿困难。肿瘤溃破入尿路时有血尿,尿潴留较早出现,有顽固性便秘、大便变细。晚期患者发生腰骶痛,会阴部、阴茎部或坐骨神经痛,有时十分剧烈,直肠指检可触到质软或质硬的前列腺包块,占据盆腔的大部分。因属非上皮性肿瘤,血清PSA值常为正常;B超、CT或尿路X射线造影可显示增大的前列腺将尿道压迫移位,膀胱底部抬高,并可了解上尿路有无经尿道切除术(TUR)后所致的前列腺良性梳状细胞结节;活检标本有可能被误诊为低"级"肉瘤;未曾施行手术的前列腺内也可发生良性增生性病变。因此,在计划施行广泛盆腔手术前,需小心弄清非典型前列腺癌的组织学特征,以免误诊。骨转移患者X射线照片显示骨质破坏。胸部X射线检查可了解有无肺部转移。

【治疗】

前列腺肉瘤的治疗以手术切除为主。根据MRI显示肿瘤边缘与周围脏器和神经血管束关系,以估计瘤期,确定手术方案。Ⅰ、Ⅱ期肿瘤应施行根治切除手术,切除范围包括膀胱、前列腺、精囊及近段尿道,并清除区域淋巴结。术后辅以化疗或放疗。Ⅲ、Ⅳ期肿瘤不能用手术根治,肿瘤压迫尿路致尿潴留、输尿管肾积水者,施行尿流改道手术。本病的病程进展迅速,难以早期确诊。平滑肌肉瘤进展较慢,若能早期彻底切除肿瘤,可获长期存活。横纹肌肉瘤的恶性程度高,对病变局限者采用联合药物化疗可望取得较好疗效,可并用顺铂、阿霉素,亦可选用长春新碱、放线菌素C或环磷酰胺,大约超过50%患者的肿瘤可缩小,联合化疗可于根治手术前使用,亦可用化疗使肿瘤缩小后做放射治疗。本病由于缺乏早期症状,就诊为时已晚,预后恶劣。Seston等报道5年生存率为38%。初诊时肿瘤体积、瘤级和组织亚型与预后无关。肿瘤若能彻底切除,切缘阴性者可获治愈。镜下切缘阴性是患者能长期生存的重要标志。局部复发者再做手术切除病灶,有可能获长期生存。

参考文献

[1] BRAY F, FERLAY J, SOERJOMATARAM I, et al. Global cancer statistics 2018: GLOBOCAN estimates of incidence and mortality worldwide for 36 cancers in 185 countries[J]. CA Cancer J Clin,2018,68(6):394-424.

[2] 顾秀瑛,郑荣寿,张思维,等.2000—2014年中国肿瘤登记地区前列腺癌发病趋势及年龄变化分析[J].中华预防医学杂志,2018,52(6):586-592

[3] QI D,WU C,LIU F,et al. Trends of prostate cancer incidence and mortality in Shanghai, China from 1973 to 2009[J]. Prostate,2015,75(14):1662-1668.

[4] CHEN W,ZHENG R,BAADE P D,et al. Cancer statistics in China,2015[J]. CA Cancer J Clin,2016,66(2):115-132.

[5] 齐金蕾,王黎君,周脉耕,等.1990—2013年中国男性前列腺癌疾病负担分析[J].中华流行病学杂志,2016,37(6):778-782.

[6] QI J L,WANG L J,ZHOU M G,et al. Disease burden of prostate cancer among men in China,from 1990 to 2013[J]. Zhonghua Liu Xing Bing Za Zhi,2016,37(6):778-782.

[7] BUYYOUNOUSKI M K,CHOYKE P L,MCKENNEY J K,et al. Prostate cancer—major changes in the American Joint Committee on Cancer eighth edition cancer staging manual[J]. CA Cancer J Clin,2017,67(3):245-253.

[8] PANER G P,STADLER W M,HANSEL D E,et al. Updates in the eighth edition of the tumor node-metastasis staging classification for urologic cancers[J]. Eur Urol,2018,73(4):560-569.

[9] MA C G,YE D W,LI C L,et al. Epidemiological characteristics of prostate cancer and analysis of advanced first-line endocrine therapy[J]. Miscellaneous Records of Chinese Foreign Studies,2008,46(15):921-925.

[10] ZHU Y,WEI Y,CENG H,et al. Genetic mutation of Chinese male prostate cancer[J]. Journal of Cancer Network,2021,20(1):54-62.

[11] MUNTEANU V C,MUNTEANU R A,GULE I D,et al. Better diagnosis of localized prostate cancer based on PSA biomarkers, imaging technology and combined detection[J]. Diagnostics(Basel,Switzerland),2020,10(10):806.

[12] JIN L, BOXALL N, GEORGE A, et al. Clinical utility and cost model of Phi test in imaging diagnosis service of suspected prostate cancer: PRIM(Phi to RefIneMri) research [J]. BMC Med, 2020, 18(1):95.

[13] ZHU Y, MO M, WEI Y, et al. Epidemiology and genomics of male prostate cancer in Asia [J]. Nature Review Urology, 2021, 18(5):282-301.

[14] ENIKEEV D, MOROZOV A, TARATKIN M, et al. Active surveillance of moderate-risk prostate cancer: a systematic review and meta-analysis of current protocols and results [J]. Clinical Urogenital Tumors, 2020, 18(6):e739-e753.

[15] LABRIE F, BELANGER A, SIMARD J, et al. Combination therapy for prostate cancer [J]. Cancer, 1993, 71(suppl 1):1059.

[16] LINK R E, MORTON R A. Indication for pelvic lymphadenectomy in prostate cancer[J]. Urol Clin N Amer, 2001, 28:491-498.

[17] SCOLIERI M J, ALTMAN A, RESNICK M I. Neoadjuvant hormonal ablative therapy before radical prostatectomy: a review. Is it indicated? [J]. J Urol, 2000, 164: 1465-1472.

[18] COMITER C V. The male sling for stress urinary incontinerce: a prospective study[J]. J Urol, 2002, 167(2 pt1):597-601.

[19] ZELEFSKY M J, FUKS Z, HUNT M, et al. High-dose intensity modulated radiation therapy for prostate cancer: early toxicity and biochemical outcome in 772 patients[J]. Int. J. Radiation Oncology Biol. Phys, 2002, 53(5):1111-1116.

[20] ABDOLLAH F, KARNES R J, SUARDI N, et al. Impact of adjuvant radiotherapy on survival of patients with node-positive prostate cancer[J]. Journal of Clinical Oncology, 2014, 32(35):3939-3947.

[21] BRIGANTI A, KARNES R J, DA POZZO L F, et al. Combination of adjuvant hormonal and radiation therapy significantly prolongs survival of patients with pT2-4 N+prostate cancer: results of a matched analysis[J]. European Urology, 2011, 59(5):832-840.

[22] SHIPLEY W U, VERHEY L J, MUNZENRIDER J E, et al. Advanced prostate cancer: the results of a randomized comparative trial of high dose irradiation boosting with conformal protons compared with conventional dose irradiation using photons alone[J]. Int J Radiat Oncol Biol Phys, 1995, 32(1):3-12.

[23] KONSKI A, JAMES J, HARTSELL W, et al. Economic analysis of radiation therapy oncology group 97-14: multiple versus single fraction radiation treatment of patients with bone metastases[J]. Am J Clin Oncol, 2009, 32(4):423-428.

[24] HARTSELL W F, SCOTT C B, BRUNER D W, et al. Randomized trial of short-versus long-course radiotherapy for palliation of painful bone metastases[J]. J Natl Cancer Inst 2005, 97(11):798-804.

[25] JANJAN N, LUTZ S T, BEDWINEK J M, et al. Therapeutic guidelines for the treatment of

bone metastasis:a report from the American College of Radiology Appropriateness Criteria Expert Panel on Randiation Oncology[J]. J Palliat Med,2009,12(5):417-426.

[26]PARKER C,NILSSON S,HEINRICH D,et al. Alpha emitter radium-223 and survival in metastatic prostate cancer[J]. N Engl J Med,2013,369(3):213-223.

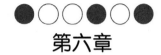

第六章

膀胱肿瘤和膀胱癌

一、定义

膀胱肿瘤是泌尿生殖系统最常见的肿瘤。膀胱肿瘤依据组织学起源,分为上皮细胞性肿瘤和非上皮细胞性肿瘤两大类。上皮细胞性肿瘤占全部膀胱肿瘤的90%,包括原位癌(T_{is})、移行细胞癌、鳞状细胞癌、腺癌。非上皮细胞性肿瘤主要包括肉瘤、淋巴瘤、嗜铬细胞瘤及混合性中胚层肿瘤等。

膀胱肿瘤从组织类型上分为上皮性肿瘤和非上皮性肿瘤。上皮性肿瘤占95%以上,其中多数为移行细胞乳头状肿瘤,鳞癌和腺癌各占2%~3%。非上皮性肿瘤罕见,由间质组织发生,多数为肉瘤,如横纹肌肉瘤,多发于婴幼儿。肿瘤细胞的分化程度可以根据其大小、形态、染色、核改变、分裂象等分为3级:Ⅰ级分化良好,属低度恶性;Ⅲ级分化不良,属高度恶性;Ⅱ级分化介于Ⅰ、Ⅲ级之间,属中度恶化。膀胱癌的分化程度与肿瘤的浸润性、肿瘤的自然发展史及预后密切相关。Ⅰ级膀胱癌多为浅表性肿瘤,发生浸润的可能性为10%,Ⅱ级为50%,Ⅲ级为80%。

本病组织类型上皮性肿瘤占95%,其中超过90%系移行上皮细胞癌,我们着重介绍上皮细胞肿瘤。

二、流行病学

(一)发病率

膀胱癌是泌尿系统最常见的恶性肿瘤之一。世界范围内,膀胱癌发病率位居恶性肿瘤的第9位。2023年,发表在 *A Cancer Journal for Clinicians* 上的最新研究报告指出,2023年,癌症死亡率总体下降了33%。其中,膀胱癌发病率自2015年统计的每年下降0.6%至2019年统计的每年下降约1.8%。

(二)危险因素

膀胱癌的发生是复杂多因素、多步骤的病理变化过程,既受内在的遗传因素影响,又受外在的环境因素影响。较为明显的两大致病危险因素是吸烟和长期接触工业化学产品。吸烟是目前最为肯定的膀胱癌致病危险因素,约50%的膀胱癌由吸烟引起。另一重要的致病危险因素为长期接触工业化学产品。职业因素是最早获知的。约20%的膀胱癌是由职业因素引起,包括从事纺织染料制造、橡胶化学、药物制剂和杀虫剂生产、油漆、皮革及铝和钢生产。其他的可能致病因素还包括慢性感染(如细菌血吸虫及 HPV 感染等)、应用化疗药物环磷酰胺、治疗 2 型糖尿病药物吡格列酮、盆腔放疗史以及染发等。饮酒情况和膀胱癌发生目前没有统计学上显著的关联。

（三）性别、年龄

世界范围内,膀胱癌发病率男性略高于女性,在男性排第 7 位,女性排在第 10 位之后,死亡率居恶性肿瘤的第 13 位。在欧美,膀胱癌发病率居男性恶性肿瘤的第 4 位,位于前列腺癌、肺癌和结肠癌之后,在女性恶性肿瘤发病率中排在第 10 位之后。

根据 2019 年发布的数据显示,2015 年我国膀胱癌发病率为 5.8/10 万,位居全身恶性肿瘤的第 13 位。其中,膀胱癌男性发病率 8.8/10 万,位居第 7 位,女性发病率 2.6/10 万,位居第 17 位。我国膀胱癌死亡率为 2.37/10 万,位居第 11 位,女性死亡率为 1.11/10 万,位居第 16 位。

（四）部位

肿瘤的发病以膀胱侧壁及后壁最多,其次为三角区和顶部,其发生可为多中心。膀胱肿瘤可先后或同时伴有肾盂、输尿管、尿道肿瘤。

膀胱肿瘤根据其生长方式分为原位癌、乳头状癌和浸润性癌。原位癌局限在黏膜内,不出现乳头状亦无浸润。移行细胞癌多为乳头状,鳞癌和腺癌常有浸润。不同的生长方式可单独或同时存在。

三、临床表现

（一）血尿

膀胱癌的主要症状是血尿,80%～90%的患者以间歇性、无痛性全程肉眼可见血尿为首发症状。血尿程度可有淡红色至深褐色不等,多为洗肉水色,可形成血凝块。有些也可表现为初始血尿或终末血尿,前者提示病变位于膀胱颈部,后者提示病变为膀胱三角区、膀胱颈部或后尿道。但是出血量的多少和肿瘤大小、数目、恶性程度并不一致。对于分化良好的乳头状肿瘤,可有严重血尿;反之,对于浸润性癌,其血尿不严重;对于非上皮性肿瘤,其血尿较轻。

（二）排尿困难

膀胱合并感染时,有膀胱刺激症状,即尿频、尿急、尿痛。累及膀胱颈部的肿瘤、累及前列腺的肿瘤、颈部附近带蒂的肿瘤、大块坏死脱落的癌组织,均可阻塞颈口而出现排尿困难。肿瘤累及输尿管口,则可出现肾区胀痛,肾、输尿管积水感染,肾功能减退。晚期尚可见到下腹部浸润性肿块、严重贫血、水肿等。盆腔广泛浸润时,则可出现腰骶疼痛和下肢水肿。鳞癌和腺癌高度恶性,病程短,鳞癌可因结石的长期刺激而引起。小儿横纹肌肉瘤常以排尿困难为主要症状。

(三)其他症状

输尿管梗阻导致的腰部疼痛、膀胱出口梗阻导致的尿潴留、营养不良或静脉淋巴管阻塞导致的下肢水肿、巨大肿瘤导致的盆腔包块。晚期患者可表现为体重减轻、肾功能不全、腹痛或骨痛。

四、生物学特性

早期膀胱癌患者往往无特殊阳性体征,当出现阳性体征时,往往病情已至中晚期。当出现浅表淋巴结转移时,表现为淋巴结肿大;当出现肺转移时,又见肺呼吸音减弱,或合并干、湿啰音;当出现肝转移时,可见肝界增大、包膜不光滑或黄疸;当出现骨转移时,可有转移部位压痛;当出现全身衰竭而表现为恶病质时,消瘦、贫血等阳性体征就更为明显。

膀胱癌患者一般无临床体征,体检触及盆腔包块是局部进展性肿瘤的证据,因此,查体对早期患者如 T_a、T_1 期肿瘤的诊断价值有限。

五、检查

(一)膀胱镜检查

该检查是确诊膀胱肿瘤的最重要的方法。它可以明确膀胱肿瘤的有否、数目、大小、形态、有无蒂、基底部状况、部位等情况,并可进行活检。以亚甲蓝染色后再检查常用于早期诊断,并能帮助初步制订治疗方案。原位癌可见于黏膜上似天鹅绒突起的红色区域,与黏膜充血和增生相似。检查中若出现膀胱痉挛或激惹,说明有广泛的原位癌,应取活检证实。无浸润的乳头状癌(T_1)呈浅红色,蒂细长,蒂上长出绒毛状分支,向膀胱内注入水时,肿瘤乳头在水中漂荡,犹如水草。有浸润的乳头状癌(T_2、T_3)呈暗红色,偏实性,乳头融合,部分呈团块状,蒂周围黏膜水肿,肿物在水中活动性很小。浸润性癌(T_3、T_4)呈褐色团块状,表面坏死形成溃疡,边缘隆起水肿,并可有钙质沉积。另外,膀胱镜检查时,还应注意肿瘤与输尿管口、膀胱颈的关系。

不建议对非基层浸润性膀胱癌的正常膀胱黏膜进行常规的随机活检或选择性活检,因为发现原位癌的可能性很低(小于2%),特别是对于低危的膀胱癌。但当对于尿脱落细胞学检查阳性或膀胱黏膜表现异常时,建议行选择性活检,以明确诊断和了解肿瘤范围。在尿细胞学检查阳性,而膀胱黏膜表现正常,怀疑有原位癌存在时,应考虑行随机活检。如果膀胱肿瘤为原位癌、多发性癌或肿瘤,位于膀胱三角区或颈部时并发前列腺部尿道癌的风险性增加,建议行前列腺尿道活检。

(二)尿脱落细胞学检查

该检查是尿路肿瘤的首选诊断方法,由于该方法无痛苦和损伤,患者容易接受。若能发现癌细胞或可疑存在尿路上皮癌,可让患者进一步进行膀胱镜等检查。具体方法:收集新鲜尿液标本离心沉淀后,取其沉渣涂片、固定、染色,在显微镜下对细胞的大小、形态、胞质和细胞核的形态及其比例进行观察。该检查的依据是肿瘤的黏着性差,易脱落于尿液中。尿标本的采集一般是通过自然排尿,也可以通过膀胱冲洗,这样能得到更多的癌细胞,利于提高诊断率。目前认为,尿标本应尽量采用新鲜尿液,但晨起第一次尿由于细胞溶解比率高,不适合用于尿细胞学检查。尿细胞学检查过程中存在的一个重要问题是尿液中脱落肿瘤细胞含量不够,会导致假阴性。针对细胞含量不够的患者,建议连续留尿3 d,每天留取后,先进行细胞离心与固定,然后合并3 d的尿细胞进行诊断。尿液中癌细胞的出现,比临床症状、膀胱镜、其他影像学的显示要早,因此,可以早期诊断或提示肿瘤的存在。但常规尿脱落细胞学检查的阳性率较低,为50%~70%。

(三)肿瘤标记物检查

1. 膀胱肿瘤抗原　膀胱肿瘤抗原(BTA)检测是检测膀胱肿瘤的膜抗原的一种方法,对移行细胞膜上皮表面癌具有较高的敏感性和特异性,方法简单实用,诊断膀胱癌的阳性率约为70%。

2. 癌胚抗原　癌胚抗原(CEA)是一种肿瘤相关抗原。正常尿路上皮不存在癌胚抗原,但在膀胱患者血浆和尿中CEA明显上升,被认为是有用的肿瘤标记。但在相当一部分膀胱肿瘤患者中,血浆和尿中CEA仅有少量增加甚至不增加。同时CEA增加的量与肿瘤的大小、分化程度或浸润范围无关,而且尿路感染可影响CEA水平面出现假阳性。

多项研究显示,FISH技术具有较高的敏感性和特异性,但在有膀胱炎症、结石、放疗等病史者的尿液标本中,脱落细胞可能造成FISH结果的特应性降低。

(四)诊断性经尿道电切术

如果影像学检查发现膀胱内有肿瘤样病变可以省略膀胱镜检查,直接使用诊断性经尿道电切术(TUR),这样可以达到两个目的:一是切除肿瘤,二是明确肿瘤的病理诊断和分级、分期,为进一步治疗及判断预后提供依据。TUR方法:如果肿瘤较小(小于1 cm),可以将肿瘤与其底部的部分膀胱壁一起切除,送病理检查;如果肿瘤较大,则行分步骤切除,先将肿瘤的凸起部分切除,切除肿瘤的基底,部分基底应包含膀胱壁肌层,最后切除肿瘤的周边区域,将这三部分标本分别送病理检查。TUR时尽量避免烧灼以减少对标本组织的破坏。

(五)彩超检查

超声检查是诊断膀胱癌最常用、最基本的检查项目。超声检查可通过三种途径(经腹、经直肠、经尿道)进行。经腹部超声诊断膀胱癌的敏感性为63%～98%,特异性为99%,并且可以同时检查肾、输尿管和腹部其他脏器。经直肠超声显示膀胱三角区、膀胱颈和前列腺较清楚,能近距离观察肿瘤基底部,对判断肿瘤浸润深度优于经腹部超声检查,适用于膀胱不能充盈的患者。经尿道膀胱内超声检查,需要麻醉,但影像清晰,分析准确性较高。据国外报道,经尿道膀胱内超声判定肿瘤分期的诊断效能显示,非肌层浸润性膀胱肿瘤准确率为94%～100%,肌层浸润性肿瘤准确率为63.0%～96.8%。和其他影像学检查一样,超声检查无法诊断膀胱原位癌。彩超检查操作方便且无损伤,可以初步判断肿瘤的浸润深度,对肿瘤临床分期有帮助,但对于肿瘤直径小于0.5 cm时,易出现假阴性结果。

(六)腹部 CT

通过CT检查对膀胱癌进行诊断和临床分期,是当前无创伤性诊断的最准确的方法,可灵敏地查出直径1 cm,甚至0.5 cm的肿瘤,并能发现肿大的淋巴结,可配合穿刺肿大的淋巴结,进行细胞学检查。CT检查对憩室内癌和膀胱壁内癌的诊断有特殊意义。运用CT检查膀胱时,应注射增强剂,并向尿道内注入空气,有助于诊断。有蒂的肿瘤有时可见血管蒂。增强CT检查,在诊断膀胱肿瘤和评估肿瘤浸润范围,特别是显示膀胱外肿瘤浸润方面有一定价值。如果膀胱镜发现肿瘤为广泛病变,恶性度高,有肌层浸润的可能时,建议CT检查以了解肿瘤的浸润范围。目前的多排螺旋CT可以发现较小肿瘤(1～5 mm),可以判断邻近器官是否受侵犯及转移。但CT不能发现原位癌,不能准确区分非肌层浸润性膀胱癌(T_a、T_1)和T_2期膀胱癌;不能区分肿大淋巴结是转移还是炎症,也不能很好地显示输尿管。研究显示,浸润型膀胱肿瘤患者行CT检查肿瘤准确率只有54.9%,其中39%分期偏低,6.1%分期偏高。既往有肿瘤切除使者,可因局部炎症反应所致的假象而造成分期过高。但患者若存在尿路狭窄或膀胱有活动性出血,不能进行膀胱镜检查时,CT仍有一定的优越性。

(七)腹部 MRI

与CT检查相比,MRI检查的优点是对膀胱癌诊断的准确率更高,并且可以了解肌肉浸润的深度。MRI具有出色的软组织分辨率,能够诊断并进行肿瘤分期。膀胱癌T_1WI尿液为极低信号,膀胱壁为低至中度信号,而膀胱周围脂肪为高信号。T_1WI有助于检查扩散至邻近组织的肿瘤淋巴结转移以及骨转移情况,甚至可评估除前列腺以外的邻近器官受累情况。低信号的逼尿肌出现中断现象,提示肌层浸润。动态增强MRI在显示是否有尿路上皮癌存在以及肌层浸润深度方面准确性高于CT或非增强MRI。增强MRI检查也可发现正常大小淋巴结有无转移真相。对造影剂过敏、肾功能不全、IVU检查肾不显影以及伴有肾盂、输尿管积水的患者,行磁共振尿路成像(MRU)能显示整个泌尿道,特别是显示上尿路梗阻部位疾病及原因,以及是否有上尿路肿瘤等。在检查有无骨转移时,MRI敏感性远高于CT甚至高于核素骨扫描。

（八）泌尿系统造影检查

1. 排泄性泌尿系统造影　因为移行上皮细胞癌有种植及多源性的生物特性，因此，在膀胱癌的诊断中，排泄性泌尿系造影是必不可少的检查。它可以显示膀胱癌的大小、位置等，更重要的是可以帮助了解上尿路情况，如肾功能，肾盂、肾盏、输尿管有无肿瘤或其他疾病存在。如果上尿路存在肿瘤，则膀胱癌为种植癌。如果肾及输尿管积水、扩张、显影不良，则表示膀胱肿瘤浸润已达深肌层，影响到输尿管口，可判断为二、三级，或肿瘤位于膀胱颈、三角区影响排尿。它一直被视为膀胱癌患者的常规检查，以期发现并存的上尿路肿瘤。但目前初步诊断时此项检查的必要性受到质疑，因为 IVU 检查诊断上尿路肿瘤的阳性率低，特别是小的上尿路肿瘤或尿路积水不显影时更容易漏诊。

2. 淋巴造影　膀胱癌常转移至淋巴结，因此，淋巴结造影有一定价值，目前其常与淋巴结穿刺细胞学检查相结合。淋巴造影诊断和手术标本一致者占 60%，假阳性 25%，假阴性 15%。最早转移部位为闭孔淋巴结。

（九）流式细胞术（FCM）检查

FCM 检查是测定细胞 DNA 含量、增殖活性等多项指标的膀胱肿瘤尿细胞学方法。正常尿内应没有非整倍体干细胞，超二倍体细胞应少于 10%；非整倍体干细胞超过 15% 时，则可诊断为肿瘤。非整倍体细胞增多与肿瘤恶性度成正比。流式细胞术与细胞学、细胞图像分析等相结合，可明显提高膀胱肿瘤的诊断。

（十）全身骨显像

全身骨显像是目前临床上检测骨转移最常用的方法，敏感度高，可比 X 射线提前 3~6 个月发现骨转移病灶。主要用于检查有无骨转移病灶以明确肿瘤分期。在浸润性肿瘤患者出现骨痛或碱性磷酸酶增高，拟行根治性膀胱切除的患者怀疑有骨转移时可选择使用。膀胱癌骨转移病灶为溶骨性改变，多表现为异常放射性浓聚，少数表现为放射性稀疏缺损。脊柱是骨转移的常见部位，其次为盆骨、肋骨、颅骨及股骨、肱骨的近端。骨显像对骨转移瘤的特异度不高，尤其是对单发或少发病灶的良恶性鉴别，需要 CT 扫描或 MRI 检查确认。

六、诊断与鉴别诊断

（一）诊断

随着生物医学工程的发展，对癌基因、抗癌基因、生长因子及肿瘤抑制因子等基础研究的不断深入，肿瘤的发病机制已逐步被揭示。电子计算机辅助的影像细胞 DNA 分析术、形态分析术等新型影像及免疫检测技术的发展，可显示更多的肿瘤生物特性，使人们对膀胱肿瘤分级、分期及预后的认识有所提高。流式细胞术、定量荧光图像分析及单克隆抗体等的应用，为早期诊断、治疗、监测肿瘤提供了较为可靠的方法。膀胱癌的主要症状是血尿,特别是无痛性大量血尿。凡40岁以上出现无痛性肉眼血尿者,均应想到膀胱癌的可能。镜下血尿或无血尿,有膀胱刺激症状者,应进行全面、细致、深入的检查。膀胱癌的诊断不能仅满足于肿瘤的有无,还应明确肿瘤的大小、数目、位置,并对肿瘤性质、恶性程度、浸润深度、转移情况等做出判断。更为重要的是早期诊断,这是提高治疗效果的关键。因此,对有血尿、膀胱刺激症状、下尿路感染或梗阻等表现的患者,均应进行全面且详细的检查,争取早期诊断。

(二)鉴别诊断

膀胱癌的主要症状是血尿,而引起血尿的疾病的原因非常多,因此,膀胱癌的鉴别诊断主要是对血尿的鉴别。膀胱癌主要与下列疾病鉴别。

1. 肾、输尿管肿瘤　肾、输尿管上皮性肿瘤的主要表现是血尿。血尿的特点是无痛性间歇性全程血尿,这与膀胱癌相似,并且这类肿瘤可同时或单独存在。膀胱癌与肾、输尿管肿瘤的区别:膀胱癌的血尿可能伴有膀胱刺激症状,可能影响排尿,血尿呈片状或不规则形,色多鲜红,可伴肿瘤坏死脱落而排出"腐肉"。而肾、输尿管肿瘤的血尿不伴有膀胱刺激症状,也不影响排尿,色多暗红,血块为输尿管铸形的条状或蚯蚓状,无"腐肉"排出。肾实质肿瘤常伴有腰痛及包块。一般经过彩超、CT、泌尿系统造影、膀胱尿道镜等检查多能区别开来。

2. 肾结核　该病引起的血尿在长期尿频以后出现,在终末期加重,尿量少,可伴有低热、盗汗、消瘦。尿中有结核分枝杆菌。膀胱结核肉芽肿有时可被误诊为肿瘤,经活组织检查可以区别。

3. 尿石症　肾、输尿管结石的重要症状是疼痛,血尿轻微,表现为疼痛后镜下血尿或轻微肉眼血尿,而疼痛常在活动或劳动后发生。除伴有感染、膀胱及输尿管膀胱壁段结石外,一般无膀胱刺激症状。经X射线、彩超检查,容易鉴别。

4. 非特异性膀胱炎　该病的发病对象多数为已婚妇女,起病急、病程短。主要症状为尿频、尿急、尿痛、尿液混浊,血尿多在有膀胱刺激症状以后出现。

5. 腺性膀胱炎　其临床表现与膀胱肿瘤相似,需经膀胱镜检查及活组织检查进行鉴别,此病为癌前病变的一种。

6. 放射性膀胱炎　该病发生于盆腔肿瘤放射治疗后,一般在放射治疗后2年内出现,也可于10~30年后出现。其主要症状为无痛性血尿,有时在膀胱内出现溃疡和肉芽肿。

7. 前列腺癌　其主要症状是排尿困难,血尿在肿瘤浸润膀胱时出现。经直肠指检、彩超检查、CT检查、活检等可以明确诊断。

8. 前列腺增生症　由于排尿梗阻或继发结石、感染,其血尿症状酷似膀胱肿瘤,且二者可能同时存在,尿潴留是膀胱癌的诱因。经细胞学检查、B超检查、膀胱镜检查等可以明确诊断。多数前列腺增生继发的血尿为一过性,间歇期尿液检查无异常。

七、分级与分期

膀胱肿瘤的分期是指肿瘤的浸润深度及转移情况,它是判断膀胱肿瘤预后的最有价值的参数。目前有2种主要分期法:一种是美国的 Jewett-Strong-Marshall 分期法,另一种为国际抗癌协会(AJCC)的 TNM 分期法。

1. Jewett-Strong-Marshall 临床分期及病理分期　标准如下。

原位癌:$0T_{is}P_{is}$。

非浸润性乳头状瘤(黏膜层):$0T_AP_A$。

黏膜下层(固有层)浸润:AT_1P_1。

浅肌层浸润:$B_1T_2P_2$。

深肌层浸润:$B_2T_{3A}P_3$。

膀胱周围浸润:$CT_{3b}P_3$。

邻近器官浸润:$D_1T_4P_4$。

区域淋巴结转移:D_1—$N_{1~3}$。

远处淋巴结转移:D_2—N_4。

远处器官转移:M_2。

2. 膀胱癌 AJCC TNM 分期　见表6-1。

表6-1　根据美国癌症杂志委员会(AJCC)第8版对膀胱癌进行 TNM 分期

原发肿瘤	
T_a	非侵入性乳头
T_{is}	扁平肿瘤(原位癌)
T_1	侵入结缔上皮下组织
T_2	侵入肌肉
T_{2a}	侵入浅表肌肉(内半部分)
T_{2b}	侵入深层肌肉(外半部分)
T_3	侵入膀胱周围组织
T_{3a}	在微观水平上侵入膀胱周围组织
T_{3b}	肉眼可见侵犯膀胱周围组织(膀胱外肿块)
T_4	侵入邻近器官
T_{4a}	侵入前列腺、子宫或阴道
T_{4b}	侵入骨盆或腹壁

区域淋巴结转移	
N_x	无法评估
N_0	无淋巴结转移
N_1	骨盆中的单个节点
N_2	真骨盆≥2 个淋巴结
N_3	≥1 个髂总淋巴结
远处转移	
M_0	无远处转移
M_1	远处转移
M_{1a}	仅在远处的髂总淋巴结中
M_{1b}	非淋巴结转移

临床分期如下。

0 期：T_a 或 T_{is}，N_0，M_0。

Ⅰ期：T_1，N_0，M_0。

Ⅱ期：T_2，N_0，M_0。

Ⅲ期：T_3 或 T_{4a}，N_0，M_0。

Ⅳ期：T_{4b}，N_0，M_0；任何 T，$N_{1\sim3}$，$M_{0\sim1}$。

八、治疗

(一)非浸润性膀胱癌的手术治疗

1.手术前准备及评估　表浅性膀胱癌占初发膀胱肿瘤的 70%，其中 T_a 占 70%、T_1 占 20%、T_{is} 占 10%。T_a 和 T_1 分期虽然都属于非肌层浸润性膀胱癌，但两者的生物学特性有显著的不同。由于固有层内血管和淋巴管丰富，T_1 期肿瘤较容易发生扩散。影响 NMIBC 复发和进展的危险因素有肿瘤的数量、大小、分级、分期复发的频率，以及是否存在原位癌(CIS)。与复发相关的主要危险因素为肿瘤的数量(≥8 个)和复发的频率(>1 次/年)，与进展相关的主要危险因素为肿瘤的分期(T_1)、分级(G_3 或高级别尿路上皮癌)和存在 CIS。

2.手术方法

(1)经尿道膀胱肿瘤切除术　经尿道膀胱肿瘤切除术(TURBT)是非肌层浸润性膀胱癌重要的诊断方法和治疗手段，通过手术对内镜可见所有膀胱肿瘤行深达肌层切除，可进行病理诊断，帮助制定治疗方案及随访策略。

对于 1 cm 以内的肿瘤,可将其与基底部分膀胱壁同时切除,进行病理学诊断,对于较大肿瘤选择分块切除,直至露出正常的膀胱壁肌层送检标本,要求包含膀胱肌层成分,并减少烧灼造成的标本破坏。运用窄带成像 NBI 能更好地观察富含血管的肿瘤组织对肿瘤和膀胱癌的检出率,明显优于普通白光成像。一项多中心随机对照研究证实,NBI 引导 TURBT 相比普通白光发现更多病灶。术后 1 年随访后发现,膀胱复发率在低危组患者中有显著性差异。因此,对多发病灶原位癌患者,运用 NBI 引导下电切能降低遗漏病灶的风险,但在患者的远期获益方面,仍需更多证据支持。首次 TURBT 的肿瘤残留率为 4%~78%,与肿瘤分期和数目相关。此外,术者技术和标本质量等因素可能令肿瘤分病理分析被低估,PT$_1$ 期膀胱癌二次电切患者的 5 年疾病进展率为 6.5%,明显优于单次电切 23.5%。另一项回顾性研究对高级别 T$_1$ 期肿瘤型二次电切后,随访 10 年无病生存率为 69.7%,而单次电切为 49.6%。国际主流学术团体认为二次电切的适应证如下:①首次 TURBT 不充分;②首次电切标本中没有肌层浸润性组织(除外低级别/G$_1$ T$_a$ 期肿瘤和原位癌);③T$_1$ 期肿瘤。另外,中国膀胱癌联盟专家共识中指出,G$_3$ 肿瘤也可作为二次电切适应证。关于二次电切的手术时机和方案推荐术后 2~6 周后实施,对原肿瘤部位再次切除深度需达深肌层。

(2)经尿道膀胱肿瘤整块切除术 膀胱肿瘤整块切除能获取较多的逼尿肌组织,从而提高病理标本质量。其安全性和肿瘤学预后与 TURBT 术相当,由于激光气化效果好,凝固层薄,能对组织精确切割,无闭孔神经反射,出血和膀胱穿孔等并发症发生率低,近年来在膀胱肿瘤整块切除术中得到了广泛的应用。但需要考虑肿瘤直径过大、位于前壁等特殊位置以及数目过多,可能造成手术时间延长、难度增加等不良因素。已有报道用于整块切除的有钬激光、铥激光、绿激光 1 470 nm 半导体激光,近期效果如前述,但均缺乏远期疗效及高级别证据。

(3)膀胱部分切除术 可选择应用于憩室内膀胱癌患者,降低因电切造成的膀胱穿孔风险,对于高级别 T$_1$ 期肿瘤,建议同时行淋巴结清扫术以及术后膀胱灌注或全身辅助化疗。

(4)根治性膀胱切除术 对部分高危 NMIBC 亚组或极高危 NMIBC 亚组患者推荐行根治性膀胱切除术。诊断为高危 NMIBC 后立即行根治性膀胱切除术的患者,其 5 年无病生存率超过 80%。延期手术降低疾病特异性生存率。对高危患者选择即刻根治性膀胱切除,还是 TURBT+BCG 膀胱灌注,应将两种方案的益处和弊端告知患者,与患者沟通讨论后决定。

(二)非浸润性膀胱癌的灌注化疗

1. 灌注化疗应用现状 膀胱灌注治疗常用于肿瘤局部切除、电烙术后及复发的浅表膀胱癌。其目的是减少肿瘤复发、降低手术切除过程中瘤细胞的种植机会。

2. 灌注化疗方式

(1)术后即刻膀胱灌注化疗 TURBT 术后即刻膀胱灌注化疗能显著降低非肌层浸润性膀胱癌的复发率,其原理是术后即刻灌注化疗能够杀灭术中播散的肿瘤细胞和创面残留的肿瘤细胞。为了预防肿瘤细胞种植,应在术后 24 h 内尽早完成膀胱灌注化疗,若术后 24 h 内未行灌注化疗,术后次日再行灌注化疗,也有一定预防复发的效果。术后即刻灌注使患者的 5 年复发率降低 35%,但是不能降低肿瘤进展风险和死亡风险,当存在TURBT 术中膀胱穿孔或术后严重肉眼血尿时,不建议术后即刻膀胱灌注化疗。低危非肌层浸润性膀胱癌术后即刻灌注化疗后复发概率很低,不推荐维持膀胱灌注化疗。中危、高危非肌层浸润性膀胱癌则需要后续膀胱灌注化疗或免疫治疗。

(2)术后早期和维持膀胱灌注化疗 中危和高危非肌层浸润性膀胱癌,在术后即刻膀胱灌注化疗后,均应当接受后续灌注治疗以降低肿瘤复发率。中危非肌层浸润性膀胱癌,推荐术后维持膀胱灌注化疗,也可选择 BCG 灌注免疫治疗。高危非肌层浸润性膀胱癌,建议术后 BCG 灌注免疫治疗,也可选择术后维持膀胱灌注化疗,目前不推荐持续 1 年以上的膀胱灌注化疗。

建议灌注方案应包括:早期灌注(诱导灌注),每周 1 次,术后 4~8 周,膀胱灌注;之后灌注,每月 1 次,维持 6~12 个月,膀胱灌注。

3. 常用灌注化疗药物 常用灌注化疗药物包括塞替哌、阿霉素(多柔比星)、丝裂霉素、表柔比星、吡柔比星、羟喜树碱、吉西他滨等。应根据药物说明选择合适的溶剂进行膀胱灌注。

(1)塞替哌 塞替哌是唯一被 FDA 批准用于乳头状膀胱癌灌注治疗的化疗药物。塞替哌是一种烷化剂,并不针对细胞周期。分子量 189(膀胱可吸收药物分子量<200),膀胱可以吸收。应用方案为 30~60 mg 溶于生理盐水中,浓度为 1~2 mg/mL 灌注膀胱,停留 1 h,1~2 次/周。早年开始应用时灌注 3 h,1/3 可吸收,25% 白细胞或血小板下降。但 1983 年报道 670 次膀胱灌注,引起骨髓抑制罕见,程度轻且为一过性抑制。塞替哌膀胱灌注引起白细胞减少发生率 8%~54%,平均 10.4%;血小板减少发生率 3%~31%,平均 9.3%;排尿刺激症状 12%~69%,平均 25%。有 4 例(1%)发生与治疗有关的死亡。现认为 30 mg 灌注剂量即已足够,灌注时间不超过 1 年。如果血白细胞<3×10^9/L,血小板低于 70×10^9/L 即应停止。用塞替哌灌注治疗乳头状肿瘤 95 例,4 周为 1 个疗程,经 1~2 个疗程后,45 例(47%)肿瘤消失。Lamm 收集 10 组共 1 009 例,塞替哌组复发 45%,对照组 62%。另有欧洲协作组报告也不能肯定其疗效。

(2)阿霉素(adriamycin,ADM,多柔比星) 主要作用于 S 期的抗癌药,是蒽环类抗生素,通过结合 DNA 碱基对,抑制拓扑异构酶Ⅱ和抑制蛋白质合成起作用。分子量 580,不能为膀胱吸收,所以罕有吸收和全身反应。剂量 30~100 mg 膀胱灌注。不良反应及其发生率主要是:化学性膀胱炎 4%~56%,过敏反应 0.3%,胃肠反应 1.7%,发热 0.8%,停药后即消退。日本 606 例阿霉素膀胱灌注研究报道引起膀胱炎 30%(短程治疗),长期方案 20%。有报道长期治疗后个案有膀胱挛缩。膀胱灌注阿霉素治疗膀胱乳头状肿瘤有效率为 28%~56%。治疗原位癌有效率 63%,原位癌有 34% 完全消退。有报告比较每周 50 mg×6 次和以后每月 1 次至 2 年,发现并不进一步提高疗效。

(3)丝裂霉素(mitomyci,MMC) 是一种抑制 DNA 合成的烷化剂,在我国应用较广。分子量 334,极少吸收。此药通常是每周灌注 1 次,每次灌注 20~60 mg,共灌注 6~8 周。

白细胞和血小板减少等血液系统不良反应发生率低(4/613 例,0.7%),有 1 例发生与治疗相关的死亡,原因是经尿道手术后立即灌注 80 mg MMC,死于再生障碍性贫血。化学性膀胱炎发生率为 6%~41%,平均 15.8%(97/613)。有 9% 患者出现皮疹,包括手脚水疱、生殖器皮炎、广泛糜烂等,可以延迟出现,一般在第 2 次灌注后出现。这些反应都在停药后消失。膀胱挛缩发生率 0.5%(3/538),也有报道高达 23%,可能与长期灌注有关,不良作用比卡介苗(BCG)少一些。用 MMC 治疗乳头状肿瘤成功率 43%(270/627)。Lamn 对 859 例经尿道完全切除膀胱癌后预防复发研究,MMC 组 37%,对照组 52%。有报道分 3 组患者:①TURBT 以后无治疗;②TURBT 以后立即灌注 MMC 40 mg;③TURBT 后立即灌注 MMC 40 mg,以后每月 1 次,共灌注 4 次。随访 7 年后,可评价 397 例,灌注 MMC 的 2 组减少复发,灌注 5 次比 1 次好。9 项临床试验的 Meta 分析对比了它和卡介苗的疗效,26 个月的中位随访后,BCG 组中 8.67% 的患者和 MMC 组中 9.44% 的患者肿瘤发生进展,显示其疗效与 BCG 相似。

(4)表柔比星(epirubicin,EPI) 疗效与阿霉素相似。其他羟喜树碱、吉西他滨、顺铂、米托蒽醌(mitoxantione)等应用的病例相对较少。

(三)非浸润性膀胱癌灌注免疫治疗

卡介苗(BCG):BCG 是从减毒的分枝杆菌发展起来用于治疗结核的疫苗,在一些肿瘤中已经证明了其抗肿瘤作用,是非肌层浸润性膀胱癌最有效的免疫治疗。BCG 确切作用机制尚不清楚,可能通过诱发局部免疫反应达到治疗效果,细胞介导的细胞毒效应可能起重要作用。膀胱灌注 BCG 适用于高危非肌层浸润性膀胱癌和膀胱原位癌,相对适应证是中危非肌层浸润性膀胱癌,而低危非肌层浸润性膀胱癌不推荐 BCG 灌注治疗。BCG 适应证为 T_a、$G_{2~3}$、多发、复发、乳头状癌手术后预防复发、治疗残余肿瘤,亦适用于肿瘤复发或进展的高危病例。危险因素:高级肿瘤细胞,侵犯固有层,多病灶,肿瘤>3~5 cm,有非典型增生或原位癌,尿细胞学(+),复发频繁。P53 表达也很重要。BCG 膀胱灌注可以使非肌层浸润性膀胱癌经尿道手术后复发率从 42% 降至 17%(随访 15 个月)。过去报道非肌层浸润性膀胱癌经尿道手术后复发一般不用 BCG 灌注或用化疗药物灌注的为 40%~80%,而用 BCG 则为 0~41%,平均 20% 左右。5 项 Meta 分析结果显示,TURBT 后 BCG 灌注在预防肿瘤复发上优于单纯 TURBT 或 TURBT 联合化疗。最近的几项随机对照试验也表明,在中高危膀胱癌中,BCG 灌注相比于表柔比星联合干扰素或单纯表柔比星灌注预防肿瘤复发的效果更好。BCG 也可用于治疗残余的不能切除的肿瘤,有效率达 58%。原位癌,过去都建议行根治性膀胱全切除术,BCG 膀胱灌注可以减少 75% 的膀胱全切除术。在 718 例膀胱灌注 BCG 治疗的原位癌患者中,72% 肿瘤消失。

(四)肌层浸润性膀胱癌的手术治疗

肌层浸润性膀胱癌是一种致命的恶性肿瘤,近年来,随着新型治疗药物和临床研究的进展,肌层浸润性膀胱癌的治疗也逐渐综合化,根据肿瘤的浸润深度和侵犯范围,选择泌尿外科、肿瘤内科、放射科以及相关知识学科的多学科治疗,可以获得最佳的治疗效果。对于可切除的肌层浸润性膀胱癌,新辅助化疗联合根治性膀胱切除术是目前治疗的金标准。对于局部进展难以手术根治的肌层浸润性膀胱癌,以全身系统性治疗为主,同时联合局部治疗的治疗方法,可以使患者最大获益。对于转移性膀胱癌,全身系统性治疗,联合最佳支持治疗,有助于改善患者的生存和生活质量。

1. 手术前准备及评估　新辅助化疗后行根治性膀胱切除术+盆腔淋巴结清扫术是肌层浸润性膀胱癌的标准治疗,是提高患者生存率、避免局部复发和远处转移的有效治疗方法。该手术需要根据肿瘤的病理类型、分期、分级、肿瘤发生部位、有无累及邻近器官等情况,结合患者的全身状况进行选择。根治性膀胱切除术的指征:①无远处转移局部可切除的肌层浸润性膀胱癌($T_2 \sim T_{4a}$, N_{0-x}, M_0);②高危的非肌层浸润性膀胱癌,包括复发或多发的 T_1G_3 肿瘤;伴发 CIS 的 T_1G_3 肿瘤;③BCG 治疗无效的肿瘤;④TUR 和膀胱灌注治疗无法控制的广泛乳头状病变;⑤膀胱非尿路上皮癌、尿路上皮癌伴不良组织学变异亚型。挽救性膀胱全切除术的指征包括非手术治疗无效,保留膀胱治疗后肿瘤复发的肌层浸润性膀胱癌。

术前应仔细评估患者的总体状况,特别是对于高龄患者,应评估重要生命器官的功能状态和代偿情况,除有严重合并症,不能耐受手术者,有以上指征者推荐根治性膀胱切除术。如果不是新辅助化疗的,建议在确诊肌层浸润性膀胱癌后,尽早(3 个月内)接受手术治疗。若患者考虑存在多发淋巴结转移,可考虑先行系统性降期治疗,再行手术切除。

2. 根治性膀胱切除术的手术范围　经典的根治性膀胱切除术的手术范围,包括膀胱及周围脂肪组织、输尿管远端,并同时行盆腔淋巴结清扫术,男性患者应包括前列腺、精囊;女性包括子宫、部分阴道前壁、附件。若肿瘤侵犯女性膀胱颈或男性尿道前列腺部或术中冷冻发现切缘阳性,是术后肿瘤尿道复发的危险因素,不采用新膀胱作为尿流改道方式,可考虑同时行全尿道切除。对于原位新膀胱作为尿流改道方式的患者,尽可能保留支配尿道的自主神经,可以改善术后控尿功能。对于性功能要求高的年轻男性患者,保留神经血管束可以使部分患者保留性功能。对于选择原位新膀胱作为尿流改道方式的女性患者,保留子宫可以改善术后控尿功能,降低尿潴留的风险。

3. 根治性膀胱切除术的手术方式　目前根治性膀胱切除术的方式可以分为开放手术和腹腔镜手术两种。腹腔镜手术包括常规腹腔镜手术和机器人辅助腹腔镜手术。腹腔镜手术是经典手术方式,与开放手术相比,常规腹腔镜手术对术者的操作技巧要求较高,目前腹腔镜手术的可行性、围手术期治疗效果已经得到证实,一些远期的肿瘤控制效果报道也证实了腹腔镜手术的安全性。我国学者的研究显示,高龄患者,若身体条件允许也可以接受腹腔镜手术。一项针对开放手术、常规腹腔镜手术以及机器人辅助腹腔镜手术 3 种术式的小型随机对照研究显示,常规腹腔镜手术可以降低术后早期并发症发生率。目前仅有常规腹腔镜手术的手术时间较长,总体并发症、术后切缘阳性率以及淋巴结清扫效果等结果与开放手术相近,但具有出血量少、术后疼痛较轻、恢复较快的特点。

4. 根治性膀胱切除术的并发症与生存率　根治性膀胱切除术属于高风险的手术,围术期并发症可达到 28%~64%,围手术期死亡率 2.5%~2.7%。主要死亡原因有心血管并发症、败血症、肺栓塞、肝衰竭和大出血。大宗病例报道显示,接受根治性膀胱切除术后,患者的 5 年总体生存率和无复发生存率分别为 66% 和 68%,10 年总体生存率和无复发生存率分别为 43% 和 60%。肿瘤浸润深度和淋巴结等情况是重要的预后指标。

5. 肌层浸润性膀胱癌尿流改道术　尿流改道术尚无标准治疗方案,目前有多种方法可以选择。尿流改道的方式与术后并发症相关,尿流改道方式的选择需要根据患者的具体情况,如年龄、伴随疾病、术前肾功能、预期寿命、盆腔手术及放疗史等,并结合患者的要求及术者经验,慎重选择。术前应与患者充分沟通,告知患者尿流改道的各种手术方式及其优缺点,患者决定尿流改道方式。目前有以下 4 种尿流改道术式。

(1) 原位新膀胱术　由于患者不需要腹壁造口,保留了生活质量和自身形象,已逐渐被各大医疗中心作为根治性膀胱切除术后尿流改道的主要手术方式之一,可用于男性和女性患者。首选末端回肠去管化制作的回肠新膀胱,如 Studer 膀胱、M 型回肠膀胱等。采用原位新膀胱作为尿流感的方式,应满足以下条件:①尿道完整无损和外括约肌功能良好;②术中尿道切缘肿瘤阴性;③肾功能良好者可保证电解质平衡及废物排泄;④肠道无明显病变。术前膀胱尿道镜检查明确,肿瘤侵犯尿道、膀胱多发原位癌、盆腔淋巴结转移、估计肿瘤不能根治、术后盆腔局部复发可能性大、高剂量术前放疗、复杂的尿道狭窄及生活不能自理者是原位新膀胱术的禁忌证。女性患者肿瘤侵犯膀胱及阴道前壁,亦是手术禁忌证。

(2) 回肠通道术　它是一种经典的简单、安全、有效的不可控尿流改道的术式,是不可控尿流改道的首选术式,也是最常用的尿流改道方式之一,其主要缺点是需腹壁造口,终身佩戴集尿袋。术后早期并发症发生率可达 48%,包括尿路感染、肾盂肾炎、输尿管回肠吻合口瘘或狭窄。长期随访结果表明,主要远期并发症是造口相关并发症,约占 24%,上尿路功能和形态学上的改变,约占 30%,随着时间的增加,并发症相应增加,5 年并发症发生率为 45%,15 年达 94%。但是各种形式的肠道尿流改道中,回肠通道术的远期并发症要少于可控储尿囊或原位新膀胱。伴有短肠综合征、小肠炎性疾病、回肠受到广泛射线照射的患者不适于此术式。

(3) 输尿管皮肤造口术　它是一种简单的术式,并发症发生率方面,输尿管皮肤造口术要明显低于回、结肠通道术。但是输尿管皮肤造口术后出现造口狭窄和逆行泌尿系统感染的风险,比回肠通道术高,因此该术式仅建议用于预期寿命短、有远处转移、姑息性膀胱全切、肠道疾患无法利用肠管进行尿流改道或全身状态不能耐受手术的患者。

(4) 其他尿流改造方法　如经皮可控尿流改道术和利用肛门控尿术式。由于术后并发症发生率高,现已很少用。

(五) 肌层浸润性膀胱癌的化疗

1. 新辅助化疗　约一半的 MIBC 患者在单纯接受根治性膀胱切除术后会发生远处转移。因此,对于相当多的 MIBC 患者来说,仅仅接受根治性膀胱切除手术是不够的。对于可手术的 $T_{2\sim4a}$ 期患者,可选择新辅助化疗联合根治性膀胱切除术。临床试验数据表明,对于 MIBC 患者,新辅助化疗可以明显提高肿瘤完全反应率并延长患者的总体生存期。

已有的几项荟萃分析均表明以顺铂为基础的联合化疗方案可以降低患者死亡风险达10%~13%,提高5年总体生存率达5%,对于 cT_3 患者5年生存率提高可达11%。

新辅助化疗有以下优势:第一,根治性膀胱切除术前进行全身性化疗,患者耐受性良好;而根治性膀胱切除术后,可能由于手术并发症或者患者体力衰弱,化疗需要延迟。第二,对于有肿瘤微转移病灶的患者,可能通过新辅助化疗得到治疗。第三,对于局部进展的肿瘤,可通过新辅助化疗缩小瘤体,更加容易实现阴性手术切缘,降低术后肿瘤复发率。第四,膀胱癌化疗敏感性存在个体差异,通过新辅助化疗,医师可以判断该患者的肿瘤对化疗是否敏感,以便制定更加合理的后续治疗方案。新辅助化疗的不足之处包括化疗的不良反应,以及对于化疗不敏感的患者,因为延迟手术带来肿瘤进展的风险。化疗不良反应以及是否会影响手术是影响新辅助治疗决策的重要因素。根据已有的临床试验数据,新辅助化疗主要引起消化道反应、贫血及白细胞降低等不良反应,但不增加术后3~4级并发症发生率,而且手术完成率也与无化疗组相似。在 Nordic 研究中,306例有意图进行新辅助治疗的患者中,最终有80%接受了治疗,并且其中89%的患者完成了计划的3个疗程化疗。虽然新辅助化疗的疗效得到临床试验数据的肯定,但具体的方案、疗程以及适应证仍需进一步探讨。根据大多数临床试验条件的设定,目前一般推荐新辅助化疗的适应证包括体力状态评分(performance status,PS)0~1分,血清肌酐清除率>50 mL/min。对于有肾功能不全的患者,可以考虑使用卡铂替代顺铂治疗。疗程一般推荐2~3个疗程。

2. 辅助化疗 近年来有研究发现,辅助化疗对于患者生存期的改善不如新辅助化疗,对于 $pT_{3~4}$ 或伴有淋巴结转移的患者可以考虑行辅助化疗。辅助化疗的局限性主要是根治性膀胱切除术后,由于部分患者体质虚弱、肾功能变差或手术相关的并发症,不能够耐受全身性化疗。目前尚无临床研究比较术后立即开始的辅助化疗和发现转移病灶后再开始的化疗在生存期上的获益。因此,术后常规辅助化疗仍无充分依据。但已有临床研究证实术后有高危复发风险的患者给予含顺铂的联合化疗可以降低肿瘤复发率。在多数已进行的临床试验中, $pT_{3~4}$ 或伴有淋巴结转移的患者被推荐入组行辅助化疗,方案含顺铂的联合化疗,一般在条件许可的情况下完成4~6个疗程。尿路上皮癌细胞对于多种化疗药物敏感,但单药治疗的反应率均不高,顺铂为12%,卡铂12%,甲氨蝶呤29%,阿霉素19%,表柔比星15%,丝裂霉素13%,5-FU 35%,长春新碱14%,异环磷酰胺29%,吉西他滨25%,多西他赛31%。

3. 常用化疗方案

(1)GC(吉西他滨和顺铂)方案 是目前临床最常用的标准一线治疗方案,不良反应较 MVAC 方案轻而疗效相似。

方法:吉西他滨1 000~1 200 mg/(m^2 · d),第1、8天静脉滴注。

顺铂70 mg/(m^2 · d),第2天静脉滴注。

每3周为1个周期。

对于转移性膀胱癌的研究显示,GC 方案的 CR 为15%,PR 为33%,中位疾病进展时间为23周,中位总生存时间为13.8个月。GC 方案也有28 d方案(增加第15 d静脉滴注吉西他滨),但由于延长了给药时间而疗效及不良反应与21 d方案相似,临床中现较少应用。

(2)MVAC(甲氨蝶呤、长春新碱、阿霉素、顺铂)方案　是膀胱尿路上皮癌传统的标准化疗方案。

方法:甲氨蝶呤30 mg/(m²·d),第1、15、22天静脉滴注。

长春新碱3 mg/(m²·d),第2、15、22天静脉滴注。

阿霉素30 mg/(m²·d),第2天静脉滴注。

顺铂70 mg/(m²·d),第2天静脉滴注。

每4周为1个周期。

两项随机前瞻性研究已经证实MVAC方案效果明显好于单种药物化疗效果。多项研究显示此方案的CR为15%~25%,有效率为50%~70%,中位总生存时间为14.8个月。

(3)DD-MVAC方案　临床中更推荐采用的改良强化治疗方案。

方法:甲氨蝶呤30 mg/(m²·d),第1天静脉滴注。

长春新碱3 mg/(m²·d),阿霉素30 mg/(m²·d),顺铂70 mg/(m²·d),第2天静脉滴注。

每2周重复。

化疗期间常规预防性应用粒系生长因子。采用该方案后,相同时间内化疗药物剂量提高而不良反应反而减少,并且在肿瘤的无进展生存及化疗的总体反应率都优于传统的MVAC,故而在临床中已经基本取代MVAC方案。

(4)CMV方案

方法:甲氨蝶呤30 mg/(m²·d)、长春新碱4 mg/(m²·d),第1、8天静脉滴注。

顺铂100 mg/(m²·d),第2天静脉滴注。

每3周为1个周期。

在最近报道的一项Ⅲ期临床试验中,CMV新辅助化疗被证明可降低死亡风险16%,提高10年生存率6%,因而也被作为可用于新辅助化疗的一线方案。

4.其他药物　近年也有报道采用卡铂替代顺铂可以取得相似的疗效,尤其适用于年老或肾功能受损的不能耐受顺铂治疗的肌层浸润性膀胱癌患者。而在一项采用卡铂/多西他赛联用对照MVAC方案的Ⅲ期临床试验中,由于卡铂组反应率仅28.2%而提前终止。由于目前尚缺少足够的临床试验数据支持,在不能明确获益的情况下,对于新辅助化疗,除了参加临床试验或患者在充分知情的情况仍有意愿,一般不推荐其他化疗药物或方案来替代上述方案。对于不能耐受顺铂的患者,一般建议直接行手术治疗。

(六)保留膀胱的综合治疗

虽然根治性膀胱切除术是治疗MIBC的标准治疗方式,但是该手术创伤大、并发症发生率高。对于身体条件不能耐受根治性膀胱切除术,或不愿接受根治性膀胱切除术的MIBC患者,可以考虑行保留膀胱的综合治疗。MIBC保留膀胱手术方式有经尿道膀胱肿瘤切除术(TURBT)和膀胱部分切除术。既往研究表明,单纯通过电切或者膀胱部分切保留膀胱的 MIBC 患者,其术后生存率低于行根治性膀胱切除术的患者。鉴于 MIBC 较高的淋巴结转移比例,考虑施行保留膀胱治疗的患者需经过细致选择,对肿瘤性质、浸润深度进行综合评估,正确选择保留膀胱的手术方式,并辅以术后化学治疗和放射治疗,且术后需进行密切随访,必要时行挽救性膀胱切除术。对于多数保留膀胱的肌层浸润性膀胱癌患者,可通过经尿道途径切除肿瘤,术后须密切复查,必要时需再次行 TURBT 术。但对于部分患者应考虑行膀胱部分切除术:肿瘤位于膀胱憩室内、输尿管开口周围或肿瘤位于经尿道手术操作盲区的患者,有严重尿道狭窄和无法承受截石位的患者,术前影像学检查提示上尿路积水以及盆腔淋巴结肿大的患者。相比 TURBT,膀胱部分切除术有以下优势:第一,可以完整切除肿瘤所在部位的膀胱壁全层及邻近的脂肪组织;第二,可以同时行盆腔淋巴结清扫,有利于准确的分期。对于有原位癌的患者,通常不推荐行膀胱部分切除术。

目前保留膀胱的治疗方法有以下几种。

1. 单纯 TURBT　仅对少部分肿瘤局限于浅肌层,且对肿瘤基底再次分期活检阴性的患者可采用,但基底活检为 pT_0 或 pT_1 的患者中有一半会进展成浸润性膀胱癌而被迫行全膀胱切除术,肿瘤特异死亡率占47%,因此不建议采用该方法。

2. TURBT 联合外放射治疗　主要针对不适合膀胱癌根治术或不能耐受化疗的患者。这组患者 5 年存活率为 30%~60%,肿瘤特异存活率为 20%~50%。

3. TURBT 联合化疗　病理完全反应率可为 8%~26%,对 T_3、T_4 使用顺铂为基础的化疗,其 CR 和 PR 分别为11%和34%。3 个周期化疗后,通过膀胱镜和活检再次评估,如无残余病灶,则也要警惕有残余病灶存在的可能;如病灶仍存在,则行挽救性全膀胱切除。

4. TURBT 联合放、化疗　最大限度经尿道电切手术后,以顺铂为基础的化疗联合放疗可使完全缓解率达到 60%~80%,可使 40%~45% 的患者保留完整膀胱存活 4~5 年,长期存活达 50%~60%(与根治性膀胱切除术相媲美)。如果联合治疗不敏感,则推荐早期行根治性膀胱切除术。

5. 膀胱部分切除术联合化疗　不到5%的肌层浸润型膀胱癌可通过膀胱部分切除术达到治愈的目的。可使约27%的患者避免全膀胱切除手术。

由于单一的治疗手段难以达到理想的保留膀胱的效果,所以目前保留膀胱的治疗多采取手术、化疗和放疗的三联综合治疗。该治疗方案的选择指征必须严格控制,而且患者必须具有良好的依从性,才能得到较好的治疗效果。有研究显示,TURBT 术后辅以顺铂类化疗方案及放射治疗,患者的治疗有效率可以达到 60%~80%,但是期间患者必须接受严密的观察,并及时调整治疗方案。肌层浸润性膀胱癌患者施行保留膀胱综合治疗的 5 年总体生存率为 45%~73%,10 年总体生存率为 29%~49%。

(七)晚期/转移性膀胱癌化疗方案

1. 一线方案　目前化疗仍是晚期/转移性膀胱癌的首选治疗方案。对于转移性膀胱癌,如不经化疗,OS(总生存期)约为 6 个月。目前国际上的主要指南(如 EAU 指南、NCCN 指南等),以及国内指南均推荐基于顺铂的全身化疗方案作为转移性膀胱癌的一线治疗方法(1 类推荐)。约有一半的患者不适合使用顺铂,对于这些患者,2017 年 NCCN 指南推荐基于卡铂或紫杉醇的全身化疗方案作为一线治疗方法(2B 类推荐)。如果同时存在器官转移和 ECOG 活动能力评分≥2 分则提示化疗预后不佳,不存在这些预后不良因素的患者最能从化疗中获益。

(1)M-VAC 方案

方法:甲氨蝶呤 30 mg/(m² · d),第 1、15、22 天。

长春新碱 3 mg/(m² · d),第 2、15、22 天。

多柔比星 30 mg/(m² · d),第 2 天。

顺铂 70 mg/m²,第 2 天。

28 d 为 1 个周期,最多进行 6 个周期。

一项包含了 276 例晚期膀胱癌患者的临床研究中,M-VAC 方案 126 例,ORR(总反应率)为 39%,OS 12.5 个月,单用顺铂 150 例,OS 为 8.2 个月。最早基于顺铂的化疗方案有 CMV(顺铂、环磷酰胺、长春新碱)和 CISCA(顺铂、多柔比星、环磷酰胺)。50 例转移性膀胱癌患者应用 CMV 方案的临床试验中,ORR56%,中位生存期 8 个月,OS 未报道。包含了 120 例晚期膀胱癌患者的临床研究中,M-VAC 方案 65 例,ORR 为 65%,OS 12.6 个月,CISCA 方案 55 例,ORR 为 46%,OS 为 10 个月。M-VAC 方案的总生存期、总反应率、中位生存期优于 CMV 方案及 CISCA 方案。因此 M-VAC 方案是 20 世纪 90 年代转移性膀胱癌的标准治疗方案,然而其不良反应限制了其应用。2006 年欧洲癌症治疗研究组织(EORTC)进行了一项Ⅲ期临床试验,比较了 HD-M-VAC 方案联合 GCSF 与传统 M-VAC 方案,结果表明两者的 OS 相近,但 HD-M-VAC 方案的 ORR、CR 均优于 M-VAC 方案,且 GCSF 可以帮助患者更好地耐受化疗带来的血液学毒性。

(2)GC(吉西他滨、顺铂)方案

方法:吉西他滨 1 000 mg/(m² · d),第 1、8、15 天。

顺铂 70 mg/(m² · d),第 2 天。

28 天为 1 个周期,最多进行 6 个周期。

一项包含了 405 例晚期膀胱癌患者的Ⅲ期临床试验中,GC 方案 203 例,M-VAC 方案 202 例,其中 GC 方案 OS 13.8 个月,M-VAC 方案 OS 14.8 个月,无显著统计学差异($P=0.75$),GC 方案与 M-VAC 方案的疾病进展时间(7.4 个月 vs. 7.4 个月)、治疗失败时间(5.8 个月 vs. 4.6 个月)、总反应率(49.4% vs. 45.7%)也均相近。

顺铂最重要的不良反应是肾毒性,其剂量常常需要根据患者肾功能水平进行调整,但目前尚无确切的衡量顺铂是否适用于某一患者的标准。目前认为不适宜使用顺铂的临床共识为至少存在下列一项:ECOG 活动能力评分(performance score)>1 分;肾小球滤过率(GFR)≤60 mL/min;大于等于 2 级的听力下降和周围神经损伤;NYHA 心功能评分心力衰竭Ⅲ级及以上。在水化疗法发明之前,最高可有 50% 的患者使用顺铂后出现不同程度的肾功能损伤,术前及术后的水化可有效缓解顺铂对肾功能的损伤。目前尚无 GC

方案与 M-VAC 方案的肾毒性及神经毒性比较的报告,已报道的不良反应有骨髓抑制包括贫血(GC 16%,M-VAC 24%)、血小板减少(GC 7.7%,M-VAC 29%)、中性粒细胞减少(GC 17%,M-VAC 41%)、粒细胞减少性发热(GC 2%,M-VAC 14%);黏膜炎症(GC 1%,M-VAC 17.7%);脱发(GC 11%,M-VAC 55%)等,化疗相关死亡率 GC 方案为 1%,M-VAC 方案为 3%。由于与 M-VAC 方案有相近的治疗效果和更低的不良反应,目前 GC 方案已经取代 M-VAC 方案成为晚期膀胱癌的标准化疗方案。

(3)基于卡铂的联合化疗方案 对于一般情况较差、肾功能较差等不适宜使用顺铂的患者。

方法:吉西他滨 1 200 mg/(m^2·d),第 1、8 天。

卡铂应用 Calvert 公式:卡铂剂量(mg)= 所设定的 AUC[mg/(mL·min)]×[肌酐清除率(mL/min)+25],以 AUC=5 计算,第 1 天。

21 d 为一个周期,最多进行 6 个周期。

适用于基于卡铂的联合化疗方案作为转移性膀胱癌的一线治疗。卡铂的抗肿瘤机制与顺铂相似,抗肿瘤作用稍弱于顺铂,但其毒副作用低于顺铂,患者有较好的耐受性。Bamias 等对 34 例由于一般情况较差或肾功能不全等原因不适合使用顺铂的晚期膀胱癌患者应用卡铂联合吉西他滨的 GCa 方案,ORR 24%,PFS(无进展生存时间)4.4 个月,OS 9.8 个月,3 例患者出现 3 级毒性反应。但是在患者可以耐受顺铂的情况下不应使用基于卡铂的联合化疗方案作为一线治疗方法。

(4)基于紫杉醇的联合化疗方案 紫杉醇是从短叶紫杉树皮中提取的具有抗肿瘤作用的活性物质,是一种新型的抗微管药物。紫杉醇也是一种有效的抗膀胱癌化疗药物。NCCN 指南推荐基于紫杉醇的联合化疗方案作为不适宜使用顺铂的患者的一线化疗方案(2B 类推荐),EAU 指南推荐 PCG 方案作为转移性膀胱癌的一线化疗方案(A 类证据)。

1)紫杉醇联合吉西他滨。

方法:紫杉醇 200 mg/(m^2·d),第 1 天,1 h 滴完。

吉西他滨 1 000 mg/(m^2·d),第 1、8、15 天。

21 d 为 1 个周期,进行 6 个周期。

ORR 54%,OS 14.4 个月。3~4 级毒性反应以血液学毒性为主,白细胞减少 46%,血小板减少 13%,贫血 28%。10 例(19%)患者因白细胞减少和发热需要住院治疗,1 例患者死于化疗相关的脓毒血症。另一项纳入 36 例晚期膀胱癌患者使用紫杉醇联合吉西他滨 1 周方案的临床研究中,具体方案为紫杉醇 110 mg/(m^2·d),第 1、8、15 天,吉西他滨 1 000 mg/(m^2·d),第 1、8、15 天,28 d 为 1 个周期,进行 6 个周期。ORR 69.4%,OS 15.8 个月。3~4 级毒性反应包括中性粒细胞减少 36.1%,血小板减少 8.3%,神经毒性 16.7%,肺毒性 13.9%。可见紫杉醇联合吉西他滨方案治疗效率较高,3 周方案的毒性反应耐受性较高。

2)紫杉醇联合顺铂。

方法:多西他赛 75 mg/(m^2·d),第 1 天。

顺铂 75 mg/(m^2·d),第 2 天。

21 d 为 1 个周期,进行 6 个周期。

ORR 52%,OS 8 个月,肿瘤进展时间 5 个月,其中不伴肝、肺转移,体重下降或贫血的病例对化疗反应更好。3 级及以上毒性反应包括中性粒细胞减少(33%)、贫血(14%)、呕吐(7%)、腹泻(13%)。

3)紫杉醇联合吉西他滨与顺铂(PCG)。

方法:吉西他滨 1 000 mg/(m² · d),第 1、8、15 天。

紫杉醇 80 mg/(m² · d),第 1 天。

顺铂 70 mg/(m² · d),第 2 天。

21 d 为 1 个周期,进行 6 个周期。

结果显示指 PCG 方案与 GC 方案 OS(15.8 个月,12.7 个月),无显著统计学差异,PCG 方案 ORR(55.5%,43.6%)与 PFS(8.4 个月,7.7 个月)均优于 GC 方案。不良反应方面,GC 方案血小板减少发生率稍高(GC 11.4%,PCG 6.8%,$P = 0.05$),但粒细胞下降发生率明显低于 PCG 方案(GC 4.3%,PCG 13.2%,$P < 0.001$)。故在 GC 方案中加入紫杉醇能够延长 3.1 个月生存期但差异没有显著统计学意义,而 PCG 方案不良反应强于 GC 方案,故而 NCCN 指南未推荐 PCG 方案,但 EAU 指南推荐 PCG 方案作为适用顺铂患者的一线化疗方案(A 类证据)。PCG 方案的治疗效果还需要进一步研究证实。

2. 二线化疗方案 对于转移性膀胱癌的二线治疗尚没有明确的推荐。对膀胱癌有效的单药包括铂类、紫杉类、甲氨蝶呤、博来霉素、环磷酰胺、培美曲塞、氟尿嘧啶、长春碱类等。一线化疗效果不佳时可考虑从上述药物中选择一线化疗未使用过的药物进行二线化疗。EAU 指南推荐长春氟宁作为铂类化疗治疗转移性膀胱癌失效的可选药物(A 类证据),同时推荐唑来膦酸和迪诺塞麦作为膀胱癌骨转移的可选药物(B 类证据)。

(八)膀胱癌的放疗

尽管外科手术取得了进展,但手术治疗仍然是"破坏性的",特别是超过 50% 的患者肠道成形术无法实施,并因此影响生活质量。由于年龄限制和并发症,几乎 50% 的患者不能选择手术。

对于此类患者,近年来出现了通过经尿道最大程度膀胱切除术(TURBT),继以伴随放、化疗的三模式治疗,作为一种治疗选择。评估放、化疗的文献数据报道了局部 5 年控制率,膀胱保留为 40%~65%,具体时间取决于分期,5 年总生存率为 40%~50%,生活质量极佳。这些结果似乎与手术相当。

对于转移性膀胱癌,基于顺铂的联合化疗方案是世界公认的一线治疗方法,但 NCCN 指南同时推荐对因内科疾病不能手术的患者,同步放、化疗或单纯放疗是一种潜在可治愈的手段,对有远处转移的患者也可起到局部姑息治疗的作用。对转移性膀胱癌或盆腔复发肿瘤患者,可给予姑息性放疗,并建议联合放射增敏的化疗药。随着医疗技术的进步以及肿瘤治疗观念的改变,放疗等可保存器官功能的综合治疗得到了越来越多的应用(表 6-2)。

表6-2 2010年和2016年出版物的膀胱癌放疗建议总结

适应证	体积/剂量/分次	标准技术	可能的技术
三联疗法:TURBT后放、化疗(患者不能手术或拒绝)	膀胱照射:(60~66)Gy/(30~33)次 选项:包括骨盆(40~45)Gy/(20~25)次 选项:大分割膀胱照射55 Gy/20次	3DRT	调强适形RT 自适应RT
三模式治疗:TURBT,然后是放、化疗并重新评估(可手术患者)	与上述方案相同,中断3~4周以通过TURBT重新评估,在盆腔后15 d或在盆腔和膀胱照射结束时重新评估	3DRT	调强适形RT 自适应RT
止血姑息性放疗(不能手术的患者和放、化疗禁忌者)	有限膀胱容量的大分割放射治疗	3DRT	调强适形RT

1. 常规放疗　放疗采用前后野+两侧野放疗,根治性放疗多采用60~66 Gy的照射剂量,术前放疗以(40~50)Gy/(4~5)周为宜,术后辅助放疗以50 Gy/5周为宜。先对全盆腔包括盆腔淋巴结在内常规照射40~50 Gy,然后再给予肿瘤病灶15~20 Gy的加量照射,使肿瘤病灶及外扩边缘得到足量照射。因为加量照射只包括肿瘤,因此可以尽量减少膀胱周围正常组织受量和放疗相关的不良反应,从而保护乙状结肠和直肠。Danesi等报道了77例浸润性膀胱尿路上皮癌经TURBT术后放、化疗,盆腔受量51 Gy,局部加量18 Gy,膀胱总受量69 Gy。中位随访82.2个月,5年总生存率、膀胱保存率、肿瘤特异性生存率、无病生存率及无全膀胱切除率分别为58.5%、46.6%、75.0%、53.5%和76.1%。由于常规放疗定位准确性差,剂量分布均匀性、放疗的精确度和对肿瘤的适形性均较差,周围正常组织受照射剂量较大,在临床应用中逐渐被精确放疗取代。

2. 精确放疗　随着放疗技术的进步,放疗逐渐走向精确化,如三维适形放疗技术(3-dimensional conformal radiation therapy,3D-CRT)、适形调强放疗技术(intensity modulated radiation therapy,IMRT)以及螺旋断层放疗系统(helicaltomo therapy,HT)。精确放疗技术能够精确勾画肿瘤靶区(GTV)以及计划靶区(PTV),提高了治疗的精确性并降低了不良事件的发生率。Hsieh等报道了19例膀胱癌患者,分为两组,IMRT组9例,HT组10例。膀胱总受量64.8 Gy。IMRT和HT组的2年总生存率分别为26.3%和37.5%,无病生存率为58.3%和83.3%,局部无进展生存率为87.5%和83.3%,无转移生存率为66.7%和60.0%。沈捷等报道了109例膀胱癌患者的3D-CRT疗效、不良反应及预后因素,其中4例未行手术治疗,105例行保留膀胱手术。患者1、3、5年局部控制率分别为63%、47%、42%,总生存率分别为80%、48%、37%。急性泌尿系统反应1级22%、2级59%、3级12%、4级1%;晚期泌尿系统反应1级29%、2级28%、3级2%、4级1%,有40%的患者5年内能保持膀胱局部控制,超过1/3的患者生存期在5年以上。精确放疗能够保证治疗实施的精确性和准确性,使得靶区周围正常组织受量减小,靶区内剂量分布更均匀,靶区定位及照射更准确。精确放疗可以更好地保护周围正常组织,降低放疗引起的不良反应。膀胱由于其空腔脏器的特点,外形、位置不固定,因而图像引导放疗(image guide

dradio therapy,IGRT)能够实时纠正靶组织位置,提高化疗的精确度。

3. 放、化疗联合与放射增敏 大量研究发现部分化疗药物具有放射增敏作用,联合放疗时能增强肿瘤细胞对射线的敏感性,增强射线对乏氧肿瘤细胞的杀灭作用,而对正常细胞及人体主要脏器和组织损伤较小。这类药物包括顺铂、紫杉醇、吉西他滨、氟尿嘧啶(5-FU)和丝裂霉素等。

(1)顺铂 Hara 等评估了顺铂协同放疗的疗效,82 例膀胱癌患者使用顺铂协同放疗,4 周后行膀胱镜检查评价疗效,完全缓解率39.0%。患者 5 年总生存率、无进展生存率分别为 77.7%、64.5%。

(2)紫杉醇 Kaufman 等报道了紫杉醇+顺铂同步化疗联合放疗治疗 TURBT 后的肌层浸润性膀胱癌,5 年总生存率和疾病特异性生存率分别为 56% 和 71%。

(3)吉西他滨 Choudhury 等报道了 50 例 TURBT 后膀胱癌患者使用吉西他滨联合放疗,总剂量 52.5 Gy。47 例治疗后接受膀胱镜检查,其中 44 例(88%)达到完全缓解。中位随访 36 个月,36 例存活,其中 32 例膀胱功能完整,3 年肿瘤特异性生存率为 82%,总体生存率为 75%。

(4)5-FU 和丝裂霉素 James 等报道了 360 例膀胱癌患者被随机分配到放、化疗组($n=182$)和放疗组($n=178$),照射剂量 55~64 Gy,同时给予 5-FU 和丝裂霉素静脉滴注。放、化疗联合组与放疗组相比,无病生存期显著提高,二者的 2 年无复发生存率分别为 67% 和 54%。放、化疗可减少膀胱全切的比例,放、化疗组的 2 年发生率为 11.4%,放疗组为16.8%,联合化疗可减少 33% 的局部复发风险,减少近 50% 的远处复发风险。

4. 放疗适应证

(1)不能手术的患者或拒绝手术的患者 对于因并发症而无法手术的患者,或在泌尿科医生和肿瘤科医生、放射治疗师提供明确的风险收益信息后拒绝手术的患者。

放疗应在初始 TURBT 后 4~8 周内开始。然而,切除必须尽可能完整,因为它是保留膀胱策略中的一个重要预后因素。如果在同步放、化疗前 6 周以上进行,为了控制目的,建议进行第二次 TURBT。

只要有可能,如果没有禁忌证,应同时进行致敏化放疗。在顺铂和丝裂霉素和 5-FU联合用药的Ⅲ期研究中,在局部控制或特定生存率方面,伴随化疗优于单纯放疗的益处已得到充分证明。更强烈建议肾功能不全的患者使用。尽管 5-FU 和丝裂霉素的组合是文献中报道最广泛的,但 5-FU 和顺铂的组合也已广泛用于保存系列,并提供了一种可能的替代方案。然而,不推荐新辅助或辅助化疗加同步放、化疗。为了改善局部和整体预后,其他具有高放射增敏活性的细胞抑制药物(如吉西他滨)正在临床研究中进行评估。

(2)高度选择性和可手术的患者 虽然手术仍然是标准治疗,但可以为高度选择性和可手术的患者提供保守的三联疗法:即 cT_2 有限和单灶性肿瘤的患者,如果没有肾积水或原位癌,且在开始放、化疗之前完全切除了肉眼病变,应明确告知这些患者并同意定期进行内镜监测以发现早期复发。非肌肉浸润性肿瘤(T_1 高级别或 T_{is})不推荐放疗;如果有手术禁忌,可以讨论,但这种情况下的结果记录不充分。

(3)根治性膀胱切除术后辅助放疗者 益处仍不清楚。应将其作为正在进行的试验的一部分,包括 Getug-Afu30 Ⅱ期随机试验,该试验正在评估根治性手术后辅助调强盆腔放射治疗对侵袭性肿瘤和局部复发高风险患者的疗效。

(4)盆腔复发者 盆腔复发(手术部位或淋巴结)的情况下可以进行放疗,这种情况发生在大约11%的病例中,无论是否进行肠膀胱成形术。

(5)转移者 如果转移性或局部晚期肿瘤没有治愈性治疗(疼痛、血尿等)的选择,放射治疗可用于改善症状或止血。

5.放疗准备 放射治疗计划需要在背侧卧位进行模拟扫描。可以使用各种固定方法(腿托、热成型模具等)。如果没有禁忌证,则在淋巴结受累的情况下或在全膀胱治疗的情况下对肿瘤进行补充照射,静脉注射碘造影剂以使盆腔血管和膀胱不透明。如果治疗需要排空膀胱,则无须注射造影剂。采集野通常位于 $L_2 \sim L_3$ 间线和小转子下方 2 cm 之间。螺旋扫描切片是连续的且小于等于 5 mm 厚(1~5 mm)。标记放置在患者的皮肤上,如果适用,则放置在固定系统上,以划定目标体积或外部参考点的等中心投影的空间坐标,该参考点将用作患者定位的标记(文身点或文身金属标记在后期)。

膀胱运动受个体间的显著变化影响,特别是治疗期间膀胱和直肠的充盈。一般来说,上、前运动是最大的。在耻骨联合高度测量的直肠前、后径应小于 4 cm。如果不是这种情况,则需要事先进行直肠准备或排空。根据共识,取决于用于补充照射(CTV2)的技术;对于整个膀胱的治疗,"空膀胱"采集是必须的。它有助于消化训练并提高整个治疗过程的可重复性。为了考虑膀胱充盈的运动、位移和差异,可以提出具有不同膀胱充盈水平的自适应策略。在这种情况下,它需要两次采集,一次是"满膀胱",一次是"空膀胱"。如果仅治疗肿瘤床,则建议进行"完整膀胱"采集(扫描前 2~3 h 不排尿或检查前 1 h 摄入 500 mL 水)。最后,如果计划了自适应"每日计划"(PoD)放射治疗,则需要不同填充水平的采集。

6.靶区定义

(1)GTV 的定义 尽管最近完成了最大 TURBT,但有时可以在计划检查中确定大体肿瘤体积。当发现明显的残余肿瘤体积时,需要再次 TURBT,尤其是在膀胱内侧进行时,盆腔 MRI 可用于确定 GTV(膀胱周围脂肪、前列腺延伸、精囊、膀胱颈)。

(2)CTV 的定义

1)CTV1:CTV1 或"骨盆"CTV 包括整个膀胱,可能还包括髂/闭孔、下腹和髂外淋巴结区域。对于影响膀胱颈或三角区的肿瘤,男性也应包括前列腺和前列腺尿道,而对于女性,如果阴道前壁受累,则应包括盆腔尿道。

2)CTV2:CTV2 或"增强"CTV 通常包括整个膀胱,以及任何可见的膀胱外肿瘤。如果在计划检查中可以清楚地识别肿瘤以考虑微观扩展,则可以在病灶周围增加 6~10 mm 的额外边缘。

在男性中,如果前列腺颈部、三角区或尿道受到侵犯,或者存在相关的多灶性病变或原位癌,则应包括前列腺。

在女性中,如果病变侵犯膀胱颈或阴道前壁,则应包括近端尿道。除非有明显的临床和临床旁受累,否则不需要包括阴道。

为补充治疗而对瘤床进行单独治疗不是标准的,最好作为临床研究的一部分进行。必须事先在切除区域的 4 个基点(金种子或碘油)放置不透射线的受托物。

(3)PTV 的定义　由于淋巴结链的活动性不高,覆盖定位不确定性的边缘就足够了(通常为 5~7 mm)。由于膀胱的大小、形状和位置根据其充盈程度而有所不同,因此可能有两种态度:考虑在两次连续扫描(满膀胱和空膀胱)中观察到的膀胱充盈情况,定义内部目标体积(ITV);在"原则"中定义 5~15 mm 的边缘,以适应单次"空"膀胱扫描的充盈状态。边距还必须考虑重新定位技术和图像引导的选择。每日锥形束 CT(CBCT)控制膀胱充盈可以减少膀胱 CTV 周围的边缘。在所有情况下,PTV2 的容量都将包含在 PTV1 中。在所有情况下,应确保空膀胱容量和 PTV2 之间的最小边缘距离为 10~15 mm。

膀胱癌靶区勾画实例见附图 3。

7. 放疗体积、剂量和分割　放射治疗涉及以 60~65 Gy 的剂量治疗膀胱。分割为每分割 1.8~2.0 Gy,剂量按照 ICRU62 报告中的建议进行规定。对于 N_0 期癌症患者(在诊断成像中),在双侧髂骨和闭孔解剖信息的指导下,以 40~45 Gy 的剂量对淋巴结区域(双侧盆腔内外淋巴结)进行预防性照射越来越有争议。应考虑患者的 cT 分期、年龄和合并症。它仍然是 $N_{1~2}$ 期癌症患者的放疗标准。

对于膀胱放疗策略,需要对初始肿瘤床进行系统活检并进行膀胱镜重新评估。如果存在经组织学证实和记录的残留肿瘤,则在可能的情况下并在患者接受的情况下,将癌症视为无反应性和根治性抢救手术。评估的时间因人而异,因为它可能发生在 40~45 Gy 的剂量(分程策略)或放疗结束时 65 Gy 剂量。第一种策略可以快速识别无反应患者,这意味着可以尽早为他们提供抢救手术;然而,它不会识别可能反应较慢的患者,即使他们在方案结束时可能已经完全发生组织学反应,并且会从剂量/疗效比中受益。分开的课程显著延长了持续时间并改变了所提供的总放射生物学剂量。相反,第二种策略可以延迟挽救性膀胱切除术,这在更高剂量的照射后通常更棘手,使肠膀胱成形术更加困难。目前,虽然对已发表数据的荟萃分析似乎支持 65 Gy 的评估,但没有随机研究比较这两种策略。意大利的一项系统评价表明,两种策略在总生存率方面没有差异,但不分课程选项提供了更高的完全缓解率。

如果立即拒绝手术,则无须对反应进行早期评估,并且可以在不中断的情况下对盆腔和膀胱治疗进行排序。

(1)预防性盆腔淋巴结照射　扩大的双侧髂骨和闭孔解剖是标准的,并且是在需要进行膀胱切除术时的初始手术步骤。淋巴结风险根据 T 分期增加。治疗盆腔淋巴结区域的基本原理是基于影像学上患者中微转移的非显著率。在最近的一项美国手术系列中,在 cT_2N_0 患者中,24% 的病例报告了盆腔淋巴结转移。在 Goldsmith 等人的研究中,在 315 名患者中,这一比例为 26%,主要涉及闭孔(17%)、髂骨(15%)或髂总动脉(12%)位置,骶前受累很少见(3%)。

一项对 230 名患者进行的随机单中心研究比较了覆盖盆腔淋巴结区域的照射(盆腔 45 Gy,然后膀胱加强 20 Gy)与单独膀胱照射 65 Gy 的剂量。中位随访 5 年后,两组的局部和淋巴结复发率、总生存期和无病生存期无差异。然而,接受盆腔淋巴结照射的患者的 3 级和 4 级急性毒性较高。在 RTOG 和 MGH 试验中,髂淋巴结区域的治疗最常达到 40~45 Gy 的预防剂量,不包括常见的髂骨和骶前区域。相反,在 James 等人进行的试验中,PTV 仅覆盖膀胱、边缘 1.5 cm 或包括淋巴结区域的标准体积,基于两个剂量水平,有或没有化疗。在这项仅纳入 cN₀ 患者的试验中,放、化疗组的盆腔淋巴结复发率较低(5%)。几项老年回顾性系列研究也证实了单纯膀胱照射后淋巴结复发率低。

(2)部分或全部膀胱放疗 为了限制毒性,一些学者建议使用植入膀胱基准标记物的最佳影像引导放疗(IGRT)来限制对肿瘤而非整个膀胱的加量。这种类型的策略对于相关的原位癌或多灶性病变是不可行的。一项涉及 149 名患者的随机试验比较了全膀胱大分割适形放疗(52.5 Gy,20 次)与病灶聚焦放疗(57.5 Gy,20 次或 55 Gy,16 次),无化疗。作者得出的结论是,治疗体积的减少导致肿瘤接受的剂量局部增加,毒性没有增加,但局部控制或存活率没有变化。

(3)小/大分割、分程放疗 在法国,常规分割仍然是最广泛使用的方案。然而,国际上在剂量、分割和持续时间方面存在相当大的差异。在英国,治疗标准基于大分割和加速放疗。比较大分割方案(55 Gy,20 次和 4 周)与正常分割方案(2019 年向美国放射肿瘤学会提交了 32 Gy 的部分),它包括来自两项随机试验(BC2001 和 BCON)的 782 名患者的数据,并报告在总生存期或晚期泌尿和消化方面毒性没有差异。然而,大分割照射可显著降低局部复发的风险(29%)。

一些团队提供分期大分割照射:"IHF 2SQ"方案就是这种情况,涉及分期方案,在 D1-D3-D15-D17 天进行两次每日 3 Gy 的治疗,然后在 D29 天提供 2.5 Gy。

RTOG、MGH 和 Housset 等人采用具有"程序化休息时间"的分段课程允许健康组织自我修复以提高耐受性。然而,由于存在肿瘤再增殖的风险,它也可能不太有效。这种耐受性良好的方案对患有合并症的老年患者特别适合,这是临床实践中的常见情况。

尿路上皮癌往往具有较短的倍增时间和较高的增殖指数,因此需要缩短加速超分割方案的持续时间。一些研究已经探索了每天 2~3 次和每次剂量小于 2 Gy 的方案的潜在益处。这些研究结果报告了对响应率(取决于研究,在 78%~100%)和耐受性的积极影响。RTOG07-12 是一项 Ⅱ 期试验,比较了常规分割放疗与双分割和加速放疗(每天 2 次)联合顺铂和 5-氟尿嘧啶联合或不联合吉西他滨,与顺铂和吉西他滨辅助化疗,报告之间没有差异,两种分割模式在 3 年时无转移复发。

迄今为止,尚无比较大分割、超分割和分疗程方案与传统方案的 Ⅲ 期随机试验。所有试验均使用三维适形放疗。盆腔淋巴结未包括在大分割研究中。

(4)三维适形放疗或调强适形放疗 尽管缺乏正式的科学证据和 HAS(法国卫生当局)验证,但提出包括动态弧光疗法在内的调强放射治疗计划似乎是令人满意的。事实上,剂量学研究表明,它应该用于优化 PTV 的剂量覆盖范围并减少急性肠道和膀胱毒性。在 IMPART(一项评估骨盆和膀胱调强适形放射治疗的英国 Ⅱ 期试验)中,1 年时 3 级晚期泌尿和消化系统毒性为 5%。

8. 辅助放疗 在治疗试验之外,不推荐在根治性膀胱切除术后进行辅助放疗。Getug-Afu30(NCT03333356)试验可能要提供给 pT₃₋ₚ T₄ 和/(或)pN₁₋₂ 和/(或)R₁ 肿瘤患者。部分膀胱切除术后可以根据具体情况考虑辅助放疗,特别是对于憩室肿瘤。

9. 姑息性放疗　在姑息性放疗的情况下,可以提供大分割方案。大多数已发表的研究使用 5~6 Gy(30~36 Gy,6 周内)的每周放射治疗分数。根据患者的预后和一般情况,也可以考虑总剂量较低的更集中的方案。

10. 治疗期间的随访评估　除了常规的临床和生物监测外,作为仅在治疗中期评估的膀胱癌策略的一部分,将在 45 Gy 的放疗结束后 4~6 周进行经尿道切除的膀胱镜检查。如果仍有残留肿瘤,将重新评估其是否适合根治性膀胱切除术。如果完全缓解,在收到病理报告后开始补充放、化疗。当所有的放、化疗都立即进行时,用于控制目的的成像和膀胱镜检查将在治疗完成大约 6 周后进行。

(九)膀胱癌的免疫治疗

近年来,免疫检查点抑制剂相继研发并获批应用于临床,已在多种肿瘤治疗中展示出强大的抗肿瘤活性。程序性细胞死亡分子配体 PD-L1、细胞毒性 T 淋巴细胞相关抗原 4(CTLA-4)的抗体在局部进展和转移性膀胱癌的患者中表现出抗肿瘤活性的同时,也具有良好的安全性及持久的反应性。但目前权威指南推荐免疫检查点抑制剂应用于失去切除机会和已转移的膀胱癌患者的二线治疗,以及不适合化疗的 PD-L1 阳性患者的一线治疗。免疫治疗具有良好的抗肿瘤疗效,但也可能发生相应的不良反应,免疫相关不良反应可发生于任一器官,不同部位不良反应发生频率各异。

九、随访与预后

(一)随访

膀胱癌患者治疗后随访的目的是尽早发现局部复发和远处转移,如果有适应证且有可能,应及早开始补救治疗。膀胱癌患者的随访方案目前无前瞻性对照研究证据支持,应该根据预后评估和所采取的治疗方式(如 TURBT、膀胱切除术、尿流改道方式等)来制定。

所有的非肌层浸润性膀胱癌患者都应该在术后 3 个月接受第一次膀胱镜检查,但是如果手术切除不完整、创伤部位有种植或者肿瘤发展迅速则需要适当提前。以后的随访应根据肿瘤的复发与进展的危险程度决定。一旦患者出现复发,则治疗后的随访方案须重新开始。

1. 保留膀胱术后　在保留膀胱术后的随访中,膀胱镜检查目前是金标准,泌尿外科医师应该尽可能地帮助患者克服恐惧心理而接受膀胱镜检查,采取膀胱镜进行膀胱镜检,可以最大程度地减轻患者的痛苦。同时一旦发现异常则应该行病理活检。B 超、尿脱落细胞学以及 IVU 等检查也很重要,但是都不能完全代替膀胱镜检的地位和作用。

(1)所有患者应以膀胱镜为主要随访手段,在术后 3 个月接受第一次复查。

(2)低危肿瘤患者如果第 1 次(术后 3 个月)膀胱镜检阴性,则 9 个月后(术后 1 年)进行第 2 次随访,此后改为每年 1 次,延续 5 年。

(3)中危肿瘤患者第 1 年每 3 个月随访 1 次,第 2 年开始每 6 个月随访 1 次,此后改为每年 1 次,直至 5 年。

(4)高危肿瘤患者前 2 年中每 3 个月随访 1 次,第 3 年开始每 6 个月随访 1 次,第 5 年开始每年随访 1 次直至终身。

2. 根治性膀胱切除术后 膀胱癌患者接受根治性膀胱切除术和尿流改道术后必须进行长期随访,随访重点包括肿瘤复发和与尿流改道相关的并发症。

根治性膀胱切除术后肿瘤复发和进展的危险主要与组织病理学分期相关,局部复发和进展以及远处转移率在手术后的前 24 个月内最高,24~36 个月时逐渐降低,36 个月后则相对较低。肿瘤复发通过定期的影像学检查很容易发现,但是间隔多久的时间进行检查仍然存在着争论。要特别注意的是,上尿路影像学检查对于排除输尿管狭窄和上尿路肿瘤的存在是有价值的,上尿路肿瘤虽然并不常见,但是一旦发现,一般都需要手术治疗。

(1)根治性膀胱切除术后患者应该进行终身随访。

(2)随访间隔:T_1 期每年 1 次,T_2 期每 6 个月 1 次,T_3 期每 3 个月 1 次。

(3)随访内容应该包括体格检查、血液生化检查、胸部 X 射线片检查和 B 超检查,其中 B 超包括肝、肾、腹膜后等。对于 T_3 期肿瘤患者可选择每半年进行 1 次盆腔 CT 检查。可选择上尿路影像学检查以排除输尿管狭窄和上尿路肿瘤的存在。

(4)根治性膀胱切除术后尿流改道患者的随访主要涉及手术相关并发症(如反流和狭窄)、替代物相关代谢问题(如维生素 B_{12} 缺乏所致贫血和外周神经病变)、尿液贮存相关代谢问题(水、电解质紊乱)、泌尿系统感染以及继发性肿瘤问题等方面。

(二)预后

预后决定于肿瘤病理及患者本身的免疫能力。T_1 期细胞分化高级者 5 年生存率 80%,低-中级者 40%,但半数有复发。膀胱部分切除术 T_2 期 5 年生存率 45%,T_3 期 23%。膀胱全切术 T_2 及 T_3 期 5 年生存率 16%~48%,配合术前照射可提高生存率。T_4 期不做治疗均在 1 年内死亡,放射治疗后有 5 年生存率达 6%~10% 的报道。膀胱癌高龄病例居多,因此有相当数量非肿瘤性的死亡;凡肿瘤死亡者,多数死于癌转移和肾功能衰竭。

十、护理

(一)术前护理

1. 病情观察 ①评估患者营养状况。②评估血尿的性质、有无膀胱刺激症状、有无排尿困难。③评估是否伴有尿路感染引起的脓尿。④患者的心理状态。

2. 心理护理 解释手术、尿流改道术对于疾病治疗的重要性,告知患者术后尿流改道可自行护理且不影响日常生活,同时鼓励家属多关心支持患者,增强患者应对疾病的信心。

3. 常规准备

(1)指导患者加强营养,增加营养食物的摄取。

(2)病情严重者,应卧床休息。血尿严重的、有贫血的患者遵医嘱给予氧气吸入。

(3)吸烟者指导术前戒烟,训练患者有效咳嗽、深呼吸、踝泵运动、屈膝抬臀运动、床上使用便器。

(4)术前禁食8~12 h,禁饮4 h,沐浴、更衣。积极做好各项术前准备。

(二)术后护理

1. 病情观察要点

(1)密切监测生命体征变化,遵医嘱给予心电监护、低流量吸氧。

(2)了解患者手术及麻醉方式、术中情况、特殊处理和术后注意事项。

(3)评估患者神志、定向力恢复情况、四肢的活动度情况。

(4)检查患者全身皮肤尤其是手术受压部位皮肤是否完好。

(5)检查引流管、导尿管、造瘘管等各种管道是否通畅在位。

(6)检查手术切口处敷料情况等。

(7)准确填写手术交接记录单。

2. 饮食护理

(1)术后禁食6 h后给予流质饮食,肠蠕动恢复或肛门排气后,逐渐恢复至普食。

(2)宜进食高热量、高蛋白、高维生素的食物,禁辛辣刺激性食物。

(3)多饮水,每日饮水量达1 500~2 500 mL。

(4)保持大便通畅,排便时不可用力过猛,必要时遵医嘱给予轻泻药。

(5)行全膀胱切除、肠代膀胱术者,术后禁食,无腹痛、腹胀,肛门排气后开始进少量流质,2 d后改为半流质,逐渐过渡为软食、普食。

3. 活动护理 术后平卧位6 h,生命体征平稳后改为半坐卧位。卧床期间主动、被动活动四肢,做踝泵运动。逐渐过渡到下床活动。

4. 疼痛护理 术后进行动态疼痛评估。轻度疼痛时,指导患者使用放松技巧,如缓慢均匀的深呼吸、听轻音乐等。剧烈疼痛时,遵医嘱给予解痉镇痛药,观察止痛效果。

5. 管道护理

(1)保持导尿管及膀胱造瘘管通畅。

(2)膀胱冲洗时,应视出血情况调节冲洗速度,出血多则加快冲洗速度,出血少则减慢冲洗速度,防止导管阻塞。

(3)若发现患者有活动性出血,应及时通知医生做相应处理。

(4)做好留置导尿管及耻骨上膀胱造瘘口的护理,会阴护理。

6. 回肠膀胱改道的日常护理和保健 因患者尿液从腹壁回肠造口流出,需永久安置集尿器。集尿器由底盘和尿袋两部分组成,一般底盘数天更换一次,尿袋1~2 d更换1次。

护理时应注意:①永久性皮肤造瘘者应该保护造瘘口周围的皮肤,每天清洗消毒,外涂氧化锌油膏等;②发现尿液有絮状黏液时,可以多饮水,并且口服小苏打片,使尿液碱化,黏液更稀薄,以利排尿通畅;③术后 2 年内每 3 个月全面复查 1 次,2 年后每 6 个月复查 1 次;④注意泌尿系统逆行感染的发生,如有突发性高热,也需及时去医院诊治;⑤若尿道口出现血性分泌物,应该警惕残留或者发生尿道肿瘤的可能性,需要及时到医院就诊。

(三)放疗的护理

1. 照射野皮肤及放射性皮炎的护理　指导患者注意保护照射野皮肤,避免阳光暴晒。照射野可用温水和柔软毛巾轻轻沾洗,局部禁止使用肥皂擦洗或热水浸洗,禁止涂抹红汞或碘酒等刺激性药膏;尽量穿着宽松的棉质衣服,以减少受照射部位皮肤受到的刺激;不要自行在治疗部位涂抹护肤油、粉剂或其他化妆品等。注意观察照射区域皮肤有无红斑、脱皮、瘙痒等放射性皮炎的症状,如有烧灼、刺痒感,告知患者严禁用手指搔抓,以免引起皮肤感染,应告知医生并遵医嘱用药。出现湿性反应时应暂停放疗,外用三乙醇胺乳膏每天 4 次,促进损伤修复。

2. 消化道反应护理　放疗患者可出现不同程度的恶心、呕吐、食欲减退。应予以饮食指导,少食多餐,清淡饮食,避免油腻食物。呕吐严重者予以止呕、健胃、静脉补液支持治疗。

3. 放射性肠炎护理　放疗患者可出现不同程度的里急后重、黏液血便、腹泻、便秘及肛管疼痛。放疗中鼓励患者饮水,少量多次,酌情给予清淡的流质或半流质食物,避免油腻、辛辣、高纤维食物。腹泻严重者予以止泻、静脉补液支持治疗。

4. 骨髓抑制的护理　放疗和化疗一样,会导致患者骨髓造血功能受损,表现为白细胞、血小板下降。白细胞减少时,患者多表现为头晕、乏力、食欲缺乏、发热等不适。Ⅱ 度以上白细胞减少时,需采取保护性隔离措施,病室每天空气消毒 2 次,加强通风,限制探视,护理人员严格执行无菌操作原则,护理患者前后应认真洗手,遵医嘱给予患者升白细胞药物。白细胞低于 $3×10^9$ g/L,血小板低于 $80×10^9$ g/L 应暂停放疗。

(四)健康教育

1. 预防保健　注意宣传膀胱癌的高危因素,应适当参加户外活动,加强体育锻炼,提高机体免疫力。饮食注意少量多餐,以高热量、高蛋白、高维生素、易消化饮食为主。定期体检,早发现、早诊断、早治疗。

2. 遵医嘱用药　不可擅自停药。护士应督促、协助患者克服实际困难,努力完成治疗计划,以提高疗效。嘱患者多休息,避免重体力劳动。可做一些力所能及的运动,如散步、打太极拳、练气功等。保持心情舒畅。

3. 定期复查　告知患者如出现无痛性血尿、腰腹痛、消瘦等症状应及时就诊。

参考文献

［1］KASEBH, AEDDULA N R. Bladder cancer［M］. Treasure Island（FL）: StatPearls Publishing, 2022.

［2］CUMBERBATCH M G K, JUBBER I, BLACK P C, et al. Epidemiology of bladder cancer: a systematic review and contemporary update of risk factors in 2018［J］. European urology, 2018, 74（6）: 784-795.

［3］SIEGEL R L, MILLER K D, FUCHS H E, et al. Cancer statistics, 2022［J］. CA, 2022, 72（1）: 7-33.

［4］ABDOLAHINIA Z, PAKMANESH H, MIRZAEE M, et al. Opium and cigarette smoking are independently associated with bladder cancer: the findings of a matched case-control study［J］. Asian Pacific journal of cancer prevention: APJCP, 2021, 22（10）: 3385-3391.

［5］PARK R M, CARREÓN T, HANLEY K W. Risk assessment for o-toluidine and bladder cancer incidence［J］. American journal of industrial medicine, 2021, 64（9）: 758-770.

［6］HAYASHI T, FUJITA K, HAYASHI Y, et al. Mutational landscape and environmental effects in bladder cancer［J］. International journal of molecular sciences, 2020, 21（17）: 6072.

［7］CUMBERBATCH M G K, NOON A P. Epidemiology, aetiology and screening of bladder cancer［J］. Translational andrology and urology, 2019, 8（1）: 5-11.

［8］CHENG X, LAI H, LUO W, et al. Single-cell analysis reveals urothelial cell heterogeneity and regenerative cues following cyclophosphamide-induced bladder injury［J］. Cell death & disease, 2021, 12（5）: 446.

［9］LAO Y, LI X, HE L, et al. Association between alcohol consumption and risk of bladder cancer: a dose-response meta-analysis of prospective cohort studies［J］. Frontiers in oncology, 2021, 11, 11: 696676.

［10］MASAOKA H, MATSUO K, OZE I, et al. Alcohol drinking and bladder cancer risk from a pooled analysis of ten cohort studies in japan［J］. Journal of epidemiology, 2020, 30（7）: 309-313.

［11］ZARESAKHVIDI M J, LEQUY E, GOLDBERG M, et al. Air pollution exposure and bladder, kidney and urinary tract cancer risk: a systematic review［J］. Environmental pollution（Barking, Essex: 1987）, 2020, 267: 115328.

［12］ZHU S, YU W, YANG X, et al. Traditional classification and novel subtyping systems for bladder cancer［J］. Frontiers in oncology, 2020, 10: 102.

［13］HIRANO S, MATSUMOTO K, SHIONO Y, et al. Clinicopathological characteristics of adolescent and young-adult patients with bladder cancer［J］. Hinyoki Kakiyo, 2021, 67（6）: 221-224.

［14］BOWA K,MULELE C,KACHIMBA J,et al. A review of bladder cancer in Sub-Saharan Africa:a different disease,with a distinct presentation,assessment,and treatment［J］. Annals of African medicine,2018,17(3):99-105.

［15］SORIA F,KRABBE L M,TODENHÖFER T,et al. Molecular markers in bladder cancer. World journal of urology,2019,37(1):31-40.

［16］SÁNCHEZ VERDES P,FERNÁNDEZ-PELLO S,GONZáLEZ RODRÍGUEZ I,et al. Gross hematuria and usefulness of urinary cytology:Experience at hematuria one stop clinic［J］. Archivosespanoles de urologia,2021,74(5):470-476.

［17］LI C,GU Z,NI P,et al. The value of contrast-enhanced ultrasound and magnetic resonance imaging in the diagnosis of bladder cancer［J］. Journal of cancer research and therapeutics,2021,17(5):1179-1185.

［18］MATUSZCZAK M,KILJAŃCZYK A,SALAGIERSKI M. A Liquid biopsy in bladder cancer-the current landscape in urinary biomarkers［J］. International journal of molecular sciences,2022,23(15):8597.

［19］ZIBELMAN M,ASGHAR A M,PARKER D C,et al. Cystoscopy and Systematic bladder tissue sampling in predicting pT_0 bladder cancer:a prospective trial［J］. The Journal of urology,2021,205(6):1605-1611.

［20］CHEN X,ZHANG J,RUAN W,et al. Urine DNA methylation assay enables early detection and recurrence monitoring for bladder cancer［J］. The Journal of clinical investigation,2020,130(12):6278-6289.

［21］JURI H,NARUMI Y,PANEBIANCO V,et al. Staging of bladder cancer with multiparametric MRI［J］. The British journal of radiology,2020,93(1112):20200116.

［22］LAUKHTINA E,SHIM S R,MORI K,et al. Diagnostic accuracy of novel urinary biomarker tests in non-muscle-invasive bladder cancer:a systematic review and network meta-analysis［J］. European urology oncology,2021,4(6):927-942.

［23］PATEL V G,OH W K,GALSKY M D. Treatment of muscle-invasive and advanced bladder cancer in 2020［J］. CA,2020,70(5):404-423.

［24］RABY S E M,HOSKIN P,CHOUDHURY A. The role of palliative radiotherapy in bladder cancer:a narrative review［J］. Annals of palliative medicine,2020,9(6):4294-4299.

［25］WANG X,GUO J,WANG L,et al. Modified completely intrafascial radical cysprostatectomy for bladder cancer:a single-center,blinded,controlled study［J］. BMC cancer,2021,21(1):887.

［26］BATENI Z H,PEARCE S M,ZAINFELD D,et al. National practice patterns and overall survival after adjuvant radiotherapy following radical cystectomy for urothelial bladder cancer in the USA,2004-2013［J］. European urology oncology,2020,3(3):343-350.

［27］SCHMID S C,KOLL F J,RÖDEL C,et al. Radiation therapy before radical cystectomy combined with immunotherapy in locally advanced bladder cancer-study protocol of a prospective, single arm, multicenter phase Ⅱ trial(RACE Ⅱ)[J]. BMC cancer, 2020, 20(1):8.

[28] RIESTERER O, ADEMAJ A, PURIC E, et al. Tetramodal therapy with transurethral resection followed by chemoradiation in combination with hyperthermia for muscle-invasive bladder cancer: early results of a multicenter phase ⅡB study[J]. International journal of hyperthermia, 2022, 39(1):1078-1087.

[29] OTT P A, HU-LIESKOVAN S, CHMIELOWSKI B, et al. A phase Ⅰb trial of personalized neoantigen therapy plus anti-PD-1 in patients with advanced melanoma, non-small cell lung cancer, or bladder cancer[J]. Cell, 2020, 183(2):347-362.

[30] FLAIG T W, TANGEN C M, DANESHMAND S, et al. A randomized phase Ⅱ study of co-expression extrapolation (COXEN) with neoadjuvant chemotherapy for bladder cancer (SWOG S1314; NCT02177695)[J]. Clinical cancer research, 2021, 27(9):2435-2441.

[31] HALL E, HUSSAIN S A, PORTA N, et al. Chemoradiotherapy in muscle-invasive bladder cancer: 10-yr follow-up of the phase 3 randomised controlled BC2001 trial[J]. European urology, 2022, 82(3):273-279.

[32] HUSSAIN S A, LESTER J F, JACKSON R, et al. Addition of nintedanib or placebo to neo-adjuvant gemcitabine and cisplatin in locally advanced muscle-invasive bladder cancer (NEOBLADE): a double-blind, randomised, phase 2 trial[J]. The Lancet. Oncology, 2022, 23(5):650-658.

[33] SONPAVDE G, NECCHI A, GUPTA S, et al. Energize: a Phase Ⅲ study of neoadjuvant chemotherapy alone or with nivolumab with/without linrodostat mesylate for muscle-invasive bladder cancer[J]. Future oncology (London, England), 2020, 16(2):4359-4368.

[34] CATTO J W F, KHETRAPAL P, RICCIARDI F, et al. Effect of robot-assisted radical cystectomy with intracorporeal urinary diversion vs open radical cystectomy on 90-day morbidity and mortality among patients with bladder cancer: a randomized clinical trial[J]. JAMA, 2022, 327(21):2092-2103.

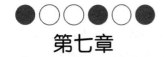

第七章

阴 茎 癌

一、定义与流行病学

阴茎癌,正式名称为阴茎及其他男性生殖器官肿瘤,泛指阴茎区域出现的恶性肿瘤,出现区域包括阴茎、附睾、精索、输精管、阴囊、贮精囊及睾丸鞘膜。阴茎癌为常见的男性生殖系统的恶性肿瘤之一。

阴茎癌是一种罕见的恶性肿瘤。2020年记录36 068例,居于最常见癌症第30位,超过95%的阴茎癌为鳞状细胞癌,大部分为1级和2级。据观察,阴茎癌在非工业化或低工业化国家更为常见,尤其是在卫生标准和收入水平较低的国家。南美洲、非洲和印度是事件发生率最高的地区。受影响人口普遍为高龄人口,以60岁以上年龄组别最多。

二、病因

阴茎癌确切病因至今未明,但临床上观察到阴茎癌患者多有包茎或包皮过长,以及在有新生儿割礼(包皮环切)习俗的民族中阴茎癌罕见的现象,推测包茎或包皮过长与阴茎癌发病密切相关。在包茎或包皮过长且个人卫生习惯不良的情况下,在包皮内板与龟头之间几乎毫无例外地会形成包皮垢堆积。包皮垢本身是否为致癌物尚不清楚,但包皮垢合并感染或因包皮垢刺激引起的慢性炎症反应,长期刺激可以诱发包皮内板或龟头皮肤的癌变。这种慢性刺激诱发的改变至发展为阴茎癌需要经历漫长的时间,因此在新生儿或童年时期对包茎进行正确处理如包皮环切,或包皮切开清除包皮粘连并养成良好的个人卫生习惯,可预防阴茎癌的发生,但成年后才行包皮环切则无助于阴茎癌的预防。因此对成年才行包皮环切的包茎男性,应嘱其定期复查或自检,以便早期发现、早期诊断和早期治疗阴茎癌。

此外文献报道的阴茎癌发病相关因素还有:人乳头瘤病毒(HPV)感染、性伴侣数目、暴露于烟草制品和其他因素。HPV属于多瘤病毒科家族,是一大类形态和结构类似的二十面体小双链DNA病毒,没有包膜,直径50~55 nm。HPV基因组包含8个开放读码框架和数个非编码区,总大小为6.8~8.0 kb。HPV开放读码框架编码了6种早期蛋白,即E1、E2、E4、E5、E6、E7和两种晚期蛋白,即L1和L2。HPV是特异性嗜人上皮细胞病毒,其宿主细胞主要为人皮肤细胞和黏膜上皮细胞,即 HPV 专门攻击人上皮细胞。HPV 感染人体的顺序如下:未分化的基底细胞最先受到感染,分化至一定程度的表层上皮细胞内为其复制提供场所。目前已有超过 100 种的 HPV 的 DNA 序列被查明。目前根据 HPV 引起外生殖器肿瘤危险性的大小将最常见的 15 种类型分为 3 类:HPV 6,11,42,43,44 属于低危型;HPV 31,33,35,51,52,58 属于中危型;HPV 16,18,45,56 属于高危型。HPV 通过性行为传播,在性交中通过生殖道破损的黏膜或皮肤进入人体内。进入人体后 HPV 主要感染皮肤或黏膜的基底层细胞,原因是该类细胞有活跃的增生能力,HPV 随着细胞的分化逐渐到达表层,然后在这里进行 DNA 复制、病毒组装和病毒颗粒释放。HPV 可以整合到宿主细胞,并会导致宿主细胞基因组发生改变,从而导致宿主细胞染色体不稳定性的发生。病毒感染人体后可以有两种形式存在于细胞中,第一种形式叫做游离形式,主要见于良性病变和癌前病变中,HPV 的 DNA 不与宿主细胞 DNA 整合,不会导致宿主细胞遗传信息发生改变;第二种形式是整合形式,HPV 的 DNA 序列整合到了宿主细胞的遗传物质中,可引起细胞产生恶性表型和生长失控。

研究显示在阴茎癌原发病灶中存在着多种 HPV 的 DNA 序列,而在正常包皮中检测不到这些 HPV 的 DNA。一项研究系统回顾总结了 1986 年到 2008 年所有关于阴茎癌患者中 HPV 感染率的文献报道,发现阴茎癌患者中 HPV 检测阳性率约 48%。HPV 各种亚型检出比例为 HPV 16 约 60%,HPV 18 约 13%,HPV 6/11 约 8%,HPV 31 约 1%,HPV 45 约 1%,HPV 33 约 1%,HPV 52 约 0.6%,其他类型约 2%。阴茎癌不同组织学亚型中 HPV 感染率不同,基底样细胞鳞癌中 HPV 感染率为 76%,疣状癌中为 59%,非角化型鳞癌为 48%,角化型鳞癌为 44%。在阴茎癌标本中检测到的 HPV 主要类型为 HPV 16 和 HPV 18。

虽然 HPV 在阴茎癌发生发展过程中可能扮演重要角色,但 HPV 感染并非阴茎癌发病的必要因素,因在阴茎癌患者中只有约 50% 可检测到 HPV,不同组织学亚型中 HPV 感染率也不相同,例如在角化更完全的亚型中如寻常型和疣状型中 HPV 感染率低;而在基底细胞样癌中感染率较高。这一点与 HPV 在女性浸润性宫颈癌中的作用不同,几乎所有宫颈癌患者中都能检测到 HPV 感染。

三、病理

阴茎癌的病理类型分为鳞状细胞癌(简称鳞癌,占 95% 以上)和非鳞状细胞癌(只占少数)。角化型癌是鳞癌中最常见的亚型,其次为基底样湿疣样混合癌、乳头状癌、疣状癌、基底样癌、肉瘤样癌等。非鳞状细胞癌有基底细胞癌、黑色素瘤、肉瘤、小细胞癌、脂肪样癌和转移癌等。

阴茎鳞癌主要见于龟头(占 48%)、包皮(占 21%)或冠状沟(占 6%),包皮和龟头同时发生占 9%,发生于阴茎体者很少见(<2%)。

阴茎鳞癌肉眼观可分为乳头状癌和浸润性癌二类。前者以外向性生长为主,呈菜花状,基底也可浸润。浸润性癌生长较快,易发生溃疡,并迅速向深部浸润。阴茎癌溃烂合并感染,不仅外观污秽不堪,还发出令人生厌的恶臭。尽管浸润性癌恶性程度很高,但侵犯尿道和膀胱并不多见。

阴茎癌可经包皮、系带和阴茎皮肤以及皮下组织的淋巴引流,转移至腹股沟浅组淋巴结,然后再转移至腹股沟深组淋巴结;也可经龟头和海绵体的淋巴引流经耻骨上淋巴丛,转移至两侧的腹股沟深组淋巴结和髂外淋巴结;如肿瘤侵犯尿道或尿道海绵体,则可经尿道或尿道海绵体的淋巴引流途径,转移至腹股沟深组淋巴结和髂外淋巴结。阴茎癌最早转移至腹股沟淋巴结(即区域淋巴结),然后转移至髂血管旁淋巴结,没有区域淋巴结转移的远处转移罕见。腹股沟淋巴结的转移状态直接影响阴茎癌患者的治疗效果和预后。阴茎癌出现腹股沟淋巴结转移后,如未能获得及时而正确的处理,持续进展可出现淋巴结融合固定,突破局部皮肤形成破溃和坏死,合并感染并产生恶臭,如侵蚀股血管可发生致命的出血。

四、临床表现

(一)症状

阴茎癌起病之初无任何自觉临床症状或不适,因此在有包茎或包皮过长的患者中,容易被忽视,直至包皮肿大,或肿瘤溃烂恶臭,或腹股沟淋巴结肿大,才引起注意和去医院就诊的情况在临床上很普遍。在没有包茎的患者,早期阴茎癌可表现为龟头、包皮内板或冠状沟部位的丘疹、红斑、白斑、疣、溃疡样改变,或呈菜花样(或乳头状)小肿块。随着病情发展,丘疹、红斑、白斑、疣、溃疡,或菜花样(或乳头状)小肿块逐渐增大,形成明显的肿块,累及龟头和阴茎体部,甚至整个阴茎被肿瘤破坏而完全消失。令人奇怪的是,阴茎癌即使局部已发展至相当晚的阶段,一般也没有疼痛,也很少出现排尿困难。晚期阴茎癌原发病灶可呈污秽不堪的外观,巨大的腹股沟淋巴结转移病灶可穿透皮肤,发生坏死溃烂并感染,除出现污秽不堪的外观还散发难闻的恶臭。阴茎癌发展到晚期,侵犯邻近器官或广泛转移,可出现疼痛和恶病质,如未获有效治疗,则迅速发展或持续进展,多于2年内死亡。

(二)体征

早期无明显体征,肿瘤晚期可能向远处转移,可出现全身消瘦等恶病质表现。

五、分期

阴茎癌经病理确诊后,还应进行临床分期。临床分期主要依据活检结果、体检发现和影像学检查来综合判断。临床分期中 T 分期主要依据肿瘤的浸润深度,特别是 T 分期中的亚组,很难与最终的病理分期达到一致,而临床 N 分期也与病理 N 分期差别较大。临床分期虽然是制订治疗方案的基础,但术后病理检查结果出来后,需要重新进行病理分期。根据最终的病理分期和肿瘤分级,常需对治疗方案进行调整或修订。目前临床上常用的分期法和具体的定义如下。

(一)TNM 分类法

1.原发肿瘤的定义(T)

T_x:原发肿瘤不能确定。

T_0:没有原发肿瘤的证据。

T_{is}:原位癌(阴茎上皮内瘤变,PIN)。

T_a:非浸润的局限性鳞状细胞癌。

T_1:肿瘤侵犯至龟头皮下固有层;包皮固有层或肉膜;阴茎体部皮肤与海绵体之间的结缔组织;伴或不伴脉管浸润或神经周围浸润,无论肿瘤是高级别还是低级别。

T_{1a}非高级别肿瘤(即非 G_3 或肉瘤样变),无脉管浸润或神经周围浸润。

T_{1b}有脉管浸润或神经周围浸润,或为高级别肿瘤(即 G_3 或肉瘤样变)。

T_2 肿瘤侵犯尿道海绵体(龟头或阴茎体),无论有无尿道侵犯。

T_3 肿瘤侵犯阴茎海绵体(包括白膜),无论有无尿道侵犯。

T_4 肿瘤侵犯邻近结构(如阴囊、前列腺、耻骨)。

2.区域淋巴结定义(N)

(1)临床 N 分期(cN)

cN_x:区域淋巴结不能评价。

cN_0:不能触及或见到肿大的区域淋巴结。

cN_1:一侧腹股沟触及单个可推动的淋巴结。

cN_2:单侧多个或双侧腹股沟触及可推动的淋巴结。

cN_3:腹股沟淋巴结肿大融合成块且固定或盆腔淋巴结肿大(单侧或双侧)。

(2)病理 N 分期(pN)

pN_x:区域淋巴结转移不能确定。

pN_0:无淋巴结转移。

pN_1:单侧腹股沟 1~2 个淋巴结转移,无结外浸润。

pN_2:单侧腹股沟>2 个淋巴结转移或双侧腹股沟有淋巴结转移。

pN_3:淋巴结转移并有结外浸润或盆腔淋巴结转移。

3.远处转移定义(M)

M_0:无远处转移。

M_1:有远处转移。

4.分期分组

Ⅰ:$T_{1a}N_0M_0$。

ⅡA:$T_{1b\sim2}N_0M_0$。

ⅡB:$T_3N_0M_0$。

ⅢA:$T_{1\sim3}N_1M_0$。

ⅢB:$T_{1\sim3}N_2M_0$。

Ⅳ:$T_4N_{1\sim3}M_0$;或 $T_{1\sim4}N_3M_0$;或 $T_{1\sim4}N_{1\sim3}M_1$。

5. 阴茎癌病理组织学分级（G）

G_x：分级不能确定。

G_1：分化良好。

G_2：中分等分化。

G_3：分化差（或高级别）。

采用 TNM 分期系统进行分期后的记录方法，如为临床分期则用 cTNM 表示，如为病理分期则用 pTNM 表示。

（二）Jackson 分期法

Ⅰ 期指肿瘤局限于龟头和包皮。

Ⅱ 期指肿瘤扩展到阴茎体。

Ⅲ 期指有腹股沟淋巴结转移，但可切除。

Ⅳ 期指腹股沟淋巴结转移已无法手术或远处转移。

六、诊断与鉴别诊断

（一）诊断

阴茎癌在本质上属于皮肤癌，理论上容易早期发现和早期诊断，并早期治疗，但遗憾的是临床上延误诊断和治疗的情况并不少见。延误的主要原因在于患者，可能由于存在不洁性行为的缘故而难于启齿，羞于与家人沟通和害怕去医院看病；或是因为有包茎，早期阴茎癌因肿块不明显加之又没有任何症状，容易被忽视，即使出现包皮口分泌物或流脓，还误以为是感染或性病。

当临床有怀疑阴茎癌时，应仔细检查阴茎原发病灶和双侧腹股沟区域的淋巴结情况。应首先对阴茎癌原发病灶进行活检，明确有无肿瘤和明确肿瘤的分化情况。对有腹股沟淋巴结肿大或怀疑有腹股沟淋巴结转移的患者应进行盆腔 CT 检查（包括平扫和增强扫描）或 PET-CT 扫描检查，有助于判断有无腹股沟淋巴结转移和盆腔淋巴结转移。

腹股沟淋巴结转移状态对阴茎癌患者治疗方案的选择和预后影响很大。临床上体检发现腹股沟肿大的淋巴结不一定都存在淋巴结转移，因为包茎感染或肿瘤坏死感染等炎症反应也可引起腹股沟淋巴结的肿大，但肿大且质地坚硬的腹股沟淋巴结，或肿大的淋巴结已融合成块且固定，或已破溃，多为阴茎癌转移所致。而体检没有发现肿大的淋巴结并不能排除腹股沟淋巴结转移，因为已有临床研究表明，对这些患者行腹股沟淋巴结清扫后病理发现 20%～30% 的患者存在腹股沟淋巴转移。在超声引导下对淋巴结进行细针穿刺活检，有助于判断腹股沟淋巴结转移状态。现在一般不主张做腹股沟淋巴结切取活检，如临床上体检无肿大淋巴结，但根据原发肿瘤的分化程度和浸润情况，怀疑有腹股沟淋巴结转移时，做改良（腔镜下或开放手术）的腹股沟淋巴预防性清扫术，既可达到诊断的目的，又可达到治疗的目的，而改良腹股沟淋巴结清扫术与传统的腹股沟淋巴结清扫术相比，并发症已大为减少。

(二)鉴别诊断

阴茎癌需与阴茎乳头状瘤、巨大尖锐湿疣瘤、阴茎角和阴茎白斑等阴茎良性肿瘤相鉴别。与良性非上皮性病变如阴茎囊肿、血管瘤、纤维瘤、脂肪瘤、注射后炎性肉芽肿和阴茎海绵体硬结症的鉴别很容易，单从外观即能鉴别，但位于冠状沟和包皮的阴茎囊肿如破溃并感染，则容易与阴茎癌混淆，需要活检来鉴别。与 Queyrat 红斑、Bowen 病(癌前皮炎)和癌样尖锐湿疣(巨大型尖锐湿疣)的鉴别诊断也需要活检。此外还应与阴茎的感染性疾病相鉴别，如 HPV 感染有关的尖锐湿疣、梅毒性下疳(硬下疳)、软下疳(杜克雷嗜血杆菌感染)、由性病淋巴肉芽肿衣原体感染引起的性病淋巴肉芽肿、Kaposi 肉瘤、阴茎结核、阴茎阿米巴病。

七、治疗

阴茎癌的治疗主要是外科治疗，也是目前主要的治愈手段，如外科治疗不能控制阴茎癌，肿瘤进展，患者多于 2 年内死亡，几乎没有病例可生存 5 年。阴茎癌的治疗包括原发病灶的处理和腹股沟淋巴结以及盆腔淋巴结转移病灶的处理。治疗方法包括局部治疗和全身治疗。局部治疗手段有手术切除、激光治疗、放疗和冷冻等，全身治疗有化疗、分子靶向药物治疗和免疫治疗等。

(一)手术治疗

1. 阴茎癌的手术方式　阴茎癌原发病灶的外科处理原则为根据原发病灶的大小、部位、活检确定的肿瘤分化程度、临床判定的肿瘤浸润深度、患者的年龄和对性生活的要求以及患者的经济因素等综合考虑，慎重选择外科治疗方法，力求做到个体化治疗，兼顾肿瘤控制和生存质量两个方面，追求最佳临床效果。强调切缘病理检查，以明确有无肿瘤残留，因切缘阳性术后复发风险很高。局部治疗方法主要有外科手术切除、激光或冷冻治疗等。激光治疗或冷冻治疗可很好地保留阴茎的外观形态和功能，但局部复发的风险高(27%)，因此要严格掌握适应证，一般不推荐用于以下情况：肿瘤大于 4 cm，或病理分级高级别，或侵及阴茎头尿道，或侵犯阴茎海绵体。

(1)包皮环切术　是阴茎癌最简单的外科治疗，手术简单易行，但仅限于分化良好的、位于包皮的小肿瘤或非浸润性肿瘤。与针对包茎的普通包皮环切术不同，阴茎癌的包皮环切术要求将包皮全部切除，即便如此，术后复发风险仍然高达 32%～50%，因此，术后必须严密随访观察，以便早期发现复发并及时处理。

(2)阴茎皮肤切除术　位于阴茎体部皮肤的分化良好的小肿瘤或浅表肿瘤，可采用切除阴茎皮肤和皮下组织的方法来处理，阴茎缺损的皮肤可用阴囊转移皮瓣来修复，这样可以保留阴茎和其排尿与勃起功能。也存在术后高复发风险，需选择好适应证，术后还须定期随访复查，严密监视复发的情况。

(3)阴茎部分切除术　位于阴茎头或阴茎远端的浸润性肿瘤，需行阴茎部分切除术才能控制肿瘤。实施阴茎部分切除术时，距肿瘤边缘 5～10 mm 的手术切缘被认为是安全的,但术中仍须将切缘送快速病理检查以保证切缘阴性,如切缘为阳性须做进一步切除和再次快速病理检查,直至切缘阴性为止。因切缘阳性者术后局部复发率高达50%,而切缘阴性者术后局部复发率只有6%左右,因此将肿瘤切干净和保证切缘阴性是减少阴茎癌术后局部复发最重要的因素。阴茎部分切除术中如需要切除大部分阴茎,残留下来的阴茎很短,无法满足站立排尿的需要,又不具备后续的经济能力或不愿意接受Ⅱ期阴茎延长或整形手术的患者,应改做全阴茎切除术并做尿道会阴造口术。如果术中尿道海绵体保留较短,行尿道外口成形时应向近端再充分游离尿道海绵体,应保证尿道海绵体游离至少有1 cm长度,必要时在尿道外口黏膜外翻缝合之前,将背侧尿道海绵体白膜缝合数针固定到阴茎海绵体白膜上,防止尿道外口回缩狭窄。

阴茎部分切除术后并发症主要有尿道外口狭窄和残留阴茎过短。严重的尿道外口狭窄可致排尿困难甚至尿潴留,早期尿道扩张可以缓解症状,严重时需要再次手术做尿道外口成形。残留阴茎过短不仅影响患者站立位排尿(经常尿湿衣裤),也影响性交,这种情况可在肿瘤完全控制并随访2年无复发后,可施行阴茎延长术或整形术来改善其功能。阴茎延长术中如尿道长度不够,尿道口不能达到阴茎末端的顶部,需同时行尿道成形术。

阴茎部分切除术后,需对患者进行健康教育,告知如何自我体检,以便及时发现阴茎局部有无肿瘤复发。如能及时发现阴茎癌局部复发并及时接受治疗则不影响患者的总体预后。

(4)全阴茎切除术 位于阴茎体部的浸润性肿瘤,或肿瘤较大已累及大部分阴茎体或累及整个阴茎甚至阴囊,应行全阴茎切除术。虽然病变可行阴茎部分切除,但患者高龄,肥胖,术后残留的阴茎太短,不能维持站立位排尿,又无条件接受或不愿接受再次手术进行阴茎整形或阴茎延长,或部分阴茎切除术中经反复切除和快速病理检查不能保证切缘阴性,这些情况下需行全阴茎切除或根治性阴茎切除术合并会阴尿道造口。

采用全身麻醉或连续硬膜外麻醉,平卧低截石位,消毒铺巾后,用干棉垫将阴茎和病灶仔细包扎以利术中无瘤隔离,在阴茎根部做环形切口或卵圆形切口,分离出两个阴茎海绵体和尿道海绵体,于耻骨附着部位离断阴茎海绵体,断端需仔细缝扎止血。尿道海绵体单独分离出来,预留足够长度(作会阴造口用)后离断。整块移除标本后,创面仔细止血,可见双侧的精索和睾丸。在阴囊下方边缘,距离肛门约3横指处,圆形切除一块直径约0.6 cm皮肤,分离出一个通道,将尿道断端拉出来,尿道断端剪开外翻与皮肤缝合做成会阴尿道造口,留置导尿管,至会阴部切口愈合拆线后拔除。

行全阴茎切除术时,分离阴茎根部腹侧时牵拉阴囊及睾丸,应避免睾丸及精索的损伤。肿瘤较大如侵犯阴囊皮肤,需一并切除,缺损可用游离阴囊皮肤修补。阴囊供应血管主要由上向下纵行分布,围绕阴茎根部做切口时,应避免做横梭形切口,而应行纵行梭形切口,这样可减少阴囊皮肤血供破坏,避免术后切口缺血性坏死。全阴茎切除术分离的皮下范围较大,且会阴部皮下组织疏松,血供及淋巴组织丰富,故术后容易发生皮下出血、水肿和淋巴瘘。耻骨下切口关闭要分层缝合,不留无效腔,引流管低位充分引流。全阴茎切除术会对患者尤其是年轻患者造成严重的心理负担,故术前及术后应与患者和家属充分交流及沟通,条件允许时请心理医师共同参与治疗。随着整形外科技术发展,同期或后期阴茎重建或假体植入可改善外观或恢复部分功能。

一般行全阴茎切除术的患者都需做同期双侧腹股沟淋巴结清扫。在尿道造口完成后,在切口上端两侧沿腹股沟韧带平行方向分别做切口,施行双侧腹股沟淋巴结清扫。腹股沟淋巴结清扫的范围和要求请参见后文所述的保留大隐静脉和阔筋膜不缩小清扫范围的改良腹股沟淋巴结清扫术。淋巴结清扫完毕后,利用阴囊皮肤和腹股沟皮瓣仔细修复会阴部缺损,阴囊和双侧腹股沟内各放置一条多侧孔引流管,术后给予持续负压吸引,至引流液小于 5 mL/24 h 才拔除。

(5)阴茎阴囊切除 阴茎根部的浸润性肿瘤已累及阴囊皮肤,或阴茎头或阴茎体部的肿瘤已累及阴囊,应做阴茎阴囊切除。这类患者一般有腹股沟淋巴结转移甚至盆腔淋巴结转移,因此术前应做盆腔 CT 平扫和增强扫描或 MRI 检查,有条件可行 PET-CT 检查,详细评估腹股沟淋巴结和盆腔淋巴结的转移状态,以便在处理阴茎原发病灶的同时争取同期做腹股沟淋巴结清扫和盆腔淋巴结清扫。如肿瘤只侵犯一部分阴囊皮肤,在保证切缘阴性的情况下,术中视情况可保留部分阴囊皮肤用于修复切口。如果影响肿瘤的控制,应做广泛切除,会阴部皮肤和软组织缺损一般很难利用邻近皮肤组织或转移皮瓣来修复,可用带腹壁下血管的腹直肌肌皮瓣来修复。术中如怀疑精索和睾丸有受侵犯则应一并切除,如无侵犯可保留一侧或双侧睾丸。一般需要做阴茎阴囊切除的患者病情都比较晚,腹股沟淋巴结转移甚至盆腔淋巴结转移的比例比较高,常需同期进行双侧腹股沟淋巴结清扫。

(6)保留阴茎的显微外科手术(Mohs 显微镜手术,简称 MMS) 对于龟头部位的非浸润性肿瘤或比较局限的肿瘤,阴茎部分切除对患者排尿和性生活影响很大,尤其是性活跃的年轻患者难以接受,这种情况下应尽量保留正常的阴茎组织和结构,减少手术对患者生活质量的影响。但阴茎癌肿瘤残留与术后复发、转移直接相关,威胁患者生存,因此术中保证肿瘤切干净和切缘阴性至关重要。这种情况下可考虑保留阴茎的显微外科手术即 MMS 手术。术中先将肉眼可见的肿瘤切除,然后对阴茎创面做薄片切除取材,并进行快速病理检查,如切缘阳性则需要再次薄片切除和快速病理检查,如此反复,直至切缘阴性即将肿瘤切干净为止。这样既能切净肿瘤又能最大限度保留正常阴茎组织。如能保证切缘阴性,则术后很少复发。但该手术需要专门的技术和团队,反复进行薄片切除和对切除的标本进行快速病理学检查,手术时间长,费用昂贵。一般认为,只有 ≤1.0 cm 的肿瘤才适合 MMS 手术。治疗病变直径<1 cm 者治愈率为 100%,直径>3 cm 治愈率仅为 50%,总体 5 年治愈率为 74%。

(7)激光治疗 适用于一些小的浅表肿瘤(T_{is}、T_a、T_1)和癌前病变,既可获得良好的肿瘤控制又可保留正常的阴茎结构和功能。目前可应用的激光光源有 CO_2 激光、Nd:YAG 激光、氩激光、KTP 和光敏疗法(PDT),不同激光源的波长和组织穿透深度不同。

(8)放射治疗 阴茎鳞癌对放疗敏感差,伴发感染进一步降低对放射的敏感性;放疗后尿瘘、尿道狭窄和皮肤坏死处理棘手,因此很少采用。仅在个别情况下使用:表浅的小肿瘤患者不愿意接受其他治疗,或手术难以切除、有远处转移但是患者要求保留阴茎的局部姑息性治疗。

2. 阴茎癌区域淋巴结(腹股沟淋巴结)的外科处理

(1)腹股沟淋巴结的外科处理原则 阴茎癌最早和最常见的转移部位是腹股沟淋巴结,其次是盆腔淋巴结。腹股沟淋巴结转移状态和外科处理正确与否直接关系到患者的预后或远期生存,因此应将腹股沟淋巴结(及盆腔淋巴结)的处理作为阴茎癌治疗的重要组成部分。阴茎癌原发病灶溃烂,特别是继发于包茎的阴茎癌,很容易发生混合感染而引起腹股沟淋巴结炎症反应性肿大,并可与阴茎癌腹股沟淋巴结转移同时存在,给临床上判断腹股沟淋巴结转移造成很大困难,或根本无法将两者区分开来。临床回顾性分析发现,对临床检查腹股沟淋巴结有肿大的患者进行腹股沟淋巴结清扫,术后病理检查发现70%患者有淋巴结转移,而对临床检查无腹股沟淋巴结肿大的患者进行腹股沟淋巴结清扫,术后也有17%~30%患者存在淋巴结转移。

因此临床上针对某一具体患者而言,腹股沟淋巴结肿大与否不能作为判断腹股沟淋巴结有无转移的确切依据。对可触及的肿大淋巴结做细针穿刺活检有助于明确是否存在腹股沟淋巴结转移。利用动态前哨淋巴结活检技术可较好地判断腹股沟淋巴结转移情况。应用病理学指标中T分期和肿瘤分化程度以及一些分子生物学指标建立的预测腹股沟淋巴结转移的风险模型,对临床判断腹股沟淋巴结转移状态也有一定的帮助。鉴于腹股沟淋巴结转移状态和腹股沟淋巴结清扫术对阴茎癌患者的预后有重大影响,对于临床上有腹股沟淋巴结肿大的患者,现在主张在处理阴茎癌原发病灶的同时行双侧腹股沟淋巴结清扫,而不是像以往那样阴茎癌原发病灶的外科处理与腹股沟淋巴结清扫或盆腔淋巴结清扫分期进行,或是先行抗菌治疗几个星期,然后再根据腹股沟淋巴结的变化情况,决定是否行腹股沟淋巴结清扫。对于临床上没有腹股沟淋巴结肿大的患者,现在一般也主张同期行预防性双侧腹股沟淋巴结清扫术,因回顾性临床研究表明,这些临床上没有淋巴结肿大的患者清扫术后病理发现高达30%的患者存在淋巴结转移,因此只有在没有条件或患者坚决不接受同期淋巴结清扫术的情况下,才考虑严密观察和随访(应每2~3个月复查一次,检查腹股沟淋巴结情况,需做体检或彩超检查甚至CT或MRI检查),一旦发现有淋巴结增大迹象,几乎可以确认有转移出现,应尽快施行双侧腹股沟淋巴结清扫。阴茎癌原发病灶切除后病理检查发现为分化差的浸润性肿瘤,临床上即使没有腹股沟淋巴结肿大,现在也强烈建议尽快实施双侧腹股沟淋巴结清扫术,因这些患者腹股沟淋巴结转移的风险很高,延迟清扫将严重影响患者的生存预后。

早在1946年Daseler就提出了根治性腹股沟淋巴结清扫术的概念,该术式清扫范围保证了控瘤需要,但相关并发症发生率高。早期的文献报道,经典根治性腹股沟淋巴结清扫术后严重并发症发生率高达50%,包括3%的死亡率。有些并发症如严重的下肢淋巴水肿、广泛的皮瓣坏死感染导致股血管侵蚀出血,处理很困难很费时,住院时间也大为延长。因此出现了不少改良腹股沟淋巴结清扫术,以减少术后并发症。例如1988年Catalona提出了改良腹股沟淋巴结清扫术,减少外侧和下方清扫范围,同时保留大隐静脉、缝匠肌不转位;改良术式在一定程度上减少了并发症发生率,但由于清扫范围不够,对淋巴结阳性患者(增加了术后病理假阴性)不能保证清除全部区域淋巴结,有可能导致肿瘤残留而影响控瘤效果。国外已有数篇文献报道了采用这种改良腹股沟淋巴结清扫术式后,腹股沟区域淋巴结出现复发,最高可达 15% 。此外,动态淋巴结成像研究(2008年)已确切显示上外侧有淋巴引流,超出改良腹股沟淋巴结清扫范围。D'Ancona 的两步法改良腹股沟淋巴结清扫术,即先于双侧腹股沟韧带下 2 cm 做长约 5 cm 小切口,清除Scarpa 筋膜下位于腹股沟韧带、大隐静脉和股静脉与长收肌构成的三角区域内的淋巴脂肪组织(含有腹股沟浅组的淋巴结),并做快速病理检查,如有阳性淋巴结即进行第二步,即将阳性淋巴结的一侧做根治性腹股沟淋巴结清扫。这些改良的腹股沟淋巴结清扫术在一定程度上减少了术后的并发症,也减少了医师和患者对于腹股沟淋巴结清扫术的顾虑或恐惧。但缩小清扫范围的改良清扫术后有较高的局部复发风险。例如 D'Ancona 报道其改良清扫术后淋巴结阴性的患者中局部复发率高达 11% ,Marconnet 报道缩小清扫范围的改良腹股沟淋巴结清扫术后 pN_0 患者术后腹股沟局部复发率为 10.5% 。腹股沟淋巴结转移已出现淋巴结肿大融合固定或已穿破皮肤或皮肤已发生破溃的患者,应将病灶部位腹股沟区皮肤与转移病灶一起做整块切除,术前会阴部溃烂伤口可以 3% 过氧化氢和生理盐水清洗,减少感染和难闻气味。组织缺损修复的评估需要考虑:①缺损范围和深度;②对功能的影响;③与邻近器官的关系;④附近组织的可移动性。处理腹股沟区域缺损常用的方法之一为转移带蒂腹直肌肌皮瓣修复。带蒂腹直肌肌皮瓣具有血管解剖恒定、供血范围广、修复范围大的优点,可用于腹股沟及会阴部大面积软组织缺损的修复。腹直肌血供主要来自腹壁上、下动脉,尚有次要的节段性肋间血管,腹直肌肌皮瓣既可以腹壁上动脉为蒂,亦可以腹壁下动脉为蒂,腹壁上动脉为蒂的肌皮瓣用于胸壁及乳房的重建,下腹部和会阴部的缺损多采用腹壁下动脉为蒂的肌皮瓣。腹壁下动脉分布范围为脐上 6.0 cm 至脐下 10.0 cm,内至正中线,故以其为蒂的肌皮瓣面积大,最大可至 15 cm×20 cm 左右。皮瓣最远至腹股沟韧带内 2/5 交点距离要大于至缺损区最远端距离,以使皮瓣转移后能很好覆盖创面。正确、合理的手术操作是保证带蒂腹直肌皮瓣成活的关键。术前应仔细测量、估计皮肤缺损范围,据此设计肌皮瓣切口位置,肌皮瓣过大,可能导致切口关闭困难,增加切口疝发生的可能性。内侧取直切口,外侧可稍呈弧形。由于腹直肌内侧缘无血管神经进入,故在截取肌皮瓣时,宜从内侧向外侧翻取,便于保护外侧缘出入的血管神经。在切开腹直肌前鞘时,两侧应预留 1 cm 腹直肌鞘,以便肌皮瓣切取后能牢固修复腹壁,避免腹壁疝。一般来说应取皮损对侧的肌皮瓣,因为这样能使腹壁下动脉血管蒂的扭曲角度最小,且对侧皮肤的张力相对较小。打通与对侧相通隧道时,应注意使隧道的大小合适,以免压迫腹壁下动脉,影响肌皮瓣血供。肌皮瓣下保持负压引流通畅,使其与深层组织密切接触,减少空腔有利于毛细血管的重建;忌加压包扎,以保护肌皮瓣血运。此外,带蒂股前外皮瓣(筋膜瓣)和股薄肌皮瓣(肌皮瓣)也是修复腹股沟和会阴区缺损常用的组织材料。

(2)阴茎癌腹股沟淋巴结清扫术的指征

1)非浸润性(cT_{is}、cT_a 和 $cT_1N_0M_0$)阴茎癌,如肿瘤分化良好(G_1),呈外生性,仅侵犯皮肤或皮下组织,发生区域(腹股沟)淋巴结转移的机会<10%,如临床检查未发现肿大的腹股沟淋巴结,患者和家属能充分理解,患者依从性良好,能坚持在切除原发病灶后每

2~3 个月检查一次腹股沟淋巴结情况,可暂不行腹股沟淋巴结清扫。随访过程中临床检查如果发现有单侧淋巴结肿大,应及时行该侧根治性腹股沟淋巴结(浅组和深组)清扫,对侧先做浅组淋巴结清扫,术中做快速病理切片,如有阳性淋巴结,再做深组淋巴结清扫。非浸润性阴茎癌患者腹股沟淋巴结转移大部分出现在原发病灶治疗后 2~3 年,因此患者在原发病灶治疗后 3 年内应每 2~3 个月随访 1 次,应教会患者自检腹股沟淋巴结,以便早期发现转移和早期治疗。

2)G_1 浸润性阴茎癌:发生腹股沟淋巴结转移的风险高达 20%,特别是年轻患者,应积极做双侧腹股沟浅组淋巴结清扫,术中行快速病理检查,如有阳性淋巴结,应进一步清扫腹股沟深组淋巴结。

3)G_2、G_3 阴茎癌:无论肿瘤浸润情况(临床或病理分期)如何,发生腹股沟淋巴结转移的风险都很高,应在处理阴茎癌原发病灶同时行双侧腹股沟淋巴结清扫。

4)$cT_{2\sim3}N_0M_0$ 患者:尽管肿瘤局限于阴茎头和阴茎干,但已侵犯阴茎筋膜、白膜和阴茎体,发生腹股沟淋巴结转移的风险高达 66%~68%,应在处理阴茎癌原发病灶的同时行双侧腹股沟淋巴结清扫。

5)$cT_{is}N_{1\sim3}M_0$、$cT_{a1\sim3}N_{1\sim3}M_0$ 和 $cT_{1\sim3}N_{1\sim3}M_0$ 患者:均应积极行双侧腹股沟淋巴结清扫,如怀疑腹股沟淋巴结肿大与感染有关而行抗生素治疗的话,也应在抗菌治疗后 2 周内行双侧腹股沟淋巴结清扫,不能过多延误。

6)对于腹股沟多个淋巴结转移已融合成块且固定难以全部切除时,可行姑息性化疗或放疗,但对年轻患者仍主张积极的联合治疗,尤其是没有远处转移者,在新辅助化疗后行扩大的腹股沟和盆腔淋巴结清扫,甚至半骨盆切除,对大面积或大范围的组织缺损,需整形外科协助修复,可使部分患者生存获益或改善症状。

(3)阴茎癌腹股沟淋巴清扫应注意的问题

1)腹股沟淋巴结转移状态和处理直接关系到阴茎癌患者的预后。

2)淋巴结转移状态是阴茎癌患者存活最重要的因素,区域淋巴结清扫术具有治愈性价值。文献报道区域性淋巴结转移患者特别是病理分期≤pN_2 患者大多数通过根治性清扫术就可获得治愈;如果疾病进展至 N_3,则大多数患者不能治愈,将死于阴茎癌。所以,在疾病进展为治疗效果较差状况之前,对阴茎癌患者进行根治性治疗是提高疾病治愈率的关键。例如清扫术后 5 年无复发生存率在 pN_1 患者高达 78.8%,在 pN_2 患者也有20.9%,但 pN_3 患者 5 年无复发生存率为 0。阴茎癌腹股沟淋巴结清扫不仅可以极大改善患者预后,还可避免出现淋巴结转移破溃引起的感染恶臭或血管侵蚀出血等严重影响患者生活质量的并发症。

3)有腹股沟淋巴结肿大的阴茎癌患者的抗菌治疗和细针穿刺活检问题:阴茎癌患者腹股沟淋巴结肿大不一定都是肿瘤转移所致,原发病灶溃烂并感染也可引起腹股沟淋巴结肿大。因此,传统概念认为,对有腹股沟淋巴结肿大的患者先给予抗生素治疗 4~6 周,如淋巴结肿大不消退或不缩小才考虑有转移进而行腹股沟淋巴结清扫,但事实并非如此。临床应用抗生素治疗阴茎癌腹股沟淋巴结肿大,只有 9.9% 的患者淋巴结有改变。临床上判断淋巴结肿大的患者同期行腹股沟淋巴结清扫术,术后病理结果阳性的比例达

40%~50%。因此,现在已不主张对有腹股沟淋巴结肿大而临床上怀疑有淋巴结转移的患者给予抗感染治疗4~6周,之后再根据淋巴结变化的情况,决定是否行腹股沟淋巴结清扫术,而是主张在处理阴茎癌原发病灶的同时进行腹股沟淋巴结清扫,以免延误治疗时机。

4)对于超声引导下细针穿刺活检淋巴结阳性患者,建议即刻行腹股沟淋巴结清扫,阴茎原发病灶切除的同时行腹股沟淋巴结清扫术已无争议。但细针穿刺活检主要应用于cN+患者,其假阴性达20%~30%;对于cN-患者,其敏感性低。而且对于穿刺阴性患者仍不能排除有无淋巴结转移病灶,需再次穿刺或淋巴结清扫术证实;漏诊引起的死亡率介于4%~44%之间。此外,还有细胞学病理诊断技术的实施问题,即使在国内大的肿瘤专科中心也未能广泛应用。

5)临床上没有触及腹股沟淋巴结肿大即cN_0阴茎癌患者是否常规进行同期淋巴清扫:cN_0阴茎癌患者出现腹股沟淋巴结转移风险为20%~25%。我国的阴茎癌患者又具有以下特点:①经济条件差,长期规律随访较难;②T_1以上比例较高,这些患者一旦区域淋巴结转移漏诊,就会丧失治愈机会。此外,在原发病灶处理的同时进行腹股沟淋巴结清扫可减少住院费用及随诊费用。但值得注意的是,即使是对cN_0患者进行预防性腹股沟淋巴结清扫,也不宜行缩小清扫范围的改良腹股沟淋巴结清扫术,因缩小范围的改良清扫术局部复发率>10%。

6)动态前哨淋巴结活检:主要应用于cN_0患者;对于cN+患者不推荐采用,因淋巴引流通道的阻塞,其准确率低。该技术早期文献报道假阴性可高达25%。2009年荷兰国立癌症中心报道最新数据,其假阴性率为4.8%,但采用了以下措施:①入选患者都是cN_0;②采用薄层切片(1 mm)病理技术来减少假阴性。但cN_0患者真正有淋巴结转移的概率只有20%~25%,因此在整个纳入人群中出现假阴性率为4.8%,转化为实际上真正的假阴性率则可高达近25%。此外,目前已有文献依据主要来自单个中心(荷兰国立癌症中心),即使在国外也只有少数中心在开展。

7)风险预测列线图:风险预测列线图以阴茎肿瘤原发病灶T和G为评估因素进行淋巴结转移风险评估,预测准确率不到80%。有文献对其验证发现,预测结果与实际情况相矛盾,比如中分化肿瘤比低分化肿瘤发生转移率还高。可见风险分层分析及列线图尚需进一步精确调整。此外,风险预测列线图只预测风险值,对于具体患者不能知道确切的淋巴转移状态。

8)腹股沟淋巴结清扫是单侧清扫还是双侧清扫的问题:以往认为阴茎癌患者只有一侧腹股沟淋巴结肿大或一侧淋巴结转移,做该侧腹股沟淋巴结清扫即可,对侧不必清扫。现在主张同时做双侧淋巴结清扫,即使是预防性腹股沟淋巴结清扫也应如此。因为在解剖学上双侧腹股沟淋巴结的回流是相互交通的,临床资料也发现,双侧腹股沟淋巴结清扫术后,在一侧腹股沟淋巴结肿大并证实有转移的患者中,对侧腹股沟没有肿大淋巴结但出现淋巴结转移的机会高达50%。但是腹股沟淋巴结肿大侧经清扫术病理证实没有淋巴结转移的,对侧没有淋巴结肿大则清扫可限于腹股沟浅组淋巴结。

9)随访中出现腹股沟淋巴结肿大的淋巴结清扫:阴茎癌原发病灶治疗后,因为没有淋巴结肿大而未做腹股沟淋巴结清扫的患者,在随访中出现一侧腹股沟淋巴结肿大,首先应考虑阴茎癌转移,应先行该侧腹股沟淋巴结清扫,如病理检查未发现转移,则对侧腹股沟淋巴结几乎不转移,因此可不做清扫。如病理检查发现有腹股沟淋巴结转移,对侧也应进行淋巴结清扫。

10)腹股沟淋巴结阳性患者的盆腔淋巴结清扫:有关腹股沟淋巴结转移后盆腔淋巴结受累的文献较少,报道在腹股沟淋巴结有转移的患者中盆腔淋巴结受累的机会为19%~48%,对腹股沟淋巴结有转移但术前无盆腔淋巴结转移迹象的患者进行预防性盆腔淋巴结清扫发现,盆腔淋巴结转移的风险为24%。多因素分析发现,腹股沟淋巴结转移数目多个,或有转移的淋巴结存在结外浸润,是盆腔淋巴结转移的危险因素。因此,欧洲泌尿外科指南推荐腹股沟区2枚以上淋巴结阳性或有淋巴结外侵犯的患者,即使盆腔淋巴结临床或影像学阴性,都推荐行盆腔淋巴结清扫术。有盆腔淋巴结转移的患者预后很差,盆腔淋巴结清扫可改善患者生存。

(4)腹股沟淋巴结清扫术的并发症　经典根治性腹股沟淋巴结清扫术的清扫范围广,清除的组织多,术后并发症很常见,在早期的文献报道中严重并发症高达50%,其中包括3%的死亡率。常见的并发症包括下肢淋巴水肿、会阴阴囊水肿、腹股沟皮瓣坏死、切口边缘皮肤坏死感染、切口迁延不愈、下肢静脉炎、肺栓塞和切口皮下淋巴囊肿等。最常见的并发症是切口皮瓣坏死感染、下肢和会阴淋巴水肿。最严重的并发症是脓毒血症和股血管被切口感染侵蚀而发生出血。应用抗生素预防,以及采用保留大隐静脉和阔筋膜的改良腹股沟淋巴结清扫术,特别是腹腔镜下施行这些改良清扫术后,皮瓣坏死和感染已很少见,淋巴水肿并发症也明显减少和减轻。

(5)经典根治性腹股沟淋巴结清扫术　经典根治性腹股沟淋巴结清扫术尽管术后并发症多,甚至有不少严重并发症,但其清扫彻底,肿瘤控制效果好,对那些腹股沟淋巴结转移广泛或多个淋巴结转移增大融合或已侵犯局部皮肤破溃的阴茎癌患者,经典根治性腹股沟淋巴结清扫术仍是较好的选择。其清扫范围上界为腹股沟韧带上方2 cm,由耻骨结节至髂前上棘内上方,外界为上界外侧端垂直向下20 cm,内界为上界内侧端垂直向下15 cm,下界为内外侧界的下端连线。开放手术切口一般采用与腹股沟平行的横切口,在腹股沟韧带下方1.5~2.0 cm自髂前上棘下方至耻骨结节下方。也有采用直切口的,切开皮肤和皮下组织直至Scarpa筋膜,于此平面在切口上缘和下缘分离形成皮瓣,直至预先设定的清扫范围。腹股沟淋巴结一般分布于此筋膜下,但是转移肿大的淋巴结可累及皮下组织甚至皮肤,此种情况下要将该部分皮肤和皮下组织连同其深面的淋巴脂肪组织一并切除,局部皮肤缺损需用带蒂转移肌皮瓣(例如带腹壁下血管的腹直肌肌皮瓣)来修复。术中牵引起皮瓣,上界要清扫至腹外斜肌表面,外界要清扫至切除阔筋膜,内侧要清除股三角的阔筋膜。股静脉所有属支包括大隐静脉在内,均于股三角尖部切断和结扎,与含有淋巴结的脂肪纤维组织一并切除。股动脉和股静脉鞘膜外的淋巴、脂肪组织应全部清除(即骨骼化),但股神经位于阔筋膜的深面而不必骨骼化。清除淋巴、脂肪组织后,将缝匠肌在髂前上棘起始部切断,转位至内侧缝合于腹股沟韧带和内侧邻近肌肉以覆盖裸露的股血管,防止术后皮瓣坏死或感染,股血管外露或被侵蚀。皮瓣下安置负压吸引管。皮下间断缝合,缝合切缘结束手术。

术后处理:应卧床和应用广谱抗生素1周,腹股沟区持续负压吸引,以保持皮瓣与创面的粘连愈合,减少皮瓣坏死和切口皮下淋巴囊肿的形成。术后患者应穿戴弹性连裤袜以预防和减轻下肢水肿。术后并发症主要有皮瓣坏死、感染、淋巴囊肿和会阴及下肢淋巴水肿、下肢深静脉血栓形成、股血管被侵蚀出血等。早期文献报道严重并发症高达50%,特别是导致功能障碍的下肢淋巴水肿和皮瓣坏死。

(6)保留大隐静脉、阔筋膜和不缩小清扫范围的改良腹股沟淋巴结清扫术　鉴于经典根治性腹股沟淋巴结清扫术后并发症多且严重,而既往缩小清扫范围的改良术式局部复发率又高,中山大学附属肿瘤医院在采用根治性清扫范围保证疗效同时,对经典根治术式进行改进,重新阐述并提出了改良根治术的概念,主要有以下要点:①S形切口;②采用解剖标志在正确的平面分离皮瓣;③保留大隐静脉;④完整保留阔筋膜;⑤不需要缝匠肌转位。保留大隐静脉主干和保留缝匠肌原位由Catalona提出并应用到改良清扫术,已证实能减少并发症。Jacobellis首先提出对根治清扫术采用根治清扫范围同时保留大隐静脉主干和缝匠肌原位技术(但只有8例患者,无后续报道)。将S形切口、采用解剖标志在正确的平面分离皮瓣和完整保留阔筋膜三点技术创新应用到阴茎癌腹股沟淋巴结清扫术,术后并发症近似Catalona的改良清扫术,同时控瘤效果与经典根治性清扫术相当。

采用气管内插管全身麻醉或连续硬膜外麻醉,平卧位,两腿分开,预先标记好需要清扫的范围和手术切口。腹股沟淋巴结清扫的范围与经典根治性腹股沟淋巴结清扫术的范围相同,即上界为腹股沟韧带上方2 cm,由耻骨结节至髂前上棘内上方,外界为上界外侧端垂直向下20 cm,内界为上界内侧端垂直向下15 cm,下界为内外侧界的下端连线。

常规消毒铺巾后,插18号气囊导尿管并留置。做S形切口,长约12 cm。比较传统髂腹股沟淋巴结清扫S形切口,本术式采用的S形切口更短且斜形走向,能提供更好暴露并可避免术中过度牵拉皮瓣。腹股沟区血供来源于旋髂浅动脉、阴部外动脉和腹壁下浅动脉,以上动脉均平行腹股沟韧带下方走行。本术式设计的S形切口能最低程度损伤这些供应血管,从而能较好地保留与皮瓣交界处毗邻的穿动脉血管分布区。此外,S形切口缝合时能减轻张力,能使切口更好地愈合。切开皮肤和Camper筋膜浅层。Camper筋膜分为深浅两层,浅层为半透明的纤维膜状结构,其内含有滋养皮瓣的血管网,应在这两层之间仔细分离,形成皮瓣。组胚学研究显示腹股沟区Camper筋膜由一薄层致密带结缔组织分为浅层和深层。解剖研究显示腹股沟区全层皮瓣血供由两种动脉丛供应:皮下血管丛(Camper筋膜浅层)和深筋膜血管丛(Camper筋膜深层)。穿动脉(股动脉穿支)分出的较大分支在Camper筋膜深层形成深筋膜血管丛,后者发出小的升支与皮下血管丛相交通。另外穿动脉发出的斜支,不参与深筋膜血管丛形成,而直接走行到皮下参与皮下血管丛形成。在清除Camper筋膜深层所有淋巴、脂肪组织后,清扫范围内的深筋膜血管丛和斜支动脉完全破坏,上述血管网供应皮下血管丛血流。腹股沟清扫后初期皮瓣血供只有通过皮瓣边缘交界处毗邻的穿动脉血管分布区,与游离皮瓣的皮下血管丛相互交通来供给,以保证早期无缺血、坏死。以往的文献曾有人提出正确的平面是减少术后并发症的关键,但如何找到正确平面的方法未有文献提起。切开皮肤及皮下后,可以发现位于 Camper 筋膜浅、深层间有一白色半透明膜性层,以此为解剖标志可准确地找到正确平面分离皮瓣。用 0 号丝线缝于皮瓣边缘做牵引,尽量避免钳夹和过度牵拉皮瓣,以免影响血供,致术后皮瓣缺血、坏死或切口愈合不良。由于患者胖瘦程度不同,皮下脂肪厚度差别很大,寻找正确的分离平面并不容易。腹股沟区 Camper 筋膜分为两层,皮下血管丛位于 Camper 筋膜浅层,而要清扫的腹股沟浅组淋巴结只位于 Camper 筋膜深层。正确的分离平面位于深、浅两层之间,以白色半透明膜性层为标志分离皮瓣,可完整保留游离皮瓣皮下血管丛,最低程度破坏皮瓣血供,同时又能保证浅组淋巴脂肪组织完整清除。皮瓣保留过薄可破坏皮下血管丛(通过皮瓣周边的皮肤形成交通血管网),过薄处皮肤早期缺少血供,从而导致缺血、坏死。保留较厚皮瓣或者保留 Scarpa 筋膜的概念经常被引为正确观念。事实上,Scarpa 筋膜在腹股沟韧带处就已经融合为阔筋膜,在清扫区域无 Scarpa 筋膜。较厚的皮瓣不可避免会保留部分 Camper 筋膜深层淋巴脂肪组织,有转移淋巴组织残留可能,导致复发。此外,残留在白色半透明膜性层下方的 Camper 筋膜深层组织血管网破坏丧失血供,导致脂肪液化坏死和感染,同样可影响皮瓣愈合,常表现为拆线后皮瓣裂开。

在做切口时应用尖头电刀以 25 W 功率的电凝挡,进行细心锐性分离,一般能够辨认出呈半透明纤维膜状结构的 Camper 筋膜浅层,在皮瓣分离过程中应始终在 Camper 筋膜浅层深面进行,才能保证皮瓣的血液供应。皮瓣分离完成后,将位于大腿阔筋膜表面的淋巴脂肪组织整块清除或分区清除,其中所含淋巴结即为腹股沟浅组淋巴结。在无结外侵犯的患者可以完整保留阔筋膜。研究表明,对于无结外侵犯的 104 例阴茎癌患者行保留阔筋膜的改良根治腹股沟淋巴结清扫术,中位随访时间 51 个月,未发现有腹股沟淋巴结复发,但并发症明显减少;同时每侧腹股沟平均清扫出淋巴结数目为 12.6 枚,与经典根治清扫报道的数目也相似。浅组淋巴结,通常经卵圆窝开口处引流至深组淋巴结。胚胎学研究显示,卵圆窝下界和股血管外侧的阔筋膜(厚约 3 mm 的结缔组织)之下无阴茎来源的淋巴引流。筛筋膜是一层稍增厚结缔组织衍生物,覆盖在卵圆窝表面,它的胚胎起源异于阔筋膜。清扫深组淋巴结时需打开筛筋膜,清扫股血管前方和内侧淋巴脂肪组织。完整保留阔筋膜,既不影响控瘤效果,同时保护了阔筋膜下方微血管网,减少了血肿和淋巴囊肿发生率。此外,股血管可被阔筋膜覆盖保护,从而不需要行缝匠肌转位保护股血管。组织胚胎学研究显示阔筋膜为平均厚度约 1 mm 的鞘性结构,由 2~3 层平行的胶原纤维束组成。每层之间由疏松的结缔组织分离开,从而允许胶原板层的滑动。从外科解剖的观点来看,保留阔筋膜有以下 4 点益处。第一,并无必要切除由缝匠肌到长收肌上的阔筋膜,完整的阔筋膜有助于大腿肌肉产生张力维持下肢正常功能,可以对不同方向的牵引力提供较强的对抗并且在过度使用综合征中调节应力。第二,不需要骨骼化股血管从而减少术中损伤股血管和神经的风险。第三,不必缝匠肌转位覆盖股血管,股血管仍由阔筋膜覆盖保护。第四,为防止股疝,股管的缺损可以采用阔筋膜缝合到腹股沟韧带上来修补。此外,完整的阔筋膜有助于皮瓣的缝合,可以保护阔筋膜下方的微血管网并减少无效腔。阔筋膜在下肢循环系统中发挥着较重要作用,大腿肌肉收缩对抗厚而坚韧的阔筋膜壁时,可以挤压肌肉群中薄壁的静脉和淋巴管,上述结构的单向瓣膜可以确保血液和淋巴液向心脏方向回流。因此,保留阔筋膜有助于减少淋巴水肿。在分离过程中需将注入大隐静脉的属支予以切断和结扎,与要清除的脂肪淋巴组织一起切除,但保留大隐静脉。然后将卵圆窝表面的筛筋膜(或称卵圆窝筋膜)切开,清除腹股沟韧带以下卵圆窝内股血管周围的淋巴、脂肪组织,这些组织中所含的淋巴结为腹股沟深组淋巴结,但股血管后面和股神经外侧不做清扫。术野内侧、下方和腹股沟深组的淋巴管应用丝线结扎,有助于预防术后淋巴漏或淋巴囊肿并发症。仔细清洗创面,两侧腹股沟皮下各放置一根 16 号多侧孔引流管。用 0 号丝线将皮瓣与阔筋膜作铆钉式缝合固定,最后用 0 号丝线间断缝合关闭切口。在整个术程中应避免对皮瓣组织的过度牵拉,皮瓣边缘可以采用 0 号丝线吊线牵引,术毕关闭切口前可剪除皮缘 2~3 mm 组织。引流管接负压瓶,不必使用棉垫加压包扎,术后保持持续负压吸引,以利皮瓣与阔筋膜粘连愈合。以同样方法做对侧腹股沟淋巴结清扫。对腹股沟浅组淋巴结应分区域收获淋巴结并标记和送检,深组淋巴结分侧送检即可。

(7)腹腔镜下保留大隐静脉、阔筋膜和不缩小清扫范围的改良腹股沟淋巴结清扫术 以上保留大隐静脉、阔筋膜不缩小清扫范围的改良开放腹股沟淋巴结清扫也可利用腹腔镜来完成。相当于经典根治术清扫范围下界约 3 cm 处,做 5~6 cm 长的横行切口,切开皮肤和 Camper 筋膜浅层,在其深面分离出腹腔镜下操作工作腔,再在该切口下方和两侧做一个 10 mm 和两个 5 mm 切口安置 Trocar,腹腔镜下进一步扩大操作空间,达到预设的清扫范围。借助腹腔的放大作用,解剖层面更清晰。如预先 30 min 在阴茎癌原发病灶周围的阴茎皮肤注射亚甲蓝,术中可见淋巴结蓝染有助于辨认淋巴结和清扫。术毕放置多侧孔引流管。

3. 阴茎癌盆腔淋巴结的外科处理原则

(1)阴茎癌盆腔淋巴结转移的风险 阴茎癌淋巴结转移首站是腹股沟淋巴结(即区域淋巴结),然后再转移至髂外血管周围淋巴结等盆腔淋巴结,因此没有腹股沟淋巴结转移就没有盆腔淋巴结转移,有盆腔淋巴结转移一定先有腹股沟淋巴结转移,有盆腔淋巴结转移而没有腹股沟淋巴结转移的情况在临床上几乎不存在,但有腹股沟淋巴结转移不一定有盆腔淋巴结转移。有腹股沟淋巴结转移但临床和影像学检查没有发现盆腔淋巴结转移(cN_0)的患者中进行预防性盆腔淋巴结清扫,发现盆腔淋巴结阳性率为 24%。以往认为阴茎癌患者如出现盆腔淋巴结转移,即使行盆腔淋巴结清扫,也不能改善预后,因此很少做盆腔淋巴结清扫。但实际上盆腔淋巴结清扫后,淋巴结阳性患者的 5 年疾病特异生存率仍有 17%,而那些只做了腹股沟淋巴结清扫的 cN_2 患者的 5 年疾病特异生存率也只有 32%,就是 pN_2 患者的 5 年疾病特异生存率也为 30% 左右。当腹股沟淋巴结转移的数目超过 3 个,盆腔淋巴结转移的风险增加到 56%。同时施行腹股沟淋巴结清扫和盆腔淋巴结清扫后发现,仅有腹股沟淋巴结转移的患者 5 年疾病特异性生存率为 62%,有盆腔淋巴结转移的患者的 5 年疾病特异性生存率只有 17%。腹股沟单个淋巴结转移且无结外浸润的话,则盆腔淋巴结转移的风险低于 5%。因此对有腹股沟淋巴结转移的阴茎癌患者,如果转移的淋巴结数目超过 2 个或转移的淋巴结有结外浸润,即使临床上没有盆腔淋巴结转移的迹象,特别是年轻的阴茎癌患者,也应同期或尽早做盆腔淋巴结清扫,可以挽救相当一部分患者的生命。

(2)阴茎癌盆腔淋巴结清扫术的指证 临床上判断有腹股沟淋巴结转移(即 $cN_{2~3}$)的患者在施行腹股沟淋巴结清扫的同时应做盆腔淋巴结清扫;对于 cN_0 患者进行预防性腹股沟淋巴结清扫,如术后病理检查发现有腹股沟淋巴结转移,并且转移的淋巴结数目≥2 个或转移的淋巴结有结外浸润,也应及早进行盆腔淋巴结清扫。腹股沟淋巴结清扫术后虽然只有单个淋巴结转移,但肿瘤分化差,患者年轻,也建议做盆腔淋巴结清扫。

(3)盆腔淋巴结清扫术的途径和方式 以往开放手术做盆腔淋巴结清扫可采用下腹部正中切口腹膜外途径进行双侧盆腔淋巴结清扫,也可采用经腹腔途径做双侧盆腔淋巴结清扫。现在大部分医疗单位采用腹腔镜下经腹腔或腹膜外途径做盆腔淋巴结清扫,也可采用腹腔镜下机械臂辅助(如达芬奇机器人)系统进行盆腔淋巴结清扫。如果腹股沟淋巴结转移负荷大,可以采用经典的髂腹股沟淋巴结清扫术,但创伤大,并发症多。

(4)盆腔淋巴结清扫术的并发症 盆腔淋巴结清扫术中可能出现的并发症有髂血管损伤出血、闭孔神经损伤、输尿管损伤等。髂血管损伤如果是静脉损伤则修复比较容易,采用无损伤血管缝线缝合修复即可止血,一般不会造成严重后果或后遗症;如果是动脉损伤特别是破孔比较大的时候,出血量大,处理不及时可致失血性休克。如果是髂内动脉或其分支动脉出血,缝扎止血即可,如果是髂总动脉或髂外动脉损伤出血,须对损伤进行修复,否则可能会影响该侧下肢血运。这种情况下如果术者没有处理动脉损伤的技能或经验,应先用无创血管钳阻断动脉或压迫,暂时止血,然后尽快请血管外科医师来会诊处理。闭孔神经损伤可致该侧大腿内收肌乏力,患者有抬腿困难,应予及时修复。输尿管损伤用 3-0 可吸收缝线缝合修复并留置输尿管内支架管 2 周即可。术中没有发现和处理的输尿管损伤,术后发生漏尿,可致发热和感染,甚至败血症,远期可致输尿管梗阻引起该侧肾积水和肾功能减退。术后如发现盆腔引流管引流液异常增多或有发热,可测定引流液中的肌酐浓度来判定有无漏尿。术后还可能出现盆腔淋巴囊肿和下肢水肿等并发症。

(二)放射治疗

1. 放射治疗(放疗)的原理和放疗技术的进步 放疗是恶性肿瘤治疗的重要手段,70%左右的癌症患者在其治疗过程中采用了放射治疗。放疗的目的是给肿瘤提供规定剂量的辐射杀灭肿瘤细胞,并尽可能地保护罹患肿瘤的器官和周围的健康组织。现今的放疗加上化疗和外科手术,是治疗不同类型肿瘤的一种方法。

放疗对肿瘤的杀伤作用基于电离辐射的生物学效应。研究发现,电离辐射引起生物效应与多方因素相关,除了吸收剂量,还取决于其他照射条件,如分次照射、剂量率等。即使在上述所有因素都相同的情况下,不同类型的射线,以及类型相同能量不同的射线所引起的生物效应也表现出明显差别。这些事实表明,电离辐射引起生物效应的机制和过程有其内在复杂性。

在过去几十年中,放疗的技术革命取得的成就,可以与 50 年前引入的高能量和直线加速器相媲美。重要的创新在于基于成像和计算机技术建立的三维适形放疗(三维适形放射治疗)。三维适形放疗(3D-CRT)作为新型放疗手段,已经成为常规方法在临床中使用。在3D-CRT基础之上,调强放射治疗(IMRT)、图像引导放射治疗(IGRT)、四维CT以及自适应放疗(ART)已经在临床广泛应用,并且可以收到显著的效果,阴茎癌的放疗在各种放疗技术飞速发展的背景下面临新的挑战与机遇。

(1)3D-CRT 三维适形放疗是指通过三维计算机采用射野方向观视(BEV)重建靶区(VOI)和定制计划靶区(PTV)。三维适形放疗与高剂量区比二维放疗更接近目标量。在过去几年中,三维适形放疗已成为许多肿瘤的常规治疗方式。三维适形放疗的临床适应证应根据病理结果和患者的具体情况而定。对于每一种病理类型,应规定纳入和排除方案的临床评价的书面标准。应根据最近的临床数据定期审查纳入和排除标准,但也应适当平衡成本和收益,还必须考虑更高级的选择(如IMRT)。放疗可以实现对肿瘤的局部控制和减少复发率。成像技术的进步,使肿瘤分期更准确,治疗策略可能发生改变,并可实现更小的靶体积和更高的照射剂量。

(2)IMRT IMRT是3D-CRT的高级形式。IMRT技术,使用多强度调制光束,可以提供高剂量辐射到目标和低剂量辐射到周围正常结构。调强放疗计划使关键结构和其他正常组织得到最大限度保护。调强放疗剂量分布能提供不同剂量来处理多个目标,不同剂量分配。IMRT允许增加剂量,获得更好的肿瘤控制并减少正常组织损伤。IMRT是一种先进的高精度放疗技术,它利用计算机控制直线加速器向肿瘤或肿瘤内的特定区域提供精确的辐射剂量。IMRT允许辐射剂量更精确地符合肿瘤的三维(3D)形状,通过调制或控制辐射光束在多个小体积中的强度。此外,它允许更高的辐射剂量集中到肿瘤区域,同时对周围正常临界结构的剂量最小化。放射治疗的过程中对患者扫描划定感兴趣的靶向区域,建立治疗计划和通过计算机验证系统接收分析数据。这个链的一个重要部分是在治疗计划系统中创建计划。该系统能够创建3D-CRT和IMRT计划。即使这两种技术的所有过程相似,但是设计方案不同。常规的3D-CRT治疗计划是手动优化的。这意味着,治疗选择所有的光束参数,如光束数目、光束方向、形状、重量等,是计算机计算产生的剂量分布。在调强放疗的情况下,剂量分布是反向确定的,这意味着治疗计划者必须在他想要的剂量分布之前决定,然后计算机计算出一组束强度,将尽可能地产生所需的剂量分布。结合两种方法的优缺点,选择适合每一个患者的方法是很有必要的。

(3)IGRT 在整个放疗过程中,利用影像设备最大限度地提高放射治疗在靶区的精度和准确性被称为"图像引导放疗(IGRT)"。利用各种影像学设备,对肿瘤及正常器官进行实时监控,充分考虑靶区在治疗过程中的位置变化制订放疗计划,可大幅提高放疗的效率,减少并发症。进行高剂量放疗对于放射靶区的高度适形提出了高度要求,IGRT可在高剂量三维适形放疗(3D-CRT)、调强放疗(IMRT)、立体定向放疗(SBRT)或立体定向消融放疗(SABR)、质子治疗中发挥重要作用。在临床治疗中,IGRT得到了广泛认同和应用。

IGRT系统的组成如下:①图像采集系统;②用于进行比较的参考图像;③为参考图像和CT计划靶区之间的比较进行匹配的软件;④完整的修正放疗计划的方案。

2. 放疗在阴茎癌中的作用 放疗对部分阴茎癌原发病灶具有显著疗效,并可保存阴茎形态和功能,与传统手术相比具有优势。如果不能实现局部控制,挽救性手术仍有效,因此,以放疗作为阴茎癌初始治疗是一种合理的综合治疗策略。外照射放疗和间质内放疗是目前治疗阴茎癌原发病灶的有效方法。采用合理的方法暴露病变是必要的,放疗前需行包皮环切术,可防止包皮水肿和随后的包茎。但不推荐预防性腹股沟区放疗和对可切除肿瘤单纯放疗。

(1)外照射放疗 外照射放疗对阴茎癌有一定作用,一般放疗总剂量为 50~60 Gy,每次分割剂量为 2.0~3.5 Gy。早期文献报道,临床分期为 Ⅰ 期的患者局部控制率为 79%,Ⅱ 期的局部控制率为 67%,3 年生存率 Ⅰ 期为 78%~90%,Ⅱ 期为 37%~68%,似乎与外科治疗的效果相当,但实际上放疗后相当一部分患者需挽救性外科治疗。由于放疗后发生尿瘘、尿道狭窄和皮肤坏死的机会较大,现放疗很少单独用于适合手术治疗的阴茎癌患者。现在放疗仅用于以下几种情况:肿瘤直径 2~3 cm、非浸润性、外生性、肿瘤位于冠状沟或阴茎头的年轻患者,且拒绝接受手术治疗;或手术难以切干净,伴有远处转移,但患者又要求保留阴茎,作为局部姑息治疗的选择。

放疗前应行包皮环切或背侧切开显露阴茎头和应用抗生素控制感染,因感染会降低对放射的敏感性。当代临床资料表明,阴茎癌患者放疗效果比手术差,因此仅用于不能手术切除病例的姑息性治疗。

1993 年 McLean 及 Neave 对阴茎癌放疗提出具体方案,使用 50~55 Gy 的低剂量方案。Crook 和同事(2009)描述了现在对于阴茎癌常用放疗方案,用 60 Gy 分 25 次在 5 周内进行,亦可增量至 74 Gy 分为 37 次在 7.5 周完成。外照射放疗的优点与缺点同样显著,一方面外照射可在不同级别医院使用,对技术以及设备的要求不高;另一方面,由于定位困难,很难做到放射线不对周围大面积的正常组织产生杀伤,另外鳞状细胞癌对放疗并不太敏感,大剂量的射线照射常常引起严重并发症。外照射放疗的 5 年局部控制率为 44.0%~69.7%,阴茎保存率为 50%~65%。因此,外照射放疗控制原发肿瘤的能力不如传统手术治疗。

然而,大多数病例的局部控制是通过阴茎部分切除或全切来实现的,50% 以上的原发病灶外照射放疗患者避免了阴茎部分切除或全切。根据原发肿瘤分期和淋巴结状态,特异生存率为 58%~86%。外照射放疗患者的预后因素包括剂量低于 60 Gy,拖延处理时间超过 45 d,T_3 期或每日分割小于 2 Gy,大小超过 4 cm 和高级别肿瘤。这表明最小肿瘤剂量在 6.5 周(45 d)内约 66 Gy 的 2 Gy 每日分割。

阴茎癌放疗靶区实例见附图 4。

(2)近距离放射治疗 近距离放疗最大的特点是直接靶向作用于肿瘤组织,最大可能减少对放射源周围正常组织的放射损伤。不同于外照射放疗,使用高能量的 X 射线从体外照射肿瘤,近距离放疗将放射源放置于癌变的区域。在治疗过程中,即使体内的肿瘤发生移动,放射源还能保持相对于肿瘤位置不变化。近距离治疗具备外照射无法企及的多种优点,即肿瘤可以接受局部高剂量治疗,同时对周围的健康组织损伤大大降低。阴茎癌放射治疗中近距离放疗采用多种放射性同位素,但最常用铱-192。有研究在

109 例无区域淋巴结转移的阴茎癌患者中,使用经皮植入铱-192,局部控制率达到82%,长期生存率为75%~80%。多中心数据显示,259 例阴茎癌经近距离放疗后的 5 年及 10 年无复发生存率分别为78%和67%;22%的患者接受了手术治疗,其中包括 75% 的患者进行了阴茎部分切除术。另外,有53%的患者发生了远期并发症。但是由于临床中难以通过查体或者影像学评估肿瘤侵袭的深度及范围,而使用高剂量的放疗对组织产生的损伤不亚于传统手术切除,因此,对于浅表性肿瘤使用激光或器官保留的外科技术进行治疗更为合理。放疗在保留阴茎避免损毁器官方面的优点是显而易见的,虽然性功能通常能够保留,但是,放疗对于性功能的影响缺乏有效的评估。

3. 适应证

(1)早期阴茎癌:小于 4 cm 的 T_1 和 T_2 鳞状细胞癌患者,无远处转移或淋巴结转移,可选用外照射放疗或近距离放疗技术。

(2)年轻患者仅行局部肿瘤切除,拒绝扩大切除的患者,术后行辅助性放疗可减少复发风险。

(3)阴茎全切术后有残端复发可能的患者,在术前、术后均可推荐放疗。

(4)无手术指征晚期患者,放疗可作为姑息性治疗。

4. 并发症及处理 急性副作用是在治疗部位出现湿性脱屑。由于照射量较大,外照射后出现的病损范围更广、更重。再上皮化需要4~8 周。对于湿性脱屑,可使用盐水浸泡,并保持局部干燥清洁。如患者未感不适,可以恢复性交,但建议使用润滑剂充分润滑。

晚期最常见的副作用包括尿道狭窄以及软组织溃疡,早期有文献报道过尿瘘、阴茎坏死、疼痛、水肿,在严重情况下,需要进行阴茎部分切除。软组织溃疡可发生于0~23%的放疗后患者中,且在近距离放疗中的发生率更高。对于持续性的表面软组织溃疡,需鉴别肿瘤复发的可能,通过组织活检可以明确诊断。通常放射性溃疡是扁平形态,较为浅表,因此必须警惕隆起的或外生性溃疡的出现。对于软组织溃疡,建议密切随访,使用抗生素、维生素 E 以及类固醇乳膏外用。对以上治疗无效,可使用高压氧治疗。绝大多数患者更愿意接受保守治疗,需要告知完全愈合需数周甚至更长时间,糖尿病患者愈合时间更长。尿道狭窄发生率在10%~45%,可通过尿道扩张处理。

(三)化疗

多模式治疗在很多肿瘤治疗中具有重要作用,可改善患者预后。在阴茎癌治疗中多学科综合治疗也同样具有重要意义。单独化疗对阴茎癌疗效欠佳,多用于辅助治疗和综合治疗。全身化疗对阴茎癌有一定作用,常用的化疗药物有博来霉素、甲氨蝶呤和顺铂。早期使用单药化疗,用量博来霉素为 15 ~ 30 mg/m²,每天 1 次,甲氨蝶呤为 250 ~ 1 500 mg/m²,每2~4 周 1 次,顺铂为 50 mg/m² 每 4 周用 2 d(第 1 天、第 8 天)或70~120 mg/m² 每 3 周 1 次。客观反应率方面,博来霉素为21%~50%,甲氨蝶呤为38%~61%,顺铂为15%~23%。反应持续时间:博来霉素为2~4 个月,甲氨蝶呤2~31 个月,顺铂1~8 个月。

现在多采用联合用药方案,常用的方案有甲氨蝶呤联合博来霉素和顺铂方案,和VBM(长春新碱+博来霉素+甲氨蝶呤)方案。甲氨蝶呤联+博来霉素+顺铂方案有两种用法,静脉用药方案为甲氨蝶呤200 mg/m² 于第 1 天、第 15 天和第 22 天用药,博来霉素于第 2~6 天每天 10 mg/m² 24 h 静脉滴注给药,顺铂第 2~6 天每天 20 mg/m² 静脉给药,每28 天为 1 个疗程。该方案中的博来霉素和顺铂也可经髂外或髂内动脉给药,顺铂100 mg/m² 于第 2 天连续 6 h 动脉给药,博来霉素 20 mg/m² 于第 2 天 24 h 动脉给药。VBM 方案给药方法为:长春新碱第 1 天 1 mg 给药,在长春新碱用药后 6 h 和 12 h 用博来霉素 15 mg 肌内注射,第 3 天口服甲氨蝶呤 30 mg,每 12 d 重复。20 例手术难切除无远处转移患者,采用新辅助化疗(PF、MPB 或 VBM)2~4 个疗程联合手术治疗,12 例患者化疗有效,总 5 年生存率 32%。25 例腹股沟淋巴结清扫术后阳性(包括 pN_1~N_3)患者,采用12 周VBM 方案辅助化疗,5 年无疾病复发率 84%。全身化疗对阴茎鳞癌有一定疗效,有效率可达50% 以上,但单独应用疗效维持时间短,平均缓解时间只有 6 个月,平均生存时间不到 1 年,难以达到治愈目的。因此全身化疗仅作为综合治疗的一部分(新辅助化疗或辅助化疗)或姑息性治疗在临床上应用,绝非根治性治疗。全身化疗不良反应如骨髓抑制、消化道反应和肝肾功能损害等需要积极处理,轻者可通过减少化疗药物剂量或暂停化疗而恢复,重者还需积极的支持治疗,严重者可死亡。联合化疗能否改善阴茎癌患者的生存,目前尚无随机对照研究的证据支持。但新辅助化疗应用于Ⅲ期和病理显示广泛腹股沟和盆腔淋巴结转移患者,疗效并不理想。对已广泛转移的晚期患者或不能手术治疗的患者,采用全身联合方案化疗可作为姑息性治疗。

综合治疗对提高阴茎癌手术治疗效果、提高保留阴茎手术的治愈率和延长患者生存都有积极意义。阴茎癌化疗,包括腹股沟淋巴结清扫术或盆腔淋巴结清扫术前化疗,腹股沟淋巴结清扫术或盆腔淋巴结清扫术后化疗(即辅助化疗),晚期或复发肿瘤的姑息化疗。化疗的给药途径有静脉给药和动脉给药。阴茎癌常用的化疗药物有顺铂(cispatin,DDP)、5-氟尿嘧啶(5-fluorouracil,5-FU)、长春新碱(vincristine,VCR)、甲氨喋呤(methotrexate,MTX)、博来霉素(bleomycin,BLM)、紫杉醇(paclitaxel,TAX)、异环磷酰胺(ifosfamide,IFO)等。单药作用有限,一般采用多药联合给药的方案。

1. 腹股沟淋巴结清扫术或盆腔淋巴结清扫术前化疗 一般而言,临床分期为 cN_3 的阴茎癌(有单侧或双侧腹股沟淋巴结转移固定或有盆腔淋巴结转移)预示着淋巴结转移广泛。对此类患者,单纯淋巴结清扫术疗效欠佳,只有少数患者能获益。术前多药联合化疗,可消除潜在的远处微小转移病灶,同时使腹股沟淋巴结转移降期,提高淋巴结清扫效果和改善患者的预后。但目前已有的关于腹股沟淋巴结清扫术前的化疗资料非常有限,且多为小样本的回顾性临床分析。阴茎癌常用的联合化疗方案有:博来霉素+长春新碱+甲氨蝶呤(BVM)方案和博来霉素+甲氨蝶呤+顺铂(BMP)方案。Leijte 于 2007 年在*European Urology* 杂志上报道了术前联合化疗在晚期阴茎癌治疗中的作用。从 1972 年到2005 年之间20 例晚期阴茎癌患者接受术前化疗,由于时间跨度大(34 年),化疗方案不一致,一共应用了 5 套化疗方案(博来霉素单药化疗、BVM、BMP、5-氟尿嘧啶+顺铂,以及顺铂+伊立替康)。在 19 例可评估的患者中 12 例有治疗反应,5 年总生存率为 32%。进一步分析发现,有治疗反应者与无治疗反应者的 5 年生存率分别为 56% 和 0(无治疗反应的患者均于 9 个月内死亡)。9 例有治疗反应的患者接受了手术治疗,其中 8 例长期无复发生存。无治疗反应的患者中有 3 例接受了手术治疗,但均于术后 8 个月内死亡。可见对于晚期阴茎癌病灶无法切除时,应给予联合化疗,如化疗有效,应积极手术切除,可使部分患者生存获益(长期生存)。

5-氟尿嘧啶联合顺铂化疗有效率为 25% ~ 50%,患者对该方案耐受性较好。Pettaway 等报道,紫杉醇联合异环磷酰胺和顺铂可作为一部分阴茎癌腹股沟淋巴结转移患者术前化疗的标准方案,应用该方案使不可切除的阴茎癌原发病灶(T_4)降期。一项Ⅱ期临床研究报道,4 个疗程该方案化疗的客观缓解率为 50%(15/30),其中 CR 率为 10%。最近的研究报道,顺铂联合氟尿嘧啶和紫杉醇作术前化疗,在 28 例患者中客观有效率达 44%,CR 率达 14%。

总之对于阴茎癌术前化疗,主要是针对那些原发病灶或腹股沟淋巴结转移病灶或盆腔淋巴结转移病灶固定、破溃并不可切除的患者,建议采用含有顺铂和紫杉醇的三药联合方案,如紫杉醇联合异环磷酰胺和顺铂方案,给予 4 个疗程后,对疾病稳定或缓解的患者给予根治性手术治疗,可使大部分患者生存获益。

2. 腹股沟淋巴结清扫术或盆腔淋巴结清扫术后辅助化疗 辅助化疗在临床上应用较为普遍,对腹股沟淋巴结清扫术或盆腔淋巴结清扫术后有淋巴结转移的患者联合辅助化疗可改善患者生存,但缺乏较好的循证医学证据。到目前为止,只有少数几家医疗中心报道了清扫术后淋巴结阳性的阴茎癌患者辅助化疗的临床效果。

Pizzocaro 等报道,对腹股沟淋巴结清扫术后有淋巴结转移的患者应用 BVM 方案辅助化疗,25 例患者的 5 年无疾病进展生存为 84%,而对照组(腹股沟淋巴结清扫术后发现有淋巴结转移)38 例未接受辅助化疗,5 年无疾病进展生存仅为 39%。19 例腹股沟淋巴结清扫术后有淋巴结转移(pN_{2-3})的阴茎癌患者接受了顺铂联合 5-氟尿嘧啶和紫杉醇或多西紫杉醇(TPF)方案辅助化疗后,5 年无瘤生存率高达 52.6%,患者对该方案的耐受性良好。与 BVM 方案相比,顺铂联合 5-氟尿嘧啶方案的药物毒性更低。

从以上临床资料来看,对腹股沟淋巴结清扫术发现有淋巴结转移的阴茎癌患者行辅助化疗,可使患者生存获益,但对 pN_1 患者应用辅助化疗是否有生存获益尚不清楚,可能是 pN_1 患者单纯腹股沟淋巴结清扫术后绝大部分患者可获治愈,辅助化疗根本显示不出疗效。

阴茎癌腹股沟淋巴结清扫术后辅助化疗应采用含顺铂的联合方案,具体方案有 BVM(长春新碱+博来霉素+甲氨蝶呤)方案,顺铂联合 5-氟尿嘧啶方案,TPF(顺铂+氟尿嘧啶+紫杉醇或多西紫杉醇)方案,多西紫杉醇联合顺铂方案和 TIP(紫杉醇+异环磷酰胺+顺铂)方案。如果术前未接受 TIP 方案化疗,术后病理提示高复发风险,应给予 4 个疗程 TIP 辅助治疗。如患者不能耐受 TIP 方案可用 5-FU 联合顺铂方案替代。阴茎癌高风险特征是指双侧腹股沟淋巴结有转移,或盆腔淋巴结有转移,或转移的淋巴结有结外浸润,或淋巴结转移病灶>4 cm。

3. 晚期阴茎癌或阴茎癌复发后的姑息化疗 晚期阴茎癌和阴茎癌复发后无法接受

手术治疗,可采用多药联合的姑息化疗,当然那些对化疗反应良好的局部晚期阴茎癌患者,仍应争取手术治疗。

基于顺铂的联合化疗方案的疗效优于不含顺铂化疗方案。早期文献报道中,化疗方案多种多样,反应率为25%~100%,但反应持续时间短,长期存活者少。近期研究表明,化疗方案中加入紫杉烷类可增强疗效。目前尚无二线化疗方案的临床疗效数据,也没有标准的二线化疗方案,仅一项报道单用紫杉酚作为二线化疗方案获得了30%的反应率,但未发现生存获益。

目前将TIP方案作为转移性阴茎癌患者的一线治疗,也作为有远处转移的晚期阴茎癌患者姑息治疗首选方案。5-FU+顺铂可作为不能耐受TIP方案的替代方案。含有博来霉素的联合方案由于严重的不良反应,不再推荐。以上方案失败后,可考虑使用紫杉醇或西妥昔单抗治疗或推荐参加临床试验。

4. 动脉化疗　目前在局部晚期阴茎癌患者中进行动脉化疗的临床试验,采用小剂量顺铂和吉西他滨,有一定的临床反应,但能否改善生存尚不清楚。

5. 阴茎癌常用化疗方案和用药方法　阴茎癌化疗临床上首选TIP(紫杉醇+异环磷酰胺+顺铂)方案。具体用药方法是:第1天紫杉醇175 mg/m^2,静脉滴注3 h以上;第1~3天异环磷酰胺1 200 mg/m^2,静脉滴注2 h以上;第1~3天顺铂25 mg/m^2,静脉滴注2 h以上;每3~4周重复1次。还有5-FU+顺铂方案,但不建议用于阴茎癌术前化疗。具体用药方案是第1~4天或第2~5天5-FU 800~1 000 mg/m^2,持续静脉滴注;第1天顺铂70~80 mg/m^2,静脉滴注,每3~4周重复1次。

6. 放射增敏剂和联合放、化疗　放疗增敏首选单药顺铂或顺铂联合5-FU,也可选用丝裂霉素联合5-FU或卡培他滨(用于姑息治疗)。

(四)激光治疗

激光已成功治疗许多阴茎良性或癌前病变,T_{is}、T_a、T_1和一些T_2阴茎癌,优点是能保留正常的阴茎结构和功能。常用激光有CO_2激光、Nd:YAG激光、氩激光和KTP激光。近年来用光敏动力疗法(PDT)治疗阴茎癌,其原理是利用有色素的生物组织对激光的选择性吸收特性,术前对肿瘤组织进行染色,增强其对激光的吸收,从而增强激光对肿瘤细胞的杀伤作用,主要用于表浅的肿瘤,创伤小,治疗彻底。应用Nd:YAG激光的光敏动力疗法治疗表浅阴茎癌已取得良好临床效果。

八、非鳞状上皮癌的处理

1. 基底细胞癌　阴茎部位少见,宜作局部切除,有局部复发和转移的报道。

2. 黑色素瘤　很少发生在包皮,外科治疗为首选,恶性黑色素瘤可采用放射和化疗辅助治疗。

3. 肉瘤　原发较少,来源于血管内皮或神经、肌肉、纤维组织。易局部复发,应行全阴茎切除术。区域淋巴结转移少见,若非触到腹股沟淋巴结,否则不必清扫术。

4. Paget(佩吉特)病　通常是深层的Paget细胞通过管道和淋巴道转移到表皮,也可来源于汗腺和尿道周围腺体,彻底切除皮肤和皮下组织,如腹股沟淋巴结肿大应行根治性淋巴清扫。

5. 淋巴瘤 原发性恶性淋巴肿瘤很少发生于阴茎,包括 Kaposi(卡波西)肉瘤,白血病可能侵犯阴茎引起持续勃起,应详细全身检查寻找原发病灶,治疗以全身化疗为主,或低剂量放疗。

九、随访与预后

患者要长期在肿瘤科进行随访。随访指南大致有以下 3 点。第一,对原发肿瘤而言,建议保留阴茎手术的患者每 2 个月随访 1 次,持续 2 年时间。第 3 年每 3 个月 1 次,推荐残存随访每 6 个月 1 次。第二,建议阴茎部分或阴茎全切的患者每 4 个月随访 1 次,持续 2 年时间。第 3 年开始随访 2 次,继而每年 1 次。第三,若区域淋巴结转移患者未接受腹股沟淋巴结清扫,建议每 2 个月进行 1 次腹股沟检查,持续 2 年时间。第 3 年每 3 个月 1 次,第 4~5 年每 6 个月 1 次。随访时若发现淋巴结肿大,可行细胞学或病理学活检。若采用了腹股沟淋巴结清扫手术且 PE 为零,表示病理免疫组化为阳性。但若未发现区域淋巴转移或没有做区域淋巴清扫,则推荐治疗后前 2 年每 4 个月检查 1 次。第 3 年每 6 个月 1 次,以后视具体情况而定。建议每年复查腹股沟盆腔 CT 1 次,若采用了腹股沟淋巴结清扫,推荐治疗后前 2 年每 2 个月检查 1 次。

阴茎癌远期疗效与肿瘤的病理级别和淋巴结转移状态密切相关。单纯外科治疗或以外科治疗为主的综合治疗后,按病理分级阴茎癌患者的 5 年存活率:鳞癌 G_1 为 99.1%,G_2 为 84.9%,G_3 为 44.4%。按临床分期阴茎癌患者的 5 年存活率:Ⅰ期为 95.8%,Ⅱ期为 77.8%,Ⅲ期为 47.8%,Ⅳ期为 0。按腹股沟淋巴结转移状态来看,淋巴结阴性患者的 5 年存活率为 86%,淋巴结阳性患者为 50%。

十、护理

(一)术前护理

首先,为患者营造优美、安静、整洁的休息环境,在走廊内增添绿色植物、盆栽等;也可以在病区铺设循环音乐或听收音机的方式,选择喜爱的歌曲,采用音乐疗法,缓解其紧张状态。其次,建立良好的护患关系,运用良好的沟通技巧、热情周到的服务、真诚无私的关心,鼓励患者说出心里话、忧虑之处。同时注意保护患者隐私,使其被理解的需要得到满足、自身价值得到肯定,从而使心理护理等工作能顺利开展。在交流时注意场合,避免在人多的地方交谈,将患者的隐私锁定在最小范围。由于患者对疾病知识的不了解,护士应采用一对一的方式,着重强调手术优势,并介绍既往成功案例,通过直观的案例图片、手术影像资料、术后电话随访,给予患者积极就医的心理暗示,树立战胜疾病的信心。由于手术会改变阴茎外形,缩短其长度,使患者在性生活方面缺乏足够的信心而导致其情绪抑郁,在耐心讲解阴茎的结构和性生活知识的同时,也要做好患者配偶的思想工作。

（二）术前准备

1. 常规准备　入院时医护人员应向患者宣教疾病相关知识,强调重点禁烟、禁酒,阐述其影响术后恢复的危害性。完善各项常规检查,如心电图、B超、胸片、出凝血试验、生化检查等。术前适应性训练患者在床上大小便及手术体位摆放。

2. 药物治疗　术前对腹股沟淋巴结肿大、较长烟龄史及入院前阴茎出现严重溃烂、伴有恶臭味的患者,给予抗生素1周,治疗局部感染、控制炎症,以减少术后感染的概率。

3. 肠道准备　患者术前1周以少渣饮食为主,术前2d半流质饮食,并给口服25%甘露醇200 mL,嘱其饮水2 000 mL,室内适当活动,以促进粪便排泄;不能口服泻药者可于手术前一晚清洁灌肠1次,嘱其禁食12 h,禁饮4 h。

4. 皮肤准备　阴茎出现溃烂伴有恶臭味患者,术前用1∶5 000高锰酸钾溶液浸泡阴茎3~5 d,每天2~3次,每次15~20 min;术前晚用肥皂水彻底清洗会阴、阴囊和阴茎皮肤。术前30 min备皮,应注意动作轻柔,避免损伤局部皮肤。

（三）术后护理

1. 全身麻醉的术后常规护理　了解患者术中出血情况(正常出血量50~150 mL),全身麻醉未清醒患者应去枕平卧6~8 h,头偏向一侧,防止呕吐物窒息、麻醉后的头痛;密切观察患者生命体征和病情,给予持续心电监护及低流量吸氧2 L/min。

2. 卧位护理　患者术后6 h给予适当抬高床头30°~40°,取斜坡卧位,腹股沟处给予0.5 kg沙袋压迫2~3 d,每隔4 h取下沙袋20 min,保持有效压迫,并注意观察下肢血供及足背动脉搏动情况,认真做好交接记录。

3. 饮食指导　患者术后禁食6 h,待肛门排气后给予流质饮食,逐渐过渡到半流质饮食、普食;患者卧床制动期间宜进食清淡、易消化、高热量、高蛋白、富含纤维素的饮食,注意营养均衡,保持大便通畅,避免用力排泄时导致伤口渗血。

4. 留置尿管的护理　患者尿管需留置7~10 d,应注意保持尿管引流通畅,防止扭曲、脱落、折叠、受压;注意观察尿液的性质、颜色及量,如尿液为乳糜状,应警惕淋巴液外漏的发生;留置尿管期间应按时更换引流袋与会阴护理,并嘱患者多饮水,以达到生理性冲洗的目的,防止逆行感染。

5. 负压吸引器的护理　术后双侧腹股沟处常规放置多孔硅胶引流管,给予有效的负压吸引,压力持续8~12 kPa,采用一次性负压吸引器吸引,距接口10 cm处注明蓝色标识(用于引流至体外的管道)。管道护理是患者安全管理的重点之一,保持引流管通畅,定时挤压,保证皮瓣与肌肉紧密贴合,避免血块堵塞管道;患者翻身时,应注意妥善固定,防止脱落;及时、准确记录引流液的性质、颜色及量。皮瓣成活需持续负压吸引1~3周,且淋巴侧支循环建立。当引流液连续3 d少于5 mL可拔除引流管。

6. 皮肤的护理　由于该手术时间在2.5~3.0 h,与手术室护士做好皮肤交接,术中取仰卧位者给予压疮垫,双下肢外展45°,膝关节90°弯曲,用压腿带将下肢固定于腿板上,避免滑动;冬天注意保暖,防止受凉。

（四）放疗的护理

1. 照射野皮肤及放射性皮炎的护理　指导患者注意保护照射野皮肤,避免阳光暴晒。照射野可用温水和柔软毛巾轻轻沾洗,局部禁止使用肥皂擦洗或热水浸洗,禁止涂抹红汞或碘酒等刺激性药膏;尽量穿着宽松的棉质衣服,以减少受照射部位皮肤受到的刺激;不要自行在治疗部位涂抹护肤油、粉剂或其他化妆品等。注意观察照射区域皮肤有无红斑、脱皮、瘙痒等放射性皮炎的症状,如有烧灼、刺痒感,告知患者严禁用手指搔抓,以免引起皮肤感染,应告知医生遵医嘱用药。出现湿性反应时应暂停放疗,外用三乙醇胺乳膏每天 4 次,促进损伤修复。

2. 消化道反应护理　放疗患者可出现不同程度的恶心、呕吐、食欲减退。应予以饮食指导,少食多餐,清淡饮食,避免油腻食物。呕吐严重者予以止呕、健胃、静脉补液支持治疗。

3. 放射性肠炎护理　放疗患者可出现不同程度的里急后重、黏液血便、腹泻、便秘及肛管疼痛。放疗中鼓励患者饮水,少量多次,酌情给予清淡的流质或半流质食物,避免油腻、辛辣、高纤维食物。腹泻严重者予以止泻、静脉补液支持治疗。

4. 骨髓抑制的护理　放疗和化疗一样,会导致患者骨髓造血功能受损,表现为白细胞、血小板减少。白细胞减少时,患者多表现为头晕、乏力、食欲缺乏、发热等不适。Ⅱ 度以上白细胞计数下降时,需采取保护性隔离措施,病室每天空气消毒 2 次,加强通风,限制探视。护理人员严格执行无菌操作原则,护理患者前后应认真洗手,遵医嘱使用升白细胞药物。白细胞计数低于 3×10^9 g/L,血小板计数低于 80×10^9 g/L 应暂停放疗。

（五）健康教育

（1）患者保持心情舒畅,3 个月内避免重体力劳动及剧烈活动,适当参加户外活动,加强体育锻炼,提高机体免疫力;饮食注意少量多餐,以高热量、高蛋白、高维生素、易消化饮食为主,忌食刺激性及过敏性食物、霉变食品,忌吸烟、饮酒。

（2）定期复查,保持会阴部清洁,穿宽松透气衣服;多饮水,预防尿道感染,保持大便通畅;出现排尿困难、排尿不畅时,及时来院复查,若发生尿道狭窄,可定期行尿道扩张;术后 6~8 周可恢复性生活。

（3）遵医嘱用药,不可擅自停药。护士应督促、协助患者克服实际困难,努力完成治疗计划,以提高疗效。

参考文献

[1]ALANI R M,MUNGER K. Human papilloma viruses and associated malignancies[J]. J Clin Oncol,1998,16(1):330-337.

[2]BLEEKER M C,HEIDEMAN D A,SNIJDERS P J,et al. Penile cancer:epidemiology,pathogenesis,and prevention[J]. World J Urol,2009,27(2):141-150.

[3] CHAUX A, TORRES J, PFANNL R, et al. Histologic grade in penile squamous cell carcinoma: visual estimation versus digital measurement of proportions grades, adverse prognosis with any proportion of grade 3 and correlation of a Gleason−like system with nodal metastasis[J]. Am J Surg Pathol,2009,33(7):1042−1048.

[4] FICARRA V, ZATTONI F, ARTIBANI W, et al. Nomogram predictive of pathological inguinal lymph node involvement in patients with squamous cell carcinoma of the penis [J]. J Urol,2006,175(5):1700−1705.

[5] GIULIANO A R, LAZCANO E, LINA VILLA L, et al. Circumcision and sexual behavior: factors independently associated with human papillomavirus detection among men in the HIM study[J]. Int J Cancer,2009,124(6):1251−1257.

[6] LEIJTE J A P, HUGHES B, GRAAFLAND N M, et al. Two−center evaluation of dynamic sentinel node biopsy for squamous cell carcinoma of the penis[J]. J Clin Oncol,2009,27 (20):3325−3329.

[7] NIELSON C M, FLORES R, HARRIS R B, et al. Human papillomavirus prevalence and type distribution in male anogenital sites and semen[J]. Cancer Epidemiol Biomarkers Prev,2007,16(6):1107−1114.

[8] OPJORDSMOEN S, FOSSA S D. Quality of life in patients treated for penile cancer: a follow−up study[J]. Br J Urol,1994,74(5):652−657.

[9] PAGLIARO L C, CROOK J. Multiomodality therapy in penile cancer: when and which treatments? [J]. World J Urol,2009,27(2):221−225.

[10] YAO K, HUA T, LI Y H, et al. Modified technique of radical inguinal lymphadenectomy for penile carcinoma[J]. Morbidity and Outcome J Urol,2010,184(2):546−552.

[11] LI Z S, YAO K, CHEN P, et al. Disease specific survival after radical lymphadenectomy for penile cancer: prediction by lymph node count and density[J]. Urol Oncol,2014,32 (6):893−900.

[12] YAO K, ZOU Z J, LI Z S, et al. Fascialata preservation during inguinal lymphadenectomy for penile cancer: rationale and outcome[J]. Urology,2013,82(8):642−647.

[13] REYNOLDS S J, SHEPHERD M E, RISBUD A R, et al. Male circumcision and risk of HIV−1 and other sexually transmitted infections in India[J]. Lancet,2004,363(8): 1039−1040.

[14] THEODORE C, SKONECZNA I, BODROGI I, et al. Aphase Ⅱ multicentre study of irinotecan (CPT 11) in combination with cisplatin (CDDP) in metastatic or locally advanced penile carcinoma (EORTC PROTOCOL 30992)[J]. Ann Oncol,2008,19 (7):1304.

[15] ZHU Y, ZHANG H L, YAO X D, et al. Development and evaluation of a nomogram to predict inguinal lymph node metastasis in patients with penile cancer and clinically negative lymph nodes[J]. J Urol,2010,184(2):539−545.

［16］VELAZQUEZ E F,AYALA G,LIU H,et al. Histologic grade and perineural invasion are more important than tumor thickness as predictor of nodal metastasis in penile squamous cell carcinoma invading 5 to 10 mm［J］. Am J Pathol,2008,32(7):974-979.

［17］CATALONA W J. Modified inguinal lymphadenectomy for carcinoma of the penis with preservation of saphenous veins:technique and preliminary results［J］. J Urol,1988,140 (2):306-310.

［18］D'ANCONA C A L,LUCENA R G,OLIVEIRA QUERNE F A,et al. Long-term follow up of penile carcinoma treated with penectomy and bilateral modified inguinal lymphadenectomy［J］. J Urol,2004,172(2):498-501.

［19］DJAJADININGRAT R S,WERKHOVEN E V,HORENBLAS S. Prophylactic pelvic lymph node dissection in patients with penile cancer［J］. J Urol,2015,193(6):1976-1980.

［20］YAO K,LI Z S,CHEN P,et al. Modification of N staging systems for penile cancer:a more precise prediction of prognosis［J］. British Journal of Cancer, 2015, 113: 1766-1771.

［21］LOUIS M,JÉRÔME R,OLIVIER B. Long-term follow up of penile carcinoma with high risk for lymph node invasion treated with inguinal lymphadenectomy［J］. J Urol,2010,183 (6):2227-2232.

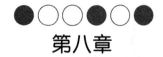

第八章

宫 颈 癌

一、流行病学

宫颈癌是常见的妇科恶性肿瘤之一,发病率在我国女性恶性肿瘤中居第 2 位,位于乳腺癌之后。2018 年全球新发宫颈癌病例超过 56.9 万例,死亡病例超过 31.1 万例,其中 85% 的病例发生于发展中国家。我国 2015 年约有新发病例 11.1 万,死亡病例 3.4 万。我国宫颈癌死亡分布情况总体上农村略高于城市,中西部地区约为东部地区的 2 倍。我国宫颈癌患者中位发病年龄是 51 岁,但主要好发于 2 个年龄段,以 40~50 岁为最多,60~70 岁又有一高峰出现,20 岁以前少见。然而值得关注的是近年来宫颈癌的平均发病年龄在逐渐降低,有年轻化趋势。因此,十分有必要在全国范围内规范宫颈癌的诊断与治疗。此外,宫颈癌的发生可通过对癌前病变的筛查和处理得以有效控制。西方国家的经验显示,宫颈癌的发生率在密切筛查的人群中减少了 70%~90%。2020 年 11 月 17 日,WHO 启动了"加速消除宫颈癌"的全球战略。

目前已经明确高危型人乳头瘤病毒(human papilloma virus,HPV)持续感染是宫颈癌及癌前病变发生的必要因素,即宫颈发生癌变的过程中,HPV 感染是最为关键的环节。在妇女一生中,感染高危型 HPV 的概率达 70% 以上,但只有不到 10% 的妇女发展成宫颈癌或宫颈上皮内瘤变(cervical intraepithelial neoplasia,CIN),主要原因是 80% 的妇女的 HPV 感染为一过性。除持续性高危型 HPV 感染的作用外,还需要其他内源性和外源性因子的共同参与和作用,才能造成宫颈癌的发生。所以可以将引发宫颈癌的危险因素分为两类:一是生物学因素,即高危型 HPV 持续感染;二是外源性的行为性危险因素。

(一)HPV 感染

目前已发现和鉴定出 200 多个亚型的 HPV,大约有 54 种可以感染生殖道黏膜。依据各型 HPV 与宫颈癌发生的危险性不同分为高危型和低危型。高危型 HPV(如 HPV16、18、31、33、35、39、45、51、52、56、58、59、68 型)与宫颈癌的发生相关,尤其是 HPV16 型和 HPV18 型和宫颈癌关系最为密切。低危型 HPV(如 HPV6、11、42、43、44 型)感染则可能引起生殖器及肛周湿疣。目前人乳头瘤病毒疫苗已在国内上市,可以按照适宜的年龄进行推广接种,以预防宫颈癌前病变及宫颈癌。

(二)行为性危险因素

(1)由于 HPV 主要是通过性传播,所以一些可能增加 HPV 感染的因素如初次性生活开始年龄小、多个性伴侣或性伴侣有多个性伙伴、性卫生不良或者有性传播疾病病史会增加 HPV 感染风险,从而增加宫颈癌的发生风险。

(2)月经及孕产因素:早婚、早育、多孕多产,经期、产褥期卫生不良。

(3)吸烟。

(4)口服避孕药。

(5)自身免疫性疾病或者长期应用免疫抑制(如肾移植患者需要长期口服免疫抑制药物)。

(6)营养状况不良、营养失调。如 β 胡萝卜素、叶酸、维生素 A、维生素 C 缺乏、微量元素的失衡等。

二、临床表现

(一)症状

早期宫颈癌大多无任何症状,或仅有类似宫颈炎的表现,易被忽略。如一旦出现症状,病情已发展到相当严重的程度。宫颈癌无特殊症状,最常见的是阴道不规则出血和白带增多,其他表现则随癌侵犯部位及程度不同而异。

1. 阴道出血 这是宫颈癌最常见的症状。在宫颈癌患者中81.4%有阴道出血,尤其是绝经后出血更应注意。开始常为接触性出血,如在性生活或妇科检查时出现阴道出血,多为少量出血,并经常自行停止,而后又出现不规则阴道出血。血管丰富的菜花型肿瘤或肿瘤晚期侵袭较大血管可引起大量出血,出血时间过久、过多均可导致继发性贫血。阴道出血不是宫颈癌特有的症状,普查统计的资料表明,有阴道出血者由宫颈癌引起者不足1%。

2. 白带增多 这也是宫颈癌最常见的表现。宫颈癌患者中82.3%有各种不同情况和不同程度的白带增多。起初可为浆液性或黏液性白带,随病程的进展白带可呈米汤样或混有血液。由于肿瘤的坏死、感染,阴道排出物可具有特殊的臭味。

3. 压迫症状 疼痛是最常见的压迫症状之一。癌侵及宫旁组织最初只有胀感,而后钝痛,若累及腹膜则有剧痛。癌侵及盆壁后进而压迫或侵犯神经干,这时可引起疼痛,初为断续性腰痛,后为持续性向下肢放射性疼痛。癌压迫或侵犯输尿管引起肾盂积水,可有腰部钝痛。

宫颈癌向盆壁蔓延,压迫血管或淋巴管可造成循环障碍,可引起患侧下肢和外阴水肿。

宫颈癌向前扩展可压迫或侵犯膀胱,引起尿频、尿血,严重者可产生排尿困难、尿闭或尿瘘,甚至发生尿毒症,但少见。肿瘤向后蔓延可压迫直肠,出现里急后重、黏液便等症状,肿瘤侵犯直肠而发生阴道直肠瘘者极少。

癌在腹腔内破溃而引起癌性腹膜炎者罕见。

4. 全身症状　早期一般无明显的全身症状。但至晚期,除继发的全身症状外,还可以出现体温增高或恶病质。

5. 转移症状　宫颈癌的转移,一般是病变越晚期转移的概率越高,但在较早期病变即发现转移者,亦非罕见。由于转移的部位不同,其症状亦各异。盆腔以外的淋巴结转移以腹主动脉旁及锁骨上淋巴结为常见,表现为该淋巴部位出现结节或肿块。肺转移可出现胸痛、咳嗽、咯血等症状。骨转移可出现相应部位的持续性疼痛。其他部位的转移亦出现相应的症状。

(二)体征

宫颈早期浸润癌（ⅠA1 期和ⅠA2 期）可能没有任何相关异常体征,宫颈浸润癌（ⅠB1 期以上）通过妇科检查可发现宫颈肿物,大体上可分为菜花型、结节型、溃疡型以及颈管型。颈管型有时候表现为宫颈表面光滑,仅宫颈管明显增粗、质地变硬。如果阴道受侵可发现阴道穹隆或阴道壁肿瘤;宫旁受累患者妇科检查三合诊可发现宫旁增厚,如ⅢB 期患者肿瘤一直延伸到盆壁;晚期患者可能在腹股沟或锁骨上区域扪及肿大淋巴结。

三、病理

(一)大体分型

宫颈癌除ⅠA 期肉眼不易识别者外,肉眼观察可分为 4 型。

1. 糜烂型　宫颈表面红润,黏膜表面有深浅不等的上皮破坏,呈颗粒状的粗糙面,触之易出血。此种类型多见于早期癌。

2. 菜花型　癌组织明显地向宫颈阴道部表面突出,表面呈大小不等的小乳头,形似菜花、血管丰富、质地较脆、易出血。切面可见癌侵入宫颈组织较浅,有出血及坏死。

3. 结节型　癌侵入宫颈组织融合形成结节状,质硬,宫颈表面多有深浅不等的上皮破坏;亦有较明显外凸者。肿瘤切面呈灰白色,出血及坏死较轻。

4. 溃疡型(非独立类型)　在上述类型的基础上,癌组织坏死脱落后而形成深浅不等的溃疡,溃疡表面有大量坏死组织,溃疡边缘不规则,溃疡底及边缘均较硬。切面可见癌侵入宫颈深部,灰白色,质地脆硬,有明显的出血及坏死。

(二)组织学分类

宫颈癌主要包括宫颈鳞状细胞癌、腺癌、腺鳞癌及其他少见类型。其中鳞状细胞癌最常见,约占 80%,腺癌占 15%~20%。随着宫颈癌普查工作的开展,宫颈鳞状细胞癌的发生率及死亡率均呈下降趋势,但腺癌的发生率近 30 年来却呈上升趋势。各种病理类型中鳞癌的预后最好,宫颈腺癌和腺鳞癌的预后相对较差,这种差别在晚期患者中更为明显。目前宫颈恶性肿瘤病理类型主要参照世界卫生组织公布的病理分型（WHO，2014）（表8-1）。

表8-1　宫颈癌组织学分类及编码（WHO，2014）

肿瘤组织学分类	编码
上皮肿瘤	
鳞状和前驱病变	
鳞状上皮内病变	
低级别鳞状上皮内病变	8077/0
高级别鳞状上皮内病变	8077/2
鳞状细胞癌非特指型（NOS）	8070/3
角化型癌	8071/3
非角化型癌	8072/3
乳头状鳞癌	8052/3
基底样癌	8083/3
湿疣性癌	8051/3
疣状癌	8051/3
鳞状-移行细胞癌	8120/3
淋巴上皮瘤样	8082/3
良性鳞状上皮病变	
鳞状化生	
尖锐湿疣	
鳞状上皮乳头状瘤	8052/0
移行细胞化生	
腺癌和前驱病变	
原位腺癌	8140/2
腺癌	8140/3
子宫颈腺癌，普通型	8140/3
黏液腺癌，非特殊型	8480/3
胃型	8482/3
肠型	8144/3
印戒细胞型	8490/3
绒毛管状腺癌	8263/3
子宫内膜样癌	8380/3

续表 8-1

肿瘤组织学分类	编码
透明细胞癌	8310/3
浆液性癌	8441/3
中肾管癌	9110/3
混合性腺癌-神经内分泌癌	8574/3
良性腺上皮肿瘤和瘤样病变	
子宫颈息肉	
苗勒上皮乳头状瘤	
纳氏囊肿	
隧道样腺丛	
微腺体增生	
小叶状子宫颈腺体增生	
弥漫性层状子宫颈管腺体增生	
中肾管残余和增生	
阿斯反应	
子宫颈管内膜异位	
子宫内膜异位	
输卵管子宫内膜化生	
异位前列腺组织	
其他上皮肿瘤	
腺鳞癌	8560/3
毛玻璃细胞癌	8015/3
腺样基底细胞癌	8098/3
腺样囊性癌	8200/3
未分化癌	8020/3
神经内分泌肿瘤	
低级别神经内分泌肿瘤	
类癌	8240/3
非典型类癌	8249/3
高级别神经内分泌肿瘤	
小细胞神经内分泌肿瘤	8041/3
大细胞神经内分泌肿瘤	8013/3

续表 8-1

肿瘤组织学分类	编码
间叶肿瘤和瘤样病变	
良性	
平滑肌瘤	8890/0
横纹肌瘤	8905/0
其他	
恶性	
平滑肌肉瘤	8890/3
横纹肌肉瘤	8910/3
腺泡状软组织肉瘤	9581/3
血管肉瘤	9120/3
恶性外周神经鞘瘤	9540/3
其他肉瘤	
脂肪肉瘤	8850/3
未分化宫颈肉瘤	8805/3
尤因肉瘤	9364/3
瘤样病变	
手术后梭形细胞结节	
淋巴瘤样病变	
混合性上皮-间叶肿瘤	
腺肌瘤	8932/0
腺肉瘤	8933/3
癌肉瘤	8980/3
黑色素肿瘤	
蓝痣	8780/0
恶性黑色素瘤	8720/3
生殖细胞瘤	
卵黄囊瘤	
淋巴和髓系肿瘤	
淋巴瘤	
髓系肿瘤	
继发性肿瘤	

四、辅助检查

(一)宫颈/阴道细胞学涂片检查及 HPV 检测

宫颈/阴道细胞学涂片检查及 HPV 检测是现阶段发现早期宫颈癌及癌前病变(CIN)的初筛手段,特别是对临床体征不明显的早期病变的诊断。取材应在宫颈上皮的移行带处,即鳞-柱上皮交界间的区域。目前主要采用宫颈液基薄层细胞学检查(thin-prep cytology test,TCT)。HPV 检测可以作为 TCT 的有效补充,二者联合有利于提高筛查效率。对于 HPV 16 及 18 型阳性的患者建议直接行阴道镜,进行组织学活检。

(二)阴道镜检查

阴道镜检查对发现宫颈癌前病变、早期宫颈癌、确定病变部位有重要作用,可提高活检的阳性率。在不具备阴道镜的医疗单位,也可以应用 3% 或 5% 醋酸后或碘溶液涂抹宫颈后肉眼观察,在有醋白上皮或碘不着色处取活检,送病理检查。阴道镜活检的同时应注意宫颈管搔刮术的重要性,特别是当阴道镜检查发现鳞状上皮内病变自转化区延伸至宫颈管内、细胞学筛查提示有非典型腺细胞及阴道镜下未见鳞-柱上皮交界区等情况时。只有专业的阴道镜医师才能决定是否可以省略宫颈管刮术,否则所有接受阴道镜活检的患者均要做颈管搔刮术。

(三)妇科检查

妇科检查是临床分期最重要手段,临床分期需要 2 名副高及以上职称妇科医生决定,同时参考影像学检查和病理学检查。

1. 视诊　应在充足照明条件下进行,包括直接观察外阴和通过阴道窥器观察阴道及宫颈。观察外阴应注意大小阴唇、尿道口、阴道口及会阴其他部分有无癌侵犯表现及异常情况。观察阴道除一般观察外,要注意有无癌浸润、浸润范围。对宫颈的观察要注意肿瘤的位置、范围、形状、体积及与周围组织的关系。如做阴道细胞学涂片检查,则阴道窥器应以水为润滑剂,放置窥器时应注意避免碰伤肿瘤引起出血,以免影响涂片质量。

2. 触诊　肿瘤的质地、浸润范围及其与周围的关系等,必须通过触诊来确定。有些黏膜下及颈管内浸润,触诊比视诊更准确。触诊应由外向内按步进行,首先对外阴、阴道及宫颈进行检查,尤其要注意检查视诊所见异常的部位。然后进行双合诊检查子宫的位置、大小、质地、活动度等,再查两侧附件及宫旁组织有无肿块、增厚、结节压痛等。必须注意检查所见与宫颈的关系。双合诊检查之后更换手套做三合诊检查,这是诊断妇科肿瘤不可缺少的一个步骤,三合诊检查主要了解旁组织(包括阴道旁、宫颈旁及子宫旁)有无浸润以及盆壁、子宫骶韧带、子宫直肠窝、直肠本身及其周围组织等的情况。

(四)病理诊断

阴道镜或直视下的宫颈组织学活检病理检查是最终确诊的金标准。对于少见或疑难病理类型(如腺癌或小细胞癌等),应行免疫组化检查协助鉴别和诊断。对于多次咬取活检仍不能确诊者,需进一步采取较深部组织时可用切取法。当宫颈表面活检阴性、阴道细胞学涂片检查阳性或影像检查不能排除宫颈管癌时,可行宫颈锥形切除送病理检查。由于宫颈活检组织较小,无法完全确定宫颈病变的浸润深度和范围,故对于 I A1 期和 I A2 期的宫颈早期浸润癌,必须通过宫颈锥切术的术后病理才能最终确诊宫颈病变范围是否为早期浸润癌。宫颈活体组织活检方法包括以下 4 种。

1. 咬取法　这是采取宫颈活体组织最常用的方法。绝大多数患者可以用此法得到确诊。此法可自一处或多处用特制的活检钳在病变部位咬取。如病变部位不明显,可用碘试验或行阴道镜检查提示咬取部位。

2. 切取法　多次咬取活检仍不能确诊,需进一步采取较深部组织时可用切取法。此法是在可疑部位以锐利尖刀做楔状切取。

3. 宫颈管内刮取法　宫颈表面活检阴性、细胞学涂片检查阳性或临床不能排除宫颈管癌时,可做宫颈管内膜刮取活检。

4. 宫颈锥形切除　阴道细胞学检查多次异常,但上述检查方法均未得到证实,临床仍不能排除癌,或发现癌但不能确定有无浸润和浸润深度时需要确诊者,可行宫颈锥形切除。一般情况下,建议在阴道镜下多点活检及宫颈管搔刮术仍未确诊时再采用手术。

(五)影像学检查

由于解剖部位表浅,绝大多数宫颈癌经妇科检查及细胞病理学检查即可被确诊。在宫颈癌诊断中影像学检查的价值主要是对肿瘤转移、侵犯范围和程度的了解(包括评价肿瘤局部侵犯的范围、淋巴结转移及远处器官转移等),以指导临床决策并用于疗效评价。用于宫颈癌的影像检查方法如下。

1. 腹盆腔超声　主要用于宫颈局部病变的观察,同时可以观察盆腔及腹膜后区淋巴结转移情况,以及腹盆腔其他脏器的转移情况,另外可发现浅表淋巴结的转移情况。由于分辨力的限制,目前对于宫颈局部病变以及全身转移情况的评估主要还是依靠磁共振和 CT 检查。

2. 盆腔 MRI　MRI 检查无辐射,多序列、多参数成像,具有优异的软组织分辨力,是宫颈癌最佳影像学检查方法,有助于病变的检出和大小、位置的判断,尤其对活检为 CIN Ⅲ患者可用于除外内生性病变、明确病变侵犯范围,为治疗前分期提供重要依据。MRI 可显示病变侵犯宫颈基质的深度,判断病变是否局限于宫颈、侵犯宫旁或是否侵犯盆壁,能够显示阴道内病变的范围,但有时对病变突入阴道腔内贴于阴道壁与直接侵犯阴道壁难以鉴别;能够提示膀胱、直肠壁的侵犯,但需结合镜检。同时可检出盆腔、腹膜后区及腹股沟区的淋巴结转移。对于非手术治疗的患者,可用于放疗靶区勾画、治疗中疗效监测、治疗末疗效评估及治疗后随诊。

3. 腹盆腔 CT　CT 软组织分辨力低,平扫病变与正常子宫颈密度相近,尤其对局限于宫颈的早期宫颈癌观察效果差。增强 CT 扫描对比度优于平扫,但仍有近 1/2 的病变呈等密度而难以明确范围。CT 的优势主要在于显示中晚期病变方面,评价宫颈病变与周围结构(如膀胱、直肠等)的关系、淋巴结转移情况,以及大范围扫描腹盆腔其他器官是否存在转移。对于有磁共振禁忌证的患者可选择 CT 检查。

4. 胸部 X 射线摄影及胸部 CT 检查 主要目的是为了排除肺转移和纵隔淋巴结转移,胸片只能除外明显肺转移,无法评估纵隔淋巴结,所以有条件的医院还是应该行胸部 CT 检查。

5. 核医学影像检查 不推荐使用正电子发射计算机体层成像(PET-CT)评价宫颈癌的局部浸润情况,但对于下列情况,推荐有条件者使用 PET-CT。

(1)FIGO 分期为ⅠB1 期及以上的初诊患者治疗前分期(包括ⅠB1 期有保留生育功能需求的患者)。

(2)因其他原因行单纯子宫切除术时意外发现宫颈癌,拟全身评估者。

(3)拟行放射治疗需影像辅助勾画靶区。

(4)存在高危因素的患者治疗结束 3~6 个月后随访监测。

(5)随访过程中可疑出现复发转移的患者,包括出现临床症状或相关肿瘤标志物升高。核素骨扫描仅用于怀疑有骨转移的患者。

6. 内镜检查 膀胱镜、直肠镜。临床上怀疑膀胱或直肠受侵的患者应对其进行相应内镜检查。没有条件的单位应转上级医院诊治。

(六)肿瘤标志物检查

肿瘤标志物检查可以协助诊断、疗效评价、病情监测和治疗后的随访监测,尤其在随访监测中具有重要作用。鳞癌相关抗原是宫颈鳞状细胞癌的重要标志物,血清鳞癌相关抗原水平超过 1.5 ng/mL 被视为异常。因宫颈癌以鳞状细胞癌最为常见,所以鳞癌相关抗原是宫颈癌诊治过程中最常被检测的血清学肿瘤标志物。宫颈腺癌可以有癌胚抗原、糖类抗原 125 或糖类抗原 199 的升高。

五、扩散与转移

宫颈原位癌发展成浸润癌,平均病程(潜伏期)5~20 年。一旦形成浸润癌,则其在生长过程中即可向邻近组织和器官蔓延。宫颈癌向下可浸润至阴道穹隆及阴道。与原发肿瘤邻近的阴道穹隆容易较早受累,前穹隆较浅,更易受侵,可较快蔓延至阴道前壁。后穹隆距原发肿瘤较远,因而阴道后壁常较晚受波及。肿瘤可经阴道黏膜、黏膜下层或肌层,单独或同时向阴道蔓延,亦可借阴道黏膜的丰富淋巴管逆行播散,而在远离原发癌的阴道上出现孤立的肿瘤结节。肿瘤在阴道黏膜下蔓延,则临床上多不易早期发现。

宫颈癌突破子宫峡部屏障后,可向上经子宫内膜、肌层和淋巴管呈连续或跳跃式向宫体蔓延。在宫体受侵后,肿瘤可以较久地埋藏在子宫肌层中,但最终还是要侵犯浆膜甚至波及邻近的组织和器官。宫颈癌侵犯宫体较晚,但非罕见,只是临床不易确诊。宫颈癌在开始一个相当长的时间内,只是局限性缓慢地发展。一旦穿破宫颈肌层即可通过淋巴管波及宫颈周围结缔组织,迅速扩展到盆壁组织。宫颈两侧的输尿管,可因肿瘤压迫以及浸润形成不同程度的梗阻,导致输尿管或肾盂积水。由于膀胱三角区与宫颈及阴道前壁紧密相依,当肿瘤扩展到阴道前壁,穿破肌层后,很容易侵犯膀胱,首先受波及的是膀胱三角区。宫颈癌向后扩展,可侵犯子宫骶韧带,甚至直肠。因宫颈及阴道后壁距直肠较远,所以直肠受侵较晚。

淋巴管是宫颈癌最多见也是最重要的转移途径。宫颈癌向盆腔淋巴结转移,一般是由原发病灶通过附近的淋巴管首先向宫颈旁、闭孔、髂内、髂外等淋巴组向髂总淋巴结转移,进而转移到腹主动脉旁淋巴结。也可以经骶前淋巴结向腹主动脉旁淋巴结转移。晚期可以转移到锁骨上淋巴结及全身其他淋巴结。由于淋巴管道的互相交错,以及由于肿瘤扩展的情况不同,所以其淋巴转移的途径也非固定。淋巴结转移率与期别、原发病灶的大小、癌浸润的深度及细胞分化程度密切相关。

血行转移少见,约4%左右。癌细胞侵犯静脉系统,也可通过胸导管或小的淋巴静脉交通支进入血液循环而到远处脏器。最常见转移的脏器是肺、肝、骨等。

六、分期

目前采用的是 FIGO 2018 年修改的宫颈癌临床分期标准。由妇科检查辅以影像学检查和病理学检查确定分期(表8-2)。本版分期标准相对于上一版进行了比较大的改动,首先是在ⅠA期诊断中,不再考虑水平间质浸润宽度,新版标准仅根据间质浸润深度来区分ⅠA1期和ⅠA2期,主要是考虑宽度可能会受人为因素的影响。其次是细化了ⅠB期的亚分期,由原来的2个亚分期增加到3个亚分期,这样更有利于对患者术后辅助治疗选择和预后判断。最后一个重要的变化就是将淋巴结转移纳入分期系统,将淋巴结转移定义为ⅢC期,而且增加了淋巴结转移的证据标注(r 代表影像学发现淋巴结转移,p代表病理学证实)。淋巴脉管间隙浸润(lymph-vascular space invasion,LVSI)并不改变分期。

表 8-2 宫颈癌分期(FIGO,2018)

分期	内容
Ⅰ 期	宫颈癌局限在子宫颈(忽略扩展至宫体)
ⅠA 期	仅在镜下见浸润灶,所测量的最大深度≤5 mm
ⅠA1 期	间质浸润深度≤3 mm
ⅠA2 期	间质浸润深度>3 mm 且≤5 mm
ⅠB 期	肿瘤局限在子宫颈,间质浸润深度>5 mm(病变范围大于ⅠA期)
ⅠB1 期	间质浸润深度>5 mm,最大径线≤2 cm
ⅠB2 期	最大径线>2 cm 且≤4 cm
ⅠB3 期	最大径线>4 cm
Ⅱ 期	肿瘤超越子宫,但未达阴道下 1/3 或未达盆壁
ⅡA 期	侵犯上 2/3 阴道,无宫旁浸润

续表 8-2

分期	内容
ⅡA1 期	肿瘤最大径线≤4 cm
ⅡA2 期	肿瘤最大径线>4 cm
ⅡB 期	有宫旁浸润,未达骨盆壁
Ⅲ期	肿瘤累及阴道下 1/3 和(或)扩展到盆壁和(或)引起肾盂积水或肾无功能和(或)累及盆腔和(或)主动脉旁淋巴结
ⅢA 期	累及下 1/3 阴道,没有扩展到骨盆壁
ⅢB 期	肿瘤扩展到骨盆壁和(或)引起肾盂积水或肾无功能
ⅢC 期	不论肿瘤大小和扩散程度,累及盆腔和(或)腹主动脉旁淋巴结(r 影像学,p 病理学)
ⅢC1 期	仅盆腔淋巴结转移
ⅢC2 期	腹主动脉旁淋巴结转移
Ⅳ期	肿瘤侵犯膀胱黏膜或直肠黏膜(活检证实)和(或)超出真骨盆(泡状水肿不为Ⅳ期)
ⅣA 期	侵犯盆腔邻近器官
ⅣB 期	远处转移

七、鉴别诊断

宫颈癌的诊断一般并不困难,但有时也不容易。必须详细询问病史、仔细检查患者,常需与下列疾病相鉴别。

1. 宫颈柱状上皮异位　表现为宫颈外口附近及周围有鲜红色微小颗粒,亦可有少量多点出血,质地不硬。宫颈糜烂与早期宫颈癌肉眼观察很难区别,需病理确诊。

2. 宫颈肥大　宫颈明显增大、表面光滑或伴有糜烂,在光滑的表面上常可见多个灰白色带有光泽的宫颈腺体囊肿,刺破后有黏液溢出。

3. 宫颈息肉　有蒂的扁圆形赘生物,表面光滑、色红润、质软。息肉常来自宫颈管内,突出在宫颈管外,应行息肉摘除术,并送组织学检查。

4. 宫颈结核　表现多样。宫颈外观可以正常,亦可有肥大、糜烂、溃疡、乳头状或息肉样表现。好发于青年人,多有月经异常、结核病史及不孕史。活体组织检查可以鉴别。

5. 妊娠期间的并发症　如流产、前置胎盘等,经仔细检查可以区别。妊娠亦可合并宫颈癌,因此在诊断和处理时要特别慎重。

6. 宫颈肌瘤及子宫黏膜下肌瘤　肌瘤突出在宫颈或阴道,其表面伴感染、坏死者,可似宫颈癌,但仔细检查是可以区别的。宫颈肌瘤由于肿瘤呈膨胀性生长,可将宫颈口挤向对侧;黏膜下肌瘤常来自宫颈管或宫腔,亦可有蒂,光滑的宫颈被挤压变薄包在肿瘤四周,质地均匀,不脆不硬。

7.宫颈乳头状瘤　一般为局限性,呈乳头状,多无浸润表现,活检可以鉴别。

八、治疗

对于宫颈癌的治疗,目前能达到较好疗效的是放射、手术及综合治疗。各种治疗方法,虽然有各自的适应范围,但根据肿瘤情况、一般状态、设备条件和技术力量的不同,适应范围亦略有差异。众多研究表明早期宫颈癌患者(Ⅰ~ⅡA)单纯根治性手术与单纯根治性放疗两者治疗效果相当,5年生存率、死亡率、并发症概率是相似的。但其中一些具有不良预后因素的患者预后仍较差,5年生存率可下降至50%,甚或更低。影响早期宫颈癌术后预后因素有宫颈局部肿瘤体积大、淋巴结转移、切缘阳性、脉管瘤栓、宫旁浸润以及肌层浸润深度等。临床研究表明,手术、放疗和(或)化疗三者的合理应用,能有效地改善早期癌的疗效。对于ⅡB以上中晚期宫颈癌,在过去传统治疗中公认的首选方法是放射治疗。近年来,随着国内外大量的有关宫颈癌同步放、化疗与单纯放疗的随机分组临床研究的开展,结果表明以顺铂为基础的同步放、化疗较单纯放疗提高了生存率,降低了死亡风险,同步放、化疗已成为中晚期宫颈癌治疗的新模式。

(一)宫颈癌的治疗方式选择

1.宫颈镜下浸润癌(微小浸润癌)　即ⅠA期,由于ⅠA期肿瘤的判定依据为显微镜下测量,咬取活检标本不能包含全部病变,无法进行病变范围的测量,故正确诊断需行锥切活检,准确地诊断ⅠA期宫颈癌需对切缘阴性的锥切标本进行细致的病理检查。ⅠA1期先行锥切术,需保留生育功能者若LVSI(-)、切缘阴性可随访;无生育要求者可行筋膜外子宫全切术。因ⅠA1期淋巴结转移率<1%,目前认为ⅠA1期无须行淋巴结切除术。手术可选择开腹、经阴道和经腹腔镜进行。ⅠA1期伴有LVSI(+)者,保留生育功能者可行宫颈锥切术(切缘阴性)加前哨淋巴结(SLN)显影,不保留生育功能者按ⅠA2处理。ⅠA2期宫颈癌淋巴结转移率为3%~5%,可行B型广泛子宫切除术加盆腔淋巴结切除术。低风险病例中,可行单纯子宫切除或子宫颈切除加盆腔淋巴结切除术或SLN切除术。要求保留生育功能者,可选择子宫颈切除术+盆腔淋巴结切除术或广泛性子宫颈切除术+盆腔淋巴结切除术,手术方式可经腹、经阴道或微创。

2.宫颈浸润癌

(1)ⅠB1期　首选治疗方式为手术。手术方式为C型广泛性子宫切除术和盆腔淋巴结切除术。术后辅助治疗参见放射治疗。手术可采用开腹、微创(腹腔镜或者达芬奇机器人手术)。LACC试验比较开腹手术与腹腔镜或机器人手术治疗早期宫颈癌的结果,显示微创手术总生存率(OS)下降、复发率更高。但最近的2项研究表明,对于ⅠA2~ⅠB1期宫颈癌,微创根治性子宫切除术与开腹手术相比OS更低。ⅠA2~ⅠB1期宫颈癌要求保留生育功能者,可选择广泛性子宫颈切除术加盆腔淋巴结切除术,手术可经腹、经阴道或腹腔镜,术中送冰冻病理检查以确保淋巴结阴性。

（2）ⅠB2、ⅡA1期　初始治疗包括手术或放疗,疗效相当。手术是需要保留卵巢和性功能的年轻女性的首选治疗方式。基本术式为C型广泛性子宫切除术+盆腔淋巴结切除术。

（3）ⅠB3、ⅡA2期　可选择的治疗方法有同步放、化疗;根治性子宫切除及盆腔淋巴清扫、腹主动脉淋巴结取样、术后个体化辅助治疗;新辅助化疗后手术;同步放、化疗后辅助子宫切除术。以上方法首选同步放、化疗。FIGO指南（2018年）推荐的局部晚期宫颈癌的治疗还包括另外一种选择,即新辅助化疗后行根治性子宫切除术及淋巴结切除术。目前对于新辅助化疗后再手术对于宫颈癌患者预后的影响还存在争议,故一般推荐在临床试验中或者无放疗条件的区域,对于放疗相对不敏感的病理类型（如腺癌）尤其适合。ⅠB期总的5年生存率为80%~90%,其中宫颈肿瘤直径大于4 cm,有淋巴结转移、宫旁受侵和（或）切缘阳性等高危因素者5年生存率仅40%~70%。对部分早期初治宫颈癌患者选择治疗方法时,应考虑到有高危因素的患者可能选择放、化疗更为有利。目前认为局部晚期患者的标准治疗仍是同步放、化疗。

（4）ⅡB~ⅣA期　同步放、化疗。

（5）ⅣB期　以系统治疗为主,支持治疗相辅助,部分患者可联合局部手术或个体化放疗。

（二）外科治疗

手术治疗主要应用于早期宫颈癌,即ⅠA~ⅡA期。手术包括子宫切除与淋巴结切除两部分。不同的分期所需要切除的范围有所不同。为了更好地描述手术切除范围,有多位学者尝试提出了多种宫颈癌手术的分型系统,其中Piver分型和Q-M分型是被国内外大多数学者所接受和采用的宫颈癌手术分型系统。

1. Piver手术分型系统　1974年提出的Piver 5型子宫切除手术分类系统至今仍广泛应用（表8-3）。

表8-3　Piver分型及适应证

分型	范围	适应证
Ⅰ型	筋膜外子宫切除术	ⅠA1期不伴LVSI患者
Ⅱ型	改良根治性子宫切除术,切除范围还包括1/2子宫骶、主韧带和上1/3阴道	ⅠA1伴有LVSI及ⅠA2期患者
Ⅲ型	根治性子宫切除术,切除范围包括毗邻盆壁切除子宫主韧带、从骶骨附着处切除子宫骶韧带及切除上1/2阴道	ⅠB1、ⅠB2、选择性ⅠB3、ⅡA1期患者
Ⅳ型	扩大根治性子宫切除术	部分复发患者
Ⅴ型	盆腔脏器廓清术	部分ⅣA期及复发患者

2. Q-M手术分型　为了更加准确描述手术范围和更好地制订个体化手术方案,2008

年法国专家 Querleu 和 Morrow 在参考和咨询了世界各国的解剖学和宫颈癌手术医生的意见后,综合完成了宫颈癌根治术的新分型,这种基于三维解剖结构的分型也称 Q-M 分型(表8-4)。2015 年,美国 NCCN 指南建议采用 Q-M 分型。

Q-M 分型包含子宫的手术分型及淋巴结清扫分级两部分。其中手术分型仅与宫旁切除范围有关,宫旁切除范围以固定解剖结构为分界。

表8-4　Q-M 手术分型范围及适应证

分型	范围	适应证
A 型	子宫颈旁组织切除至输尿管内侧但在子宫颈外侧子宫骶韧带及膀胱子宫韧带基本不切除,阴道切除<1 cm,不切除阴道旁组织	ⅠA1 期不伴有 LVSI 的患者
B 型	子宫颈旁组织切除达输尿管隧道水平,部分切除子宫骶韧带及膀胱子宫韧带,不切除子宫颈旁组织中子宫深静脉下方的骶神经丛,阴道切除至少 1 cm	ⅠA1 伴有 LVSI 及Ⅰ A2 期患者
B1	如上描述	
B2	如上描述并宫旁淋巴结切除	
C 型	切除膀胱子宫韧带在膀胱水平,切除距肿瘤或子宫颈下缘 1.5~2.0 cm 的阴道及与之相关的阴道旁组织	ⅠB1、ⅠB2,选择性 ⅠB3/ⅡA1 期患者
C1	保留自主神经	
C2	不保留自主神经	
D 型	切除子宫颈旁组织达盆壁,血管达髂内血管系统之上,暴露坐骨神经根完全游离	部分ⅣA 期及复发患者
D1	切除子宫颈旁组织达盆壁	
D2	如上描述,并切除下腹下血管及附属筋膜或肌肉组织	

淋巴结清扫分级:腹膜后淋巴结切除的范围,以动脉为解剖标志分为 4 级。闭孔淋巴结默认为常规切除。1 级:切除髂内、外动脉周围淋巴结,与 2 级分界标志为髂内、外动脉分叉处。2 级:切除髂总动脉周围淋巴结,与 3 级分界标志为腹主动脉分叉处。3 级:切除腹主动脉旁淋巴结至肠系膜下动脉水平。4 级:淋巴结切除至腹主动脉左肾静脉下水平。

由于根治性子宫切除术对盆腔自主神经的损伤导致患者术后发生膀胱功能异常、结直肠蠕动功能异常以及性功能异常,保留神经的根治性子宫切除术(nerve-sparing radical hysterectomy,NSRH)不断得到研究和推广,NSRH 手术属于 Q-M 分型的 C1 根治术,NSRH 可通过开腹、腹腔镜及机器人腹腔镜途径完成。

筋膜外子宫切除术(Ⅰ型或 A 型)可采取经阴道、开腹或微创(腹腔镜及机器人腹腔镜)途径入路。目前有前瞻性随机对照试验表明,微创根治性子宫切除术与开腹根治性子宫切除术相比,无病生存率和总体生存率较低。

宫颈癌手术中淋巴结切除范围涉及盆腔淋巴结及腹主动脉旁淋巴结。ⅠA1(伴LVSI)至ⅡA期均应行盆腔淋巴结切除术±腹主动脉旁淋巴结取样术。研究显示,Ⅰ期和Ⅱ期宫颈癌患者术后盆腔淋巴结转移率分别为0~16.0%和24.5%~31.0%,因此,根据前哨淋巴结转移状况进行选择性淋巴结切除可降低宫颈癌患者术后并发症的发生率。前哨淋巴结检测应用的示踪剂有生物染料、放射性同位素和荧光染料,可通过肉眼识别、核素探测或红外线探测。系统性淋巴结切除术及前哨淋巴结定位切除均可通过开腹、腹腔镜及机器人腹腔镜途径完成。

Ⅰ~ⅡA期宫颈鳞癌卵巢转移率低于1%,对要求保留卵巢功能的未绝经患者术中可以保留外观正常的卵巢。目前认为宫颈腺癌发生隐匿性卵巢转移的概率较高,故保留卵巢应慎重。术中可将所保留的卵巢进行移位(如腹腔内或腹膜后结肠旁沟高位处),以避免术后盆腔放疗对卵巢功能的损伤。

近年来对一些渴望生育的早期、无淋巴结转移的年轻宫颈癌患者施行保留生育功能的手术。ⅠA1期无LVSI可行切缘阴性的宫颈锥切术,如病变范围广可行宫颈切除术;ⅠA1伴LVSI及ⅠA2期患者可行切缘阴性(阴性切缘宽度最好达3 mm)的宫颈锥切术/宫颈切除术+经腹或腹腔镜下盆腔淋巴结切除术±腹主动脉旁淋巴结取样术,或实施经腹、经阴道或腹腔镜下根治性宫颈切除术+盆腔淋巴结切除术±腹主动脉旁淋巴结取样术;ⅠB1期(<2 cm)采用根治性宫颈切除术+盆腔淋巴结切除术±腹主动脉旁淋巴结取样术。对于ⅠA2~ⅠB1期伴LVSI及ⅠB2期的患者是否可行保留生育功能的手术目前尚无统一结论,需慎重考虑。

宫颈癌患者术后需根据复发危险因素选择辅助治疗,以降低复发率,改善预后,详见放射治疗原则部分。

(三)化疗

化疗在宫颈癌治疗中的作用越来越引起重视,主要应用于放疗时单药或联合化疗进行放疗增敏,即同步放、化疗。另外,还有术前的新辅助化疗以及晚期远处转移、复发患者的姑息治疗等。治疗宫颈癌的有效药有顺铂、紫杉醇、5-氟尿嘧啶、异环磷酰胺、吉西他滨、拓扑替康等。

1. 同步放、化疗　在放疗的同时进行的化疗,也称为增敏化疗。目前NCCN治疗指南推荐的在放疗期间进行含铂类方案的增敏化疗,首选顺铂周疗:30~40 mg/m²,每周1次。顺铂毒性不耐受可用卡铂替换。

临床研究中还有顺铂联合方案的同步化疗方案:顺铂50~70 mg/m²,紫杉醇135~175 mg/m²,放疗第1、29天。顺铂+紫杉醇周疗:顺铂25~30 mg/m²,紫杉醇60~80 mg/m²,放疗第1、8、15、22、29、36天。需根据患者放、化疗的不良反应进行剂量调整,总体原则是不影响放疗正常进行。

2. 新辅助化疗　新辅助化疗是指患者在手术前行2~3个疗程的化疗,目的:缩小肿瘤体积,消灭微转移病灶和亚临床病灶,使原来不能手术的患者获得手术机会。一些非随机研究结果显示,新辅助化疗减少了术中播散及术后转移的概率,目前主要用于局部肿瘤大的早期患者。新辅助化疗方案常以铂类为基础的联合方案,如顺铂+紫杉醇方案、PVB方案(顺铂+长春新碱+博来霉素)、BIP方案(顺铂+博来霉素+异环磷酰胺+美司钠)等。给药途径包括静脉全身化疗或动脉插管介入化疗。目前最常用的为紫杉醇+顺铂。

3. **系统性化疗** 主要用于既不能手术也不能放疗的复发或转移性宫颈癌患者。2020年NCCN宫颈癌治疗指南推荐的用于复发或转移癌的一线化疗方案:顺铂联合紫杉醇、顺铂联合紫杉醇及贝伐珠单抗、紫杉醇联合拓扑替康及贝伐珠单抗为一类推荐方案,卡铂联合紫杉醇及贝伐珠单抗作为接受过顺铂治疗的患者首选,除此之外顺铂联合拓扑替康、拓扑替康联合紫杉醇也是备选方案。可供选择的一线单药化疗药物有卡铂、顺铂和紫杉醇。

2018年起NCCN指南在一线治疗失败后的宫颈癌二线治疗中,首先推荐帕博利珠单抗用于PD-L1阳性或微卫星高度不稳定/错配修复功能缺陷肿瘤,研究显示其单药在二线治疗的客观缓解率为14.3%,完全缓解率为2.6%,且有91%的患者缓解时间超过半年。2021年Keynote-826(NCT03635567)的结果发现在一线治疗的PD-L1阳性宫颈癌患者中,与化疗±贝伐珠单抗相比,帕博利珠单抗联合化疗±贝伐珠单抗将患者死亡风险降低了36%,显著延长总生存时间和无进展生存时间,基于此FDA批准了帕博利珠单抗+化疗±贝伐珠单抗在PD-L1阳性[综合阳性评分(combined positive score,CPS)≥1]的复发或转移性宫颈癌的一线治疗。二线化疗药物有贝伐珠单抗、多西紫杉醇、白蛋白结合型紫杉醇、吉西他滨、表柔比星、5-氟尿嘧啶、异环磷酰胺、伊立替康、丝裂霉素、培美曲塞、拓扑替康、长春新碱等。

目前多项免疫检查点抑制剂联合靶向药物、化疗或放疗研究正在临床试验过程中,联合使用这类药物仍然需要更多的临床研究数据支持。鼓励复发性、持续性宫颈癌参加临床试验。

(四)放疗

对于不具备放疗资质的医疗机构应及时转诊需要放疗的患者到有条件的医疗单位进行治疗;对未装备腔内后装近距离放疗设备的医疗单位,应建议需要腔内后装近距离放疗的宫颈癌患者在行外照射前到有相应设备的单位会诊咨询,做好双向转诊工作,以避免放疗中断。

放疗适用于各期宫颈癌。放疗包括体外照射和近距离放疗及二者联合应用。研究表明同步放、化疗较单纯放疗提高了疗效,降低了复发风险。早期宫颈癌患者手术后病理学检查发现高危因素(手术切缘不净、宫旁受侵、淋巴结转移等)或中危因素[术中(后)如发现肿瘤大、深部间质受侵和(或)脉管间隙受侵]时需补充术后辅助放疗。

1. **概述** 放射治疗是宫颈癌的主要治疗手段之一,已经有近百年的历史。需要放疗的宫颈癌主要包括3类:根治性放疗、术后辅助治疗、晚期的姑息放疗。宫颈癌的放疗主要采用外照射和内照射结合的方式进行,其中内照射是宫颈癌根治性治疗不可缺少的技术。

宫颈癌的内照射技术源于放射性镭的应用,主要是进行腔内照射。从 20 世纪 20 年代起,宫颈癌的腔内放疗研究迅速发展,产生了许多剂量学系统,比较著名的有巴黎系统、斯德哥尔摩系统、曼彻斯特系统,后来有美国的氟莱彻方法等。其中曼彻斯特系统确定的以 A 点、B 点为参考点剂量学系统仍是目前宫颈癌腔内放疗的主要剂量系统,在临床中广泛应用。20 世纪 80 年代初,开始应用以 ^{192}Ir 为代表的高剂量率(HDR)步进源后装治疗机治疗宫颈癌。其优点是治疗时间缩短,可以在三维方向重建施源器和危及器官参考点的空间位置,应用治疗计划设计,通过改变放射源驻留点的时间优化剂量分布,以满足临床需求。1985 年,ICRU 发表了针对宫颈癌近距离治疗的 38 号报告,对宫颈癌的治疗中的临床状态,包括治疗技术、时间剂量模式、治疗处方等均有详细规定,规范了治疗的剂量学系统。虽然以 ^{192}Ir 为代表的 HDR 步进源后装治疗机逐步取代了镭源治疗,改进了照射方法,患者治疗更加便捷,但宫颈癌的生存率和局部控制率并没有显著提高,局部晚期患者治疗后 25%～40% 的盆腔局部复发率和 7%～15% 严重并发症发生率成为影响患者宫颈癌疗效和生存质量的主要问题,治疗后患者阴道、卵巢功能的丧失和肠道、膀胱功能的损害严重影响患者的生活质量。

在 20 世纪 90 年代以前,宫颈癌外照射多采用低能 X 射线或 Co 前后对穿野照射。进入 21 世纪,调强放射治疗技术和影像引导的三维腔内放疗技术给宫颈癌的治疗带来革命性影响。调强放射治疗的应用可以明显减少早期宫颈癌术后放疗的并发症。考虑膀胱直肠充盈造成的靶区和危及器官的器官移动问题,因此,需要在图像引导下进行盆腔调强放疗。影像引导的三维腔内放疗开始在宫颈癌中应用,剂量计算与分析从以往的点剂量和面剂量过渡到体积剂量。精确的定位和精确治疗以及精确的剂量优化可以最大限度保护正常组织和器官,同时可以提高肿瘤靶区的剂量,取得了很好的局部控制效果。目标是应用先进放疗技术,使宫颈癌放疗局部失败率下降至 10% 以下,同时严重并发症的发生率降至 5% 以下。宫颈癌的放射治疗开始了新的发展时代。

20 世纪 90 年代国际上进行的包括了总共 1 894 例患者的 5 项随机性研究证实,对于接受进行根治性放疗的局部中晚期宫颈癌患者,同步应用以顺铂为主的化疗可明显降低复发率和病死率,相对危险性下降 30%～50%,这个研究改变了宫颈癌的治疗模式,宫颈癌的同步放、化疗成为局部进展期宫颈癌治疗的金标准。

2. 放疗的原则　恶性肿瘤的放疗原则与其他治疗手段一样,要最大限度地杀灭癌细胞,尽最大可能保护正常组织和重要器官,即尽量提高治疗效果,降低并发症。因此,适当的治疗工具、适宜的照射范围、足够的照射剂量、均匀的剂量分布、合理的照射体积、个别对待是放疗的基本要求。

放疗原则包括:①诊断清晰原则。诊断清楚肿瘤类型、范围、立体位置及期别等肿瘤情况,做到有的放矢。②对患者进行 Karnofsky 氏评分,掌握重要生命器官、肿瘤周围组织功能状况及其他合并症。③细致计划原则。充分进行放疗前的准备,利用各种技术,反复计算,提高肿瘤受量,减少正常组织受量,以提高疗效。④个体化原则。因肿瘤情况、正常组织耐受性、机体状况在临床上个体差异较大,放疗计划必须遵循个体化原则,密切观察不良反应,必要时调整优化放疗计划。

　　放疗完成的期限是获得最佳疗效的必备因素。放疗时间超过 7 周者比少于 7 周的患者有更高的盆腔控制失败率,推荐 56 d 内完成。

　　若放疗联合手术综合治疗时,要根据肿瘤情况及患者条件决定是否术后放疗。术前放疗是计划性的,其目的是通过术前放疗,降低癌细胞活力或减少种植和扩散的概率;缩小肿瘤范围,提高手术切除率;杀伤亚临床病灶,降低局部复发率。术后放疗是根据手术后病理检查结果决定,具有不良预后影响因素:如存有手术切缘不净、宫旁受侵、淋巴结转移任一高危因素,术后需辅助放、化疗。术中(后)如发现肿瘤大、深部间质受侵和(或)脉管间隙受侵等中危因素,根据 2015 年 NCCN 指南的 Sedlis 标准(表 8-5),术后需辅助盆腔放疗或放、化疗。如淋巴结转移、切缘阳性、宫旁浸润、深间质浸润、宫颈局部肿瘤体积大以及脉管瘤栓等,可行术后放疗。术后辅助放疗减少局部复发,提高疗效,但手术和放疗两种治疗并用也增加了治疗并发症。鳞癌遵照的是 Sedlis 标准,腺癌是四因素模型。

表 8-5　宫颈癌合并中危因素者术后盆腔放疗指征

LVSI	间质浸润深度	肿瘤直径(临床查体)
+	外 1/3	任何大小
+	中 1/3	≥2 cm
−	内 1/3	≥5 cm
−	中 1/3 及外 1/3	≥4 cm

　　不同期别宫颈癌的放射治疗原则如下。

　　所有期别的宫颈癌均可用放射治疗,能手术的宫颈癌术后病理有高危因素者需要术后辅助放疗或放、化疗。不能手术和不需要手术的宫颈癌根治性放疗需要外照射和内照射技术的合理组合。

　　(1)原位癌　当由于其他原因不能手术或者为多中心原位癌,可单纯腔内放射治疗,一般 A 点的等效剂量需要达到 45~50 Gy。

　　(2)ⅠA 期　可单用腔内放疗,A 点等效剂量为 75~80 Gy,由于淋巴结转移少,可不用外照射。

　　(3)ⅠB1 和ⅡA1 期　可以行根治性手术或根治性放疗。

　　(4)ⅠB2 和ⅡA2 期　可以根治性放疗或根治性手术,依据患者身体情况、患者意愿和病灶特点决定。根治性手术后病理有高危因素者需要术后放疗或放、化疗。根治性子宫切除术+淋巴结清扫术是一种有效的治疗方法,但仍有部分患者最终会复发。GOG 92 研究将淋巴结转移、切缘阳性、宫旁浸润列为高危因素,术后行辅助放疗或放、化疗。对于存在其他危险因素的患者,如肿瘤大小、浸润深度、宫旁浸润,GOG 制定了术后放疗的指征,即 GOG 92 标准:① LVSI(+)、DI >2/3、任意 T_s;② LVSI(+)、1/3< DI <2/3、T_s> 2 cm;③ LVSI(+)、DI <1/3、T_s>5 cm;④ LVSI(−)、DI >1/3、肿瘤≥4 cm。具备上述 4 种组合之一者,建议术后放疗。还有其他一些研究,把以上危险因素进行不同组合,指导术后辅助治疗的进行。推荐外照射应用调强放疗技术,CTV 处方剂量 DT 45～50 Gy,宫旁阳性者需要局部增加剂量至 DT 60 Gy。可选择近距离后装腔内放疗对阴道残端补量。如果外照射选择常规放疗技术或三维适形技术,则需在 40 Gy 后屏蔽直肠、膀胱,阴道残端内照射(10～20)Gy/(2～4)次,参考点在黏膜下 5 mm 处。若术后病理显示髂总淋巴结转移和(或)腹主动脉旁淋巴结转移,则需行包括腹主动脉旁淋巴引流区在内的延伸野外照射。术后放疗之前,需要仔细了解手术的方式和对宫旁、淋巴结以及阴道的切除程度,没有按照根治性手术标准处理者,放疗适应证适当放宽。

(5) ⅡB、ⅢB、ⅢA 和ⅣA 期 选择根治性放疗。须内外照射联合进行,同步增敏化疗。在有条件的情况下,外照射推荐应用图像引导下的调强放疗技术,照射范围根据病灶局部扩展情况、影像学显示的淋巴情况决定。CTV 外照射 DT(45.0～50.4)Gy/(25～28)次。如应用常规、三维适形技术,需在 30～40 Gy 后屏蔽直肠、膀胱,开始加用腔内照射。

(6) ⅣB 期 选择全身治疗和有条件的局部放疗,对于远处寡转移病灶的患者,针对原发病灶和转移病灶进行积极治疗,仍可能获得长期生存。

根据最新的 NCCN 指南,分期为ⅠA、ⅠB1、ⅡA1 的病例,根治性子宫切除术+盆腔淋巴结切除术为首选;对于肿瘤大于 4 cm 的ⅠB2、ⅡA2 期患者,推荐同步放、化疗为首选,根治性手术+盆腔淋巴结切除术为次选;而对于出现宫旁受累的ⅡB 期及以上患者,推荐同步放、化疗。日本及部分欧洲国家的宫颈癌治疗指南中,ⅡB 期亦推荐行根治性手术。在我国的临床实践中,不少医院的大部分ⅠB2、ⅡA2 及部分ⅡB 期宫颈癌患者,通常进行根治性手术联合盆腔淋巴结清扫术,辅以术后放疗或化疗,有少数医院进行先期放、化疗后,以根治性手术切除。早期宫颈癌进行根治性子宫切除术和盆腔淋巴结清扫术后,5 年生存率为 85%～92%,但仍有 10%～20% 的患者最终会复发,且复发宫颈癌的预后很差,ⅠB2、ⅡA2 及ⅡB 期宫颈癌患者手术后疗效不及根治性放疗和同步化疗。GOG 109 研究结果指出,淋巴结转移、切缘阳性、宫旁浸润是宫颈癌复发及转移的高危因素,术后行辅助放、化疗可改善患者总生存。其他的危险因素,如大肿瘤、浸润深、脉管瘤栓阳性等,也影响预后的结果。

3. 体外照射

(1)常规放疗 常规放疗技术在临床应用数十年,以骨性标记为基础,在常规模拟机下定位,一般情况上界为 $L_4～L_5$,下界在闭孔下缘,两侧界为真骨盆最宽外 1.0～1.5 cm 处。多用前后对穿照射。照射至 30～36 Gy 时,中央挡铅屏蔽直肠膀胱,并开始腔内照射。应用低能 X 射线或 Co 前后对穿照射盆腔时,其剂量分布有明显的缺陷。由于低能射线和源皮距前后对穿照射的剂量学分布的缺陷和位置的不确定性,宫颈癌放疗后造成的皮肤、肠道、外阴、阴道等并发症也比较多见。临床剂量学研究显示,在常规放射治疗中,应用低能 X 射线或 Co 治疗体内比较深部的肿瘤时,其剂量分布有明显的缺陷,特别是应用前后对穿野照射时更为明显。应用 6 mV X 射线前后对穿野治疗宫颈癌的剂量分布,高剂量区域在皮肤下组织而不在治疗靶区内,膀胱、部分小肠和直肠的剂量甚至超出靶区处方剂量。采用高能射线等中心四野箱式照射,能产生更好的剂量分布。应用高能 X 射线(如 15 mV)的四野照射治疗宫颈癌,在盆腔中部产生类似箱式的高剂量分布,治疗靶区在高剂量的区域内,仅有部分膀胱和直肠在高剂量区域内。与 6 mV X 射线相比较,直肠剂量减少 6%~12%,膀胱剂量减少 3%~10%,小肠剂量减少 10%~15%,临床放射反应明显减小,因此用常规外照射治疗宫颈癌时,建议外应用高能 X 射线(10 mV 以上),照射野的设计应用四野箱式照射方法。一般不建议应用前后对穿野照射,特别是要避免应用源皮距照射技术。两侧野的前界应在耻骨联合前方,后界应用包括全部骶骨,特别是局部晚期的宫颈癌。

1)靶区:一般应当包括子宫、宫颈、宫旁和上 1/2 阴道,盆腔淋巴引流区如髂内、闭孔、髂外、髂总淋巴结。ⅢA 期患者包括全部阴道。必要时包括腹股沟区。采用四野箱式照射或等中心前后对穿照射。应用高能 6~12 mV X 射线。

2)界限如下:上界,腹主分叉(一般在 L₃ 下缘到 L₅ 上缘之间);下界,闭孔下缘(ⅢA 期患者除外),其端点与设野最宽处的连线约通过股骨内 1/3;外界,在真骨盆外 1.5~2.0 cm;前界,耻骨联合前缘(据不同肿瘤而定);后界,全部骶骨在照射野内(据不同肿瘤而定)。应用多叶光栅或不规则挡铅屏蔽保护正常组织。

3)剂量:采用常规分割照射,每次 1.8~2.0 Gy,每周 5 次。总剂量 45~50 Gy,5~6 周。

(2)三维适形放疗及调强适形放疗　调强放射治疗(IMRT)是目前先进的放疗技术。应用 IMRT 对提高肿瘤局部控制率和降低正常组织并发症起到了明显的作用。子宫和宫颈所毗邻的器官和组织多数对放射治疗较为敏感,如小肠、直肠和膀胱等,由于这些危及器官的剂量限制,往往造成靶区剂量欠缺,或较高的剂量引起并发症。急性和慢性肠道反应是宫颈癌放疗后最常见的并发症。放疗设野常包括髂骨、尾骨,血液系统并发症也较多。随着近年来宫颈癌治疗中放疗和增敏化疗的结合已成为标准方法,肠道、膀胱和血液的并发症的发生频率和严重程度增加。宫颈癌手术后有高危因素的患者需要接受辅助性放射治疗,但手术后由于子宫切除,部分小肠下降至盆腔底部,使照射野的设计和剂量给予受到限制。开展调强放疗可以减少正常组织的受照射体积和剂量,减少并发症的发生。

以 CT 或 MRI 为基础的计划设计和适形遮挡技术是目前外放射治疗的标准治疗方法。患者需要在 CT 模拟机上进行定位扫描,一般需要增强 CT 扫描,增强 CT 能更好地区分正常组织和靶区,可以区分淋巴结和血管。扫描层厚要求 3~5 mm,扫描范围一般从膈顶上缘到耻骨联合下 5 cm,包含所有腹腔和盆腔内脏器和组织。患者体位需要能舒适易重复,一般采用仰卧位,用体膜或其空垫固定。应用阴道内标记,对于勾画靶区时区分阴道和宫颈很重要。对于不能手术的宫颈癌患者,正电子发射体层成像(positron emission tomography,PET)检查有助于确定淋巴结转移的范围,也有助于术后患者是否还有残留阳性淋巴结的诊断。根据妇科检查以及影像学情况确定肿瘤靶区(gross target volume,GTV),以宫颈癌直接扩散和淋巴结转移途径确定临床靶区(clinical target volume,CTV)。外照射的治疗靶区需要包括子宫体、宫颈、宫旁、阴道(下界距离肿瘤至少 3 cm)和相应的淋巴引流区。如手术或影像学检查未发现阳性淋巴结,照射范围需包括髂外淋巴结、髂内淋巴结、闭孔淋巴结和骶前淋巴结引流区。如淋巴结转移的风险较大(如肿瘤体积≥4 cm 或ⅡB 期以上或真骨盆内有可疑/确定淋巴结转移),照射范围还要包括髂总淋巴结区。如已发生髂总或腹主动脉旁淋巴结转移,则需进行盆腔延伸野及腹主动脉旁淋巴结照射,上界应达肾血管水平(或根据受累淋巴结的范围调整上界更高水平)(具体见本章后附)。如病变已侵犯阴道下 1/3,双侧腹股沟淋巴结也应包括在照射范围内。以 CTV 外放一定距离(0.5~1.5 cm)形成计划靶区(planning target volume,PTV)。放疗剂量为(45~50)Gy/(1.8~2.0)Gy/(5~6)周,同时评估危及器官,如直肠、乙状结肠、膀胱、小肠、骨骼等。对于不能切除的实体肿瘤或体积局限的肉眼病灶或转移淋巴结,可以采用调强适形放疗技术对病灶进行加量放疗,追加剂量一般为 10~20 Gy。

宫颈癌调强放疗的主要优势是:①能减少小肠、直肠和膀胱的照射体积,减少急性反应;②能减少骨髓的受照射体积和剂量,使造血系统急性反应减少;③通过减少小肠和直肠受照射体积使慢性肠道不良反应减少;④对局部晚期的宫颈癌、对宫旁区域和肿大淋巴结区域同步补量,有更好的治疗比,且治疗时间短(5 周)。

宫颈癌放疗靶区勾画实例见附图 5、附图 6。

4. 近距离照射　将密封的放射源直接放入人体的天然管腔内(如子宫腔、阴道等)为腔内照射。放射源直接放入肿瘤组织间进行照射为组织间照射,二者同属于近距离照射。宫颈癌的腔内放疗有其自然的有利条件,宫颈、宫体及阴道对放射线耐受量高、放射源距肿瘤最近,以较小的照射体积可取得较好的放疗效果。

(1)体内照射的放射源　见表 8-6。

表 8-6　常用近距离放射源

放射源	镭-226	钴-60	铯-137	铱-192
放射比度/(Ci/cm³)	2.1 最高3.8	1 900	27.5	9 000
半衰期	1 590 年	5.3 年	33 年	74 d

(2)传统的腔内照射法　斯德哥尔摩法、巴黎法、曼彻斯特法和北京法等,多使用的是镭、铯放射源,目前已比较少使用。

(3)后装腔内放疗及剂量计算　后装腔内放疗是先将空载的放射容器置于体腔内病变部位,然后在有防护屏蔽的条件下远距离地将放射源通过管道传输到容器内进行治疗。

腔内放疗是宫颈癌根治性放疗中的重要治疗手段。采用宫腔管联合阴道施源器的腔内治疗方法最常用。根据患者及肿瘤的解剖特点选择不同的阴道施源器与宫腔管联合使用。当联合外放射治疗时,近距离放疗通常在放疗后期进行,这时肿瘤体积已明显缩小,使得施源器放置的部位能够达到近距离治疗的理想剂量几何形状分布。后装腔内治疗机根据其对 A 点放射剂量率的高低可分为 3 类:低剂量率(0.667~

3.330 cGy/min）、中剂量率（3.33~20.00 cGy/min）、高剂量率（在 20 cGy/min 以上）。行根治性调强适形放疗时建议每周行锥形束 CT 验证,第 3 周外照射放疗结束时行影像学评估确定是否需要修改放疗计划。

一般情况下每周 1~2 次,每周 A 点剂量为 5~10 Gy,A 点总剂量为 20~45 Gy,体外加腔内放疗总剂量不低于 75 Gy[2 Gy 分次放射等效剂量（equivalent dose in 2 Gy/f, EQD2)],整个疗程体外加腔内放疗剂量因临床分期、肿瘤大小的不同而异,一般总剂量为 75~90 Gy。直肠、膀胱 ICRU 参考点剂量限制在 A 点处方剂量的 60%~70% 以下,最高不能超过 80%,超量者可考虑减少驻留点或降低处方剂量。NCCN 指南中对 A 点的剂量推荐,是以传统的、经广泛验证的低剂量率和分割的近距离治疗为基础。在这个剂量系统里,体外照射采用每天 1.8~2.0 Gy,近距离放疗采用以低剂量率为 0.667~1.167 cGy/min 时 A 点剂量。如果使用高剂量率进行近距离放疗,则需通过线性二次模型将 A 点高剂量率的剂量转换为具有相同生物学效应的低剂量率剂量,计算公式:$EQD2 = D \times (d + \alpha/\beta)/(2 + \alpha/\beta)$,$D$ 为实际物理总剂量,d 为单次剂量,肿瘤组织 $\alpha/\beta = 10$ Gy,正常组织评估其晚反应时 $\alpha/\beta = 3$ Gy（直肠、膀胱、乙状结肠）。联合使用外放射治疗时,近距离放疗的剂量分割方案有多种选择,最常用的高剂量率近距离放疗是进行 4 次或 5 次宫腔和阴道施源器的置入,每次 A 点剂量为 6 或 7 Gy,A 点总剂量达到 28 Gy/4 次或 30 Gy/5 次,转化为低剂量率等效生物学剂量为 A 点 40 Gy。为了提高治疗效果,减少放疗并发症的危害,建议有条件医疗机构对腔内后装放疗采用图像引导的三维近距离放疗技术。

但由于没有考虑到肿瘤的三维形状及肿瘤与正常组织结构的相互关系,A 点和 ICRU 直肠、膀胱参考点有很大局限性。已有证据表明,图像引导的近距离放疗可以提高患者的生存率并减少治疗的不良反应。MRI 是最佳的评估的残留肿瘤影像方法,最好在近距离治疗前行 MRI 检查。没有 MRI 设备时也可以使用 CT,但 CT 对病灶范围的确定及靶区的勾画都远不如 MRI 准确。近距离放疗的剂量目标以 EQD2 计算,小肿瘤和消退迅速的肿瘤可以适当减少近距离放疗的剂量。三维后装建议采用欧洲近距离放疗学组和欧洲放射肿瘤学会推荐的三维后装治疗的 GTV、CTV 概念,应用 MRI 图像勾画靶区,以 T2WI 序列所示的肿瘤范围为 GTV。将 CTV 按照肿瘤负荷和复发的危险程度分 3 类:高危 CTV（high risk CTV,HR-CTV）包括宫颈和肉眼可见的肿瘤侵犯的范围;中危 CTV（intermediate risk CTV,IR-CTV）表示明显的显微镜下肿瘤区,推荐包括外照射开始前的肿瘤范围;低危 CTV 指可能的显微镜下播散区,一般用手术或外照射处理。建议以 D90、D100 评估 GTV、HR-CTV 和 IR-CTV 的剂量,以 V150、V200 评估高剂量体积;以 D1 cm^3、D2 cm^3 评估危及器官受量。A 点剂量仍需报告,作为评价靶区剂量的参考。HR-CTV 剂量可达到 80 Gy,对于肿瘤体积大或退缩不佳病灶,剂量应该 ≥87 Gy。根据已公布的指南,正常组织的限定剂量为直肠 2 cm^3 ≤75 Gy;乙状结肠 2 cm^3 ≤75 Gy;膀胱 2 cm^3 ≤90 Gy。如果达不到这些参数要求,应该考虑增加组织间插植技术来提高剂量。

5. 腔内照射与体外照射的组合　除极少数早期宫颈癌只行腔内照射外,其他均需腔内及体外联合照射,在宫颈癌的靶区内组成剂量分布较均匀的有效治疗。总的放疗时间尽量限制在 8 周内完成。

6. 放疗并发症　由于放射源种类、放射方法、照射面积、照射部位、单位剂量、总剂量、总的分割次数及总治疗时间等因素的不同，以及患者对放射线敏感性的差异，放疗并发症的发生概率及严重程度也各不相同。从事放疗的工作者一方面要了解放射治疗并发症，另一方面要熟悉腹、盆腔器官对放射线的耐受剂量，以减少放疗的并发症。

（1）近期并发症　包括治疗中及治疗后不久发生的并发症，如感染、阴道炎、外阴炎、皮肤干湿性反应、骨髓抑制、胃肠反应、膀胱反应和机械损伤等。

（2）远期并发症　常见的有放射性直肠炎、放射性膀胱炎、皮肤及皮下组织的改变、生殖器官的改变、放射性小肠炎等。最常见的是放射性直肠炎，多发生在放疗后 1.0~1.5 年。主要表现为大便次数增多、黏液便、便血，严重者可出现直肠阴道瘘，其次常见的是放射性膀胱炎，多数在 1 年半左右，主要表现为尿频、尿痛、尿血、排尿不畅，严重者可出现膀胱阴道瘘。

（3）对放疗后并发症的认识和处理　外照射和腔内照射的合理结合对于控制原发肿瘤和区域的转移淋巴结有很好的作用。由于宫颈癌多数是鳞状细胞癌和腺癌，治疗前多数肿瘤体积较大，放疗需要给予较高剂量才能达到控制，而盆腔内主要脏器如脊髓、小肠、直肠和膀胱等对放疗相对敏感，因此提高治疗比、保留器官功能是放疗首要考虑的问题。几十年来，对宫颈癌的放疗技术进行了很多探讨和研究，其目的是提高肿瘤的控制率，同时减少正常组织的放疗反应和损伤。由于技术普及和应用的局限以及缺乏对并发症的正确的认识和处理，进行放疗的许多宫颈癌患者仍要承受不同程度的反应和损伤。

宫颈癌根治性放疗后，依据正常组织对射线的反应和所应用的技术，并发症发生的时间和严重程度有所不同。由于放疗属于局部区域治疗，患者主要表现以局部反应为主。大部分急性反应在放疗结束可以逐渐减轻和消失。晚期并发症发生后多数不能治愈，可以通过适当的治疗缓解，影响患者器官功能的主要是晚期反应。体内的一些组织和器官倾向于早期反应，而另一些则主要表现为晚期效应。这种对辐射效应的差别取决于组织本身自我更新的特性。在临床上，影响辐射效应或放疗并发症发生的主要因素有照射总剂量、分次剂量、疗程时间、分次放疗间隔时间、剂量率、受照射器官的特性和照射体积等。

宫颈癌放疗过程中的急性反应除了与化疗相似的血液系统毒性和全身乏力外，消化道和泌尿系统的反应也是常见的临床表现，其中消化道的功能损伤影响的人群更多，造成的结果也更严重，故更引人注目。在晚期反应中，消化道和泌尿系统的功能改变也是影响患者生活质量的主要问题。这些并发症的发生并不仅仅与放射剂量、体积和分次计划有关，也取决于患者生理、身体状况和遗传的关系。前者在临床有很多的研究，但与患者生理状况、身体状况和遗传因素的关系没有很多的临床研究数据显示。Andreyev 将放疗后的并发症归纳为 4 个可能的结果：第一，患者放疗后可能没有近期和长期的后遗症，其生活习惯与以往没有区别，这些患者只占 10%~20%；第二，患者由于并发症造成生活习惯可能改变，但这些改变没有影响生活质量；第三，脏器功能改变，干扰每日的活动，影响生活质量；第四，患者有影响生命的并发症发生。在放疗临床工作中，对并发症的记录和分级判断主要 WHO、RTOG/EORTC、LENT-SOMA 和 CTC 系统等。

　　大量的临床文献研究在报告治疗效果同时往往也对出现的并发症和器官功能的影响进行分析,但文献对并发症和器官功能的报告的差异很大,主要原因是缺乏更细致的对并发症的诊断指导以及对器官功能的评价和结果分析,造成对并发问题的记录分析不全面。随访问题也是影响对并发症记录和判断的主要原因之一。第一,很多宫颈癌患者放疗后能存活超过5年以上,许多医生和患者都认为5年后患者原有肿瘤治愈,许多患者在5年后不再复诊,如果他们在此后发生辐射相关毒性可能不就诊或在其他医院治疗,则记录是不周全的。第二,晚期并发症的发生也要求患者存活时间足够长才能显示出来。年轻患者可能有机会发现晚期并发症而老年患者则没有机会。第三,老年患者在接受放疗前胃肠道系统和泌尿系统的异常相对比年轻人更多。如果在放疗前没有发现和记录,则治疗后会认为是放疗的改变。文献研究发现许多患者在放疗后发生胃肠道症状被认为是放射相关,但如果进行仔细的研究会发现大约1/3的症状来自其他与放疗不相关原因。第四,对放射治疗并发症的诊断多数是依据放疗医生通过询问症状来评估,而不是通过特殊检查或组织学标记(本身也缺乏)来诊断,可能也会产生错误的数据。第五,患者的心理问题也是造成对并发症认识不完整的原因。有些患者虽然有治疗后的并发症状,可能不愿意说出对他们治疗的不满意。不少患者可能不会告诉任何人他们的症状,认为是放疗的不可避免的结果。有些患者在与医生接触的有限的时间内可能只有机会讨论肿瘤的治疗问题而不是治疗后的症状。

　　肿瘤患者放疗后造成的并发问题往往涉及许多系统,临床表现复杂,目前还没有针对肿瘤患者治疗造成的晚期并发症的进行诊断和治疗的专门机构,对人类多数组织放射损伤研究的分子机制的知识深度还很不够,多数专家关注的是对肿瘤的治疗效果和长期存活,缺少对并发问题的真正认识,缺少大量的有组织的前瞻性详细研究。为了更好地认识和记录治疗放疗后的并发症特别是晚期并发症,专家推荐了诊断和处理特殊并发症的指导模式,即正常组织的晚期效应(LENT)模式,包括10个方面的内容:临床发现辐射诱发毒性的特殊症状和体征;认识并发症发生的临床病理时间过程;分析相关的放疗参数包括时间、剂量、体积,决定这些因素是否能解释所考虑的并发症;分析其他相关的治疗成分包括化学和生物修饰剂;进行影像学检查;确定相关的实验室异常发现;鉴别诊断,在治疗后第一个5年内需要区分并发症与复发或转移癌,从5年到10年区分退行性和炎性改变,在10年后注意继发肿瘤的出现;病理诊断,排除肿瘤存在和继发肿瘤问题;处理上包括药物治疗甚至手术等;积极随访,给予生活和诊断治疗的指导。

　　7. 危及器官的耐受剂量　宫颈癌放射治疗的危及器官包括膀胱、直肠、结肠、骨髓、皮肤、小肠、输尿管等,一般用$TD_{5/5}$表示最小放射耐受量,表示在治疗后5年内,严重并发症发生率不超过5%(表8-7)。

表 8-7　各个危及器官的最小放射耐受量

器官	损伤	$TD_{5/5}$	照射面积或长度
皮肤	溃疡、严重纤维化	55	100 cm²
小肠	溃疡、穿孔、出血	50	100 cm²
结肠	溃疡、狭窄	45	100 cm²
直肠	溃疡、狭窄	60	100 cm²
肾	急、慢性肾炎	20	全肾
膀胱	挛缩	60	整个膀胱
输尿管	狭窄	75	5～10 cm
卵巢	永久不育	2～3	整个卵巢
子宫	坏死、穿孔	>100	整个子宫
阴道	溃疡、瘘管	90	全部
成人骨骼	坏死、骨折、硬化	60	整块骨或 10 cm²
脊髓	梗死、坏死	45	10 cm
成人肌肉	纤维化	60	整块肌肉
骨髓	再生不良	2	全身骨髓
		30	局部骨髓
淋巴结及淋巴管	萎缩、硬化	50	整个淋巴结
胎儿	死亡	2	整个胎儿
外周神经	神经炎	60	10 cm²

　　8.卵巢功能保护问题　为年轻患者保留卵巢功能是近来放疗研究的内容。早期患者手术是通过悬吊卵巢到适当位置来避开术后放疗对卵巢的影响。卵巢悬吊术很大程度上能减少放疗卵巢受量,保护其功能。在 Philippe Morice 的研究中,单纯腔内放疗 60 Gy,有 90% 保留住了卵巢功能;盆腔外照射 45 Gy 及腔内放疗 15 Gy,有 60% 保留住了卵巢功能。卵巢悬吊的位置尚无统一定论,一般推荐尽可能高且旁开照射野。Toman 研究发现放射野边缘 2.5 cm 外才是安全区。而 Hwang 等建议吊到髂脊上 1.5 cm。另一项研究表明卵巢移超过脐线 3 cm 以上即使不放疗卵巢衰竭率达 57%。虽然卵巢悬吊的位置距照射野的距离固然重要,但手术对卵巢血管的损伤及悬吊过高致卵巢血运受影响等因素也不容忽视。在临床中,因多种原因卵巢悬吊的位置并不一定理想,它们可能紧邻靶区,甚至在箱式四野的照射野内。既往常规技术或三维适形技术几乎不可能保留住卵巢功能,而调强形成的 U 形分布能更好地保护正常组织,尤其是 TOMO 在这方面更明显。国内有学者对卵巢悬吊位置不佳的宫颈癌术后患者进行研究。这些患者在宫颈癌根治术的同时将卵巢悬吊于结肠侧沟,并用钛夹标记。因存在≥1 种危险因素(如肿瘤直

径>4 cm、LNM +、阴道近切缘、LVSI +、浸润深度>1/2、子宫下段受累),术后行 TOMO 外照射 45.0~50.4 Gy 及 10 Gy/2f 二维阴道残端腔内放疗(阴道近切缘者 20 Gy/4f)。放疗后用卵泡刺激素(FSH)、雌二醇(E2)水平检测及更年期症状对卵巢功能进行评估,当放疗后 FSH 水平仍>40 IU/L,且有更年期症状者认为卵巢功能保护失败。用 KMI 量表对更年期症状轻重程度进行评分,并对潮热出汗、骨痛等更年期特征性症状单独分析,同时对更年期相关药物治疗予以记录分析。通过对患者的性生活频率,性生活时阴道干燥、出血、性交痛来评估阴道功能。21 例中有 3 例 FSH <40 IU/L 成功保留住了卵巢功能,D_{max} 3.34~7.32 Gy,D_{min} 1.37~2.67 Gy,D_{mean} 1.32~4.40 Gy,D_{50} 1.97~4.29 Gy,2 例 KMI 为 0 分,1 例为 9 分。保卵巢失败者 KMI 量表中最常见的症状为潮热出汗(94.4%)、情绪波动(94.4%)、性生活不正常(77.8%)、乏力(77.8%)、眩晕(66.7%)、心悸(61.1%)、失眠(55.6%)、骨关节痛(55.6%),其中 55.6% 的潮热出汗为每日 3~9 次(2 分),22.2% 为每日≥10 次(3 分)。有 77.8% 的 KMI 评分≥15 分,最明显时候是在放疗后 8 个月内。有 44.4% 选择长期规律口服雌激素,16.7% 偶有阴道用雌激素,11.1% 用非雌激素类植物药来缓解更年期症状。27 例患者中有 96.2% 有性生活,其中 42.3% 每周 1~2 次,但是阴道干燥、性交痛、阴道出血发生率分别为 56%、52%、37%,3 例保住卵巢功能的患者均性生活正常。虽然应用 TOMO 放疗能明显降低卵巢受量,但是卵巢功能保留成功的概率仅 13.6%。手术悬吊卵巢位置是成功的关键。

(五)靶向治疗

2014 年美国食品药物监督管理局(FDA)基于 GOG-240 批准了抗血管生成药物贝伐珠单抗联合化疗用于晚期和转移性宫颈癌,OS 较单独化疗提高 3.5 个月。近年来,人们开始转向开发分子靶向和免疫治疗药物,以延长癌症患者亚群的生存时间。

1.抗血管生成药物 宫颈癌预后不良和早期复发与血管内皮生长因子(VEGF)表达增加有关。抗血管生成药物不仅可以促进肿瘤细胞凋亡,还可以使肿瘤血管"正常化",从而增加氧和药物向肿瘤微环境的输送。

贝伐珠单抗是一种针对 VEGF-A 的重组人源化单克隆免疫球蛋白(Ig)-G1 抗体。GOG-240 确定了贝伐珠单抗与标准化疗的生存益处。化疗联合贝伐珠单抗组与单纯化疗组的中位 OS 分别为 16.8 个月和 13.3 个月[风险比(HR)0.77;95% CI,0.62~0.95;P=0.007]。CECILIA 2 期研究结果与 GOG-240 一致。贝伐珠单抗的未来研究方向是与其他新药联合应用。

小分子抗血管生成 TKI cediranib(AZD2171)是 VEGFR 1、2 和 3 以及 PDGFR 和 c-kit 的有效口服抑制剂。在 CIRCCA 试验随机、双盲、安慰剂对照的Ⅱ期研究中,试验组 PFS 显著延长(8.1 个月 vs. 6.7 个月;HR 0.58;80% CI,0.40~0.85;P=0.032),但 OS 在两组间无显著差异(13.6 个月 vs. 14.8 个月;HR 0.94;80% CI,0.65~1.36;P=0.52)。试验组的 2~3 级高血压发生率更高(34% vs. 11%)。

其他有关抗血管生成 TKIs 的单一活性研究也在进行中,结果各不相同。Apatinib 在Ⅱ期研究中显示出单药活性;CLAP 试验研究 Apatinib 和 Camrelizumab(PD-1 抑制剂)联合治疗,该联合的应答率和生存结果良好,但也观察到了明显的毒性。抗血管生成药物与其他化合物(如免疫检查点抑制剂或 ADC)的结合可能有助于提高疗效,无重叠的毒性,且协同增强活性。

2. 靶向 EGFR/HER2　EGFR 和 HER2/neu 与宫颈癌患者的不良预后相关。过度表达 EGFR 已被证明与宫颈鳞癌对放、化疗的耐药性有关。西妥昔单抗是一种针对 EGFR 的单克隆抗体,与顺铂联合应用的耐受性良好,但在 MITO CERV-2 试验中发现,在化疗组合中加入西妥昔单抗 OS 并不获益。对 20 个肿瘤样本的生物标志物分析表明,西妥昔单抗在 *PIK3CA* 野生型亚组(HR0.09;95% CI,0.01~0.87)中获益,在 *PIK3CA* 突变队列中不获益(HR1.69;95% CI,0.46~6.47;$P=0.001$)。

HER2/neu 过度表达见于 1%~12% 的宫颈癌,*HER2* 突变率估计为 3%~6%。有证据表明,在进展期宫颈癌中,*HER2* 会随着时间的推移过度表达或突变,因此可能成为更晚期疾病的治疗靶点。Neratinib 是一种不可逆的 TKI,对多种 *HER2* 突变的癌症(包括宫颈癌)具有单药活性。SUMMIT 试验评估了 Neratinib 对具有多种 *HER2* 突变的实体肿瘤患者的安全性和有效性(NCT01953926)。

3. 靶向 PI3K/AKT/mTOR 通路　PI3K/AKT/mTOR 通路通常与 HPV 相关肿瘤关联。Temsirolimus(CCI-779)是一种 mTOR 抑制剂。一项针对复发性、不可切除、局部晚期或转移性宫颈癌的 Temsirolimus 的两期研究显示,单药活性良好。一项包括两名宫颈癌患者的 I 期研究发现骨髓抑制呈剂量依赖性毒性。

4. 靶向 DNA 损伤修复途径　PARP 是一种针对单链 DNA 断裂修复的细胞内蛋白。在 HRR 缺陷细胞中抑制 PARP1 会导致合成致死。最近,通过免疫组化发现 PARP1 在 LSIL、HSIL 和浸润性鳞癌中的表达率分别为 86.0%、77.5% 和 94.0%,在正常宫颈组织中没有或极少表达。紫杉醇、顺铂和维拉帕利(ABT-888)联合治疗持续性或复发性宫颈癌的 I 期试验发现该联合治疗是安全可行的。目前一些 I/II 期临床试验正在研究各种 PARP 抑制剂用于晚期宫颈癌的效果。

对于因 *p53* 失活而绕过 G1 检查点的肿瘤,DDR 可能变得完全依赖 G2 检查点。超过 90% 的宫颈癌患者在其原发肿瘤中表现出 HPV E6 介导的 *p53* 失活,因此 G2 检查点激酶 Wee1 抑制剂可能成为宫颈癌的潜在治疗靶点。

在没有外部 DNA 损伤信号的情况下,HPV 会诱导 ATR 途径的激活,因此抑制 ATR 激活可以抑制 HPV 基因组的稳定扩增。用 ATR 抑制剂 VE-822 处理体外 HPV 阳性细胞可引起 DNA 断裂和病毒附加体碎裂。

Triapine 是一种小分子 RNR 抑制剂。RNR 过度活跃是 80% 以上宫颈癌的标志性分子驱动因素,其介导 DNA 损伤修复。评估 Triapine 联合顺铂在晚期宫颈癌和阴道癌放射治疗的 II 期研究中,II~III 期治疗组的结果表明,添加 Triapine 将代谢完全反应率从 69% 提高到 92%($P=0.32$),并将 3 年 PFS 率从 77% 提高到 92%(HR 0.30;$P=0.27$)。

九、护理

(一)放疗同步周期奈达铂化疗患者的护理方法

1. 化疗之前的护理　护理人员应了解患者既往病史和药物过敏反应史。根据患者情况,协助医生进行放疗和化疗方案的制订,积极预防不良反应的发生。同时,加强治疗前对患者的健康教育,介绍治疗方案的作用,并减轻其焦虑抑郁情绪。

2. 胃肠道反应的预防性护理　对于化疗后出现胃肠道反应的患者,化疗前可遵医嘱给予肌内注射甲氧氯普胺等药物预防呕吐,并给予西咪替丁,对胃黏膜产生保护作用。

3. 肾毒性护理　奈达铂对骨髓生长有一定的抑制作用,需要给予患者3 000 mL 葡萄糖注射液进行补液,以促进尿量增加,减轻药物带来的肾毒性作用。

4. 心理护理　大多数宫颈癌患者不熟悉治疗方案,容易出现焦虑、紧张情绪,需要给予患者有效沟通,以有效消除他们的顾虑,从而更积极地配合医院的治疗和护理工作。

5. 做好防护　为了预防放射性损伤的发生,需要做好患者的皮肤保护和放射剂量的调整,最大限度减少正常组织的放射性损伤。

(二)放疗后放射性肠炎的护理

1. 护理措施

(1)保留灌肠　根据患者肠镜检查情况及临床症状,全面评估患者病情后,给予复方混合制剂保留灌肠:采用矛头蝮蛇血凝酶2~4 U、铝镁加混悬液15~30 mL、地塞米松注射液5~10 mg、外用表皮生长因子500 U、利多卡因/布比卡因10 mL、甲硝唑氯化钠注射液50~80 mL,制成复方制剂,复方制剂容量一般在80~150 mL,灌肠液预热温度为38 ℃。嘱患者左侧卧位,臀部抬高,灌肠时缓慢推注药液,尽量保留药液,灌肠完毕后不要下床活动,使药物保留2 h。根据患者症状,灌肠2~3 次/周,治疗时间3~4 周。

(2)综合护理　患者保留灌肠后予以综合护理,包括心理护理、饮食护理、肠镜前后护理、肛周皮肤护理、灌肠护理、出院宣教等。

1)心理护理:关注患者心理健康情况,并告知该疾病的临床表现及相应的肛门不适症状,使患者及家属能够保持良好的心态,可通过介绍成功病例、座谈会等方法使患者了解疾病、战胜疾病。

2)饮食护理:患者条件允许经口进食时,可选用高蛋白、高维生素食物以及易消化的低脂、低纤维食物,杜绝食用高纤维、生冷食物,胃肠内营养时可鼻饲或口服能全素、百普素或安素。

3)肠镜前后护理:肠镜检查及治疗前,需向患者详细地说明检查的目的,告知在检查过程中会向肠腔充气,会出现不同程度的腹胀、腹痛。

4)肛周皮肤护理:由于放射性肠炎均有不同程度的腹泻和便血,反复的排便及肛门潮湿常致肛周湿疹、肛周皮肤皲裂,要告知患者每次排便后用温水坐浴,防止皮肤破溃、鞍裂。甚至有些患者伴有肛管、肛门狭窄的情况发生,还需要指导患者正确使用宫颈探条进行扩肛训练,根据狭窄程度,采用合适大小宫颈探条进行扩肛,应当循序渐进,避免采用暴力扩肛,以防肛门肛管撕裂;如肛管存在管状狭窄,可考虑行等离子气化电切术去除部分肛管瘢痕。

5)灌肠护理:灌肠过程中应注意观察患者的表情、神志,有无腹痛等不适症状,灌肠前嘱患者摆好合适体位,预热灌肠液至 38 ℃,采用一次性吸痰管灌肠,结合肠镜所示病变位置注意插入的深度及注药速度,尽量使药液保留 2 h,导管进入肛门时涂抹石蜡油等润滑剂,一定要轻柔,切忌暴力进入以免刺破直肠。

6)出院宣教:出院前需指导患者多休息、端正心态,嘱家属给予更多的心理支持、照顾好饮食起居,并且注意观察粪便性状、次数及颜色;如感觉不适或症状反复应及时复诊;如有造口,则需行造口护理宣教。

在平时的心理护理、饮食护理、肠镜前后的护理、肛周皮肤护理及灌肠护理过程中一定要细心观察,周到护理,护理应注意观察患者的病情变化,加强沟通及健康教育,促进患者早日康复。

总之,重视心理辅导、提高治疗及护理水平,使放射性肠炎患者积极配合医护人员,可促进治疗顺利完成,从而提高患者治愈率及满意度。

(三)疼痛护理

1. 身体护理　宫颈癌患者实施手术后,由责任护理人员采用长海痛尺对患者疼痛度进行评估。第一次评估时间在患者回病房后的半小时内,若患者疼痛评分小于 2 分,护理人员可指导患者采取舒适体位,以免牵拉伤口。也可通过看电视、听音乐、按摩等方式,转移患者注意力,缓解疼痛。若疼痛评分超过或者等于 2 分,需采用相应止痛药物治疗,减轻患者不适感。如:评分在 2~5 分,可肌内注射 100 mg 曲马多,每次口服 80 mg 氯芬待因,3 次/d。若评分超过 5 分可皮下注射 5~10 mg 阿片类镇痛药吗啡,肌内注射 25~100 mg 盐酸哌替啶。如因疼痛影响休息,可为患者提供单人房间,保持病房安静。

帮助患者预防疼痛,如术后麻醉效果结束时,嘱咐患者深呼吸、咳嗽或者下床活动按压伤口以防伤口疼痛。与患者讨论疼痛相关问题,减轻患者对术后疼痛的不确定感,共同参与护理及康复计划制订,改变对疼痛的恐惧感。向患者讲解术后疼痛原因及如何判定自身疼痛程度,增加患者对术后疼痛的认知度,从而减少由于疼痛引起的烦躁及恐惧。对于疼痛敏感者,给予相应的人文关怀。采用语言或者非语言的方式,分散患者注意力,如让患者听音乐、看电视、深呼吸等,从而减轻疼痛。

2. 心理护理

(1)认知干预　由于大部分宫颈癌患者对自身疾病、治疗方法缺乏认识,容易产生不良情绪。因此,护理人员可采用通俗易懂的方法向患者讲解宫颈癌发病原因、手术方式、术后注意事项等,进而提高患者治疗配合度。耐心回答患者问题,消除心中疑虑。同时向患者科普抗癌知识,建立正确的认知。尤其年龄较轻的宫颈癌患者,往往有着较强生育愿望,需向其介绍当前最新的治疗进展,让年轻宫颈癌患者认识到此病不是绝症,是可以治疗的。鉴于当前信息技术发展,护理人员可利用信息技术向女性展示生殖系统模型,讲解女性生理结构,使患者了解自身生理结构,更好在日常生活中注意保护生理器官。对于术后患者,应告知宫颈癌者进行正确的性交或者采用阴道扩张等,并进行正确盆底肌锻炼,从而帮助患者树立正确性观念。

(2)放松疗法 所谓放松包括精神及身体放松,精神层面上,护理人员可引导患者通过想象的方法,转移自身注意力。身体层面上,护理人员可指导患者每次收缩 5~10 s 肌肉,然后再放松 30 s。

(3)音乐疗法 可根据宫颈癌患者爱好及文化程度,选择适合患者的音乐,让患者感受到音乐的美,在听音乐的过程中放松心情。由于音乐可唤醒所受到的压抑感觉,进而改善情绪障碍,达到情志舒畅的感受。

(4)心灵关怀 可请肿瘤科高年资护士进行护理会诊,由肿瘤科相关人员讲解肿瘤知识、治疗方法及康复运动方式,提高家属、陪伴人员对宫颈癌的认知,并指导家属督促患者养成良好的生活方式。发放健康教育手册给患者、家属及陪伴人员。教会家属、陪伴人员一些缓解自身心理压力的措施,如下棋、画画、写毛笔字等,也可培养患者、陪伴人员解决问题的技巧,可让其将自己所遇到的问题写出来,由护理人员给予现场解决。

3. 观察指标 观察及比较患者护理前后焦虑、抑郁情绪评分,睡眠质量及生活质量评分,疼痛度。

(1)焦虑、抑郁情绪 分别采用焦虑自评量表(self-rating anxiety scale,SAS)、抑郁自评量表(self-rating depression scale,SDS)评价。其临界值为 50/53 分,得分越高,抑郁、焦虑越严重。

(2)睡眠质量 采用匹兹堡睡眠质量指数(pittsburgh sleep quality index,PSQI)进行评价,共 7 个维度,即入睡时间、睡眠时间、睡眠效率、睡眠障碍、催眠药物、日间功能、睡眠质量,每一项为 0~3 分,得分越高,表明睡眠质量越差。

(3)生活质量 采用世界卫生组织生存质量测定量表简表(World Health Organization quality of life scale-brief,WHOQOL-BREF)评估患者生理状态、社会功能、物质生活、躯体功能,每一项 100 分,得分越高,生活质量越高。

(4)疼痛度 采用视觉模拟量表(visual analogue scale,VAS)评估患者疼痛度,共 0~10 分,得分越高,表明疼痛越严重。

4. 健康教育 ①保持良好的心态,鼓励适当的性生活,对无性生活患者应提倡其应用阴道扩张器,避免阴道粘连;②良好的饮食及作息习惯,保持体重;③适当的户外运动;④治疗结束尤其是放疗结束的患者应阴道冲洗 6 个月 ~ 1 年;⑤定期随访。

十、随访

对于新发宫颈癌患者应建立完整病案和相关资料档案,治疗后定期随访监测。治疗结束最初 2 年内每 3 个月 1 次、第 3~5 年每 6 个月至 1 年 1 次、然后每年随诊 1 次。随访检查内容如下。①询问症状:有无阴道出血、血尿、血便、食欲减退、体重减轻、疼痛、咳嗽、呼吸困难、下肢水肿或腹胀等。②体格检查:每次复查时应特别注意进行全身浅表淋巴结检查和妇科检查(三合诊)。③对无症状患者,不推荐常规进行阴道细胞学检查,特别是短期内接受过近距离阴道放疗后的患者。④CA125、HE4 检测。⑤影像学检查:可选择 B 超(腹部、盆部)、增强 CT(胸部、腹部、盆部)或 MRI 检查,必要时行全身 PET-CT检查。

连续随诊 5 年后根据患者情况继续随诊。放疗后规律阴道冲洗,必要时使用阴道扩张器,尽早恢复性生活,均有利于减少阴道粘连。定期随访有利于及时发现病情变化,随诊时也应格外注意手术及放、化疗后并发症的及时发现及治疗,这严重影响患者生存质量。

附:RTOG 子宫内膜癌和宫颈癌术后
调强放疗靶区勾画指南

RTOG 指南参考了最近 10 年来对靶区定义的认识,对上一版内容进行更新,新增腹主动脉旁区域和闭孔区域的淋巴结 CTV 勾画指南,摒弃了骨性参考标志。具体靶区勾画指南如下。

1.**主动脉旁淋巴结 CTV**　主动脉旁淋巴结 CTV 为毗邻主动脉和下腔静脉的淋巴结,包括腔静脉旁、腔静脉前、腔静脉后、腔静脉-主动脉间隙表面和深部、主动脉旁、主动脉前和主动脉后区域。对于宫颈癌来说,上界一般为左肾静脉,在此以上水平的淋巴结受累风险较低(但如果患者主动脉旁高代谢淋巴结水平较高,应考虑将靶区上界上移)。对于子宫内膜癌来说,上界略高于宫颈癌,为左肾静脉上 1.0~1.5 cm。

腹主动脉旁淋巴结 CTV 并非在血管周围均匀外放。左侧应勾画至左腰大肌内侧缘(为主动脉左侧 1~2 cm),并包括所有可见的小淋巴结。右侧 CTV 边界为下腔静脉周围3~5 mm,该侧过度勾画会导致肾受量不必要的增加。腹主动脉与下腔静脉之间的 CTV前缘不应向后凹陷(即使该处有肠管)。

主动脉旁淋巴结 CTV 在主动脉分叉处向下延续为髂总淋巴结 CTV。

2.**髂总淋巴结 CTV**　髂总淋巴结 CTV 包括两侧髂总血管周围 7 mm 的范围,骨和肌肉处修回。靶区应包括周围所有可疑的淋巴结。在靠近中间的区域,髂总淋巴结 CTV 沿髂腰肌向侧前方应在血管边缘外扩 1 cm。下界为髂总血管分叉处。

3.**骶前淋巴结 CTV**　骶前淋巴结 CTV 是位于高位骶骨前方的条形带,连接左右髂总淋巴结 CTV。对于需行术后放疗的宫颈癌和有宫颈间质侵犯的子宫内膜癌,术后放疗靶区应包括骶前淋巴结。其他高危子宫内膜癌是否需要包括骶前淋巴结有争议。基于有限的数据,指南建议宫颈间质侵犯者需要包括骶前淋巴结。对于存在淋巴结转移或淋巴结转移风险较高者,应考虑包括骶前淋巴结。骶前淋巴结 CTV 向上毗邻左右髂总淋巴结CTV 的分开处,位于骶骨表面向前 1.0~1.5 cm 的相对固定的条形带(即使该位置有肠管也应包括在内)。上界为主动脉分叉,下界为梨状肌出现层面。轴位勾画的靶区应在矢状位中线层面上进行校对。

4.**髂外淋巴结 CTV**　髂外淋巴结 CTV 上起自髂总血管分叉,应包括血管周围 7 mm

的范围(向前方为 10 mm 以内),但在骨和肌肉处应修回。下界为髂动脉分出旋髂深动脉处及髂外血管向侧方走行离开盆腔处。

旋髂淋巴结是最远端的髂外淋巴结。由于该处引流下肢淋巴液,常常出现淋巴结肿大,但肿瘤转移少见,因此一般可不包括在靶区内。该处淋巴结也常作为术中髂外淋巴结清扫的下界。

5. **髂内淋巴结 CTV**　髂内淋巴结 CTV 上界位于髂总血管分叉处,需包括血管外扩 7 mm 范围,骨和肌肉处适当修回。下界至血管向侧方走行离开盆腔处。超过该下界会导致直肠受量的增加,专家组一致认为,向下延伸靶区所带来的获益不足以抵消额外的风险。

6. **闭孔淋巴结 CTV**　闭孔淋巴结 CTV 为位于髂内淋巴结 CTV 和髂外淋巴结 CTV 之间宽度 15~18 mm 的狭长区域。上界为髂总血管分叉为髂外和髂内血管处,下界为闭孔血管出盆腔处,外界为闭孔内肌。需要注意的是,膀胱的充盈程度会使闭孔淋巴结的位置发生变化。因此,应考虑勾画 ITV。如果不使用 ITV,那么应给予 PTV 较大的外扩。

7. **阴道 CTV**　阴道 CTV 应包括近端阴道和阴道旁组织,或 CT 上可见的宫旁组织(由于外科操作原因,阴道及宫旁或阴道旁组织常常超过阴道残端顶端,尤其在残端两侧位置)。阴道 CTV 向后应勾画至直肠前壁,包括直肠系膜的前 1/3。部分患者可考虑包括更多的直肠系膜或子宫骶韧带。如果子宫内膜术后无宫颈受侵,可考虑减少直肠系膜的包绕。CTV 前界为膀胱壁后界,侧方以闭孔淋巴结 CTV 内侧或闭孔内肌内侧为界。下方应以尿生殖膈为下界(从残端顶端向下 3.5~4.0 cm 的阴道应包括在内)。对于存在淋巴管血管间隙浸润、残端阳性或不良病理,需包括更长的阴道组织。对于残留阴道较短的患者,尿道常可用于估计 CTV 的下界。一般情况下,尿道的受侵风险较低,不应包括在 CTV 中。

膀胱和直肠体积变化会导致靶区和危及器官受量的明显改变。如果定位时直肠未排空,应考虑 ITV 包括直肠前壁(直肠前 1/3~1/2)或直肠排空后重新定位。

8. **PTV**　关于 PTV,外扩大小应根据所在单位的摆位重复性、治疗期间图像引导方式、是否考虑 ITV 等多种因素而定。一般而言,淋巴结 CTV 均匀外放 5~10 mm 得到淋巴结 PTV。如果治疗期间能够每次行 CBCT 图像引导以保证准确的摆位和膀胱直肠充盈程度,可以将阴道 PTV 的外放范围缩至 6~8 mm。否则,如不使用 ITV 或图像引导,阴道 PTV 的外放应在 1.5 cm 以上。

参考文献

[1]SIEGEL R L, MILLER K D, JEMAL A. Cancer statistics, 2019 [J]. CA Cancer J Clin, 2019,69(1):7-34.

[2]BARNHOLTZ-SLOAN J, PATEL N, ROLLISON D, et al. Incidence trends of invasive cervical cancer in the United States by combined race and ethnicity [J]. Cancer Causes Control,2009,20(7):1129-1138.

［3］LINDSEY T A,FREDDIE B,REBECCA S,et al. Global cancer statistics,2012［J］. CA Cancer J Clin,2015,65(2):87-108.

［4］JEMAL A,BRAY F,CENTER M M,et al. Global cancer statistics［J］. CA Cancer J Clin, 2011,61(2):69-90.

［5］KJAER S K,FREDERIKSEN K,MUNK C,et al. Long-term absolute risk of cervical intra-epithelial neoplasia grade 3 or worse following human papillomavirus infection: role of per-sistence［J］. J Natl Cancer Inst,2010,102(19):1478-1488.

［6］RODRIGUEZ A C,SCHIFFMAN M,HERRERO R,et al. Longitudinal study of human pap-illomavirus persistence and cervical intraepithelial neoplasia grade 2/3: critical role of duration of infection［J］. J Natl Cancer Inst,2010,102(19):315-324.

［7］WATSON M,SARAIYA M,BENARD V,et al. Burden of cervical cancer in the United States,1998-2003［J］. Cancer,2008,113(10 Suppl):2855-2864.

［8］CASTELLSAGUE X,DIAZ M,DE SANJOSE S,et al. Worldwide human papillomavirus etiology of cervical adenocarcinoma and its cofactors: implications for screening and prevention［J］. J Natl Cancer Inst,2006,98(5):303- 315.

［9］DAHLSTROM L A,YLITALO N,SUNDSTROM K,et al. Prospective study of human papil-lomavirus and risk of cervical adenocarcinoma［J］. Int J Cancer, 2010, 127 (8): 1923-1930.

［10］SIEGEL C L,ANDREOTTI R F,CARDENES H R,et al. ACR appropriateness criteria (R) pretreatment planning of invasive cancer of the cervix［J］. J Am Coll Radiol,2012,9 (6):395-402.

［11］BHATLA N,BEREK J S,CUELLO FREDES M,et al. Revised FIGO staging for carcinoma of the cervix uteri［J］. Int J Gynaecol Obstet,2019,145(1):129-135.

［12］RYU S Y,KIM M H,NAM B H,et al. Intermediate-risk grouping of cervical cancer patients treated with radical hysterectomy: a Korean Gynecologic Oncology Group study ［J］. Br J Cancer,2014,110(2):278-285.

［13］NOH J M,PARK W,KIM Y S,et al. Comparison of clinical outcomes of adenocarcinoma and Aden squamous carcinoma in uterine cervical cancer patients receiving surgical resection followed by radiotherapy: a multicenter retrospective study (KROG 13-10) ［J］. Gynecol Oncol,2014,132(3):618-623.

［14］DIAZ E S,AOYAMA C,BAQUING M A,et al. Predictors of residual carcinoma or carcinoma-in-situ at hysterectomy following cervical conization with positive margins［J］. Gynecol Oncol,2014,132(1):76-80.

［15］ROMA A A,MISTRETTA T A,DIAZ D E VIVAR A,et al. New pattern-based personalized risk stratification system for endocervical adenocarcinoma with important clinical implications and surgical outcome［J］. Gynecol Oncol,2016,141(1):36-42.

［16］RUTGERS J K,ROMA A A,PARK K J,et al. Pattern classification of endocervical adeno-

carcinoma: reproducibility and review of criteria[J]. Mod Pathol, 2016, 29 (9):
1083-1094.

[17]AL-KALBANI M,MCVEIGH G,NAGAR H,et al. Do FIGO stage Ⅰ A and small (≤
2 cm) Ⅰ B1 cervical adenocarcinomas have a good prognosis and warrant less radical
surgery[J]. Int J Gynecol Cancer,2012,22(2):291-295.

[18]MIROSHNICHENKO G G,PARVA M,HOLTZ D O,et al. Interpretability of excisional
biopsies of the cervix: cone biopsy and loop excision[J]. J Low Genit Tract Dis,2009,13
(1):10-12.

[19] GREENSPAN D L, FAUBION M, COONROD D V, et al. Compliance after loop
electrosurgical excision procedure or cold knife cone biopsy[J]. Obstet Gynecol,2007,
110(3):675-680.

[20]KIM M K,KIM M A,KIM J W,et al. Loop electrosurgical excision procedure findings for
identification of patients with early-stage cervical cancer suitable for less radical surgery
[J]. Int J Gynecol Cancer,2012,22(1):1214-1219.

[21]KATO T,TAKASHIMA A,KASAMATSU T,et al. Clinical tumor diameter and prognosis
of patients with FIGO stage Ⅰ B1 cervical cancer (JCOG0806-A)[J]. Gynecol Oncol,
2015,137(1):34-39.

[22]RAMIREZ P T,PAREJA R,RENDON G J,et al. Management of low-risk early-stage
cervical cancer: should conization,simple trachelectomy, or simple hysterectomy replace
radical surgery as the new standard of care[J]. Gynecol Oncol,2014,132(1):254-259.

[23]RUSCITO I,GASPARRI M L,BRAICU E I,et al. Sentinel node mapping in cervical and
endometrial cancer: indocyanine green versus other conventional dyes—a meta-analysis
[J]. Ann Surg Oncol,2016,23(11):3749-3756.

[24]FRUMOVITZ M,PLANTE M,LEE P S,et al. The FILM trial: a randomized phase Ⅲ
multicenter study assessing near infrared fluorescence in the identification of sentinel
lymph nodes (SLN)[Abstract][J]. Gynecologic Oncology,2018,149(2018):7.

[25] BATS A S, FRATI A, MATHEVET P, et al. Contribution of lymphoscintigraphy to
intraoperative sentinel lymph node detection in early cervical cancer: analysis of the
prospective multicenter SENTICOL cohort[J]. Gynecol Oncol,2015,137(2):264-269.

[26] FRUMOVITZ M, QUERLEU D, GIL-MORENO A, et al. Lymphadenectomy in locally
advanced cervical cancer study (LiLACS): phase Ⅲ clinical trial comparing surgical
with radiologic staging in patients with stages Ⅰ B2-Ⅳ A cervical cancer[J]. J Minim
Invasive Gynecol,2014,21(1):3-8.

[27] TAN LT, ZAHRA M. Long-term survival and late toxicity after chemoradiotherapy for
cervical cancer—the Addenbrooke's experience[J]. Clin Oncol (R Coll Radiol),2008,
20(5):358-364.

[28] THARAVICHITKUL E, LORVIDHAYA V, KAMNERDSUPAPHON P, et al. Combined

chemoradiation of cisplatin versus carboplatin in cervical carcinoma: a single institution experience from Thailand[J]. BMC Cancer,2016,16(1):501.

[29]SALANI R,KHANNA N,FRIMER M,et al. An update on post-treatment surveillance and diagnosis of recurrence in women with gynecologic malignancies: Society of Gynecologic Oncology (SGO) recommendations[J]. Gynecol Oncol,2017,146(1):3-10.

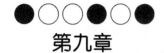

第九章

子宫内膜癌

一、流行病学

子宫内膜癌是指发生于子宫的恶性上皮性肿瘤,占子宫体癌的90%。各国及不同人种的发病率有很大差异,美国和加拿大占女性全部恶性肿瘤的10%,印度和南亚占2%~4%,我国约占3%。子宫内膜癌在中国女性生殖系统肿瘤中居第二位,在发达国家居首位。多年来由于子宫内膜癌患病率的上升、组织类型的变化、影像学诊断的发展、分期的修订及放疗技术的更新以及术后放疗规范应用的推广,人们对子宫内膜癌的认识和重视得以增强。

由于地区间经济和医疗服务体系水平的差异,妇科医生对子宫内膜癌早期诊断和治疗的水平不同,预后也明显不同。Tangjitgamol 报道虽然在发展中国家子宫内膜癌的发病率低于发达国家,但死亡率(34%,2.1/6.2 万人口)显著高于发达国家(21%,2.9/13.61 万人口),5 年生存率(67%)低于发达国家(82%)。研究分析认为,发病率的变化与20 世纪60 年代末期滥用雌激素和20 世纪70 年代末合并孕酮的合理应用有关,增加了雌激素的致癌趋势。

子宫内膜癌的病因尚不明确。研究认为与发病相关危险因素如下。

1. 年龄 50~59 岁占80%左右,40 岁以下者大约占10%。近年来呈现发病年轻化趋势,40 岁以下患病率上升。

2. 未孕 子宫内膜癌患者不孕史者占26.7%。

3. 绝经延迟 正常女性绝经年龄在47~50 岁,子宫内膜癌患者50 岁以上绝经者占57.6%,绝经延迟者患病概率高于生理性绝经者2.4 倍。

4. 代谢异常 如肥胖、高血压、糖尿病,又称为子宫内膜癌三联征。有研究表明体重指数每增加1 个单位(kg/m^2),子宫内膜癌的相对风险增加9%。与体重指数<25 kg/m^2的女性相比,体重指数在30~35 kg/m^2 的女性发生子宫内膜癌的风险大约增加1.6 倍,而体重指数>35 kg/m^2 的女性发生子宫内膜癌的风险增加3.7 倍。糖尿病患者或糖耐量异常者患病风险比正常人增加2.8 倍,高血压者增高1.8 倍。

5. 持续雌激素暴露 如卵巢排卵功能障碍、分泌激素的卵巢肿瘤、无孕激素保护的雌激素替代治疗。有报道21%~25%的子宫内膜癌患者合并以上情况,对于存在上述情况患者应常规行子宫内膜活检。研究认为单纯雌激素的长时间大剂量应用者发生子宫内膜癌的风险增加10~30倍。

6. 遗传因素　大部分子宫内膜癌患者是散发性的,但约5%患者为遗传性子宫内膜癌,其中关系最密切的是林奇综合征。林奇综合征的女性患者终生患子宫内膜癌的风险为21%~57%。遗传性子宫内膜癌发病平均年龄比散发性子宫内膜癌患者小10~20岁,因此林奇综合征女性患者应在35岁开始进行子宫内膜癌的筛查。有子宫内膜癌家族史的其他家庭成员子宫内膜癌的发生危险也相应增加,一级亲属女性发生子宫内膜癌的风险大约为对照组的1.5倍。

7. 其他　他莫昔芬是一种选择性雌激素受体修饰剂,既可表现出类雌激素作用,也可表现为抗雌激素作用。他莫昔芬是乳腺癌内分泌治疗药物之一,有研究表明,长期服用可导致内膜增生,发生子宫内膜癌危险性增加。

二、临床表现

(一)症状

1. 阴道出血　这不是子宫内膜癌特异症状,但是子宫内膜癌最多见、最重要的症状,特别是绝经后的阴道出血更应注意。少数早期子宫内膜癌可能无任何症状,临床上难以发现。子宫内膜癌患者90%以上都有异常阴道出血,表现为淋漓性出血、不规则出血或持续多量出血。

2. 阴道排液　也是子宫内膜癌的常见症状。早期可为少量浆液性或血性分泌物。晚期因肿瘤体积增大发生局部感染、坏死,排出恶臭的脓血样液体。有的患者单纯阴道排液,也有的是阴道排液并发阴道出血。

3. 下腹痛　早期患者无明显症状,疼痛多为下腹隐痛不适,在宫腔内有积血或积液时刺激子宫收缩而有下腹痛,合并盆腔感染时亦会有下腹痛。晚期癌压迫或侵犯输尿管或盆腔神经丛,可出现腰腿痛。

4. 其他症状　根据肿瘤扩散的部位而有相应的症状。如骨转移时在相应部位有压痛等。亦可出现贫血、消瘦、发热、恶病质等全身衰竭表现。

(二)体征

早期多数患者没有明显的相关阳性体征。一般查体中,应注意是否因长期失血导致贫血而出现贫血貌。触诊应注意是否有锁骨上、颈部及腹股沟淋巴结肿大。

除一般查体要特别注意体表淋巴结外,专科查体时应行妇科三合诊检查。早期患者盆腔检查大多正常,有时宫口可见血性分泌物或液体外溢。随病情发展有2/3患者可出现子宫增大,子宫最高可平脐,质地可软或是不均匀感。病变侵及宫颈、宫旁组织韧带、附件或淋巴结显著增大者,三合诊检查可触及宫颈或子宫颈管质硬或增大、子宫主韧带或子宫骶韧带增厚及弹性下降、附件肿物以及盆壁处肿大固定的淋巴结。

三、病理

(一)大体分型

不同组织学类型的子宫内膜癌肉眼观无明显区别。可发生在子宫内膜的任何部位,但多发生于宫底部及子宫两角处。其生长方式常为两种。局灶型:多见于宫底部或宫角部,为较小的孤立病灶,呈息肉或菜花样,易浸润肌层。弥散型:累及子宫内膜面积较广,可呈不连续分散性生长,可侵入深肌层或宫颈。

(二)子宫内膜不典型增生与子宫内膜癌

子宫内膜增生包括单纯性增生、复杂性增生和不典型增生。不典型增生是一种癌前病变,有上皮内细胞异型性,但无间质浸润。可表现为单纯性增生与复杂性增生伴不典型增生。不典型增生按病变程度分为轻、中、重3度。随病变程度增加恶变倾向亦加重。不伴有不典型增生的单纯性增生极少进展为癌,伴有不典型增生的复杂性增生容易进展为癌。有的学者对子宫内膜增生过长病例进行平均13.4年的组织学检查随访,无腺上皮细胞不典型增生组仅2%(2/122)发展为子宫内膜癌,不典型增生组恶变率为23%(11/48)。有些可自行消退仍是增生性内膜,有些经药物治疗恢复正常。子宫内膜不典型增生不应采用放射治疗。

四、辅助检查

子宫内膜癌的影像辅助诊断技术包括经腹或经阴道超声、MRI、CT、PET检查等。血清肿瘤标记物检查也有助于鉴别良、恶性病变。但最终确诊需要依赖病理学检查。

(一)血液生化检查

子宫内膜癌可以出现血红蛋白下降。因多数患者合并糖尿病、高血压或心血管疾病,需重视血糖、血脂等方面结果。还要进行肝功能、肾功能检查。

(二)肿瘤标志物检查

子宫内膜癌无特异敏感的标志物。部分患者可出现CA125或CA19-9、CA153或HE4异常,与组织学类型、肌层浸润深度及子宫外受侵等因素具有相关性,对疾病诊断及术后病情监测有一定的参考价值。

(三)影像学检查

1.超声检查 目前比较强调绝经后出血患者以超声进行初步检查。经阴道超声检查可以了解子宫大小、宫腔内有无赘生物、内膜厚度、肌层有无浸润、附件肿物大小及性质等,为最常用的无创辅助检查方法,对子宫内膜癌肌层浸润的诊断准确率在80%以上。

绝经后妇女内膜厚度<5 mm时,其阴性预测值可达96%。如子宫内膜厚度>5 mm,应对绝经后患者进行子宫内膜活检。

超声介入方面:对于腹盆腔包裹性积液、髂血管旁淋巴管囊肿长期不能吸收或合并感染、引起明显不适者,可行超声引导下穿刺抽液、注射药物或置管引流。术中超声协助判断病变位置及规避重要血管脏器。对于随访过程中出现可疑腹盆腔脏器、网膜、淋巴结转移者,可行超声引导下肿物穿刺活检。

老年或病情严重患者,需行心脏超声检测心脏功能,血管超声检测深静脉血栓等可能的并发症,超声造影协助鉴别瘤栓与血栓。

2. 盆腔MRI MRI是子宫内膜癌的首选影像学检查方法。MRI能够清晰显示子宫内膜及肌层结构,用于明确病变大小、位置,肌层侵犯深度,宫颈、阴道是否侵犯,是否侵犯子宫体外、阴道、膀胱及直肠,以及盆腔内的肿瘤播散,观察盆腔、腹膜后区及腹股沟区的淋巴结转移情况,有助于肿瘤的鉴别诊断(如内膜息肉、黏膜下肌瘤、肉瘤等),评价化疗的疗效及治疗后随诊。

3. CT CT对早期病变诊断价值仍有限。CT优势在于显示中晚期病变,评价病变侵犯子宫外、膀胱、直肠情况,显示腹盆腔、腹膜后及双侧腹股沟区淋巴结转移,以及腹盆腔其他器官及腹膜转移情况。对于有MRI禁忌证的患者应选择CT扫描。子宫内膜癌常规行胸部X射线摄片,但为了排除肺转移,必要时应行胸部CT检查。

4. PET 较少用于子宫内膜癌初诊患者。但存在下列情况时,可推荐有条件者在治疗前使用PET:①有临床合并症不适合行手术治疗的患者;②怀疑存在非常见部位的转移,比如骨骼或中枢神经系统;③活检病理提示为高级别肿瘤,包括低分化子宫内膜癌、乳头状浆液性癌、透明细胞癌和癌肉瘤。PET不推荐常规应用于子宫内膜癌治疗后的随访,仅当怀疑出现复发转移时考虑行PET检查。

(四)子宫内膜活检

子宫内膜癌的诊断必须有病理组织学证实。获取子宫内膜的方法主要为诊断性刮宫手术和宫腔镜下子宫内膜活检术。

可通过负压吸引器或刮取,或采用特殊的内膜采集器采集内膜组织进行病理检查。但取材具有盲目性,漏诊率高,现多建议联合宫腔镜检查。

诊断性刮宫术在刮取活检不能确诊而又不能排除子宫内膜癌时用之。诊断性刮宫应分段进行,刮匙越细越小越好。先刮取颈管内膜,然后探测子宫位置和深度,略扩张宫口,在宫底、宫角及宫体下部分别刮取。如刮出物肉眼观察考虑为癌时,应停止刮宫。一项对于反复绝经后阴道出血患者的前瞻性研究显示,对分段诊断性刮宫阴性的患者进行随访,20%的患者在5年内诊断为子宫内膜癌。

宫腔镜直视下活检可直接观察宫内及子宫颈管内病灶的外观形态、位置和范围,对可疑病灶进行直视下定位活检或切除,降低漏诊率,适用于病变局限者。目前尚无前瞻性随机研究证实宫腔镜检查或手术会造成肿瘤播散,也未有研究证实行宫腔镜检查的内膜癌患者预后较其他检查内膜癌患者预后差。需强调宫腔镜检查时尽量降低膨宫压力,而且尽量缩短时间。但目前可避免子宫内膜细胞播散的膨宫压力仍需临床研究明确。

子宫内膜活检术的适应证包括：绝经后或绝经前不规则阴道出血或血性分泌物，排除子宫颈病变者；无排卵性不孕症多年的患者；持续阴道排液者；影像学检查发现子宫内膜异常增厚或宫腔赘生物者。对一些能产生较高水平的雌激素的卵巢肿瘤患者，如颗粒细胞瘤等，也应行子宫内膜活检。

（五）细胞学检查

子宫内膜细胞在月经期外不易脱落，而宫腔脱落的癌细胞容易发生溶解、变性，染色后不易辨认，因此，阴道脱落细胞学检查阳性率不高。另一种方法为经宫腔获取内膜脱落细胞，常用子宫内膜细胞采集器结合液基细胞学制片技术，准确性较高。

五、扩散与转移

（一）直接蔓延

子宫内膜癌初期可沿子宫内膜蔓延生长，向上可沿子宫角累及输卵管，向下至子宫颈管及阴道。若向子宫肌层浸润，可穿透子宫肌层，由浅至深，达子宫浆膜层，种植于盆腹腔腹膜、直肠子宫陷凹及大网膜等部位。

（二）淋巴转移

淋巴转移为子宫内膜癌主要转移途径。转移途径与肿瘤生长部位有关。位于子宫角部的癌可经子宫圆韧带转移至腹股沟淋巴结。位于子宫下段或侵犯宫颈管的癌灶的淋巴转移途径与宫颈癌相同，可转移到宫旁、闭孔、髂内及髂总淋巴结等。子宫内膜癌的淋巴结转移无逐级规律性，盆腔淋巴结阴性者可能已经发生腹主动脉旁淋巴结转移。临床拟诊 I 期的患者盆腔淋巴结转移率为 9%～10%，腹主动脉旁淋巴结转移率为 6%～7%；II 期患者的盆腔及腹主动脉旁受侵率分别可达 35%、14%。影响淋巴结转移的主要因素是分期、组织分级及子宫肌层浸润。

（三）血行转移

子宫内膜癌可经血行转移到肺、肝、骨、脑等部位，有时可在全身许多部位出现散在的病灶，这些都是子宫内膜癌进入晚期的表现。

六、分型与分期

2020 年世界卫生组织（World Health Organization，WHO）对子宫内膜癌病理学类型进行了修订，并整合了子宫内膜癌的分子分型。

（一）病理学类型

根据病理类型分为以下几类。①子宫内膜样癌（endometrioid carcinoma）非特指型

（non otherwise-specified,NOS）；POLE 超突变型内膜样癌（POLE-ultramutated endometrioid carcinoma）、错配修复缺陷型内膜样癌（mismatch repair-deficient endometrioid carcinoma）、p53 突变型内膜样癌（p53-mutated endometrioid carcinoma）、无特异性分子谱的内膜样癌（no-specific molecular profile endometrioid carcinoma）。②浆液性癌非特指型（serous carcinoma NOS）。③透明细胞癌非特指型（clear cell carcinoma NOS）。④未分化癌非特指型（carcinoma,undiffer-entiated,NOS）。⑤混合细胞癌（mixed cell carcinoma）。⑥中肾腺癌（mesonephric adenocarcinoma）。⑦鳞状细胞癌非特指型（squamous cell carcinoma NOS）。⑧黏液性癌,肠型（mucinous carcinoma,intestinal type）。⑨癌肉瘤非特指型（carcinoma NOS）。

根据发病机制和生物学行为特点将子宫内膜癌分为雌激素依赖型（Ⅰ型）和非雌激素依赖型（Ⅱ型）。雌激素依赖型子宫内膜癌大部分病理类型为子宫内膜样腺癌,少部分为黏液腺癌;非雌激素依赖型子宫内膜癌病理类型包括浆液性癌、透明细胞癌、癌肉瘤等。

大部分子宫内膜癌属于Ⅰ型。Ⅰ型子宫内膜癌的发生与无孕激素拮抗的雌激素持续刺激直接相关。缺乏孕激素对抗,子宫内膜长期处于过度增生的状态,进一步发展为子宫内膜癌。Ⅱ型子宫内膜癌的发生机制至今尚不完全清楚。

（二）分子分型

2013 年,癌症基因组图谱（the cancer genome atlas,TCGA）根据全基因组测序基因特征（有无 POLE 基因超突变、MMR 缺失、拷贝数变异等）将子宫内膜癌分为 4 种分子类型。此后基于 TCGA 分子分型,不同的组织机构制定了对这 4 种分型的命名和诊断流程,方法大同小异,对 4 种分子分型的命名整合如下。①POLE 超突变型;②MSI-H 型（微卫星不稳定型）或错配修复系统缺陷（mismatch repair-deficient,dMMR）型;③微卫星稳定（microsatellite stability,MSS）型或无特异性分子谱（no-specific molecular profile,NSMP）型或低拷贝型;④p53 突变型或高拷贝型。子宫内膜癌分子分型有助于预测患者预后和指导治疗。其中 POLE 超突变型预后极好,这类患者如果手术分期为Ⅰ~Ⅱ期,术后可考虑随访,不做辅助治疗。MSI-H 型预后中等,对免疫检查点抑制剂的治疗敏感,但目前的证据仅限于晚期和复发病例。MSS 型预后中等,对激素治疗较敏感,年轻患者保育治疗效果较好。p53 突变型预后最差,对化疗可能敏感。

子宫内膜癌分子分型在不依赖肿瘤形态学特征的前提下,通过分子特征进行分类,提升了子宫内膜癌诊断的准确性和可重复性。结合临床病理学特征和分子分型对子宫内膜癌进行风险分层和指导临床诊疗是今后子宫内膜癌诊疗的方向。

（三）分期

反映肿瘤发展的临床分期依赖于准确、仔细的盆腔和病理检查。由国际妇产科联盟（International Federation of Gynecology and Obstetrics,FIGO）1970 年建议、1971 年开始使用的临床分期,1988 年及 1988 年 FIGO 根据大量手术病理研究的资料先后进行了全面的修改。

2009 年 FIGO 基于近年来大量循证医学研究的临床结果对分期进行了更正。2009 手术病理分期中删除 0 期;累及宫颈内膜腺体归入 I 期;腹水或腹腔冲洗液阳性不参与分期,具体如表 9-1 所示。

表 9-1 FIGO 分期

分期	标准
I [a]	肿瘤局限于子宫体
I A [a]	肿瘤浸润肌层深度<1/2
I B [a]	肿瘤浸润肌层深度≥1/2
II [a]	肿瘤侵犯子宫颈间质,但无子宫体外蔓延 [b]
III	肿瘤局部和(或)区域的扩散
III A [a]	肿瘤侵犯浆膜层和(或)附件 [c]
III B [a]	阴道和(或)宫旁受累 [c]
III C [a]	盆腔淋巴结和(或)腹主动脉旁淋巴结转移 [c]
III C1 [a]	盆腔淋巴结阳性
III C2 [a]	主动脉旁淋巴结阳性和(或)盆腔淋巴结阳性
IV [a]	肿瘤侵犯膀胱和(或)直肠黏膜,和(或)远处转移
IV A [a]	肿瘤侵犯膀胱和(或)直肠黏膜 [a]
IV B [a]	远处转移,包括腹腔内和(或)腹股沟淋巴结转移

[a] 任何 G_1,G_2,G_3。

[b] 累及子宫颈管腺体应考虑为 I 期,超过此范围则为 II 期。

[c] 细胞学阳性必须单独报告,但不改变分期。

新分期较 1988 年的旧分期更加客观、实用,也更简便,删除了原来的肿瘤局限在子宫内膜的 I A 期,将其与原 I B 期合并为 I A 期。有宫颈内膜腺体受累原分期是 III A 期,现认为是 I 期。腹水或腹腔冲洗液细胞学阳性分期原为 III A 期,现已删除,因基于多项研究结果发现腹水或腹腔冲洗液细胞学阳性与治疗效果及复发风险相关。目前采用的子宫内膜癌分期包括第 8 版美国癌症联合会(American Joint Committee on Cancer,AJCC)的 TNM 分期(2017 年版),与国际妇产科联盟的 FIGO 分期(2009 年版)对比见表 9-2。

表 9-2　子宫内膜癌 TNM(2017 年)和 FIGO(2009 年)分期系统

TNM 分期	FIGO 分期	标准
原发肿瘤定义(T)		
T_X		原发肿瘤无法评估
T_0		无原发肿瘤证据
T_1	I	肿瘤局限于宫体,包括子宫颈腺体累及
T_{1a}	I A	肿瘤局限于子宫内膜或浸润子宫肌层<1/2
T_{1b}	I B	肿瘤浸润子宫肌层≥1/2
T_2	II	肿瘤浸润子宫颈间质结缔组织,但未超出子宫,不包括子宫颈腺体累及
T_3	III	肿瘤累及浆膜、附件、阴道或宫旁
T_{3a}	III A	肿瘤累及浆膜和(或)附件(直接浸润或转移)
T_{3b}	III B	阴道累及(直接浸润或转移),或子宫旁累及
T_4	IV A	肿瘤浸润膀胱黏膜和(或)肠黏膜大疱性水肿不足以将肿瘤定义为 T_4
区域淋巴结定义(N)		
N_X		区域淋巴结无法评估
N_0		无区域淋巴结转移
$N_{0(i+)}$		区域淋巴结见孤立肿瘤细胞≤0.2 mm
N_1	III C_1	盆腔区域淋巴结转移
N_{1mi}	III C_1	盆腔区域淋巴结转移(0.2 mm<转移病灶直径≤2.0 mm)
N_{1a}	III C_1	盆腔区域淋巴结转移(转移病灶直径>2.0 mm)
N_2	III C_2	腹主动脉旁淋巴结转移,伴或不伴盆腔淋巴结转移
N_{2mi}	III C_2	腹主动脉旁淋巴结转移(0.2 mm<转移病灶直径≤2.0 mm),伴或不伴盆腔淋巴结转移
N_{2a}	III C_2	腹主动脉旁淋巴结转移(转移病灶直径>2.0 mm),伴或不伴盆腔区域淋巴结转移
		如仅通过前哨淋巴活检发现有转移,N 前加 sn
远处转移定义(M)		
M_0		无远处转移
M_1	IV B	远处转移(包括转移至腹股沟淋巴结、腹腔内病灶、肺、肝或骨,不包括转移至盆腔或腹主动脉旁淋巴结、阴道、子宫浆膜面或附件)

七、诊断与鉴别诊断

(一)诊断标准

病理学诊断标准:子宫内膜的组织病理学检查及子宫外转移病灶活检或手术切除组织标本,经病理组织学诊断为子宫内膜癌,此为金标准。

病理诊断是子宫内膜癌诊断的金标准。在大多数情况下,特别是在低级别肿瘤中,子宫内膜癌的诊断重复性较高,但在一部分高级别癌亚类的划分时,观察者之间存在相当大的诊断差异性,从而为临床治疗带来困惑。美国国立癌症研究所癌症基因组图谱(The Cancer Genome Atlas,TCGA)研究了 373 例子宫内膜癌,结合了基因组表征,提出了内膜癌中的 4 种分子亚型:第 1 组(*POLE* 突变型)具有 *POLE* 突变,伴 *POLE* 突变的肿瘤患者与年龄更小(<60 岁)有关,倾向认为其具有良好的预后,但目前国际报道结果不一致;第 2 组微卫星不稳定(microsatellite ins tability,MSI)型及第 3 组低拷贝数型,预后介于第 1 组及第 4 组之间。第 4 组高拷贝数型具有高拷贝数变化和 *TP53* 突变,与不良预后相关。值得注意的是,子宫内膜癌中最常见的低级别子宫内膜样癌可表现为不同的 4 种基因组型,说明组织学模式相同的肿瘤中,基因组谱可存在很大差别。在临床工作中,可以通过使用免疫组织化学(P53,MSH2/6,PMS2/MLH1)和 *POLE* 突变分析的替代方法将TCGA 方法引入临床实践。特别是对于评估高级别的子宫内膜样癌患者的预后,微观特征与分子特征的整合分层是对患者进行预后预测的最佳方法。

根据 2020 版女性生殖器官肿瘤分类的划分,子宫内膜癌前病变及癌的病理类型如下。

1. 癌前病变　将子宫内膜增生分为两类,即伴有不典型性的增生和不伴有不典型性的增生两类。

不伴有不典型性的子宫内膜增生是指腺体和内膜间质的比例失调、子宫内膜腺体增多、腺体形状不规则,管状、分支和(或)囊状扩张,类似于增生性子宫内膜,但没有细胞学的不典型性。有 1%~3% 的不伴有不典型性的子宫内膜增生可以进展为分化好的子宫内膜样腺癌。

子宫内膜不典型增生/子宫内膜上皮内瘤变(endometrioid atypical hyperplasia,EAH/endometrioid intraepithelia l neoplasia,EIN)是指在腺体和内膜间质的比例失调的基础上,腺体上皮细胞与周围的子宫内膜的非肿瘤性腺体明显不同,具有细胞学上的不典型性。同时,含有许多在子宫内膜样子宫内膜癌中常见的遗传变化,包括微卫星不稳定性、*PAX2*失活,*PTEN*、*KRAS* 和 *CTNNB1* 突变等。当诊断困难时,*PTEN*、*PAX2* 或错配修复蛋白的免疫表达缺失可以帮助鉴别。活检标本中,EAH/EIN 中 1/4~1/3 的患者在随后的子宫切除术或随访的第一年被诊断出患有子宫内膜样癌。长期危险因素评估中显示 EAH 发生癌变的概率为 14 倍,而 EIN 则为 45 倍左右。

2. 子宫内膜癌　在病理诊断时,主要包含以下 6 种主要病理类型。

(1)子宫内膜样癌　最常见的子宫内膜癌的组织学类型,占子宫内膜癌的60%~80%。子宫内膜样癌通常表现腺性或绒毛腺管状结构,宫腔光滑,伴有拥挤复杂的分支结构。核不典型性常为轻度至中度,核仁不明显,高级别子宫内膜样癌的癌细胞核可伴有明显不典型性。核分裂指数变化很大。间质浸润是区分高分化子宫内膜样癌与 EAH/EIN 的关键,表现为缺乏分隔间质(腺体融合或筛状结构)、子宫内膜间质改变(促结缔组织反应)或乳头状结构(绒毛腺性结构)。

1)子宫内膜样癌伴鳞状分化:10%~25%的子宫内膜样癌可见到灶性鳞状分化。鳞状分化灶可位于间质交界处,或呈桑椹状,桥接相邻腺体。对鳞状分化的识别非常重要,必须与子宫内膜样癌分级时所描述的实性生长区域相鉴别。

2)子宫内膜样癌伴分泌性改变:典型的伴有分泌改变的子宫内膜样癌几乎总是高分化癌。这种现象偶可见于年轻的生育期女性,或接受孕激素治疗者,但多数为绝经后且未接受孕激素治疗者。

3)子宫内膜样癌伴黏液样改变:伴有黏液性改变的子宫内膜癌,具有与子宫内膜癌相同的分子改变和预后,从而被归入子宫内膜样癌亚型中而不再单独分类为黏液样癌。

子宫内膜样癌组织学分级主要依据肿瘤中的实性范围,分级标准如下:1级,实性生长区≤5%;2级,实性生长区占6%~50%;3级,实性生长区>50%。表现为3级核的区域超过瘤体50%者更具侵袭性,在分级时应上升1级。如果核异型性与结构不成比例,则应排除浆液性癌。目前FIGO已提出了有关子宫内膜样腺癌的两分法分级方案,其中1级和2级内膜癌被分类为低级别,而3级肿瘤则被分类为高级别。在1级子宫内膜样癌中一种不常见的模式为微囊性、伸长及碎片状浸润,该模式与淋巴血管侵犯和淋巴结转移有关,而与预后无明确相关性。

(2)浆液性癌　浆液性癌可表现为复杂的乳头和(或)腺性结构,伴有弥漫而显著的核多形性。浆液性癌多有 TP53 突变,因此 p53 异常表达(至少75%瘤细胞弥漫强阳性表达,或完全不表达),有助于与高级别子宫内膜样癌鉴别,后者常呈野生型 TP53 的表达模式,表现为不足75%的瘤细胞不同程度阳性表达 p53,但少数高级别子宫内膜样癌也可伴有 TP53 突变。Ki-67 指数非常高者倾向于浆液性癌,但与 TP53 突变一样,也不能完全除外高级别子宫内膜样癌。一部分子宫内膜样癌可以伴有浆液性癌,称为混合性浆液性-子宫内膜样癌,其预后取决于其中的浆液性癌成分。浆液性子宫内膜上皮内癌常直接发生于息肉表面或萎缩性子宫内膜中,但不出现子宫肌层及间质侵犯,这些异型肿瘤细胞对 TP53 呈强阳性表达,并也可脱落并发生子宫外广泛转移。浆液性子宫内膜上皮内癌并非为子宫浆液癌的癌前病变,患者的预后取决于手术后的临床分期,临床需要按浆液性癌来处理。

(3)透明细胞癌　透明细胞的特征是出现多角形或鞋钉样细胞,细胞质透明,少数为嗜酸性细胞质,这些细胞排列成管囊状、乳头状或实性结构。约2/3的病例可见胞外致密的嗜酸性小球或透明小体。透明细胞癌倾向于高度恶性,组织学上不再进行分级,诊断时常处于晚期病变。

(4)未分化癌和去分化癌　子宫内膜未分化癌是一种分化方向不明显的上皮性恶性

肿瘤。细胞缺乏黏附性,大小相对一致,小至中等大小,成片排列,无任何明显的巢状或小梁状结构,无腺样结构。大多数病例核分裂象>25 个/10 HPF。在背景中偶可见到多形性核。去分化癌由未分化癌和 FIGO1 级或 2 级子宫内膜样癌混合构成。分化型子宫内膜癌成分一般衬覆于子宫腔面,而未分化癌成分在其下方生长。恶性程度高的成分决定患者的预后。

(5)子宫内膜混合型腺癌 是指混合有 2 种或 2 种以上病理类型的子宫内膜癌,至少有 1 种是 I 型子宫内膜癌,任何比例的 I 型子宫内膜癌的混合存在即可诊断为混合型癌。最常见的是子宫内膜癌和浆液性癌的混合型癌,其次是子宫内膜癌和透明细胞癌的混合型癌。混合型癌的预后取决于混合成分中的高级别癌的成分,即使小于 5% 的浆液性癌混合在普通型的子宫内膜样腺癌中,预后仍然较差。诊断为混合型癌时应在病理报告中详细说明各型肿瘤的组织类型以及所占的比例。

其他较少见类型如中肾管腺癌是起源于中肾管残余的腺癌。原发性鳞状细胞癌是仅由具有鳞状细胞分化的细胞组成的癌。原发性胃(胃肠道)型黏液癌是具有黏液性胃/胃肠道特征的癌。神经内分泌肿瘤作为具有神经内分泌形态学表现的一组异质性肿瘤,分为两大组:低级别神经内分泌肿瘤,神经内分泌肿瘤 1 2 级,形态同发生在胃等器官的同名肿瘤;高级别神经内分泌癌又分为两种类型,小细胞神经内分泌癌和大细胞神经内分泌癌,前者类似于肺小细胞,后者细胞大多角形,核空泡状或深染,单个显著核仁,有丝分裂活性高,可见广泛的地图状坏死。

(6)子宫癌肉瘤 最初被归类为肉瘤,但根据克隆性研究,目前认为其属于化生性癌。癌肉瘤是由高级别的癌性和肉瘤成分组成的双相性肿瘤,研究表明肉瘤成分是在肿瘤演变过程中由于上皮-间质转化而从癌中衍生而来,二者具有相同的基因改变,癌性成分最常显示子宫内膜样或浆液性分化,少部分表现为透明细胞癌和未分化癌。间质成分最常由高级别肉瘤组成,少部分表现为异源性成分(包括横纹肌肉瘤、软骨肉瘤,但很少有骨肉瘤)。30%~40% 的肿瘤存在深部肌层和淋巴管侵犯。癌转移的肉瘤形态多样,但大多数转移含有癌性成分。大多数病例的特征是 TP53 突变,类似于子宫内膜浆液性癌。通常与子宫内膜样子宫内膜癌相关的突变较少见。因此,大多数癌肉瘤归类为 TP53 突变组,少部分归类为低拷贝数组。小于 5% 的子宫内膜癌肉瘤属于 POLE 突变组或错配修复缺陷型组。

子宫内膜的病理报告强调规范化和标准化。内容应包括肿瘤分化程度、组织学类型、浸润深度、侵犯范围(是否侵犯子宫颈管间质、宫旁、附件、阴道、膀胱、直肠等)、子宫颈或阴道切缘、宫旁切缘、淋巴结转移情况(为发现微小转移病灶,前哨淋巴结应进行超分期检测)。孤立的肿瘤细胞为 $N_{0(i+1)}$ 分期,应在辅助治疗的讨论中予以考虑免疫组化以及分子病理学指标等。此外,有诊断条件的单位应还可附有与子宫内膜癌药物靶向治疗(如建议晚期或复发性浆液性子宫内膜癌 HER2 检测)、生物学行为、错配修复基因以及判断预后等相关的分子分型及其他分子标志物的检测结果,供临床参考。

(二)鉴别诊断

1.异常子宫出血 以经期延长、经量增多或阴道不规则出血为特点,与子宫内膜癌症状相似。对于此类患者,尤其是围绝经期患者及合并不孕、月经稀发或多囊卵巢综合征的年轻患者,即使妇科检查无阳性发现,亦应获取子宫内膜进行病理学检查以排除内膜癌变。

2. 老年性阴道炎 常见于绝经后女性,表现为血性白带。查体阴道黏膜萎缩变薄、充血,可见出血点,激素局部治疗后可好转。对此类患者,需先行超声及子宫颈细胞学检查排除内膜增厚、内膜赘生物及宫颈病变。

3. 子宫内膜息肉或黏膜下子宫肌瘤 表现为月经过多或经期延长,或出血同时伴有阴道排液或血性分泌物,与子宫内膜癌相似。超声或 MRI 检查可见宫腔内赘生物,宫腔镜检查及赘生物切除后病理检查可明确诊断。

4. 宫颈癌、子宫肉瘤及输卵管癌 上述疾病也可表现为不规则阴道流血及排液。颈管型宫颈癌经三合诊可触及子宫颈管增粗、质硬呈桶状,分段诊刮病理学检查及免疫组化有助于诊断。如术前无法鉴别可行人乳头瘤病毒 DNA 检测,如结果为阳性则倾向为宫颈癌。子宫肉瘤有子宫短期内增大、变软,超声及 MRI 可见肿物大多位于子宫肌层,有助于初步判断。输卵管癌以阵发性阴道排液、阴道出血、腹痛为主要症状,查体可触及附件区包块,影像学检查子宫内膜多无异常。

八、治疗

子宫内膜癌的治疗以手术治疗为主,辅以放射治疗(放疗)、化学治疗(化疗)和激素治疗等综合治疗。治疗方案应根据病理诊断和组织学类型,以及患者的年龄、全身状况、有无生育要求、有无手术禁忌证、有无内科合并症等综合评估以制订治疗方案。手术是子宫内膜癌的主要治疗手段,除不能耐受手术或晚期无法手术的患者外,都应进行全面的分期手术。对于伴有严重内科并发症、高龄等不宜手术的各期子宫内膜癌患者,可采用放疗和药物治疗。严格遵循各种治疗方法适应证,避免过度治疗或治疗不足。强调有计划的、合理的综合治疗,并重视个体化治疗。

(一)外科治疗

1. 全面分期手术及辅助治疗方式选择 子宫内膜癌的手术分期原则:①进腹后电凝或钳夹双侧子宫角处输卵管峡部,避免术中操作造成宫腔内肿瘤沿输卵管扩散至盆腔。②进行全腹腔至盆腔的全面探查,全面评估腹膜、膈肌、浆膜面等有无病灶,在任何可疑部位取活检以排除子宫外病变。③仍推荐进行腹水细胞学或盆、腹腔冲洗液细胞学检查并单独报告。④全子宫+双附件切除术和淋巴结评估是病变局限于子宫者的最基本手术方式,某些有无法切除的转移患者也可行姑息性全子宫双附件切除术。⑤手术可经腹、经阴道、经腹腔镜或机器人进行切除,需完整取出子宫,避免用粉碎器和分块取出子宫。微创手术可以作为首选,手术并发症较少、恢复快。⑥淋巴结评估包括盆腔±腹主动脉旁淋巴结,病变局限于子宫且无淋巴结异常者,淋巴结切除术也是分期手术的重要部分,淋巴结切除可以判断预后,为后续治疗提供依据。但如有可疑或增大的淋巴结,必须切除以排除转移、明确病理。⑦淋巴结评估手术方式可选择盆腔淋巴结切除术。但如有深肌层浸润,或病理为高级别癌、浆液性腺癌、透明细胞腺癌和癌肉瘤,则需切除腹主动脉旁淋巴结。⑧病变局限于子宫体,影像学无子宫外转移证据的子宫内膜癌患者可考虑前哨淋巴结活检。⑨浆液性癌、透明细胞癌和癌肉瘤需大网膜活检或切除。

切除子宫后剖视子宫检查,必要时行冰冻切片病理检查。术中取下子宫后应先剖视,手术记录应明确癌灶大小、部位(子宫底部或子宫下段/子宫颈)、肌层浸润深度(占整个肌层的比例),宫颈峡部及双侧附件有无受累等。病理或 MRI 证实为子宫内膜癌侵犯宫颈间质(Ⅱ期),可选择筋膜外子宫切除术/改良广泛子宫切除术+双侧附件切除术+盆腔及腹主动脉旁淋巴结切除术。

怀疑肿瘤扩散到子宫外:病变已超出子宫但局限于腹腔内(包括腹水细胞学阳性,大网膜、淋巴结、卵巢、腹膜转移)时,应行全子宫+双附件切除术+手术分期+减瘤术,手术目标是尽可能达到没有肉眼可测量的病灶;也可考虑新辅助化疗后再手术。病变超出子宫但局限在盆腔内(转移至阴道、膀胱、肠、宫旁、淋巴结)无法手术切除者,可行外照射治疗和(或)阴道近距离放疗±全身治疗,也可单纯化疗后再次评估是否可以手术治疗,或者根据治疗效果选择放疗。病变超出腹腔或转移到肝者,可行化疗和(或)外照射治疗和(或)激素治疗,也可考虑姑息性子宫+双附件切除术。

2. Ⅱ型子宫内膜癌　包括浆液性腺癌,透明细胞癌及癌肉瘤。其治疗遵循卵巢癌的手术原则和方式。除包括腹水细胞学检查、全子宫双附件切除术及盆腔淋巴结和腹主动脉旁淋巴结切除术外,还应行大网膜切除术及腹膜多点活检。如为晚期,则行肿瘤细胞减灭术。根据术后病理明确手术病理分期及辅助治疗的应用,如系统治疗、放疗等。无法手术切除者,可单纯化疗后再次评估是否可以手术治疗,或行外照射治疗和(或)阴道近距离放疗±全身治疗后再次评估是否可以手术治疗,或者根据治疗效果选择放疗。

3. 几个特殊问题

(1)全子宫双附件切除术是治疗局限于子宫体的子宫内膜癌的主要手术方式,可以应用开腹、经阴道或腹腔镜、机器人腹腔镜等技术。但避免用粉碎器和分块取出子宫。子宫破碎可导致肿瘤溢出,增加局部或腹腔复发风险。

(2)淋巴结切除术和前哨淋巴结活检:评估淋巴结状态是全面分期手术的重要组成。临床Ⅰ期中,多数转移为组织学转移而非肉眼转移,因此建议进行系统性淋巴结清扫术。对具备下列任一条件:①盆腔淋巴结阳性;②深肌层浸润;③G_3;④浆液性腺癌、透明细胞腺癌或癌肉瘤需评估盆腔淋巴结及至少肠系膜下动脉水平(最好至肾血管水平)的腹主动脉旁淋巴结。有时可以根据患者情况进行选择性分区域淋巴结取样或前哨淋巴结定位。若腹膜后淋巴结有明显增大,疑有转移者可行术中冰冻病理,以明确诊断,确定手术方式。对于术前全面评估病灶局限于子宫内膜层或浅肌层,且为高、中分化的子宫内膜癌患者,淋巴结转移概率低,是否需行淋巴结切除尚有争议。

前瞻性随机研究发现早期子宫内膜癌淋巴结切除的程度与生存率无关。但由于淋巴结切除的数目、范围以及辅助治疗方法的不同,8%~50%子宫内膜癌淋巴结清扫后患者会出现下肢淋巴水肿。前瞻性及回顾性研究证实,在局限于子宫体的子宫内膜癌患者中,前哨淋巴结切除同时进行超分期检测,较系统性淋巴结切除术可增加转移淋巴结检出率,而假阴性率较低,因此,前哨淋巴结切除逐渐成为手术分期的一种方法。子宫颈被证明为子宫内膜癌检测前哨淋巴结转移最有效的注射部位,推荐同时采用浅表(1~3 mm)及深部(1~2 cm)子宫颈注射,放射性标记最常使用胶体锝-99m(^{99m}Tc),常用生物染料包括1%异硫蓝、1%亚甲蓝、2.5%专利蓝,吲哚菁绿作为一种新出现的染料需使用近红外线摄像设备定位。NCCN指南推荐对病变局限于子宫的子宫内膜癌可考虑前哨淋巴结活检,以替代系统淋巴结切除术。

(3)年轻子宫内膜癌患者是否保留卵巢　子宫内膜癌发病呈年轻化趋势,对于年轻患者,如果要求保留卵巢,则须符合以下条件。①年龄<40岁;②非高危型别;③ⅠA期,高分化,肿瘤直径<2 cm;④术前和术中评估无可疑淋巴结转移;⑤没有BRCA/Lynch(林奇)综合征家族史的子宫内膜样癌;⑥具有随访条件。

4. 手术并发症及处理　经腹子宫全切术或广泛子宫切除术的主要并发症为周围脏器如输尿管、膀胱、直肠等损伤。术中应该仔细解剖,避免损伤。一旦出现,需要及时行输尿管支架及脏器修补等手术。腹腔镜手术并发症主要为血管、肠管及膀胱损伤和皮下气肿,此外还可发生穿刺孔疝。文献报道腹腔镜穿刺孔疝的发生率为0.2%~3.1%,对直径超过10 mm的穿刺孔予以筋膜层的缝合可以减少疝的发生。其他并发症包括出血(腹腔出血、阴道残端出血)、感染(泌尿系统、盆/腹腔、淋巴囊肿感染等)、肠梗阻、切口裂开、血栓及栓塞等,少数可能出现肿瘤种植转移。术中需严格无菌及无瘤操作。注意缝合、结扎有效及牢固。术后预防性应用抗菌药物,注意术后护理。

(二)放射治疗

放射治疗是子宫内膜癌有效的治疗手段之一,适用于各期子宫内膜癌的治疗,可以单独使用,也可以配合其他治疗联合应用。NCCN指南给出子宫内膜癌放疗的治疗原则。推荐针对肿瘤的放疗,是指针对已知的和可疑的肿瘤部位进行放疗,包括体外放疗和或近距离放疗。放疗前诊断影像评价肿瘤局部区域的范围及是否有远处转移。体外放疗主要针对盆腔包括或不包括腹主动脉旁淋巴结区域。近距离放疗主要针对:①子宫(术前或根治性放疗中);②阴道(子宫全切术后的辅助治疗中)。

1. 体外照射　子宫内膜癌的体外照射主要针对其蔓延及转移区的治疗。三维适形或调强放疗是目前推荐的主要外照射技术,尤其是调强技术,其在保证靶区准确照射的前提下,可明显减少或避免正常组织和器官的受照剂量,降低并发症的发生。但是在根治性放疗的使用中,必须在严格的质量控制和质量保证体系下进行,最好有精确的图像引导技术。

因此患者需要在CT模拟机上进行定位扫描,一般需要增强CT扫描,增强CT能更好地区分正常组织和靶区,可以区分淋巴结和血管。应用增强CT扫描定位前,患者需要空腹、憋尿、排空大便,待患者准备充分时开始扫描。扫描层厚要求3~5 mm,扫描范围一般从膈顶上缘到耻骨联合下5 cm包含所有腹腔和盆腔内脏器和组织。患者体位需要能舒适易重复,一般采用仰卧位,用体膜或真空垫固定。

盆腔外照射除针对原发肿瘤和盆腔内转移实体肿瘤部位,还要包括髂总、髂外、髂内、闭孔、宫旁、骶前淋巴结引流区,阴道上部和阴道旁组织(子宫颈受累的患者)。如术后病理学或影像学检查结果显示腹主动脉旁区域淋巴结阳性,应给予延伸野放疗。延伸野应该包括盆腔野同时还要针对髂总和腹主动旁淋巴结区域。延伸野的上界取决于具体的临床情况,至少达到肾血管水平上1~2 cm。盆腔的照射区域,特别是在子宫切除术后,应考虑肠管和膀胱充盈的影响。临床靶体积(clinical target volume,CTV)包括器官运动和变形范围的内靶区(internal target volume,ITV),应完全在照射野中覆盖。亚临床病灶区域放疗剂量通常应用45~50 Gy。如术后病理学检查显示子宫切除术后阴道切缘阳性或肿瘤近阴道切缘,可以考虑联合阴道近距离放疗。黏膜表面(4~6)Gy×(2~3)次为阴道近距离放疗推量时的常用方案。术后如果有肉眼残留的病灶,并且可以被准确定位,在考虑周围正常组织可以耐受的前提下,可以推量照射至60~70 Gy。对于肿大淋巴结,在周围正常组织可以耐受的前提下,可以同步加量或序贯加量10~20 Gy。

子宫内膜癌靶区勾画实例见附图7。

2.近距离放疗　用于子宫内膜癌原发区的治疗,包括宫腔、宫颈及阴道,重点照射在宫腔。腔内照射的方法如下。

(1)传统的腔内照射

1)传统的宫颈癌腔内照射方法:最早期对子宫内膜癌的腔内放射治疗是采用宫颈癌传统的腔内照射方法,如斯德哥尔摩法、巴黎方法等,只是减少些阴道照射剂量,增加一些宫颈照射剂量而已。由于不能形成子宫内膜癌所需要的倒梨形剂量分布,治疗效果很不满意。

2)传统的黑曼(Heymen)宫腔填塞法:一般的宫腔管照射不能使瘤床受到均匀有效剂量照射。1941年瑞典的Heyman等报道宫腔填充法,并发表695例子宫内膜癌用宫腔填充方法的腔内放疗疗效,5年生存率由原来的45%提高到65%。此后,宫腔填充法遂被应用。其特点是以囊状放射容器(当年盛有镭)将宫腔填满,放射源与肿瘤的间距短,放射源分散,剂量分布均匀。子宫腔因填满放射容器而被撑大、变薄,肌层的浸润或瘤床可得到有效的照射,较一般常用的单管优越。Heyman式填充治疗分两次进行,间隔3周,其中一次并用阴道照射。每次照射时间15~36 h。镭囊数目与大小可根据宫腔容积调整,宫腔总剂量是3 000 mg/h,子宫的浆膜面剂量达到2 600 cGy。这符合测量离体标本所得的数据,即距放射源1.5 cm处的剂量为3 000 cGy。宫腔镭囊填充法的主要缺点是防护要求高、宫腔置囊操作时间长、工作人员接受的放射剂量较大。

3)其他宫腔容器:为使放射源贴近癌瘤并达到剂量均匀,曾有人试行一些改进以弥补宫腔单管的不足,因而有呈T形、Y形或倒三角形等腔内容器试用,也有用滚珠样、弹簧式容器者,甚至液体放射源也曾被考虑,但皆不及宫腔填充法应用广泛。

(2)后装腔内放射治疗　后装技术的应用可为子宫内膜癌腔内放射治疗提供较理想的放射剂量曲线,因而为提高其疗效创造了有利条件。

1)后装宫腔单管照射:将宫腔容器置于宫腔内,根据宫腔深度及治疗需要决定宫腔放射源移动的长度,放射源在宫腔容器内根据计划在不同位置上停留同时间,则形成治疗子宫内膜癌需要的与子宫形态相近似的倒梨形剂量分布曲线。子宫内膜癌癌灶的位置、范围和深度均无法准确判断,肿瘤剂量就更无法计算。因此,固定某一个点作为子宫内膜癌剂量计算点是不全面的,应该以实际不同大小的子宫肌层为剂量参考点可能更合理。治疗计划系统除可计算出子宫肌层的剂量外,还可计算出膀胱、直肠及各主要区域的剂量分布情况,如不理想可以进行调整至理想为止。子宫肌层剂量应争取达到 50 Gy以上为好,每周 1 次,每次 10 Gy,分 4~5 次进行,同时要适当补充阴道腔内照射,以减少阴道复发。如阴道内有明显的转移病灶时,局部应按阴道癌进行照射。

2)后装黑曼式宫腔填塞技术:Rotle 设计了 Micro-slectron HDR 遥控后装源囊填充技术。铱-192 源直径 1.1 mm,有效长 0.6 mm,源囊外径分别为 4、5、6 及 8 mm。依据宫腔大小充填不同数目的源囊,一般可填 6~10 个。

治疗方法:每次参考剂量 10 Gy,间隔 10 d,共 6 次。每次直肠、膀胱最高受量不超过7 Gy(一般 3~5 Gy),包括体外照射总量不超过 60 Gy/6 周。因直肠、膀胱距宫腔容器较远,与宫颈癌治疗相比超过此剂量者较少。

3)其他后装宫腔容器:为了使子宫内膜癌腔内照射的剂量分布更为理想,有的学者发明了双管技术、伞装技术等,但仍不如宫腔填充技术。

子宫内膜癌的腔内治疗,没有一个公认的剂量参照点。以往子宫内膜癌腔内治疗多借助于宫颈癌的 A 点,但单独一个 A 点不能反映腔内治疗是否合理。一些单位以内膜受量,子宫内膜下 5 mm、10 mm 或通过 A 点与子宫中轴平行线的点(A-Line)作为剂量参照点,但这些参照点临床使用不实际,应用有一定的困难。中国医学科学院肿瘤医院总结了既往子宫内膜癌放射治疗中存在的剂量分布的不合理性之后,在以后装治疗本病时,采用了 A、F 两个点作为剂量参照点来评估子宫内膜癌腔内放疗剂量分布的合理性(图9-1)。F 点位于宫腔源的顶点,旁开子宫中轴 2 cm,代表肿瘤受量;A 点即宫颈癌放疗中的 A 点,位于宫旁三角区内,代表着宫旁正常组织的受量。A 点与 F 点位于同一条轴线上。A、F 点临床上简单易行,从两个点所受剂量的大小,可以推断出剂量是否合理。一般来讲,如子宫内膜癌患者的宫颈已受侵,近距离放疗中,F 点剂量与 A 点剂量大致相同。

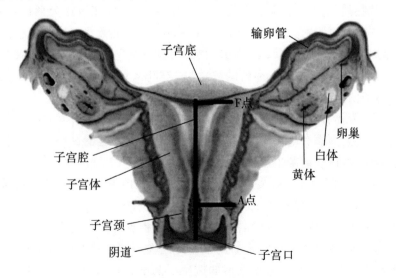

图9-1 A 点及 F 点

(3)三维近距离放疗　对于不能手术的子宫内膜癌的根治性放疗,近距离放疗建议采用三维影像为基础的治疗计划,根据临床肿瘤实际情况个体化给予放疗剂量。治疗靶区包括全部宫体、宫颈和阴道上段组织。NCCN指南建议如果近距离放疗采用MRI影像勾画靶区,GTV区域的EQD2总剂量≥80 Gy。2015年美国近距离放疗协会(ABS)提出了CT或MRI引导下的子宫内膜癌根治性放疗靶区的定义。GTV主要是指MRI中T_2加权像中可见病灶范围。CTV是指MRI或CT上的全部宫体、宫颈和阴道上段部分。危及器官(OAR)需包括MRI或CT中乙状结肠、直肠、膀胱、肠管及未累及的阴道部分。根据不同分期,联合体外放疗,CTV及CTV区域的EQD2总剂量分别达到80~90 Gy和48~75 Gy。而OAR限量建议,乙状结肠与直肠D2 cc不超过70~75 Gy;膀胱D2 cc为80~100 Gy;肠管D2 cc为65 Gy。如表9-3所示。

表9-3　ABS推荐的子宫内膜癌根治性放疗靶区的定义

结构	影像	勾画定义
GTV	T_2加权MRI	可见病灶
CTV	MRI/CT	全部宫体、宫颈、上1~2 cm阴道
OAR	MRI/CT	乙状结肠、直肠、膀胱、肠管、未累及的下1/3阴道

3. 术后放射治疗　术后放射治疗的目的是给可能潜在的亚临床病变区域进行预防照射,而提高疗效;对有残留的病灶区域进行照射,以减少复发。

(1)子宫内膜样腺癌术后放射治疗

ⅠA($G_{1~2}$):首选随诊观察,如有高危因素[存在淋巴血管间隙浸润和(或)年龄≥60岁],可考虑腔内治疗。

ⅠA(G_3):首选腔内放疗,如无肌层浸润,也可随诊观察,如有高危因素,可考虑体外放疗。

ⅠB(G_1):首选腔内放疗,如无高危因素也可考虑随诊观察。

ⅠB(G_2):首选腔内放疗,如有高危因素,可考虑体外放疗,部分患者如无其他危险因素亦可随诊观察。

ⅠB(G_3):放疗[体外放疗和(或)腔内放疗]±系统治疗。

Ⅱ:体外放疗(首选)和(或)腔内放疗±系统治疗。

Ⅲ:化疗±体外放疗±腔内放疗。

ⅣA~ⅣB(减瘤术后无或仅有微小残留者):化疗±体外放疗±腔内放疗。

(2)非子宫内膜样腺癌术后放射治疗

ⅠA期:系统治疗+腔内治疗或体外放疗±腔内放疗,对于局限于黏膜内或无残存病变者,可腔内治疗或观察。

ⅠB期及以上:系统治疗±体外放疗±腔内放疗的综合治疗。

(3)剂量推荐　对于术后辅助放疗,只要阴道残端愈合就可以开始近距离放疗,一般在6~8周最好,原则上不超过12周。剂量参考点在阴道黏膜表面或黏膜下0.5 cm,剂量通常视体外放疗剂量而定。子宫切除术后阴道近距离放疗范围不应该超过阴道上2/3，对弥漫脉管瘤栓或切缘阳性者，阴道放疗范围可延长。

一般采用高剂量率（high dose rate，HDR）阴道近距离放疗。体外放疗后补充近距离放疗者，常用剂量为（4~6）Gy×（2~3）f（黏膜表面）。术后只补充近距离放疗者，通常方案为 7 Gy×3 f（黏膜下 0.5 cm）、5.5 Gy×4 f（黏膜下 0.5 cm）或 6 Gy×5 f（黏膜表面）。

4. 放射治疗并发症　子宫内膜癌放射治疗的并发症同宫颈癌相似，一般分为近期反应和远期反应，以直肠、膀胱反应最明显。放疗反应属放疗中不可避免的，但要避免造成放射损伤。在放射治疗前要做好充分的准备，强调个体化治疗原则，尽量减轻放射反应。

（1）近期反应　近期反应是指发生在放疗中或放疗后 3 个月内的反应。

1）全身反应：乏力、食欲减退、恶心，个别患者有呕吐。白细胞、血小板轻度减少。合并化疗者全身反应较重。反应程度与年龄、全身情况等因素有关。一般对症处理，可继续放疗。

2）直肠反应：多发生在放疗开始 2 周后，几乎所有的患者都会有不同程度的反应。主要表现为里急后重、腹泻，合并同步化疗者反应症状加重。可嘱患者用高蛋白、多维生素、易消化的食物。用止泻和调整肠道功能药物如洛哌丁胺、整肠生、双歧三联活菌等对症治疗。严重者暂停放疗。

3）膀胱反应：多发生在术后患者，表现为尿频、尿急、尿痛，少数可能有血尿。抗炎、止血治疗后好转。严重者暂停放疗。

4）内照射操作相关反应：操作过程中会有出血、疼痛，程度多不重，若出血较多可用止血药物或纱布填塞。子宫穿孔、宫腔感染发生率低，为进一步减少其发生率及减少由此导的肠瘘、肠炎发生率，建议操作前仔细妇科检查、阅片，对疑似穿孔者行 B 超、CT 明确，在施源器植入后要做位置验证。

（2）远期并发症　患者合并糖尿病、高血压或有盆腔疾病手术史，都可能使远期并发症的发生率增加。

1）放射性直肠炎、乙状结肠炎：常发生在放疗后半年至 1 年后，主要症状为腹泻、黏液便、里急后重、便血，有时便秘。少数可出现直肠狭窄，严重者可导致直肠-阴道瘘。处理上主要是对症治疗。若出现直肠狭窄、梗阻、瘘管、穿孔，则需考虑手术治疗。

2）放射性膀胱炎：多发生在放疗后 1 年左右，主要表现为尿频、尿急、尿血、尿痛。严重者有膀胱-阴道瘘。以保守治疗为主，抗感染、消炎、止血、膀胱药物冲洗（苯佐卡因、颠茄酊、庆大霉素、地塞米松），严重者需行手术治疗。

3）放射性小肠炎：任何原因导致腹、盆腔内小肠固定都可加重小肠的放射损伤，表现为稀便、大便次数增加、黏液便、腹痛，严重者有小肠穿孔、梗阻，需手术治疗。

4）盆腔纤维化：大剂量全盆腔照射后可能引起盆腔纤维化，严重者继发输尿管梗阻及淋巴管阻塞，导致肾积水、肾功能障碍、下肢水肿。可用活血化瘀的中药治疗，输尿管狭窄、梗阻者需手术治疗。

5）阴道狭窄：建议放疗后定期检查阴道情况，行阴道冲洗半年，间隔 2~3 d 1 次或每周 1 次，必要时佩戴阴道模具。建议放疗后 3 个月开始性生活。

（三）系统性化疗和激素、靶向治疗

1.系统性化疗 系统性化疗主要应用于晚期（FIGO分期Ⅲ~Ⅳ期）或复发患者以及特殊病理类型患者。对于ⅠB期、G_3的高危组患者，NCCN指南也推荐进行术后辅助化疗改善预后，但仅为2B类推荐。系统性化疗推荐联合化疗方案。推荐的化疗方案及药物如下：卡铂/紫杉醇，顺铂/多柔比星，顺铂/多柔比星/紫杉醇（因为毒性较大未被广泛使用），卡铂/多西他赛，卡铂/紫杉醇/贝伐珠单抗，异环磷酰胺/紫杉醇（用于癌肉瘤，Ⅰ类证据），顺铂/异环磷酰胺（用于癌肉瘤），依维莫司/来曲唑（子宫内膜样腺癌），卡铂/紫杉醇/曲妥珠单抗（HER2阳性浆液性腺癌）。如患者无法耐受联合化疗，单药如顺铂、卡铂、多柔比星、表柔比星脂质体、紫杉醇、白蛋白紫杉醇、拓扑替康、贝伐珠单抗、多西他赛（2B级证据）、异环磷酰胺（用于癌肉瘤）等可作为可供选择的化疗方案。常用的子宫内膜癌药物治疗方案如表9-4所示。

表9-4 子宫内膜癌常用方案

治疗类型	分期	常用方案
术后辅助化疗或姑息化疗	Ⅰ~Ⅱ期高危患者 Ⅲ~Ⅳ期或复发、转移患者	多药联合方案： 卡铂+紫杉醇（首选，对于癌肉瘤为1类证据） 卡铂/紫杉醇/曲妥珠单抗（HER2阳性浆液性腺癌） 多西他赛+卡铂（对于紫杉醇禁忌者） 卡铂/紫杉醇/贝伐珠单抗 顺铂+多柔比星±紫杉醇 异环磷酰胺+紫杉醇（用于癌肉瘤1类证据），顺铂/异环磷酰胺（用于癌肉瘤） 单药方案： 顺铂、卡铂、多柔比星（或多柔比星脂质体）、紫杉醇（或白蛋白结合紫杉醇）、拓扑替康、贝伐珠单抗、多西他赛，异环磷酰胺（应用于癌肉瘤）、坦罗莫司
激素治疗	主要用于$G_{1~2}$子宫内膜样癌	醋酸甲羟孕酮/他莫昔芬（交替使用） 甲地孕酮/他莫昔芬（交替使用） 醋酸甲羟孕酮 甲地孕酮 他莫昔芬 托瑞米芬 来曲唑 阿那曲唑 氟维司群 左炔诺孕酮缓释系统（对于特定的需保留生育功能患者）

2. 激素治疗　激素治疗主要用于广泛转移、雌激素受体(estrogen receptor,ER)或孕激素受体(progesterone receptor,PR)阳性、分化好的子宫内膜样癌患者。激素治疗推荐用药包括大剂量高效孕激素、他莫昔芬(两者可交替使用)、芳香化酶抑制剂、氟维司群等。以高效药物、大剂量、长疗程为佳。对肿瘤分化良好、孕激素受体阳性者疗效较好,对远处复发者效果疗效优于盆腔复发者。治疗时间尚无统一标准,但至少应用 6 个月以上。总有效率25%~30%。最常用的孕激素包括:①醋酸甲羟孕酮,每日 500~1 000 mg 口服;②醋酸甲地孕酮,每日 160 mg 口服。不推荐早期患者术后常规应用激素治疗。对于标准的孕激素治疗失败的患者,他莫昔芬的缓解率约20%。他莫昔芬也可与孕激素交替使用。对于激素治疗后疾病进展的患者,可选择系统性化疗。

3. 靶向治疗　免疫检查点抑制剂及酪氨酸激酶抑制剂作为新型靶向治疗制剂,在基于分子标记物指导的子宫内膜癌二线治疗中显示了抗肿瘤活性。曲妥珠单抗对于Ⅲ~Ⅳ期和复发的子宫内膜浆液性癌,并且人表皮生长因子受体 2(human epidermal growth factor receptor 2,HER2)表达阳性的患者,可在卡铂联合紫杉醇方案的基础上加入曲妥珠单抗。帕博利珠单抗用于肿瘤突变负荷高(tumor mutation burden-high,TMB-H)或MSI-H/dMMR、前线治疗后进展,或没有满意替代治疗方案、无法切除的转移性子宫内膜癌患者,其单药客观缓解率高达 57.1%,于 2018 年起被 NCCN 指南推荐。研究发现仑伐替尼联合帕博利珠单抗治疗既往接受系统治疗的晚期子宫内膜癌患者,其 24 周的总体人群客观缓解率为38%,其微卫星稳定患者 24 周客观缓解率为 36.2%。基于此结果,2019 年 NCCN 指南推荐仑伐替尼+帕博利珠单抗联合治疗方案用于治疗既往接受系统治疗后病情进展、不适合根治性手术或放疗、非高度微卫星不稳定型或错配修复缺陷的晚期子宫内膜癌患者。纳武单抗适用于dMMR 的复发、转移或高危型子宫内膜癌患者。拉罗替尼或恩曲替尼用于治疗 *NTRK* 基因融合阳性的患者。

(四)综合治疗

1. 手术后的辅助治疗　Ⅰ期患者的术后治疗需根据患者有无高危因素进行评估。高危因素包括:年龄>60 岁、肿瘤深肌层浸润、淋巴脉管间隙浸润、低分化、高危组织类型。补充治疗以放疗为主,阴道残端愈合后尽早开始放疗,最好不超过术后 12 周。对于具有高危因素(ⅠB 期、淋巴脉管间隙浸润、G_3)的早期患者的可辅以化疗。GOG 249 研究还引入高中危因素进一步细分评估是否行术后放疗,如年龄在 50~69 岁,有 2 个危险因素;或年龄<50 岁,有 3 个危险因素;或年龄≥70 岁,有 1 个危险因素。此类患者可行体外放疗。危险因素包括组织学分级 2 级或 3 级、侵犯深肌层(外 1/2 肌层)、淋巴脉管间隙浸润。Ⅱ期患者的术后处理需结合手术方式和是否存在高危因素辅以放疗±化疗。Ⅲ~Ⅳ期:治疗需个体化。通常对于适合手术者,需行全子宫双附件切除术+全面分期手术;对于存在大块肿瘤者需行最大限度减瘤手术。术后根据分期、肿瘤侵犯范围以及残存肿瘤情况行全身治疗±外照射治疗±阴道近距离放疗。

2. 不全手术分期或意外发现子宫内膜癌的后续治疗　不全手术分期多指未切除双侧卵巢或未行淋巴结清扫。处理方法如下:①ⅠA 期/G_{1-2}级/无淋巴脉管间隙浸润/年龄<60 岁,或Ⅰ A 期/G_3 级/无肌层浸润/无淋巴脉管间隙浸润/年龄<60 岁者,术后可观察。②Ⅰ A 期/G_3 级或Ⅰ B 期/$G_{1~2}$ 级,且年龄≥60 岁及淋巴脉管间隙浸润(−)者,可选择先行影像学检查,若影像学检查结果阴性,则行阴道近距离放疗。③Ⅰ A 期/$G_{1~3}$ 级/淋巴脉管间隙浸润(+)、Ⅰ B 期/$G_{1~2}$ 级/淋巴脉管间隙浸润(+)、Ⅰ B 期/G_3 级±淋巴脉管间隙浸润(+)/$G_{1~2}$ 级,可选择先行影像学检查,若影像学检查结果阴性,按照完全手术分期后相应方案治疗;若影像学检查结果为可疑或阳性,则对合适的患者进行再次手术分期或对转移病灶进行病理学确诊;也可直接选择再次手术分期,术后辅助治疗方案选择与上述完全手术分期后相同。

3. 复发性子宫内膜癌的治疗　Ⅰ期和Ⅱ期患者术后复发率约 15%,其中 50%~70%的复发有症状。大多数复发发生在治疗后 3 年内。局限于阴道或盆腔的复发经过治疗后仍有较好的效果。孤立的阴道复发经放疗后 5 年生存率达 50%~70%。超出阴道或盆腔淋巴结复发则预后较差。复发后的治疗与复发位置、既往是否接受过放疗相关。

影像学检查证实没有远处转移的局部复发:①复发位置既往未接受过放疗者,可选择外照射治疗±阴道近距离放疗或手术探查+切除±术中放疗。手术后发现病灶局限于阴道者,可行外照射治疗±阴道近距离放疗±全身治疗;手术后发现病灶超出阴道,到达盆腔淋巴结者可行外照射治疗±阴道近距离放疗±全身治疗,若到达腹主动脉旁或髂总淋巴结者行外照射治疗±全身治疗。复发到达上腹部,残留病灶较小时可选择全身治疗±外照射治疗,巨大复发灶按如下播散性病灶处理。②复发位置既往接受过放疗者,若原来仅接受过阴道近距离放疗,其处理方法与复发位置既往未接受过放疗者相同。若原来接受过盆腔外照射治疗,考虑手术探查+切除±术中放疗和(或)全身治疗±姑息性放疗。

孤立转移病灶:①考虑手术切除和(或)外照射治疗或消融治疗。②考虑全身治疗。对于不能切除的病灶或再次复发者,按如下播散性病灶处理。

播散性病灶:①低级别、无症状或雌激素受体/孕激素受体阳性者可行激素治疗,继续进展时则行化疗,治疗后再进展则支持治疗。②有症状或 $G_{2~3}$ 级或巨块病灶时行化疗±姑息性外照射治疗,再进展则支持治疗。

(五)特殊类型子宫内膜癌(浆液性腺癌、透明细胞癌)的综合治疗

1. 子宫浆液性腺癌与子宫内膜透明细胞癌　子宫浆液性腺癌较少见。其病理形态与卵巢浆液性乳头状癌相同,以含砂粒体的浆液性癌、有或无乳头状结构为其诊断特征。恶性程度高,分化差,早期可发生脉管浸润、深肌层受累、盆/腹腔淋巴结转移。预后差,Ⅰ期复发转移率达 31%~50%;早期 5 年存活率 40%~50%,晚期则低于 15%。子宫内膜透明细胞癌的预后亦差,二者均为子宫内膜癌的特殊亚型(Ⅱ型)。

治疗原则:无论分期早晚,均应进行与卵巢癌肿瘤细胞减灭术相同的全面手术分期,包括盆/腹腔冲洗液细胞学检查、全子宫双附件切除术、盆腔淋巴结及腹主动脉旁淋巴结清扫术、大网膜切除术及腹膜多点活检术。晚期则行肿瘤细胞减灭术。对于Ⅰ A 期患者,术后可选择:①化疗+腔内放疗(首选);②体外放疗±腔内放疗;③部分肿瘤未侵犯肌层患者可选择单纯腔内放疗;④随诊。对于Ⅰ B~Ⅳ期患者,可选择化疗±体外放疗±腔内

放疗。美国妇科肿瘤学组比较子宫浆液性腺癌、透明细胞癌与子宫内膜样癌对化疗的反应,结果无显著性差异,因此认为前两者化疗方案同子宫内膜癌。但普遍认为子宫浆液性腺癌术后宜选用与卵巢浆液性乳头状癌相同的化疗方案,如紫杉醇+卡铂等。对于晚期患者,可采用术前新辅助化疗,再行肿瘤细胞减灭术,之后再行化疗。

2. 子宫癌肉瘤　病理学家认为子宫癌肉瘤属化生癌,应属上皮癌,故 WHO 2003 年提出归于子宫内膜癌的范畴,2010 年 NCCN 病理分类中,将癌肉瘤列入子宫内膜癌 II 型。其恶性程度高,早期即可发生腹腔、淋巴、血行转移。

治疗原则:治疗总体原则同上述浆液性癌及透明细胞癌。既往认为,异环磷酰胺是子宫内膜癌肉瘤最有效的单药。III 期临床研究表明,紫杉醇联合异环磷酰胺较单药异环磷酰胺可明显延长子宫癌肉瘤患者的总体生存时间。因此,该联合方案被 NCCN 指南作为 1 类证据推荐为子宫癌肉瘤的化疗方案。但考虑到异环磷酰胺的毒副反应,而研究表明紫杉醇联合卡铂方案对子宫癌肉瘤同样有效,因此目前 NCCN 更倾向于推荐紫杉醇联合卡铂方案为首选方案。术后盆腔照射可有效控制复发提高生存率。

(六)保留生育功能患者指征和方法

约 5% 的子宫内膜癌患者在 40 岁之前诊断。对于有生育需求、要求保留生育功能的患者,进行子宫内膜病理检查是必要的(推荐行宫腔镜检查)。宫腔镜检查更可靠,G_1 病变中仅 23% 级别升高。还应该对肌层浸润的深度进行增强 MRI 评估。

保留生育功能只适用于子宫内膜样腺癌。符合下列所有条件才能保留生育功能:①分段诊刮标本经病理专家核实,病理类型为子宫内膜样腺癌,G_1 级。②MRI 检查(首选)或经阴道超声检查发现病灶局限于子宫内膜。③影像学检查未发现可疑的转移病灶。④无药物治疗或妊娠的禁忌证。⑤经充分解释,患者了解保留生育功能并非子宫内膜癌的标准治疗方式并在治疗前咨询生殖专家。⑥对合适的患者进行遗传咨询或基因检测。⑦可选择甲地孕酮、醋酸甲羟孕酮和左炔诺孕酮宫内缓释系统治疗。最常用的口服孕激素包括醋酸甲羟孕酮(250~600 mg/d,口服)或醋酸甲地孕酮(160~480 mg/d,口服)。⑧治疗期间每 3~6 个月分段诊刮或取子宫内膜活检,若子宫内膜癌持续存在 6~12 个月,则行全子宫+双附件切除术+手术病理分期,术前可考虑行 MRI 检查;若 6 个月后病变完全缓解,鼓励患者受孕,孕前持续每 3~6 个月进行子宫内膜取样检查;若患者暂无生育计划,给予孕激素维持治疗及定期监测。⑨完成生育后或子宫内膜取样发现疾病进展,即行全子宫+双附件切除术+手术病理分期。许多子宫内膜样癌的年轻患者还有其他影响生育功能的因素,包括肥胖与多囊卵巢综合征,强烈建议减肥。咨询不孕不育专家可能对成功妊娠非常必要。在患者激素治疗后可能需要应用一些辅助生殖技术,包括枸橼酸氯米芬、人工授精和体外受精。

(七)中医治疗

中医从整体观念出发,实施辨证论治,有助于子宫内膜癌患者术后功能的恢复,减少放、化疗的不良反应,增强放疗、化疗的效果,提高机体的免疫力,减少并发症的发生,改善癌症相关症状和生活质量,对防止肿瘤复发转移及延长生存期起到一定作用。可以配合西医补充与完善子宫内膜癌的治疗。

中医学认为子宫内膜癌主要是痰浊湿热,淤毒蕴结胞宫,阻塞经脉,损伤冲任,日久成疾,暗耗气血,败损脏腑。调理冲任、清热利湿解毒、祛痰化瘀为主要治疗方法。晚期患者多见肾阴虚亏虚,治以育阴滋肾、固冲止血为主。近年来常用现代中药制剂,包括西黄丸、平消胶囊、大黄蟅虫丸、复方斑蝥胶囊、复方苦参注射液等用于治疗子宫内膜癌,在临床上得到广泛应用,具有一定疗效,安全性和耐受性均较好,但这些药物尚缺乏高级别的循证医学证据支持,需要积极进行深入研究。

九、最新研究进展

随着对子宫内膜癌发病机制和信号通路研究的深入,一些突变基因和异常通路被证实在子宫内膜癌治疗中起重要作用,靶向治疗成为研究的热点。靶向治疗药物通过阻断肿瘤细胞生长和存活所必需的信号通路或突变蛋白,阻止癌细胞的生长。

1. 表皮生长因子受体(EGFR)拮抗剂 EGFR参与多种信号通路,在肿瘤的发生、发展和转移中发挥重要作用。子宫内膜癌中EGFR高表达,并与临床预后呈负相关,这意味着利用EGFR拮抗剂抑制EGFR的表达治疗子宫内膜癌是一种新策略。EGFR拮抗剂包括重组抗体和酪氨酸激酶抑制剂。

(1)西妥昔单抗(cetuximab) 其是第一个上市的重组抗体,通过竞争性抑制EGFR和其配体结合,从而阻断细胞内信号传导途径,抑制细胞增殖,诱导细胞凋亡。Ⅱ期临床试验结果显示,进展性或复发性子宫内膜癌患者接受西妥昔单抗治疗,耐受性良好,临床获益率(CRB)为15%。

(2)厄洛替尼(erlotinib) 其是选择性酪氨酸激酶抑制剂,通过与三磷酸腺苷(ATP)竞争性结合EGFR中的ATP结合位点,从而抑制增殖信号传导。临床试验结果显示,厄洛替尼在复发或转移性未接受过化疗的子宫内膜癌女性中的缓解率为12.5%,耐受性良好。

2. 血管内皮生长因子(VEGF)抑制剂 VEGF是血管生成的主要驱动力,与靶细胞上的VEGF受体(VEGFR)结合,通过激动细胞信号传导,促进血管生成。因此,通过拮抗VEGF抑制血管生成是抗肿瘤生长和转移的关键环节。贝伐珠单抗(bevacizumab)是抗VEGF的重组抗体,通过竞争性结合VEGFR,抑制血管内皮细胞的增殖和活化,从而发挥抗血管形成和抗肿瘤的作用,在多种肿瘤细胞系中均具有临床活性。在Ⅱ期临床试验中,用贝伐珠单抗(15 mg/kg,每3周1次)治疗56名复发或持续性子宫内膜癌患者,其中13.5%患者出现临床反应,40.4%患者无进展存活至少6个月,中位无进展生存期(PFS)和总生存期(OS)分别为4.2、10.5个月。在这项研究中,患者没有出现严重的不良反应,也未出现胃肠道穿孔或瘘管,具有良好的耐受性和抗肿瘤活性。TC方案联合贝伐珠单抗联合治疗的Ⅱ期临床试验发现,108名晚期或复发性子宫内膜癌患者随机接受TC标准剂量治疗6~8个周期或TC和贝伐珠单抗(15 mg/kg)联合化疗,维持直至疾病进展或出现不可接受的毒性,结果显示贝伐珠单抗联合化学疗法治疗是有效且可耐受,客观缓解率(ORR)从53.1%显著增加到74.4%,PFS从8.7个月显著增加到13个月,此疗法值得更进一步探索。

3. 磷脂酰肌醇3激酶/蛋白激酶B/哺乳动物雷帕霉素靶蛋白(PI3K/Akt/mTOR)通路抑制剂 包括子宫内膜癌在内的许多癌症都存在PI3K/Akt/mTOR通路的异常激活。因此PI3K/Akt/mTOR抑制剂在癌症治疗中有很大潜力。依维莫司(everolimus)是mTOR抑制剂,作用机制包括以下2点:①通过抑制mTOR的过表达抑制细胞增殖,促进细胞周期停留在G_1期进入程序性死亡;②通过阻断PI3K/Akt/mTOR信号通路,减少VEGF释放,使血管生成减少,血管内皮细胞更容易被破坏,促进肿瘤组织中微血管血栓形成从而导致肿瘤坏死。依维莫司单药在治疗复发性或持续性子宫内膜癌中显示出良好的抗肿瘤活性。由于依维莫司口服生物利用度高及不良反应低,目前正在进行与其他药物联合的研究。一项Ⅱ期研究表明,使用依维莫司(10 mg)、来曲唑(2.5 mg)和二甲双胍(500 mg)联合治疗62名晚期或复发性子宫内膜癌患者,其临床获益率(CBR)为50%,ORR为28%,并且PR阳性的患者可能有更好的反应。这些结果与目前批准的晚期和复发性子宫内膜癌疗法相比具有优势,但需要进一步研究来验证。

4. 聚腺苷二磷酸核糖聚合酶(PARP)抑制剂 PARP是参与细胞损伤修复的多功能酶,PARP抑制剂通过抑制PARP活性,阻止DNA-PARP复合物解离,从而抑制DNA复制、转录和修复,促进细胞凋亡。目前,PARP抑制剂在子宫内膜癌的临床研究尚处于起步阶段。PARP抑制剂单药治疗子宫内膜癌的Ⅱ期临床研究正在进行中。Gockley等报道了1名骨盆复发的子宫内膜癌患者用PARP抑制剂奥拉帕尼治疗,10个月后进行的骨盆MRI显示附件包块减小,病情稳定。针对PARP抑制剂联合治疗的Ⅰ期临床评估中得到了一些较理想的结果,9例癌症(包括1例子宫内膜癌)均对奥拉帕尼(200 mg,2次/d)、西地尼布(20 mg/d,服用5 d停药2 d)和度伐单抗(500 mg、1次/4周)联合治疗方案具有良好的耐性,没有患者出现剂量限制性毒性,3名患者病情稳定持续6个月以上,CRB为67%。

5. 程序性死亡受体1(PD-1)/PD-1配体(PD-L1)抑制剂 PD-1是存在于活化的T细胞和B细胞表面的免疫抑制分子,PD-1与PD-L1结合而被激活,从而抑制免疫反应。肿瘤微环境会诱导T细胞高表达PD-1,肿瘤细胞高表达PD-L1,导致肿瘤微环境中PD-1通路持续激活,T细胞功能被抑制,抑制免疫反应,促进肿瘤的免疫逃逸作用。PD-1/PD-L1抑制剂通过阻断PD-1/PD-L1介导的信号传递,激活T细胞,触发自身免疫系统的抗肿瘤作用。

(1)帕博利珠单抗(pembrolizumab) 是抗PD-1单克隆抗体。Lee等评估PD-1阻断剂在一系列DNA错配修复功能缺陷(deficient mismatch repair,dMMR)癌症的疗效研究中,首次证明了帕博利珠单抗治疗有dMMR的肿瘤具有临床有效性,其中15名具有dMMR的子宫内膜癌患者接受帕博利珠单抗治疗后,ORR为53.3%,疾病控制率73.3%。随后一系列临床试验证实了帕博利珠单抗治疗接受过一线治疗的微卫星高度不稳定(MSI-H)/dMMR复发或转移性子宫内膜癌是安全有效的。2019年,NCCN指南推荐其用于既往治疗失败的伴有MSI-H/dMMR子宫内膜癌的治疗。Makker等进行了一项

Ⅱ期临床试验,评估了帕博利珠单抗(200 mg,每 3 周 1 次)与血管生成抑制剂乐伐替尼 20 mg/d 联合治疗晚期或复发性子宫内膜癌患者的疗效,结果显示 54 例患者在治疗 24 周时 ORR 达 39.6%。2019 年,美国食品药品管理局(FDA)批准帕博利珠单抗和乐伐替尼的组合用于治疗非 MSI-H/dMMR 的晚期子宫内膜癌患者。目前正在进行帕博利珠单抗与抗血管生成药物、化疗药物、其他靶向药物等联合治疗晚期子宫内膜癌的临床研究。

(2)阿特珠单抗(atezolizumab) 其是 PD-L1 阻断剂,可靶向 PD-L1 与 PD-1 结合,阻断其与 PD-1 的相互作用,激活 T 细胞消灭肿瘤细胞。在针对晚期或复发性子宫内膜癌患者的 Ⅰa 期试验显示,15 名患有微卫星稳定(MSS)和微卫星不稳定(MSI)状态的晚期子宫内膜癌患者接受阿特珠单抗(15 mg/m², 每 3 周 1 次)治疗后,ORR 为 13%,中位 PFS 为 1.7 个月,中位 OS 为 9.6 个月。阿特珠单抗在子宫内膜癌中具有良好的临床益处,而且随着 PD-L1 表达的提高,PFS 和总生存期有升高的趋势,表明 PD-L1 状态与对 PD-L1 阻断的反应之间存在联系。Konstantinopoulos 等针对 33 名 MSS、MSI 和 POLE 突变的复发或持续性子宫内膜癌患者进行的 Ⅱ期临床试验,给予阿特珠单抗(10 mg/kg,每 2 周 1 次)治疗,结果显示 MSS 组的 ORR 和 PFS 率仅 6.25%,但 MSI/POLE 组有很好的临床疗效,ORR 和 PFS 率为 26.7% 和 40.0%。这些临床试验结果显示 PD-L1 状态,dMMR、MSI 和 POLE 突变是预测性生物标志物,可从子宫内膜癌人群中识别 PD-L1 阻断剂获益的患者。

6. 近期子宫内膜癌相关临床试验研究进展

(1)KEYNOTE-775:仑伐替尼+帕博利珠单抗与化疗治疗晚期子宫内膜癌的生活质量分析研究,对比仑伐替尼 20 mg 口服每天一次联合帕博丽珠单抗 200 mg 静脉注射 q3w 与 TPC 组多柔比星 60 mg/m² 静脉注射 q3w 或紫杉醇 80 mg/m² 静脉注射 qw(用药 3 周停 1 周),是一项以 PFS、OS 为主要研究终点,ORR、健康相关生活质量(HRQoL)、药代动力学、安全性为次要研究终点的Ⅲ期临床试验。

研究结果表明,总人群中 mPFS:仑伐替尼+帕博丽珠单抗 *vs.* 化疗为 7.2 个月 *vs.* 3.8 个月,HR 0.56,$P<0.0001$。总人群中 mOS:仑伐替尼+帕博丽珠单抗 *vs.* 化疗为 18.3 个月 *vs.* 11.4 个月,HR 0.62,$P<0.0001$。总人群中 ORR:仑伐替尼+帕博丽珠单抗 *vs.* 化疗为 31.9% *vs.* 14.7%,$P<0.0001$。

在 KEYNOTE-775 研究中,帕博利珠单抗联合仑伐替尼相比于 TPC 方案治疗既往铂类化疗进展的晚期子宫内膜癌患者,能够显著延长患者的 OS、PFS,提高 ORR。鉴于子宫内膜癌的医疗复杂性与年龄,生活质量分析是必需的。这次研究展示了 Study 309/KEYNOTE-775 中关于 HRQoL 的结果。

在生活质量分析方面,随着时间的推移,两个治疗组之间的 HRQoL 分数没有显著差异;仑伐替尼联合帕博利珠单抗在 PFS、OS、ORR 方面均具有显著的临床及统计学意义,且安全性可控;此次 HRQoL 相关数据则进一步提示仑伐替尼联合帕博利珠单抗相比于 TPC 化疗治疗晚期子宫内膜癌患者,具有更好的获益。

(2)Dostarlimab 是一种人源化 IgG4 PD-1 单克隆抗体,对 PD-1 受体具有高亲和力,有效阻断 PD-1 和 PD-L1 的相互作用。既往研究显示，Dostarlimab 单药治疗晚期或复发 dMMR 子宫内膜癌患者，ORR 为 42.3%，其中 12.7% 患者达到 CR，29.6% 患者达到 PR，mDOR 尚未达到。临床研究证实，免疫单药对 dMMR 的 EC 具有较好疗效，而免疫联合抗血管生成药物（TKI）对 dMMR 及 pMMR 患者均有获益；子宫内膜样的 EC 患者具有 PTEN 突变，而 PTEN 突变是对 PARP 抑制剂（PARPi）敏感的可能生物标志物。同源重组缺陷（HRD）是卵巢癌中对 PARPi 敏感的生物标志物，这与含有 *TP53* 突变的浆液性 EC 相关；临床前的 EC 模型中显示 PARPi 和免疫检查点抑制剂（ICI）之间具有协同作用。

近期一项 II 期临床试验探索尼拉帕利联合 dostarlimab 治疗复发性子宫内膜癌的疗效及安全性。主要纳入标准包括：复发性浆液性或子宫内膜样子宫内膜癌；既往系统治疗线数无限制；队列 2 患者要求既往未接受过免疫治疗。队列 1 患者接受尼拉帕利 200/300 mg，队列 2 接受尼拉帕利 200/300 mg 联合 dostarlimab。主要研究重点包括：临床获益率（CBR：CR、PR、SD ≥16 周），次要研究终点包括 ORR、安全性、组织中肿瘤生物标志。队列 1 中，64% 患者为浆液性子宫内膜癌，72% 患者为铂类耐药，中位治疗周期数为 3，ORR 为 4%，16 周 CBR 为 20%；队列 2 中，46% 患者为浆液性子宫内膜癌，68% 患者为铂类耐药，中位治疗周期数为 3，ORR 为 14%，16 周 CBR 为 31.8%；在队列 1 和 2 中，通过 IHC/NGS 检测的 *PTEN* 缺失、*HRD* 基因改变、TMB-h 状态与临床获益之间并无显著相关性。发生的不良事件与预期一致，3 级及以上不良事件（发生率 ≥10%）主要包括：队列 1 中，贫血（24%）、疲劳（16%）、血小板减少症（16%）；队列 2 中，贫血（27%）、中性粒细胞减少症（16%）、血小板减少症（9%）；队列 1 和队列 2 中，因为不良事件导致的停药发生率分别为 14%、12%。

该研究发现，在以铂耐药为主的复发性 EC 患者中，尼拉帕利单药治疗具有一定疗效，16 周的临床受益率为 20%；尼拉帕利联合 dostarlimab 治疗，16 周的临床受益率为 31.8%；IHC 或 NGS 检测的 *PTEN*，以及 *HRD* 基因的改变与临床获益无关。

（3）微卫星不稳定性（MSI-H）是免疫检查点抑制剂反应的生物标志物；Lynch（种系）、Lynch 样（体系）和散发性（MLH1-甲基化）肿瘤，均具有异质性。帕博利珠单抗治疗具有 Lynch 样与 MLH-1 甲基化特征的 MSI-H 复发性子宫内膜癌的 III 期试验报告了一项关于帕博利珠单抗在 MSI-H 复发性子宫内膜癌患者中的 II 期初步研究数据，并阐述 ICIs 原发性/继发性耐药的潜在机制。本试验主要纳入标准包括 MSI-H 的复发性子宫内膜癌，具有 Lynch 样与 MLH-1 甲基化特征。患者接受帕博利珠单抗 200 mg 静脉注射每 3 周 1 次，不超过 24 个月。主要研究终点包括 ORR、安全性。次要研究终点包括 PFS、OS。

研究结果表明，在 MSI-H 的复发性子宫内膜癌中，帕博利珠单抗治疗 Lynch 样的患者比散发性（MLH1-甲基化）的患者具有更高的 ORR、3 年 PFS 率和 OS 率；Lynch 样患者 TMB 更高（中位值 2 939 *vs.* 604）；CPS ≥1 的患者更多（83.3% *vs.* 66.7%）；Lynch 样患者肿瘤 CD68+巨噬细胞浸润更多（$P = 0.022$），CD3 和 CD20 无差别。药物抵抗机制探索：WES 分析显示，*β2M* 有害突变（抗原呈递），*JAK3* 截断突变（*JAK* 家族蛋白抵抗 I/II 型 IFN 效应）。帕博利珠单抗治疗具有 Lynch 样和散发性特征的 MSI-H 复发性子宫内膜癌患者,ORR、PFS、OS 均有获益;临床使用免疫检查点抑制剂时需要考虑子宫内膜癌亚型特征;抗原加工呈递及 IFN 效应的扰乱是散发性 MSI-H 子宫内膜癌免疫耐药的可能机制。

(4)部分晚期子宫内膜癌患者对免疫检查点抑制剂具有很好的治疗反应,开展相关免疫生物标志物分析以鉴别免疫治疗真正的获益人群很有必要;在 dMMR 晚期子宫内膜癌中,无论患者既往的治疗线数,度伐利尤单抗单药治疗显示出较好的疗效,但在 pMMR 型患者中的疗效有限。

PHAEDRA 研究(ANZGOG 1601)是一项度伐利尤单抗治疗晚期子宫内膜癌-肿瘤相关免疫细胞与 PFS 关联性的研究。在 PHAEDRA 研究中,度伐利尤单抗对晚期子宫内膜癌患者具有一定疗效。对 PHAEDRA 研究中接受度伐利尤单抗治疗的晚期子宫内膜癌患者进行分析。使用苏木精-伊红(HE)染色法和 Ventana PD-L1(SP263)免疫组化染色法(IHC)对上述患者的肿瘤切片进行染色评估,评估的免疫生物标记如下。①TCP:肿瘤细胞的 PD-L1 染色。②ICP:肿瘤相关免疫细胞(HE 染色)。③IC:免疫细胞的 PD-L1 染色。由两名病理学家根据针对尿路上皮癌(UC)的 Ventana PD-L1(SP263)算法分别对匹配的 HE 玻片进行评分。

试验对 71 例患者中有 67 例具有足够的肿瘤样本可用于 PD-L1 检测;最佳阈值为 TCP≥1%,ICP≥10% 和 IC≥35%,ICP≥10% 达到了各个阈值的最高灵敏性(53%)和特异性(82%);最佳阈值算法能够识别出无效应的患者(灵敏性 88%,阴性预测值 92%),但特异性(48%)和阳性预测率(37%)低。

结果表明,与 TCP($P=0.25$)、IC($P=0.48$)和 UC 算法($P=0.079$)相比,使用 ICP=10%($P=0.01$)阈值区分,发现 PFS 曲线分离最大;ICP≥10% 不可显著预测基于 MMR 状态的 PFS(HR 0.59,95% CI:0.28~1.23,$P=0.16$);对于 OS,UC 算法($P=0.02$)具有差异,而 ICP($P=0.07$)、TCP($P=0.18$)或 IC($P=0.23$)则没有统计学差异;与 PFS 相似,UC 算法不可显著预测基于 MMR 状态的 OS(HR 0.53,95% CI:0.25~1.12,$P=0.10$)。

在这项探索性分析中,ICP 与肿瘤缓解和 PFS 更紧密相关;与 PD-L1 状态相比,肿瘤相关免疫细胞更能预测度伐利尤单抗治疗晚期子宫内膜癌患者的有效性;最佳阈值算法有望用于识别无肿瘤缓解者,但需要进一步验证。

(5)系统性化疗是晚期及复发性子宫内膜癌的治疗基础,但子宫内膜癌对化疗的反应为中度,方案选择有限,因而子宫内膜癌的系统性治疗方案的研究是提高生存率的关键。

安罗替尼+信迪利单抗治疗晚期复发性子宫内膜癌试验是一项开放标签、单中心、随机Ⅱ期试验,目的是比较安罗替尼联合信迪利单抗治疗复发性或晚期子宫内膜癌的有效性和安全性。

主要入组标准包括:年龄≥18 岁,组织学确认的子宫内膜癌,ECOG 评分 0~2,复发性或晚期子宫内膜癌至少接受过一线含铂方案系统化疗,有客观可测量的病灶(RECIST 1.0)。共纳入 23 例患者,中位年龄为 56 岁;大部分患者 FIGO 分期为ⅢC(30.4%)和Ⅳ B(21.7%);其中 23 位患者可评估;既往接受化疗线数的中位值为 1。所有患者接受安罗替尼 12 mg 口服每日 1 次,连续服药 2 周,停药 1 周;联合信迪利单抗 200 mg,第 1 天,21 d/周期。主要研究终点为 ORR,次要研究终点包括 DCR、PFS、OS、安全性。

23 例可评价患者中,仅 2 例患者进展,ORR 为 73.9%,DCR 为 91.3%。中位起效时间为 1.5 个月(范围 0.7~12.8)。中位 PFS 为 11.5 个月(95% CI:4.8~NR)。≥3 级不良事件为皮疹(13%)、手足综合征(8.7%)、淋巴细胞减少(8.7%)、疲乏(4.3%)、高血压(4.3%)、中性粒细胞减少(4.3%)、免疫性心肌炎(4.3%)、免疫性腹膜炎(4.3%)和肠梗阻(4.3%)。

研究结果表明,安罗替尼联合信迪利单抗治疗复发性或晚期子宫内膜癌体现出较好的疗效,而且耐受性良好。

(6)子宫内膜癌通常是雌激素依赖性的(特别是Ⅰ型),并在转移性疾病中具有潜在的惰性进展。芳香化酶抑制剂的内分泌治疗是目前公认的一种重要治疗选择。内分泌治疗的反应取决于雌激素和孕激素受体的表达水平。在子宫内膜癌中可观察到 PI3K-Akt-mTOR 信号通路的失调。关于 PI3K-Akt-mTOR 抑制剂用于晚期/转移性子宫内膜癌的单臂研究已经取得了令人鼓舞的结果。在随机临床试验中,mTOR 抑制剂改善了 PFS,但 OS 和肿瘤缓解情况并未得到显著改善。Vistusertib(AZD2014)是一款 mTOR 抑制剂,可以同时抑制 mTORC1 和 mTORC2 复合物。

Victoria 是一项研究 vistusertib+阿那曲唑治疗激素受体阳性的晚期/转移性子宫内膜癌的Ⅰ/Ⅱ期试验,其研究旨在探索 vistusertib 联合阿那曲唑治疗激素受体阳性的晚期或转移性子宫内膜癌患者的有效性和安全性。

主要纳入标准包括 ER+和或 PR+的晚期或复发性子宫内膜癌;既往接受过一线化疗和二线内分泌治疗包括芳香化酶抑制剂;具有可测量病灶(RECIST 1.1);ECOG PS 0~1;治疗中肿瘤病灶可活检(第 8 周)。队列 1 接受 vistusertib 125 mg 每天 2 次,吃 2 d 停 5 d,口服,联合阿那曲唑 1 mg/d,口服;队列 2 接受阿那曲唑 1 mg/d,口服。主要研究终点为 8 周 PFS 率,次要研究终点为 ORR、缓解持续时间(DoR)、PFS、OS、安全性。

两个治疗组中,患者中位年龄 70 岁,FIGO 分期为Ⅲ~Ⅳ期,ER+/PR+(雌激素受体+/孕酮受体阳性+)患者占 70% 以上。两组中 85% 以上的患者既往未接受过内分泌治疗,55% 以上的患者既往接受过一线化疗。

试验结果表明,vistusertib+阿那曲唑治疗组的中位持续治疗时间为 3.4 个月(范围:0.5~41.4);阿那曲唑单药组的中位持续治疗时间为 2.9 个月(范围:0.2~29.2)。Vistusertib+阿那曲唑治疗组的 8 周 PFS 率为 67.3%,ORR 为 24.5%,中位 DoR 为 29.6 个月;阿那曲唑单药组,8 周 PFS 率为 39.1%,ORR 为 17.4%,中位 DoR 为 7.5 个月。Vistusertib+阿那曲唑治疗组的中位 PFS 为 5.2 个月(95% CI 3.4~8.9);阿那曲唑单药组的 mPFS 为 1.9 个月(95% CI 1.6~8.9)。与 vistusertib 相关的 2 级以上不良事件主要有疲劳、淋巴细胞减少、高血糖和腹泻;vistusertib 联合阿那曲唑治疗相比阿那曲唑单药治疗的 SAE 发生率更高(40.8% vs. 12.5%)。

阿那曲唑联合 vistusertib 具有良好的临床获益,8 周 PFS 率为 67%;联合治疗组的中位 PFS 为 5.2 个月,ORR 为 24.5%,中位 DoR 为 29.6 个月;联合治疗组的高血糖、淋巴细胞减少、恶心、腹泻和严重不良事件发生更常见,但整体可控。尽管取得了这些令人鼓舞的结果,但 vistusertib 的开发已被明确停止,后续关于总体生存分析和核糖体生源途径及分子生物学方面的转化研究,将有助于更明确最佳获益人群。

(7)2022 年 ASCO 年会公布了一项开放标签、非随机、多中心 Ⅱ 期研究贝伐珠单抗联合阿替利珠单抗和卢卡帕利治疗经治的复发性和进展性子宫内膜癌的结果。入组条件包括:复发/持续性疾病,既往接受过一、二线治疗;所有上皮性子宫内膜癌;ECOG 0~1 分;允许既往接受过抗血管生成药物治疗,但不能是贝伐珠单抗,不允许既往接受过免疫治疗。主要研究终点为评估复发/持续性子宫内膜癌患者的总缓解率(overall response rate,ORR)。次要研究终点包括:PFS、OS、DoR;三药联合治疗的毒性;相关性评估,心脏毒性等。

研究结果表明:PAPP 抑制剂、抗 PD-L1、抗 VEGF 的三药联合,耐受性良好,与预期基线相比,免疫性不良反应无增加。样本数据缺乏 HRD 通路分析;ORR 42%,DoR 5.8 个月;不论 MMR 状态,持续缓解患者具有显著的临床获益;无事件生存期(EFS)6.2 个月(3.8~8.6 个月),总生存期(OS)15.5 个月(3.9~27.0 个月);探索性相关分析目前正在进行中。

(8)临床前和临床研究数据显示,卡瑞利珠单抗(一种抗 PD-1 抗体)联合阿帕替尼(一种选择性 VEGFR2 抑制剂)在多种实体瘤中具有抗肿瘤疗效。

复旦大学王华英教授团队在 2022 ASCO 年会公布了卡瑞利珠单抗联合阿帕替尼治疗至少一线治疗失败的晚期或复发子宫内膜癌的 Ⅱ 期试验结果。关键入组标准包括:年龄≥18 岁;经组织学确认为晚期或复发性子宫内膜癌;至少一线治疗后进展;ECOG PS 0~1;至少有一个可测量病灶。使用 Minimax Simon 两阶段设计,在第一阶段入组 21 例患者,如果在至少 4 例患者中观察到完全或部分缓解,则继续招募入组 40 例患者。治疗方案为卡瑞利珠单抗(200 mg,静脉注射,q2w);阿帕替尼(250 mg,口服,qd);每 28 d 为 1 个周期。主要研究终点:根据 RECIST 1.1 版标准评估的客观缓解率(objective response rate,ORR)。次要研究终点:客观缓解时间(time to objective response,TTR)、疾病控制率(disease control rate,DCR)、缓解持续时间(duration of response,DoR)、无进展生存期(progression free survival,PFS)、总生存期(overall survival,OS)、治疗失败时间(time to treatment failure,TTF)和安全性。

截至目前共招募 21 名患者,中位随访时间为 13.5 个月(IQR 11.3~16.3),各项结果表明,卡瑞利珠单抗联合阿帕替尼在至少一线治疗失败后的晚期或复发性子宫内膜癌患者中显示出有前景的抗肿瘤疗效和可控的安全性。

(9)卡铂+紫杉醇(HER2 阳性子宫浆液性癌加用曲妥珠单抗)是不可手术晚期、复发或转移性子宫内膜癌患者的标准一线系统治疗方案;晚期或复发的子宫癌患者的生存结局较差,dMMR 患者更差。KEYNOTE-158 研究表明,帕博利珠单抗(抗 PD-1 抗体)对接受过治疗的晚期高微卫星不稳定性(MSI-H)/dMMR 子宫癌具有抗肿瘤活性,ORR 48% (95% CI 37%~60%);79 人中 11 人达到 CR,27 人达到 PR;中位 DOR 未达到(范围: 2.9~49.7+个月)。帕博利珠单抗单药治疗已被 FDA 批准用于既往系统治疗进展且不适合行根治手术或放疗的晚期 MSI-H/dMMR 子宫癌患者。

KEYNOTE-C93/GOG-3064/ENGOT-en15 是一项研究一线使用帕博利珠单抗对比含铂双药化疗治疗 dMMR 晚期或复发性子宫内膜癌患者的Ⅲ期、开放标签、随机对照研究,旨在评估晚期或复发 dMMR 子宫内膜癌患者的一线帕博利珠单抗对比卡铂-紫杉醇化疗。

研究关键入排标准包括:组织学确定为新诊断的Ⅲ/Ⅳ期或复发的不耐受手术或放疗的子宫癌(包括肉瘤)患者;影像可评估病灶:依据 RECIST 可测量/不可测量病灶;中心确认 dMMR 状态;未接受系统治疗;ECOG PS 0 或 1。主要终点包括 OS 和 PFS,次要终点包括 ORR、DCR、DOR、PFS2(研究者根据当地临床实践标准评估的从随机化到新抗癌治疗起始后的后续疾病进展或死亡),以及安全性与耐受性。

患者接受帕博利珠单抗 400 mg 静脉注射每 6 周一次,至少 18 周期(约 2 年)或卡铂 AUC 5 或 6 mg/(mL·min)静脉注射 q3w+紫杉醇 175 mg/m^2 静脉注射 q3w,6 周期。

目前研究正在患者收录阶段,美国、日本、韩国、波兰和以色列正在入组。试验结果还待进一步研究。

十、预后与随诊

子宫内膜癌的预后影响因素和分期明显相关。早期患者影响预后的高危因素包括深肌层受累、淋巴间隙受累、肿瘤分化差(G_3)、特殊肿瘤类型、宫颈受累等。术后最重要的预后因素是有无淋巴结转移,即手术病理分期是否提高。肿瘤分级和肌层受累深度可反映淋巴结转移的概率,淋巴间隙受累则淋巴结转移的概率增加。有鳞状细胞成分的恶性肿瘤,肿瘤的侵袭性主要和其中腺体的分化程度相关。而Ⅱ型子宫内膜癌较Ⅰ型子宫内膜癌预后差。

大多数复发时间多在治疗后 3 年内。完成治疗后应定期随访,及时确定有无复发。规律随访可以尽早发现子宫内膜癌复发,可以再行补救治疗。还可以早期发现近期及远期放射性并发症,以便于考虑适当的个体化再治疗手段。

随访时间:术后 2 年内,每 3~4 个月 1 次;术后 3~5 年,每 6 个月至 1 年 1 次。5 年后每年 1 次。

随访内容:①询问症状,有无阴道出血、血尿、血便、食欲减退、体重减轻、疼痛、咳嗽、呼吸困难、下肢水肿或腹胀等。②体格检查,每次复查时应特别注意进行全身浅表淋巴结检查和妇科检查(三合诊)。③对无症状患者,不推荐常规进行阴道细胞学检查,特别是短期内接受过近距离阴道放疗后的患者。④ CA125、HE4 检测。⑤影像学检查,可选择 B 超(腹部、盆部)、增强 CT(胸部、腹部、盆部)或 MRI 检查,必要时行全身 PET-CT 检查。

健康教育:应向患者宣教健康生活方式,指导饮食营养,鼓励适当的性生活(包括阴道扩张器、润滑剂的使用),评估其他合并疾病如糖尿病、高血压等情况,注意治疗的远期不良反应处理等。

参考文献

[1] SIEGEL R L, MILLER K D, JEMAL A. Cancer statistics, 2018 [J]. CA Cancer J Clin, 2018,68(1):7-30.

[2] SUNNG H, FERLAY J, SIEGEL R, et al. Global cancer statistics 2020: GLOBOCAN estimates of incidence and mortality worldwide for 36 cancers in 185 countries[J]. CA Cancer J Clin,2021,71(3):201-219.

[3] LONGACRE T A, BROADDUS R, CHUANG L T, et al. Template for reporting results of biomarker testing of specimens from patients with carcinoma of the endometrium[J]. Arch Pathol Lab Med,2017,141(11):1508-1512.

[4] SCHIAVONE M B, ZIVANOVIC O, ZHOU Q, et al. Survival of patientswith uterine carcinosarcoma undergoing sentinel lymph nodemapping[J]. Ann Surg Oncol,2016,23(1): 196-202.

[5] MOUKARZEL L A, FERRANDO L, DA CRUZ PAULA A, et al. The genetic landscape of metaplastic breast cancers and uterine carcinosarcomas[J]. Mol Oncol, 2021, 15(4): 1024-1039.

[6] CRANE E, NAUMANN W, TAIT D, et al. Molecular variations in uterine carcinosarcomas identify therapeutic opportunities[J]. Int J Gynecol Cancer,2020,30(4):480-484.

[7] ROTTMANN D, SNIR O L, WU X, et al. HER2 testing of gynecologic carcinosarcomas: tumor stratification for potential targeted therapy[J]. Mod Pathol,2020,33(1):118-127.

[8] PETERS E E, BARTOSCH C, MCCLUGGAGE W G, et al. Reproducibility of lymphovascular space invasion (LVSI) assessment in endometrial cancer [J]. Histopathology,2019,75(1):128-136.

[9] SALANI R, KHANNA N, FRIMER M, et al. An update on post-treatment surveillance and diagnosis of recurrence in women with gynecologic malignancies: Society of Gynecologic Oncology(SGO)recommendations[J]. Gynecol Oncol,2017,146(1):3-10.

[10] HALDORSEN I S, SALVESEN H B. What is the best preoperative imaging for endometrial cancer? [J] Curr Oncol Rep,2016,18(4):25.

[11] LAKHMAN Y, KATZ S S, GOLDMAN D A, et al. Diagnostic performance of computed tomography for preoperative staging of patients with non-endometrioid carcinomas of the uterine corpus[J]. Ann Surg Oncol,2016,23(4):1271-1278.

[12] COLOMBO N, CREUTZBERG C, AMANT F, et al. ESMO-ESGO-ESTRO Consensus Conference on Endometrial Cancer: diagnosis, treatment and follow-up[J]. Ann Oncol, 2016,27(1):16-41.

[13] HOLLOWAY R W, ABU-RUSTUM N R, BACKES F J, et al. Sentinellymph node mapping and staging in endometrial cancer: a society of gynecologic oncology literature

review with consensu recommendations[J]. Gynecol Oncol,2017,146(2):405-415.

[14]FADER A N,ROQUE D M,SIEGEL E,et al. Randomized phase Ⅱ trial of carboplatin-paclitaxel versus carboplatin-paclitaxel-trastuzumab in uterine serous carcinomas that overexpress human epidermal growth factor receptor 2/neu[J]. J Clin Oncol,2018,36(20):2044-2051.

[15] ELIT L, READE C J. Recommendations for follow-up care for gynecologic cancer survivors[J]. Obstet Gynecol,2015,126(6):1207-1214.

[16]THOMAS S,HUSSEIN Y,BANDYOPADHYAY S,et al. Interobserver variability in the diagnosis of uterine high-grade endometrioid carcinoma[J]. Arch Pathol Lab Med,2016,140(8):836-843.

[17]BOSSE T, PETERS E E, CREUTZBERG C L, et al. Substantial lymph-vascular space invasion(LVSI)is a significant risk factor for recurrence in endometrial cancer—a pooled analysis of PORTEC 1 and 2 trials[J]. Eur J Cancer,2015,51(13):1742-1750.

[18]HOANG L N,KINLOCH M A,LEO J M,et al. Interobserver agreement in endometrial carcinoma histotype diagnosis varies depending on The Cancer Genome Atlas(TCGA)-based molecular subgroup[J]. Am J Surg Pathol,2017,41(2):245-252.

[19]SCHIAVONE M B,ZIVANOVIC O,ZHOU Q,et al. Survival of patients with uterine carci-nosarcoma undergoing sentinel lymph nodemapping[J]. Ann Surg Oncol,2016,23(1):196-202.

[20]SOLIMAN P T,WESTIN S N,DIOUN S,et al. A prospective validation study of sentinel lymph node mapping for high-risk endometrial cancer[J]. Gynecol Oncol,2017,146(2):234-239.

[21]ROSSI E C,KOWALSKI L D,SCALICI J,et al. A comparison of sentinellymph node biopsy to lymphadenectomy for endometrial cancerstaging(FIRES trial):a multicentre, prospective,cohort study[J]. Lancet Oncol,2017,18(3):384-392.

[22]FRUMOVITZ M,PLANTE M,LEE P S,et al. Near-infrared fluorescencefor detection of sentinel lymph nodes in women with cervical anduterine cancers(FILM):a randomised, phase 3,multicentre,noninferioritytrial[J]. Lancet Oncol,2018,19(10):1394-403.

[23]CORMIER B,ROZENHOLC A T,GOTLIEB W,et al. Sentinel lymph nodeprocedure in endometrial cancer:a systematic review and proposalfor standardization of future research [J]. Gynecol Oncol,2015,138(2):478-485.

[24] EUSCHER E, SUI D, SOLIMAN P, et al. Ultrastaging of sentinel lymphnodes in endometrial carcinoma according to use of 2 different methods[J]. Int J Gynecol Pathol, 2018,37(3):242-251.

[25] OLAWAIYE A B,MUTCH D G. Lymphnode staging update in the American Joint Committee on Cancer 8th Edition cancer staging manual[J]. Gynecol Oncol,2018,150(1):7-8.

[26] ROSE P G, ALI S, MOSLEMI - KEBRIA M, Simpkins F. Paclitaxel, carboplatin, and bevacizumab in advanced and recurrent endometrial carcinoma[J]. Int J Gynecol Cancer, 2017,27(3):452-458.

[27] PICARD M, PUR L, CAIADO J, et al. Risk stratification and skin testing to guide re-exposure in taxane-induced hypersensitivity reactions[J]. J Allergy Clin Immunol,2016, 137(4):1154-1164.

[28] MAKKER V, RASCO D, VOGELZANG N J, et al. Lenvatinib plus pembrolizumab in patients with advanced endometrial cancer:an interim analysis of a multicentre, open-label, single-arm, phase 2 trial[J]. Lancet Oncol,2019,20(5):711-718.

[29] MARABELLE A, FAKIH M, LOPEZ J, et al. Association of tumour mutational burden with outcomes in patients with advanced solid tumours treated with pembrolizumab:prospective biomarker analysis of the multicohort, open-label, phase 2 KEYNOTE-158 study[J]. Lancet Oncol,2020,21(10):1353-1365.

[30] MARABELLE A, LE D T, ASCIERTO P A, et al. Efficacy of pembrolizumab in patients with noncolorectal high microsatellite instability/mismatch repair-deficient cancer:results from the phase 2 KEYNOTE-158 study[J]. J Clin Oncol,2020,38(1):1-10.

[31] ZIMMER A S, NICHOLS E, CIMINO-MATHEWS A, et al. A phase I study of the PD-L1 inhibitor, durvalumab, in combination with a PARP inhibitor, olaparib, and a VEGFR1-3 inhibitor, cediranib, in recurrent women's cancers with biomarker analyses [J]. J Immunother Cancer,2019,7(1):197.

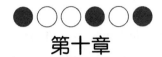

第十章

卵巢癌

一、定义

卵巢癌(oophoroma)是女性生殖器官常见的恶性肿瘤之一,是发生在卵巢的恶性肿瘤。在我国发病率位于宫颈癌和宫体癌之后,为妇科恶性肿瘤的第3位,约占女性全身恶性肿瘤的4%。卵巢癌的发病率呈逐年上升的趋势。虽然发病率位列第3,但死亡率高居女性生殖道肿瘤之首,对妇女生命造成严重威胁。

二、病因与流行病学

卵巢癌病因尚不明确,但可以肯定的是环境和内分泌的影响十分重要。此外,还受地区、饮食习惯等因素的影响。未产、不孕、初潮早、绝经迟等是卵巢癌的危险因素,多次妊娠、哺乳和口服避孕药是保护因素。

卵巢癌可发生于任何年龄,但大多数发生于卵巢功能由旺盛转衰弱时期。一般多见于更年期和绝经期妇女。20岁以下发病较少。不同类型的卵巢癌年龄分布也不同。卵巢上皮癌40岁以后迅速增加,高峰年龄为50~60岁,到70岁以后逐渐下降;性索间质肿瘤类似卵巢上皮癌,发病率随年龄增长而上升;而生殖细胞肿瘤多见于20岁以前的年轻女性,独身或未生育的妇女卵巢癌发病率高。卵巢性索间质肿瘤可发生在任何年龄,随年龄增长,发病率缓慢增加。

由于早期症状隐蔽,缺乏早期诊断手段,约2/3的患者就诊时已属晚期。因此,卵巢癌病死率居妇科恶性肿瘤的首位,5年生存率为30%~40%,严重威胁妇女的生命和健康。

三、病理

卵巢恶性肿瘤以上皮性卵巢癌居多(约90%),上皮性卵巢癌主要有4种亚型,包括浆液性、子宫内膜样、黏液性和透明细胞性。大多数患者(约70%)为浆液性癌。

卵巢癌的病理分型如下。

1. 胚上皮(副中肾体腔上皮)来源的卵巢恶性肿瘤 比如浆液性腺癌、黏液性腺癌、子宫内膜样腺癌、混合性浆液黏液性囊腺癌、纤维腺癌、恶性勃勒纳氏瘤、副中肾透明细胞癌、未分化(间变性)癌等,这些肿瘤有时有黄素化作用。

2.胚细胞来源的卵巢恶性肿瘤　比如畸胎癌、原发性绒毛膜上皮癌、无性细胞瘤等,有时能分泌激素。

3.性未分化间叶来源的卵巢恶性肿瘤　比如恶性混合性中胚层瘤、癌肉瘤。

4.性分化间叶来源的卵巢恶性肿瘤　因具有产生自体激素的功能,又称功能性肿瘤,均属潜在恶性肿瘤。

(1)女性化间叶瘤　如粒层细胞瘤、卵泡膜细胞瘤、粒层卵泡细胞瘤。

(2)男性化间叶瘤　如含睾丸细胞瘤、门细胞瘤。

(3)两性化　如两性母细胞瘤。

(4)发生自中肾残迹的卵巢恶性肿瘤　如恶性中肾瘤。

(5)发生自卵巢内异位组织的卵巢恶性肿瘤　如恶性肾上腺细胞残迹瘤。

四、转移途径

(一)直接蔓延和种植转移

直接蔓延和腹腔种植是卵巢恶性肿瘤主要的转移途径。其特点是即使外观为局限的肿瘤,也可在腹膜、大网膜、腹膜后淋巴结、横膈等部位有亚临床转移。肿瘤穿透包膜,广泛种植在盆、腹腔内。最常见种植于子宫直肠窝、双侧结肠侧沟(尤其右侧)、肝脾表面、肠、肠系膜、大网膜等。

(二)淋巴转移

淋巴道也是卵巢癌的重要转移途径,有3种方式:①沿卵巢血管经卵巢淋巴管向上到腹主动脉旁淋巴结;②沿卵巢门淋巴管达髂内、髂外淋巴结,经髂总至腹主动脉旁淋巴结;③偶有沿子宫圆韧带入髂外及腹股沟淋巴结。早期患者淋巴转移率为10%~20%,晚期达40%~60%。

(三)血行转移

肿瘤可通过血行转移至肺、胸膜、肝、骨、脑等。

五、临床表现

发病初期多无症状,也不影响月经及全身情况,往往在妇科检查时偶然被发现,或待肿瘤长到一定大小时,腹部扪及时才被发现,随病情进展可出现下列症状及体征。

(一)症状

1.腹部包块　较小的卵巢肿瘤在腹部无法扪及,中等以上大小的肿瘤多由患者自己扪及而就医。下腹肿块是常见的主诉之一。

2.下腹不适感 常为卵巢良性、恶性肿瘤的最初症状,有时有下腹或盆腔坠胀感。

3.压迫症状 当肿瘤增大时,压迫盆腔内部器官及组织引起相应的症状,如尿频、排尿、排便困难、下腹水肿、下腹部不适、腹胀、腹痛;巨大肿瘤压迫横膈时,可引起呼吸困难、心悸及行动不便等,晚期肿瘤还会引起腰骶部剧痛,并可出现腹水。

4.月经紊乱及内分泌症状 除具有内分泌功能的卵巢肿瘤外,一般的卵巢肿瘤不引起月经紊乱。恶性肿瘤晚期破坏双侧卵巢组织时,可出现月经紊乱或闭经。具有内分泌功能的肿瘤,如颗粒细胞瘤、恶性卵泡膜细胞瘤等,由于发生的时期不同,可出现性早熟、月经紊乱、不孕、绝经后出血等,男性化肿瘤可引起男性化表现。

(二)体征

1.全身检查 特别要注意乳腺、区域淋巴结、腹部膨隆及肿块、腹水、肝脾、直肠的检查。

2.盆腔检查 卵巢良性肿瘤在妇科检查时,可在子宫的单侧或双侧触及囊性或实性球形肿块,活动光滑,与子宫不粘连。卵巢恶性肿瘤多为双侧、实质性、不规则的包块,不活动,常于后穹隆扪及固定的结节状包块。若在直肠子宫陷凹扪及不规则结节,提示有种植病灶。对绝经后妇女即使扪及与绝经前妇女相同的正常大小的卵巢时,也应高度怀疑肿瘤,需进一步检查。

3.腹水 一般良性肿瘤不出现腹水,但某些良性肿瘤(如卵巢纤维瘤及乳头状囊腺病)可出现胸腹水。恶性肿瘤腹水多为血性,且生长迅速。并发腹水时可以叩到移动性浊音。

4.内分泌改变 内分泌改变(如多毛、阴蒂肥大等男性化体征)见于睾丸母细胞癌,性早熟体征见于性索间质细胞瘤。

5.恶性肿瘤有远处转移者 可出现相应体征,如锁骨上、腋下、腹股沟淋巴结肿大,并出现贫血、衰弱、消瘦等恶病质表现。

六、临床分期

ⅠC期及ⅡC期,若细胞学阳性,应证明是腹水还是腹腔冲洗液;若包膜破裂,应注明是自然破裂还是手术操作时破裂。卵巢癌的FIGO分期,可评估病期的早晚;可作为评估预后的依据;更重要的在选择及比较各种治疗方案的效果时是不可缺少的一环(表10-1)。

表 10-1 卵巢上皮癌、输卵管癌、腹膜癌 FIGO 分期(2013)

分期	定义
Ⅰ期	肿瘤局限在一侧或双侧卵巢、输卵管
ⅠA期	肿瘤局限在一侧卵巢、输卵管,包膜完整,卵巢和输卵管表面无肿瘤,腹水或腹腔冲洗液无肿瘤细胞
ⅠB期	肿瘤局限在双侧卵巢、输卵管,包膜完整,卵巢和输卵管表面无肿瘤,腹水或腹腔冲洗液无肿瘤细胞
ⅠC期	肿瘤局限在一侧或双侧卵巢、输卵管并合并以下情况
ⅠC1期	肿瘤术中破裂
ⅠC2期	肿瘤术前破裂或肿瘤位于卵巢和输卵管表面
ⅠC3期	腹水或腹腔冲洗液有恶性肿瘤细胞
Ⅱ期	一侧或双侧卵巢、输卵管癌或原发腹膜癌伴有盆腔内肿瘤侵犯
ⅡA期	肿瘤侵犯或种植于子宫、输卵管、卵巢,腹水或腹腔冲洗液阴性
ⅡB期	肿瘤侵犯或种植于其他盆腔脏器,腹水或腹腔冲洗液阴性
ⅡC期	盆腔扩散,腹水或腹腔冲洗液阳性
Ⅲ期	卵巢、输卵管、原发腹膜癌伴病理证实的盆腔外腹腔转移和(或)腹膜后(盆腔和或腹主动脉旁)淋巴结转移
ⅢA期	显微镜下的盆腔外腹膜转移
ⅢA1期	仅有病理证实的淋巴结转移
ⅢA1i期	转移病灶最大径≤10 mm
ⅢA1ii期	转移病灶最大径>10 mm
ⅢA2期	镜下可见的盆腔外腹膜转移
ⅢB期	肉眼可见最大径≤2 cm 的盆腔外腹膜转移
ⅢC期	肉眼可见最大径>2 cm 的盆腔外腹膜转移(包括未累及实质的肝脾被膜转移)
Ⅳ期	超出腹腔外的远处转移
ⅣA期	伴有细胞学阳性的胸腔积液
ⅣB期	肝脾实质转移 腹腔外脏器转移(包括腹股沟淋巴结和超出盆腹腔的淋巴结) 肿瘤侵透肠壁全层

七、辅助检查

(一)肿瘤标志物检查

血 CA125、人附睾蛋白 4(human epididymis protein 4,HE4)是卵巢上皮癌中应用价值最高的肿瘤标志物,可用于辅助诊断、疗效监测和复发监测。

1. CA125　最为常用的卵巢癌肿瘤标志物,尤其是浆液性癌的首选肿瘤标志物。CA125 的阳性率与肿瘤分期、组织学类型有关,晚期浆液性癌患者的阳性率显著高于早期及非浆液性癌患者(早期卵巢癌的阳性率为 43.5%～65.7%,晚期卵巢癌的阳性率为 84.1%～92.4%)。有研究发现,CA125 在绝经后人群的应用价值更高,在绝经后人群中,CA125 诊断卵巢癌的敏感性(79.1%～90.7%)和特异性(79.1%～89.8%)均优于绝经前人群(敏感性 69.8%～87.5%,特异性 63.3%～85.7%)。外科手术或化疗后,87%～94% 的卵巢癌病例中血 CA125 浓度与疾病进程相关性较好,可提示肿瘤的进展或消退。有研究认为满意减瘤术后,7 d 内 CA125 可下降到最初水平的 75% 以下。

2. HE4　HE4 是 10 余年来应用于临床的肿瘤标志物,其对卵巢癌的诊断特异性(90%～95%)高于 CA125(76.6%～86.5%)。HE4 水平不受月经周期及绝经状态的影响,在绝经前人群中,其诊断卵巢癌的特异性(88.4%～96.8%)优于 CA125(63.3%～85.7%)。

3. ROMA 指数　ROMA 指数是将 CA125 和 HE4 的血清浓度与患者绝经状态相结合的一个评估模型,其值取决于 CA125、HE4 的血清浓度、激素和绝经状态。研究显示,对于绝经前的患者,ROMA 指数诊断卵巢癌的敏感性平均为 76.0%(70.2%～81.0%),特异性约为 85.1%(80.4%～88.8%),而在绝经后的患者中,其敏感性约为 90.6%(87.4%～93.0%),特异性约为 79.4%(73.7%～84.2%)。

4. 其他

(1)卵巢恶性生殖细胞肿瘤相关的标志物　甲胎蛋白(alpha-fetal protein,AFP),升高可见于卵黄囊瘤、胚胎癌和未成熟畸胎瘤;人绒毛膜促性腺激素(β-human chorionic gonadotrophic hormone,β-hCG),升高见于卵巢非妊娠性绒毛膜癌;神经元特异性烯醇化酶(neuron-specific enolase,NSE),升高见于未成熟畸胎瘤或伴有神经内分泌分化的肿瘤;乳酸脱氢酶(lactic aciddehydrogenase,LDH),升高常见于无性细胞瘤;CA19-9,升高常见于未成熟或成熟畸胎瘤。

(2)卵巢上皮肿瘤标记物　CA19-9,升高常见于黏液性卵巢癌或某些交界性肿瘤,或胃肠道转移性卵巢癌;癌胚抗原(carcinoembryonic antigen,CEA),升高常见于胃肠道转移性卵巢癌。当无法明确卵巢肿瘤性质时,可结合上述多种肿瘤标志物进行初步判断与鉴别。

(二)影像学检查

卵巢癌的主要影像学检查方法包括超声检查(经阴道或经腹超声)、CT、MRI 等,可以明确肿瘤形态、侵犯范围等,有助于定性诊断;如怀疑有邻近器官受侵和远处转移,可相应行胃肠造影检查、静脉肾盂造影检查和胸部 CT 检查等。综合应用上述影像学检查方法,可实现对卵巢癌的术前临床分期、术后随诊观察和治疗后疗效监测。

1. 超声检查 超声检查是卵巢癌筛查的首选检查方法,可明确卵巢有无占位性病变,判断肿瘤的良恶性。肿瘤形态学特征是超声鉴别卵巢肿瘤良恶性的主要标准。经阴道超声检查(transvaginal sonography,TVS)探头接近卵巢,图像分辨率高,不受肥胖及肠胀气干扰,对卵巢癌的诊断有更高的敏感性和特异性。没有性生活史的女性可采用经直肠超声。经腹超声是阴道超声的重要补充,比如肿瘤过大,阴道超声无法获得整个肿瘤的视野。此外,经腹超声还可以评估卵巢癌对周围脏器的侵犯、腹膜后淋巴结转移及腹腔种植转移情况,如有无输尿管扩张、腹水、腹膜种植。

彩色多普勒有助于卵巢肿瘤良恶性的鉴别,同良性肿瘤相比,卵巢恶性肿瘤表现为更高的峰值流速、更低的血流阻力指数。超声造影可观察肿瘤内部血供情况,特别是微血管的显示优于多普勒,有利于鉴别诊断及疗效评价,特别是抗血管生成等分子靶向药物的疗效评价。另外可以用超声微泡对比剂介导靶向药物及基因治疗。

超声用于治疗后定期随访,廉价、无辐射是其最大的优势,重点观察肝、脾有无转移,双肾有无积水,腹膜有无种植,有无腹水,阴道残端及周围有无新出现病灶,髂血管旁有无淋巴管囊肿及其进展情况,髂血管旁、腹膜后、锁骨上及腹股沟淋巴结有无转移。另外老年或病情严重患者,需行心脏超声检测心功能,血管超声检测深静脉血栓等并发症,超声造影可协助鉴别瘤栓与血栓。

超声介入方面,对于预计难以满意减瘤或患者体弱难以耐受大手术的患者,可选择超声引导下穿刺获取细胞学或病理学诊断。穿刺部位可选择盆腔肿瘤、增厚的大网膜、腹膜等部位。另外盆底腹膜增厚明显者,可经阴道或直肠超声引导下穿刺活检。但需要指出的是,对于术前综合影像评估无明确转移的孤立性卵巢肿瘤,尤其是可疑早期卵巢癌者,需谨慎选择穿刺活检,原因是避免因穿刺导致的医源性肿瘤播散。

2. 腹盆腔 CT 腹盆腔 CT 是卵巢癌最常用的检查方法,可观察病变内微小脂肪、钙化,有助于对卵巢生殖细胞来源肿瘤的检出;CT 扫描速度快,一次屏气即可同时完成对腹部和盆腔的扫描,对于评价肿瘤的范围及腹膜转移有重要价值,可辅助临床分期,为首选检查方法。在患者没有对比剂禁忌的情况下应行增强扫描。上皮性卵巢癌原发病灶的 CT 影像多表现为盆腔或下腹部不规则形或分叶状囊实性肿瘤,囊壁及囊内间隔薄厚不一,可伴结节状、乳头状突起;实性部分形态不规则、密度不均匀,增强扫描呈不均匀强化。腹水及腹膜、网膜转移在卵巢癌中常见,CT 影像上可表现为网膜区扁平样、饼状软组织肿块,密度不均,边缘不规则,界限不清。腹膜转移表现为腹腔内、肝、脾、结肠等脏器表面不规则软组织结节及肿块等。但 CT 对于早期卵巢癌、卵巢形态未发生显著改变者敏感性较低。

3. 盆腔 MRI 软组织分辨率高,其多参数、动态增强扫描可显示病变的组织成分性质和血流动力学特点,对于脂肪、出血等成分的观察具有优势,其鉴别卵巢良恶性肿瘤的准确度可达到 83%~91%;MRI 有助于确定盆腔肿块起源,并辅助 CT 进行卵巢癌的术前分期。卵巢癌原发病灶的 MRI 影像特点与 CT 相似,以囊实性肿块、不规则囊壁及分隔、乳头结节及不均匀强化为主要特点,但 MRI 扫描范围有限,且对因运动引起的位移敏感,因此对腹膜转移和大量腹水患者显示效果不如 CT,可作为腹盆腔 CT 的有效补充。盆腔动态增强 MRI 延迟期联合弥散加权成像可辅助临床对患者行肿瘤原发病灶减灭术的术前评价;结合临床血清肿瘤标志物 CA125 检测,可对卵巢癌术后复发进行评价。

4. 单光子发射计算机体层摄影　单光子发射计算机体层摄影(single photon emission computed tomography,SPECT)全身骨显像有助于卵巢癌骨转移的诊断,全身骨显像提示骨可疑转移时,对可疑部位可增加断层融合显像或 MRI、CT 等检查进一步验证。

5. 正电子发射计算机体层成像　正电子发射计算机体层成像(positron emission tomography and computed tomography,PET-CT)是先进的功能影像学检查手段,能够反映病灶的代谢状况,治疗前 PET-CT 显像有助于卵巢癌良恶性的鉴别诊断,有利于发现隐匿的转移病灶,使分期更准确。PET-CT 同步增强 CT 扫描有利于小病灶的检出。但 PET-CT 价格较高,并不推荐为常规检查。主要用于常规影像学检查诊断分期不明确,有可能影响治疗方案、治疗后评价疗效或复发后确定转移范围等情况。

根据美国国立综合癌症网络(National Comprehensive Cancer Network,NCCN)指南,对于下列情况,如临床认为需要,可推荐使用 PET-CT。①盆腔肿物良恶性难以鉴别时;②卵巢上皮来源肿瘤治疗结束后随访监测;③恶性生殖细胞肿瘤及恶性性索间质肿瘤,随访过程中出现典型症状、体检发现异常或肿瘤标志物升高;④Ⅰ期 2、3 级及Ⅱ～Ⅳ期的未成熟畸胎瘤,任意期别的胚胎性肿瘤,任意期别的卵黄囊瘤和Ⅱ～Ⅳ期的无性细胞瘤化疗后的随访监测。

(三)细胞学和组织病理学检查

大多数卵巢恶性肿瘤合并腹腔或胸腔积液,行腹腔或胸腔积液细胞学检查可发现癌细胞。组织病理学是诊断的金标准。对于临床高度可疑为晚期卵巢癌的患者,腹腔镜探查活检术不但可以获得组织标本,还可以观察腹盆腔内肿瘤转移分布的情况,评价是否可能实现满意减瘤手术。

(四)胃肠镜检查

在盆腔肿块患者中需排除胃肠道原发肿瘤卵巢转移者,尤其相对年轻患者,血清 CEA 升高显著的患者需行胃肠镜检查,排除胃肠道转移性肿瘤。

(五)腹腔镜检查

腹腔镜检查作为一种微创性手术,对于部分盆腔包块、腹水患者需排除盆腔炎性包块或结核性腹膜炎时,可行腹腔镜探查活检,避免不必要的开腹手术。腹盆腔探查还可用于判断能否实现满意的减瘤手术。

八、诊断与鉴别诊断

(一)诊断

根据症状、体征及辅助检查,对于是否为卵巢肿瘤及肿瘤的性质,不难做出诊断。

1. 早期诊断　由于卵巢的位置和大多数上皮癌的生物学特性,卵巢癌很难在早期得到诊断。卵巢恶性肿瘤早期无典型症状及体征,对新诊断的卵巢癌患者的评估应参照卵巢癌症状的共识指南,以便早期识别、诊断和治疗。故应详细询问病史、认真地体检和做妇科检查。临床如遇可疑情况,都应借助于现代影像学检查和广义的肿瘤标记物检查及早做出诊断,所谓可疑情况,可能是较久的卵巢功能障碍,长期不明原因的消化道、泌尿道症状,幼女卵巢增大,绝经后触及卵巢的迅速增大和固定变硬等。医生对具有这一系列症状的女性进行评估时,必须认识到卵巢病变可能引起这些症状的可能性。

2. 定位诊断　早期即能触及附件包块者,结合影像检查定位诊断并不困难。但一些病例原发肿瘤小,即有卵巢外转移而形成盆腔内散在小结节,此时宜选择一些特殊检查方法辅助诊断(定性),不应单纯依靠随诊。

3. 定性诊断　虽诊断技术日新月异,但阴道后穹隆穿刺液涂片检查、直肠子宫陷凹穿刺液检查及腹水细胞学检查,仍是简便、易行、快速的基本检查。对可疑病例腹腔镜检查及组织学检查可以立即明确诊断。影像学检查,特别是阴道超声扫描,可对早期卵巢恶性肿瘤的边界(波及范围)及内部结构(性质)做出有助于定性的诊断。内分泌检查有助于卵巢性腺间质瘤和部分伴有异位内分泌综合征卵巢癌的诊断。血清肿瘤标记的检测,如 CA125、CEA 等对卵巢恶性肿瘤的敏感性高而其特异性较差,所以不能凭单一免疫学检测判断其类型,但多种肿瘤标记联合检测如同时检测 CA125、CEA、铁蛋白及组织多肽抗原(TPA)等可提高定性诊断的可靠性。

4. 检查

(1)实验室检查

1)腹水或腹腔冲洗液细胞学检查:腹水明显者,可直接从腹部穿刺;若腹水少或不明显,可从后穹隆穿刺,所得腹水经过离心,固定涂片;也可以细针穿刺瘤体,取样做涂片或病理切片检查。

2)肿瘤标记:①CA125 测定,80% 卵巢上皮癌患者的 CA125 水平高于 35 IU/mL;90% 以上患者 CA125 水平的消长与病情缓解或恶化相一致,尤其对浆液性癌更有特异性,故其有望成为卵巢癌筛查、监测疗效的无创检查方法。血清 CA125 水平倾向与临床病程相关,尤其是在治疗前水平升高的患者中,因此可用于监测治疗反应和监测复发。②AFP测定,对诊断卵巢内胚窦瘤有特异性,对未成熟畸胎瘤、混合性无性细胞瘤含卵黄囊成分者有诊断意义。正常值<25 ng/mL。且治疗后血清 AFP 高水平和下降不良可能与生殖细胞肿瘤患者预后更差有关。③hCG,对原发性卵巢绒癌有特异性,可有助于术中诊断、术前计划和术后监测复发。④性激素,对功能性肿瘤有一定诊断价值。

3)其他:生化检查发现,胎盘的碱性磷酸酶、乳酸脱氢酶、尿素氮、胆固醇、血清纤维蛋白降解产物及其他血清酶浓度升高,对诊断卵巢癌也有一定价值。

(2)影像学检查

1)彩超检查:超声仍是盆腔肿瘤首选的检查方法,它可分辨盆腔肿块的部位、大小、质地和有无腹水。超声临床诊断符合率>90%,但不易测出直径<1 cm 的实性肿瘤;可提示肿块的部位、肿块与子宫的关系、肿块的物理性质,鉴别包块为肿瘤、腹水或包裹性积液,但不能区分良性或恶性。

2)CT、MRI 或 PET-CT 检查:CT、MRI 和 PET-CT 检查能够准确显示盆腔正常和异常解剖结构,了解肿瘤的大小、位置、密度,并可推测肿瘤的性质。还可以显示肝、肺有无结节及腹膜后淋巴结有无转移;对脏器及淋巴转移有参考价值。

3)淋巴造影:可显示髂血管及腹主动脉旁淋巴结及转移征象,可提高分期诊断的正确性。

4)胸、腹部 X 射线摄片:腹部 X 射线片在卵巢畸胎瘤可显示牙齿、骨质及钙化囊壁。

5)腹腔镜检查:对盆腔肿物、腹水等可疑患者可行此检查。若肿物过大或达脐耻中点以上、腹膜炎、肿物粘连于腹壁,则不宜做此检查。

腹腔镜检查的优点:明确诊断,并作初步临床分期;取得腹水或腹腔冲洗液做细胞学检查;取得活体组织做组织学检查;术前放腹水或腹腔化疗,做术前准备。

6)必要时还有如下检查:系统胃肠摄片(GI)或乙状结肠镜检查;肾图;静脉肾盂造影;肝扫描或照相;放射免疫显像。

(二)鉴别诊断

卵巢良恶性肿瘤的鉴别见表10-2。

表 10-2　卵巢良恶性肿瘤的鉴别

项目	卵巢良性肿瘤	卵巢恶性肿瘤
发病年龄	生育期多发	多为幼女或绝经期妇女
肿瘤生长	逐渐增大	迅速增大
位置	多为单侧,可推动	多为双侧,固定,伴有腹水
红细胞沉降率	多正常	多增快

1.盆腔炎性包块　慢性盆腔炎可因纤维化增生形成坚实的肿块,外形不规则,与周围组织有粘连,但炎性包块多有盆腔炎症过程,以后可发现肿块。卵巢癌是先有包块,以后并发感染,因此必须详细询问病史以及年龄等。盆腔炎性包块一般病程长,卵巢癌时间短。对于鉴别困难者,可用细针穿刺,并配合其他生化检查方法加以区别。但是,应避免在推测为早期疾病的患者中进行细针穿刺诊断卵巢癌,以防止囊肿破裂和恶性细胞溢出进入腹膜腔。

2.附件结核或腹膜结核　结核性附件肿块多为双侧,表面不平,有结节感,与周围组织粘连;与卵巢癌鉴别时可根据病史、结核病的化验检查、B 型超声检查等。

3. 肝硬化腹水 主要根据病史、全身检查、肝功能检查、腹水穿刺、常规化验、癌细胞检查、B 型超声、肝扫描、妇科检查等多方面检查来鉴别。

4. 盆腔子宫内膜异位症 易形成粘连肿块以及直肠子宫陷凹结节,故妇科检查不易鉴别。一般盆腔子宫内膜异位症的结节触痛明显,常有痛经或月经失调。患者的一般情况良好,无腹水。必要时可进行腹腔镜检查、剖腹检查、活体组织病理检查予以证实。

5. 腹膜后肿瘤 腹膜后肿瘤常有腹痛、腰骶部疼痛。肿瘤若固定于下腹部或盆腔,可使子宫和直肠移位,需与卵巢癌鉴别。进行腹膜后注气造影,可显示腹膜后肿瘤部位、范围、形状。进行 X 射线尿路造影,若系腹膜后肿瘤,输尿管大多有移位现象。

九、治疗

卵巢癌治疗原则是以手术治疗为主,辅助化疗并酌情给予放疗及综合治疗。具体治疗措施需根据病期早晚、分化程度、组织学类型等而定。

(一)手术治疗

手术治疗是最有效的治疗手段,无论病期早晚,手术在卵巢癌的治疗中都十分重要。手术不仅能最大限度地减少肿瘤负荷,而且是确定诊断及明确分期的主要方法。手术的彻底性直接影响化疗和放疗的最终结果。早期卵巢上皮癌(Ⅰ~Ⅱ期)应行全面确定分期的手术,晚期上皮癌行肿瘤细胞减灭术。对于手术困难的患者可在组织病理学确诊为卵巢癌后,先行1~2程新辅助化学治疗后再进行手术。

全面确定分期的剖腹探查手术目的:一是明确腹腔内肿块的性质及肿瘤部位,达到正确分期的目的;二是根据探查结果,采取相应的手术方式将肿瘤切除。对于早期卵巢癌,强调进行系统的探查,特别注意高危的亚临床转移病灶区域,严格分期,并根据分期、分级、病理类型、生育要求等综合考虑,采取较合理的治疗方案。

卵巢癌的初次手术包括全面的分期手术及肿瘤细胞减灭术。临床判断为早期的患者应实施全面分期手术,明确最终分期;临床判断为中晚期患者应行肿瘤细胞减灭术。如果术前怀疑有恶性肿瘤可能,推荐行开腹手术,近年来有腹腔镜手术用于早期卵巢癌全面分期手术的报道,但仍有争议。腹腔镜在晚期卵巢癌方面的应用主要在于明确诊断,协助判断能否满意减瘤。

1. 全面分期手术 适用于临床Ⅰ期的卵巢恶性肿瘤患者。目的在于切除肿瘤,全面手术病理分期,并在此基础上评价预后、制定化疗方案。

手术步骤:①取下腹部纵切口,进入腹腔后,首先取腹水行细胞学检查。若无腹水,以生理盐水冲洗腹盆腔,取冲洗液行细胞学检查。②全面仔细探查腹盆腔内脏器,包括所有壁腹膜表面。除可疑部位取活检外,还应对膀胱腹膜返折、直肠子宫陷凹、双侧结肠旁沟腹膜、膈下腹膜(也可使用细胞刮片进行膈下细胞学取样)进行活检。原发肿瘤若局限于卵巢,应仔细检查包膜是否完整。③切除全子宫和两侧卵巢及输卵管,于横结肠下切除大网膜以及任何肉眼可疑的病灶。手术中尽量完整切除肿瘤,避免肿瘤破裂。肿瘤所在侧的骨盆漏斗韧带应行高位结扎切除。④肉眼可疑阑尾表面或系膜肿瘤受累应行阑尾切除。由于卵巢原发黏液性癌并不常见,所以卵巢黏液性肿瘤患者必须对消化道,包括阑尾进行全面评估,以排除消化道来源的可能。⑤双侧盆腔淋巴结和腹主动脉旁淋巴结切除,在切除腹主动脉旁淋巴结时,上界至少达肠系膜下动脉水平,争取达肾静脉水平。

2. 保留生育功能手术　如果患者年轻要求保留生育功能,对于ⅠA或ⅠC期卵巢上皮癌,可行单侧附件切除术+全面分期手术,保留健侧附件和子宫。术中需对肿物行冰冻病理诊断及临床评估。对于临床判断为ⅠB期的患者,可行双附件切除术+全面分期手术,保留子宫。性索间质肿瘤、交界性肿瘤可行单侧附件切除术+全面分期手术,保留健侧附件和子宫。有生育要求的任何期别的恶性生殖细胞肿瘤,如果子宫和对侧卵巢正常,都可以保留生育功能。恶性生殖细胞肿瘤患者影像学及术中探查未见淋巴结转移征象者可不行盆腔及腹主动脉旁淋巴结切除术,Ⅰ期透明细胞癌恶性程度高,保留生育功能应谨慎。

卵巢恶性生殖细胞肿瘤多发生于儿童和年轻妇女,在切除肿瘤的同时应考虑保留生育功能。在对侧卵巢和子宫正常的情况下,可只做患侧附件切除,术后及时给予化学治疗。

卵巢性索间质肿瘤,对年长患者应行全子宫、双附件切除术。早期及年轻且有生育要求的患者,如肿瘤单侧包膜完整,对侧卵巢正常,可行单侧附件切除,术后严密观察。Ⅱ期以上患者按卵巢上皮癌处理,行肿瘤减灭术,术后给予辅助化学治疗。

冻卵、辅助生殖等技术的发展,使得拟接受双侧卵巢切除手术的卵巢恶性肿瘤患者具有孕育后代的可能。

3. 肿瘤细胞减灭术　适用于术前或术中评估有卵巢外转移的中晚期患者。手术目的在于最大程度地切除所有肉眼可见的肿瘤,降低肿瘤负荷,提高化疗疗效,改善预后。如初诊患者经妇科查体及影像学检查等综合判断有可能实现满意减瘤(残存肿瘤≤1 cm),则可直接手术,称为初次肿瘤细胞减灭术。如判断难以实现满意减瘤或年老体弱难以耐受手术者,则在取得细胞学或组织学病理诊断后先行新辅助化疗2~4个周期,一般不超过4个周期,经评估化疗有效可以满意减瘤再行手术;或者初次减瘤术后残存较大肿瘤,经2~3个疗程化疗后再行手术者称为间隔(中间)肿瘤细胞减灭术。

手术步骤:①取下腹纵切口,全面探查盆腔及腹腔的肿瘤情况。②切除全子宫双附件大网膜及所有肉眼可见的肿瘤。③切除能够切除的肿大或者可疑受累的淋巴结。如果盆腔外肿瘤病灶<2 cm者行系统的双侧盆腔和腹主动脉旁淋巴结切除术,切除范围同全面分期手术。④阑尾切除的原则同全面分期探查术。⑤为实现满意减瘤术,可根据转移病灶所在部位,切除部分肠管、阑尾、脾、胆囊、部分肝、部分胃、部分膀胱、胰体尾、输尿管及剥除膈肌和其他部位腹膜。

4. 腹腔镜探查术　腹腔镜探查术在晚期卵巢癌能否满意切除的评估中,具有以下优势。①放大盆腹腔的解剖结构,更好地在直视下观察上腹部、肝表面、膈肌、膀胱子宫陷凹及直肠子宫陷凹的转移病灶;②无法达到满意切除的患者中,避免不必要的开腹减瘤手术;③对于不适合手术减瘤的患者,相比剖腹探查,具有创伤小、恢复快、不会推迟患者接受新辅助化疗的时间的优点;④但腹盆腔探查判断能否满意减瘤的标准国内外尚无统一意见,需要进一步研究。另外,腹腔镜探查的费用较高,且存在潜在的穿刺口转移的风险,在一定程度上限制其临床推广应用。

5. 再次减瘤术 对完成初次或间隔减瘤术并接受化疗后复发患者进行的再次肿瘤细胞减灭术。手术适应证为铂敏感复发患者,即一线化疗末次治疗结束后至复发的间隔时间大于6个月者,且预计复发病灶可以完全切除,达到无肉眼残存肿瘤者,可考虑再次肿瘤细胞减灭术。研究显示,再次肿瘤细胞减灭术和初次肿瘤细胞减灭术有所不同,仅获 RO 切除的患者可从再次减瘤术中获益,因此对于拟行再次减瘤术患者的术前评估十分重要。

手术步骤:根据复发灶的部位选择合适的切口,如为盆底复发灶可仍选择下腹部纵切口;如为部分肝切除,则选择右侧季肋部弧形切口;尽量切除所有肉眼可见的肿瘤,可根据需要切除部分肠管、阑尾、脾、胆囊、部分肝、部分胃、部分膀胱、胰尾、输尿管及剥除膈肌和其他部位腹膜。

6. 辅助性姑息手术 对接受姑息治疗的晚期卵巢癌患者,如有必要可行以下辅助性手术:合并胸腹腔积液者行胸腔或腹腔穿刺引流术;肿瘤压迫或侵犯输尿管导致肾盂输尿管积水时可考虑放置输尿管支架或肾造瘘术;肿瘤侵犯肠道导致肠穿孔可考虑近端造瘘术;盆底肿瘤压迫或侵犯直肠导致大便困难或直肠阴道瘘者可考虑结肠造瘘术。

7. 降低风险输卵管-卵巢切除术 推荐 *BRCA1/2* 胚系突变携带者在完成生育后接受降低风险输卵管-卵巢切除术(risk reducing salpingooopherectomy,RRSO)。参考国外的资料和指南,对于 *BRCA1* 胚系突变携带者,推荐接受 RRSO 的年龄在 35~40 岁。鉴于 *BRCA2* 胚系突变携带者卵巢癌发病年龄较 *BRCA1* 胚系突变携带者晚 8~10 年,*BRCA2* 胚系突变携带者接受 RRSO 的年龄可推迟至 40~45 岁。双侧输卵管切除术对 *BRCA1/2* 胚系突变携带者的保护作用仍有争议,而且 RRSO 还可降低绝经前女性乳腺癌的发生风险。因此,仅行双侧输卵管切除应慎重。

RRSO 手术有几点注意事项:可行腹腔镜下手术,进入腹腔后先行盆腔冲洗液细胞学检查;切除输卵管时应自伞端至壁内段完整切除输卵管;如卵巢或输卵管与周围腹膜粘连,切除粘连的腹膜;切除的卵巢和输卵管应全部取材进行病理评价,以免漏掉隐匿性癌的存在。

(二)放射治疗

1. 意义及疗效 放射治疗作为卵巢癌的辅助治疗已有 50 余年的历史,开始仅用于肿瘤不能切除的患者,后普遍用于各期病变的术后治疗。但由于放疗不良反应较大,传统放疗的治疗中断率为 15%~30%,治疗终止率为 10%~15%。研究发现,导致传统放疗方式难以完成的原因主要包括由于肝肾等重要器官的存在,上腹部不能完成足够剂量的照射;骨髓抑制严重;作为远期不良反应,肠梗阻发生率可达 10% 左右。同时,由于卵巢癌具有腹腔内种植的生物学特性,易出现盆腹腔广泛转移,以及近年来化学治疗药物的发展,目前放射治疗在卵巢癌治疗中的作用已十分有限。目前,放射治疗仅用于复发肿瘤的挽救治疗等。放疗可以减轻盆腔手术未能切净病灶者的症状,延长患者的生命;术前放疗可使粘连松解、瘤体缩小,为手术创造条件。

随着调强适形放疗的应用,放疗副作用明显降低。虽然紫杉醇和铂类联合化疗已成为卵巢上皮癌患者术后的标准治疗,一些研究表明,谨慎地应用盆腹腔放疗,选择性地治疗卵巢癌患者,仍不失为有效的辅助治疗。

卵巢癌的放射治疗分为体外放射治疗、腔内放射治疗及腹腔内照射。卵巢癌常有盆、腹腔内的广泛种植,外照射范围应包括整个盆、腹腔脏器。外照射还可用于锁骨上和腹股沟淋巴结转移病灶和部分紧靠盆壁的局限性病灶的局部治疗。对于术后阴道残端或直肠阴道隔有残留或复发者(在阴道容器可照射范围内),可采用腔内放射治疗。腹腔放射性核素治疗目前已被腹腔化学治疗代替。

无性细胞瘤对放射治疗高度敏感,可取得根治性疗效,但由于无性细胞瘤的患者多年轻,要求保留生育功能,目前放射治疗已较少应用。对复发的无性细胞瘤,放射治疗仍能取得较好疗效。

2. 适应证　　选择放疗患者要考虑肿瘤范围、残瘤大小、有无腹水等因素,美国Anderson 医院提出 5 项标准:残癌直径小于 2 cm;无腹水;肝、肾、腹膜表面无转移癌;无腹部放疗史;无远处转移。

3. 定位流程　　CT 定位是进行放疗的第一步。定位当天患者可以正常饮食,但不要吃得过饱,建议饮食时间和定位时间相隔 1 h 以上。做盆腹腔放疗的患者在放疗 CT 定位前,需要先把膀胱里的尿液排空,再喝 400 mL 的水进行憋尿,待憋好尿后,再进行定位。定位当天,按照主管医生预约的时间,患者带一条干的普通毛巾到放疗科,主管医生在 CT 模拟定位室给患者做体膜(固定用),同时做 CT 定位。

在定位制作体膜的时候,放疗科医生会在患者身上画上紫色(皮肤墨水)标记线。嘱患者要保护好身上的紫色标记线,不要擦洗掉;发现不清楚的时候要及时找主管医生进行描线。

CT 定位结束后,放疗团队会对图像传输处理,医生逐层勾画靶区,物理师对治疗区域进行计算,既要让治疗区域得到足量治疗,还要力保周边组织安全。

4. 放疗方法及剂量

(1)腹腔内放射性核素放疗　　适用于盆腔广泛性弥漫性种植瘤。主要用于清除腹水,也可用于局部晚期患者的辅助治疗。因放射性物质在腹腔内常分布不均,可引起严重的肠道并发症,目前多被腹腔化疗代替。

(2)体外照射方法

1)盆腔照射:适用于肿瘤局限于盆腔者,设前、后野交替照射,照射总量 50~60 Gy,照射 4~6 周,腹主动脉旁淋巴结转移者加髂总及腹主动脉旁淋巴结区照射 45 Gy。

2)下腹及盆腔照射:适用于病灶局限于下腹及盆腔者,设前后野照射 40~60 Gy,照射 4~6 周。

3)全腹照射加盆腔增强照射(图 10-1):又分大野照射和移动窄条照射法,大野腹部照射总量 20~30 Gy,照射 4~6 周,盆腔 40~60 Gy;移动窄条法腹部总量 26~28 Gy,照射 30~40 d 内完成后再盆腔增强照射 20 Gy,对控制残癌防止复发较为有效。

(3)全腹照射+化疗 因不良反应较大,应用较少。

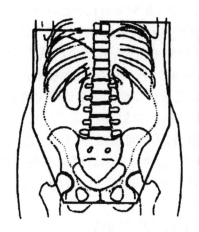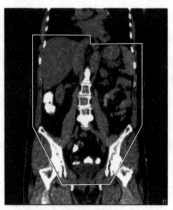

图 10-1 全腹照射加盆腔增强照射

5.放射治疗在卵巢癌综合治疗中的应用

(1)卵巢上皮癌 目前紫杉醇和铂类联合化疗已成为卵巢癌患者术后的标准治疗。由于放疗不良反应较大,因此,近些年来,放射治疗很少用于卵巢癌的术后一线辅助治疗,主要用于复发或化疗耐药患者的姑息治疗,或术后一线化疗后获得完全缓解患者的巩固治疗和二次探查阳性患者的术后挽救治疗等。放射治疗的部位常有盆腔、全腹、腹主动脉旁、局限性复发和转移病灶。

(2)复发卵巢癌 主要应用于以下两个方面。①经过初次手术,足够的术后化疗及二次探查术阳性患者的挽救治疗;②术后化疗后局部肿瘤进展或复发化疗耐药患者的姑息治疗。进展或复发卵巢癌的姑息性放疗:对化疗进展的患者,放疗可起到姑息性治疗作用。距末次化疗 6 个月以上的铂类敏感复发卵巢癌患者,如为广泛转移者,化疗仍是首选,但对孤立而较小的病灶或转移病灶,放疗也许可取得较好效果。

一般认为,如果肿瘤对顺铂或紫杉醇为基础的联合化疗耐药,常对放疗也同样不敏感。但一些临床资料表明,体外放疗对顺铂抗拒的卵巢癌患者仍能起到有效的姑息治疗作用。

(3)卵巢无性细胞瘤(单纯型) 对放射治疗高度敏感。近年来,大量的临床研究表明单纯型无性细胞瘤对顺铂为基础的联合化疗高度敏感,在晚期和复发患者中,亦取得了高的治愈率。并且,放射治疗只是一种局部治疗,对病变广泛的晚期和复发患者疗效不佳,且全盆腔放射治疗使患者永久性丧失生育和女性内分泌功能。因此,目前临床上无性细胞瘤术后首选 BEP(博来霉素+依托泊苷+顺铂)或 EP(依托泊苷+顺铂)方案化疗。对化疗耐药者,也许可通过手术和放疗取得一定疗效。

（三）化学治疗

卵巢癌是化学治疗敏感肿瘤,化疗在卵巢癌的治疗中具有重要作用,绝大多数卵巢上皮癌患者均需接受术后辅助化疗,上皮性肿瘤约有50%对化学治疗有良好的反应。化学治疗适合各期卵巢癌,用于术前、术后及晚期患者的姑息治疗。术前化学治疗可控制腹水,使肿瘤缩小,提高切除率。术后化学治疗除可作为早期患者的预防性治疗外,主要用于晚期患者术后继续杀灭残存肿瘤,使部分患者得以根治。对肿瘤不能切除的晚期或复发患者,采用姑息性化学治疗可缓解症状,延长生存期。化学治疗是晚期卵巢癌重要的治疗措施,其与手术治疗配合,是患者获得长期生存的关键。

全面分期手术后的 I A 或 I B 期/G_1 的患者,术后可观察,因为这些患者单纯手术治疗后的生存率可达90%以上。I A 或 I B 期/G_2 的患者术后可选择观察随访或化疗。I A 或 I B 期/G_3 和 I C 期的患者术后需化疗。所有 II 期及以上的患者都应接受辅助化疗。化疗方案为紫杉类+铂类的联合化疗。

卵巢癌常用的化学治疗药物有顺铂、卡铂、紫杉醇、环磷酰胺、异环磷酰胺、拓扑替康等。目前国内外广泛采用紫杉类与铂类联合化学治疗作为卵巢上皮癌术后的一线方案。紫杉类药物中首选紫杉醇,铂类药物中首选卡铂。早期病例推荐给予3~6个周期化疗,晚期病例（II~V期）推荐给予6~8个周期化疗。也可以根据病情采用静脉腹腔联合化学治疗。疗程数一般为6~8个。

恶性生殖细胞肿瘤被认为是继绒毛膜癌之后第二种可用手术、化学治疗治愈的肿瘤。除 I 期 I 级未成熟畸胎瘤无须化学治疗外,其余各期未成熟畸胎瘤、内胚窦瘤、保留生育功能的无性细胞瘤都应行术后辅助化学治疗。目前国际上采用的标准方案为 BEP（博来霉素、依托泊苷、顺铂）,而 VAC、PVB 方案已很少应用。

1. 一线化疗　经全面分期手术后确定为 I A 或 I B 期的低级别浆液性癌或 G_1 子宫内膜样癌患者术后可观察,I A 或 I B 期/G_2 的子宫内膜样癌患者术后可观察也可化疗。其余患者都应接受辅助化疗。I 期患者 3~6 个周期化疗（I 期 HGSC 建议化疗 6 个周期）,II~IV期患者推荐 6 个周期化疗,目前没有证据显示更多周期的一线化疗能够改善患者的预后。对于满意减瘤的 II~III期患者可考虑选择腹腔化疗。一线化疗包括术后辅助化疗和新辅助化疗。新辅助化疗以紫杉醇联合卡铂为首选,也有研究探讨抗血管药物例如贝伐珠单抗在新辅助治疗中的应用,疗效尚待确定,需要注意的是术前4~6周需停止贝伐珠单抗的应用。术后辅助化疗方案为紫杉类/铂类或多柔比星脂质体/卡铂的联合化疗。

（1）I 期患者术后可选择的辅助化疗方案

1）紫杉醇 175 mg/m²,静脉滴注 3 h,卡铂浓度-时间曲线下面积（area under the concentration-time curve,AUC）5~6,静脉滴注 1 h,第 1 天,每 3 周重复,共 3~6 个周期。

2）卡铂 AUC 5 联合多柔比星脂质体 30 mg/m²,静脉滴注,每 4 周重复,共 3~6 个周期。

3）多西他赛 60~75 mg/m²,静脉滴注 1 h,卡铂 AUC 5~6,静脉滴注 1 h,第 1 天,每

3周重复,共6个周期。

上述3个方案疗效相当,但不良反应谱不一致,应根据患者不良反应情况选择恰当的方案。推荐Ⅰ期HGSC患者接受6个周期化疗。

(2)Ⅱ~Ⅳ期患者术后可选择的辅助化疗方案

1)紫杉醇175 mg/m²,静脉滴注3 h,卡铂AUC 5~6,静脉滴注1 h,第1天,每3周重复,共6个周期。

2)剂量密集方案:紫杉醇80 mg/m²,静脉滴注1 h,第1、8、15天,卡铂AUC 5~6,静脉滴注1 h,第1天,每3周重复,共6个周期。

3)紫杉醇每周60 mg/m²,静脉滴注1 h,卡铂每周AUC 2,静脉滴注30 min,共18周(适用于高龄、体弱难以耐受3周化疗方案的患者)。

4)多西他赛60~75 mg/m²,静脉滴注1 h,卡铂AUC 5~6,静脉滴注1 h,第1天,每3周重复,共6个周期。

5)卡铂AUC 5联合多柔比星脂质体30 mg/m²,静脉滴注,每4周重复,共6个周期。

6)紫杉醇175 mg/m²,静脉滴注3 h,卡铂AUC 5~6,静脉滴注1 h,贝伐珠单抗7.5 mg/kg,静脉滴注30~90 min,第1天,每3周重复,共5~6个周期,之后贝伐珠单抗单药继续维持治疗12个周期。

7)紫杉醇175 mg/m²,静脉滴注3 h,卡铂AUC 6,静脉滴注1 h,第1天。每3周重复,共6个周期,贝伐珠单抗7.5 mg/kg,静脉滴注30~90 min,每3个周期重复,化疗结束后维持12个周期,或从第2个周期第1天给予贝伐珠单抗15 mg/kg,静脉滴注30~90 min,每3个周期重复,共22个周期。

(3)对于满意减瘤的Ⅱ~Ⅲ期患者,还可以选择静脉腹腔联合化疗方案

紫杉醇135 mg/m²,静脉滴注3 h或24 h,第1天,顺铂75~100 mg/m²,腹腔注射,第2天,紫杉醇60 mg/m²腹腔注射,第8天,每3周重复,共6个周期。

静脉腹腔联合化疗方案白细胞减少、感染、乏力、肾毒性、腹痛和神经毒性发生率较高,且程度更严重,还伴有导管相关并发症的风险,有相当部分患者无法完成6个周期静脉腹腔联合化疗。因此应注意选择适合患者接受静脉腹腔联合化疗。顺铂腹腔化疗前后注意给予水化可预防肾毒性。若接受静脉腹腔联合化疗患者无法耐受,可转为静脉化疗。

卵巢生殖细胞肿瘤的化疗方案包括博来霉素+依托泊苷+顺铂(bleomycin + etoposide + cisplatinum,BEP)、紫杉醇+铂类、依托泊苷+卡铂等。推荐的一线化疗方案为BEP,博来霉素15 mg,第1~3天,静脉滴注(终生剂量不超过400 mg)。依托泊苷每天100 mg/m²,第1~5天,顺铂每天20 mg/m²,第1~5天,静脉滴注,每3周重复。除ⅠA/ⅠB期无性细胞瘤、ⅠA期胚胎性癌或卵黄囊瘤和ⅠA期/G₁未成熟畸胎瘤外,其余患者均需化疗。Ⅰ期患者术后化疗3~4个周期,Ⅱ期及以上晚期患者,应根据肿瘤残存情况治疗4~6个周期;或化疗前血清肿瘤标志物阳性,则可在标志物转阴后,再治疗2~3个周期。使用博来霉素时应定期行肺功能检测,因博来霉素可导致肺纤维化。恶性的卵巢性索间质肿瘤可选择BEP方案或紫杉醇联合卡铂化疗。

近年来,联合药物化疗是卵巢癌药物治疗的主流。顺铂是广泛应用的抗癌药,静脉灌注后迅速分布至各脏器组织,但经肾排泄较慢,肾毒性较大,可引起肾小管坏死、出血性膀胱炎等,为减轻其毒性,每次应用前均应水化,即大量输液,并给予利尿剂以加强排泄,应用含硫化合物(如硫代硫酸钠)也可改善顺铂的肾毒性。或者改用肾毒性更小的卡铂,其主要不良反应是血小板和粒细胞减少。卡铂/紫杉醇成为"标准"联合治疗卵巢癌、输卵管癌或原发性腹膜癌患者术后一线化疗的选择。

2. 二线化疗　卵巢癌复发后或一线化疗中进展者采用二线化疗。多数晚期卵巢癌患者会复发,末次化疗至复发的时间间隔是影响二线治疗效果的主要因素。据此将复发肿瘤分成2类。①铂耐药复发:肿瘤在铂类为基础的一线治疗中无效(铂类难治型),或化疗有效但无化疗间隔<6个月复发者(铂耐药型)。②铂敏感复发:肿瘤在铂类为基础的一线化疗中有效,无化疗间隔≥6个月复发者。此复发肿瘤对二线含铂化疗仍可能敏感。复发后的治疗以化疗为主,如有可能将复发肿瘤切除干净,最好行再次减瘤术,并联合化疗。对于铂敏感复发的病例,首先判断是否适合再次减瘤术,不适合手术或者再次减瘤术后仍需接受含铂的联合化疗,可选择的方案包括卡铂/紫杉醇3周方案、卡铂/紫杉醇周疗、卡铂/多西他赛、卡铂/吉西他滨、卡铂/多柔比星脂质体、顺铂/吉西他滨、卡铂/白蛋白结合型紫杉醇等,有效率为30%~80%。上述化疗方案均可考虑联合贝伐珠单抗,黏液性癌选择5-氟尿嘧啶/甲酰四氢叶酸/奥沙利铂或卡培他滨/奥沙利铂方案。

对于铂耐药复发的病例,再次化疗效果较差,治疗目的应更多考虑患者的生活质量,延长生存期。应鼓励耐药复发患者参加临床试验。对铂耐药复发者,首选非铂类单药(多西他赛、依托泊苷、吉西他滨、多柔比星脂质体、紫杉醇周疗、拓扑替康)或联合方案化疗。其他可能有效的药物包括六甲密胺、卡培他滨、环磷酰胺、异环磷酰胺、伊立替康、美法仑、奥沙利铂、紫杉醇、纳米紫杉醇(即白蛋白结合型紫杉醇)、培美曲塞和长春瑞滨等。此外,对于无法耐受细胞毒性药物或使用这些药物后效果不佳的患者,使用他莫昔芬或其他药物(包括阿那曲唑、来曲唑、醋酸亮丙瑞林或醋酸甲地孕酮)进行内分泌治疗也是一种选择。

3. 给药途径　卵巢癌基本上是一个累及全腹的疾病,在部分患者中还播散至腹腔以外,所以主要采用全身途径给药,如口服、肌内注射、静脉注射、静脉滴注等,效果较好。除此以外,为了提高疗效、减轻不良反应,还有以下几种给药途径,统称区域性化疗。

(1)腹腔化疗　给药方式可分单次穿刺和留置导管,给药方法可分为单一腹腔给药、静脉腹腔交替给药、静脉腹腔联合化疗。①单次穿刺:每次腹腔给药均行穿刺,简便、安全、可反复进行。②留置导管:手术后即放置2根塑料管,一根放置于肝表面横膈下,另一根放置于盆腔,从腹壁引出固定,术后肠道功能恢复后(3~5 d)即可从导管灌注药物。③腹腔与静脉联合化疗:在完成一个方案时,如DDP/Taxol方案,DDP从腹腔给予,而Taxol仍然从静脉给予。

(2)动脉灌注　①盆腔动脉化疗:目的在于提高髂内动脉血流中的药物浓度,可从腹壁下动脉逆行插管,也可于术中行髂内动脉插管;术前应用盆腔动脉化疗,可使盆腔病灶缩小,但常因病变范围广,其意义有限。②肝动脉化疗:术中见肝内转移且无法切除者,可于术中经胃网膜右动脉插管,达肝动脉后注射药物化疗。③淋巴化疗:经淋巴管化学药物灌注,是值得探索的导向治疗的新途径。

4.化疗期限　绝大多数卵巢上皮癌患者均需接受术后辅助化疗。全面分期手术后的ⅠA或ⅠB期/G₁的患者,术后可观察,因为这些患者单纯手术治疗后的生存率可达90%以上。ⅠA或ⅠB期/G₂的患者术后可选择观察随访或化疗。ⅠA或ⅠB期/G₃和ⅠC期的患者术后需化疗。所有Ⅱ期及以上的患者都应接受辅助化疗。但对化疗期限尚缺乏广泛的讨论和一致的意见,主要根据疾病的情况和患者的情况而定。早期病例推荐术后化疗3~6个周期,晚期病例(Ⅱ~Ⅳ期)推荐应用6~8个周期。也可用二线或口服药物维持,当肝肾功能损害或骨髓抑制时,化疗不得不中断或必须停止。

(四)靶向治疗

目前用于卵巢恶性肿瘤的靶向治疗药物主要针对上皮癌,在生殖细胞肿瘤及性索间质肿瘤中的报道罕见。在卵巢上皮癌中,可使患者获益的靶向药物主要有两种,一种为抗血管药物,如贝伐珠单抗;另一种为二磷酸腺苷核糖多聚酶(PARP)抑制剂,如奥拉帕尼。这两种药物已经获得美国食品药品监督管理局和欧盟药品管理局批准用于复发卵巢癌。贝伐珠单抗的用法为静脉滴注,与化疗同时给药,化疗结束后再维持给药,每3周1次。奥拉帕尼为口服给药,目前批准的给药对象为铂敏感复发且有 BRCA1/2 基因致病突变者,在化疗有效并结束后作为维持用药,或者三线化疗后复发患者的治疗选择。

1.多腺苷二磷酸核糖聚合酶抑制剂　人体内 DNA 损伤修复过程主要有2种,一种是多腺苷二磷酸核糖聚合酶[poly(ADP-ribose)polymerase,PARP]参与的 DNA 单链断裂后的损伤修复,另一种是 BRCA1/2 参与的同源重组修复。这两种修复机制保障遗传物质复制、细胞分裂等过程的顺利进行。这两种机制中的一种修复过程障碍时,另一种机制可以代偿,但是,如果细胞的两种 DNA 损伤修复能力都受到抑制,则可能促进细胞的凋亡。基于上述理论,在 BRCA1/2 基因突变的肿瘤中存在同源重组修复障碍,应用 PARP 抑制剂后抑制单链断裂的损伤修复,则促进肿瘤细胞凋亡,发挥更强的抗肿瘤作用。目前已经在我国上市的 PARP 抑制剂主要有奥拉帕利、尼拉帕利、氟唑帕利和帕米帕利。

奥拉帕利是第一个应用于临床的 PARP 抑制剂,目前我国获批适应证包括 BRCA1/2 突变的晚期卵巢癌一线化疗有效(完全缓解或部分缓解)后的维持治疗、铂敏感复发卵巢癌化疗有效后的维持治疗。尼拉帕利是另一种口服 PARP 抑制剂,目前该药在我国获批的适应证包括卵巢癌一线化疗或铂敏感复发化疗达完全缓解或部分缓解后的维持治疗,不考虑 BRCA1/2 突变状态。我国自主研发的 PARP 抑制剂氟唑帕利已获批的适应证有两个,即胚系 BRCA1/2 突变的二线化疗后铂敏感复发卵巢癌的治疗以及铂敏感复发卵巢癌化疗有效后的维持治疗。帕米帕利也是我国自主研发的 PARP 抑制剂,目前获批的适应证为胚系 BRCA1/2 突变的既往经二线及以上化疗的复发卵巢癌。各种 PARP 抑制剂常见的不良反应包括贫血、白细胞减少、血小板减少、恶心、呕吐和疲劳等,临床应用中应加以重视,及时发现,及时处理。除尼拉帕利经羧酸酯酶代谢外,其他几种 PARP 抑制剂均经肝细胞色素酶代谢,应避免与肝细胞色素酶的诱导剂及抑制剂同时服用,应在服药前告知患者上述注意事项。

2. 抗血管生成药物　贝伐珠单抗作为抗血管生成药物之一,在卵巢癌的一线治疗、铂敏感复发、铂耐药复发的治疗中均有价值。贝伐珠单抗在化疗期间和化疗同步应用,如有效,在化疗结束后单药维持治疗。无论在一线治疗还是复发治疗中,与单纯化疗相比,化疗联合贝伐珠单抗有助于延长患者的无进展生存时间。贝伐珠单抗还可与奥拉帕利联合用于 *BRCA1/2* 突变以及 HRD 阳性卵巢癌患者一线化疗+贝伐珠单抗治疗有效后的维持治疗。贝伐珠单抗使用中不良反应有高血压、蛋白尿等,经对症处理临床可控,但是应关注其消化道穿孔等严重不良反应,用药前消化道穿孔风险较高(肠道受累、合并肿瘤导致的肠梗阻等)的患者不推荐使用贝伐珠单抗。国产的抗血管生成药物有甲磺酸阿帕替尼,是口服小分子酪氨酸激酶抑制剂,在铂耐药复发卵巢癌的 Ⅱ 期临床研究中,与多柔比星脂质体联合,显露出优于单纯化疗的效果。

(五)免疫治疗

免疫治疗在多种实体肿瘤中显示出了良好的效果,主要涉及免疫检查点抑制剂(PD-1/PD-L1 抑制剂)、肿瘤疫苗、过继性细胞免疫治疗等方面。目前有多项关于免疫检查点抑制剂在铂耐药复发卵巢癌的 Ⅰ 期、Ⅲ 期临床研究中显示,客观缓解率约 10%。其与抗血管药物或者 PARP 抑制剂联合应用时,疗效有一定提高,但均为小样本研究,有待进一步验证。免疫检查点抑制剂联合化疗在卵巢癌一线及复发治疗中均有随机对照研究进行了探讨,结果表明在不经生物标志物筛选的卵巢癌全人群中,化疗的基础上增加免疫检查点抑制剂并没有改善疗效。研究较多的免疫治疗药物例如帕博丽珠单抗、阿特珠单抗、阿维鲁单抗等,在不良反应方面有别于化疗,更多地表现为免疫性的器官功能损伤。免疫治疗为卵巢癌的治疗开辟了新的方向,但仍需探索有效的疗效相关生物标志物,有助于确定能够从该类药物中获益的人群。

(六)其他治疗

目前尚处于辅助治疗阶段,如瘤苗疗法、海藻酸钠、免疫核酸、转移因子CP、胸腺素以及单克隆特异抗体等治疗卵巢癌,国内外皆有报道,但患者尚少,仍待进一步研究。中医的治疗作用可贯穿于卵巢癌患者各个治疗阶段,有助于加快术后机体的恢复,增强放、化疗疗效,减少不良反应,延长生存期,提高生存质量。脏腑虚弱、冲任督带失调是卵巢癌发病的首要病因病机,调理冲任,扶正祛邪为主要治疗原则。根据患者个体差异,通过辨证论治,为患者制定个性化的治疗方案,中医具有一定优势,可配合西医来补充与完善卵巢癌的治疗。

十、预后

到目前为止,有临床资料统计显示,由于卵巢癌早期症状隐匿,缺乏早期诊断手段,约 2/3 的患者就诊时已属晚期,因此,卵巢癌病死率占妇科恶性肿瘤的首位,其 5 年生存率仅 25%～30%,故卵巢上皮癌的总体预后较差。卵巢上皮癌一线铂类联合紫杉类化疗的有效率达 80% 以上,其中一半以上达到肿瘤完全缓解,但即使达到完全缓解的患者仍有 50%~70% 复发,平均复发时间 16~18 个月。Ⅰ 期患者的 5 年生存率可达 90%,Ⅱ 期约 80%,Ⅲ/Ⅳ 期患者的 5 年生存率仅为 30%~40%,多数患者死于肿瘤复发耐药。影响卵巢恶性肿瘤患者预后的因素包括年龄、肿瘤的分期、肿瘤的组织学类型、肿瘤分化程度、肿瘤细胞减灭术后残留病灶的大小等。

十一、护理

(一)病情观察

1. 腹水 尽管良性卵巢瘤亦可并发腹水,但恶性卵巢癌并发腹水者较多。引起腹水的原因多见于以下 5 点。

(1)卵巢发生肿瘤后,体积增大,表面的腹膜面积增加,同时肿瘤组织水肿。

(2)肿瘤包膜较薄,细胞之间的液体容易透过腹膜渗透到腹腔形成腹水。

(3)恶性卵巢肿瘤除自身体积增大外,还向盆、腹腔腹膜广泛种植,刺激腹膜毛细血管,使其通透性增加,使大量液体及蛋白质渗透入腹腔。

(4)巨大瘤体压迫静脉及淋巴管,使血液及淋巴回流受阻。

(5)肿瘤的消耗、患者自身的营养状态下降、血中蛋白质浓度降低、血浆胶体渗透压下降等,也是形成腹水的原因。腹水是卵巢肿瘤的一个重要体征,多半是恶性的先兆,尤其是血性腹水。

2. 血常规 因血性腹水的排放及化疗后所致的骨髓抑制,需观察血常规变化。

3. 腹部刺激征 腹胀是由于化疗药物本身毒性对腹腔持续性刺激,以及灌注速度过快,短时间腹腔内注入大量液体,导致腹内压急剧增高所致。此外,灌流药物的过冷、过热或灌流速度过快可加重腹痛。为减轻腹部刺激症状的发生,可将药物稀释后加温至 39~41 ℃,注意观察生命体征及腹围、腹痛等。腹胀无须做特殊处理,随腹腔内液体逐渐吸收而自行缓解。10% 葡萄糖注射液、低分子右旋糖酐注射液作为灌注液有预防腹腔粘连和腹膜纤维化、减轻腹膜刺激作用。

(二)腹腔内热灌注化疗的护理

1. 腹腔内热灌注化疗前的护理 穿刺前患者应排空膀胱,以免穿刺时损伤膀胱。穿刺时根据患者情况采取适当体位,可取坐位、半坐卧位、平卧位,尽量使患者舒服,以便能够耐受较长的操作时间。顺铂对肾小管有损害作用,用药前需大量输液进行水化治疗,同时鼓励患者多饮水,使尿量达到每小时 150 mL,保证每日入量在 4 000 mL 以上,尿量在 3 000 mL 以上,以减轻肾毒性。少尿者可应用利尿剂,促进药物及毒素排泄。

2. 腹腔内热灌注化疗中的护理 化疗过程中注意观察患者的血压、脉搏、呼吸、腹部情况及有无胃肠道反应等,穿刺部位有无红肿、硬结及出血,滴注是否通畅。询问患者有无不适,若感头晕、恶心、心悸、呼吸困难,应及时处理。指导患者在腹腔化疗中避免咳嗽及移动,以免损伤膀胱和肠管。

3. 腹腔内热灌注化疗后的护理　腹腔化疗完毕,协助患者勤翻身,不断变换体位,左侧、右侧、仰卧、坐位交替进行,每个体位保持 10~15 min,使药液广泛均匀与腹腔各脏器及腹膜表面接触,充分吸收以达到最佳治疗效果。化疗结束后,30 min 巡视 1 次,密切观察化疗药物所致的不良反应,同时注意观察穿刺部位敷料是否干燥,如发生渗血、渗液,应及时更换敷料。有腹水者侧卧时使穿刺侧向上,避免腹水从穿刺针眼处外渗,造成局部感染。

(三)其他护理措施

1. 心理护理　卵巢癌患者就诊时大多数已属于晚期,且易于转移复发,大多数患者已经经历了手术及反复化疗,部分患者疗效不佳,对治疗信心不足;化疗给患者带来难以用语言表达的身体不适,容易出现焦虑、恐惧、沮丧的心理;化疗药物引起脱发,这对爱美的人是一个沉重打击。针对其心理反应,护理人员应主动与患者交谈,认真听取患者的诉说,及时了解其心理状况,为其讲解相关知识,介绍国内外应用化疗药物治疗的效果,介绍成功病例,使其树立战胜疾病的信心。同时向患者说明化疗药物用药方式及治疗后可能出现的不良反应及处理方法,使患者有足够的心理准备配合治疗。鼓励患者尽可能参与护理活动,以维持其独立性和生活自理能力。

2. 疼痛护理　了解患者的疼痛程度,指导患者正确使用止痛药,并观察止痛药的疗效及不良反应。

3. 饮食护理　指导患者少食多餐,进食高蛋白、高热量、富含维生素、易消化饮食。无法进食者可给予静脉营养治疗,保持排便通畅,预防便秘。

4. 用药护理　遵医嘱给药,密切观察化学治疗等药物的不良反应,及时给予对症处理。

(1)静脉化疗者建立适宜的静脉通道,对需持续静脉给药和使用强刺激性药物的患者建议选择中心静脉置管(PICC、CVC 或输液港),以避免化学性静脉炎及药物外渗所致的局部组织损伤。严格遵医嘱做好化疗前的预处理。

(2)注意药物配伍禁忌,滴注化疗药物前后用 0.9% 氯化钠注射液或 5% 葡萄糖注射液冲管。

(3)防止职业暴露:化疗药物集中配制,操作过程戴双层手套,废弃物密封处理,防止药液外溢及药液外溢的妥善处理。

(4)严密观察化疗的不良反应,必要时予心电监护,及时处理不良反应并做好记录。

5. 放疗的护理　密切观察放疗反应,及时对症处理。

6. 健康指导

(1)注意宣传卵巢癌的高危因素;建议高蛋白、富含维生素饮食,避免高胆固醇饮食;高危妇女易预防性口服避孕药;定期体检,早发现、早诊断、早治疗。

(2)遵医嘱用药,不可擅自停药。护士应督促、协助患者克服实际困难,努力完成治疗计划,以提高疗效。嘱患者多休息,避免重体力劳动。可做一些力所能及的运动,如做家务、散步、打太极拳、练气功等。保持心情舒畅。

（3）定期复查,包括体格检查、盆腔检查、B超等,追踪CA125的水平。

（4）卵巢癌手术切除包括阴道上段1/3,对性生活影响不大,性生活的恢复一般在手术后和化疗结后半年左右。若影响性特征及性欲者,建议患者接受性激素治疗。

（5）如有腹痛、腹胀、阴道流血等不适或化疗后白细胞降低则要尽快返院检查和处理。

参考文献

［1］WENTZENSEN N, POOLE E M, TRABERT B, et al. Ovarian cancer risk factors by histologic subtype: an analysis from the Ovarian Cancer Cohort Consortium［J］. J Clin Oncol,2016,34(24):2888-2898.

［2］POOLE E M, MERRITT M A, JORDAN S J, et al. Hormonal and reproductive risk factors for epithelial ovarian cancer by tumor aggressiveness［J］. Cancer Epidemiol Biomarkers Prev,2013,22(3):429-437.

［3］MOGHADASI S, MEEKS H D, VREESWIJK M P, et al. The BRCA1 c. 5096 G>A p. Arg1699 Gln(R1699Q)intermediate risk variant:breast and ovarian cancer risk estimation and recommendations for clinical management from the ENIGMA consortium［J］. J Med Genet,2018,55(1):15-20.

［4］KOTSOPOULOS J, GRONWALD J, KARLAN B, et al. Age-specific ovarian cancer risks among women with a BRCA1 or BRCA2 mutation［J］. Gynecol Oncol,2018,150(1): 85-91.

［5］KURIAN A W, HUGHES E, HANDORF E A, et al. Breast and ovarian cancer penetrance estimates derived from germline multiple-gene sequencing results in women［J］. JCO Precision Oncology,2017,1(1):1-12.

［6］KUCHENBAECKER K B, MCGUFFOG L, BARROWDALE D, et al. Evaluation of polygenic risk scores for breast and ovarian cancer risk prediction in BRCA1 and BRCA2 mutation carriers［J］. J Natl Cancer Inst,2017,109(7):302.

［7］LANCASTER J M, POWELL C B, CHEN L M, et al. Society of Gynecologic Oncology statement on risk assessment for inherited gynecologic cancer predispositions［J］. Gynecol Oncol,2015,138(3):765.

［8］REBBECK T R, MITRA N, WAN F, et al. Association of type and location of BRCA1 and BRCA2 mutations with risk of breast and ovarian cancer［J］. JAMA,2015,314(6):628.

［9］RYAN N A J, EVANS D G, GREEN K, et al. Pathological features and clinical behavior of Lynch syndrome-associated ovarian cancer［J］. Gynecol Oncol,2017,144(3):491-495.

［10］JELOVAC D, ARMSTRONG D K. Recent progress in the diagnosis and treatment of ovarian cancer［J］. CA Cancer J Clin,2011,61(3):183-203.

［11］LIAO CI, CHOW S, CHEN L M, et al. Trends in the incidence of serous fallopian tube, ovarian,and peritoneal cancer in the US[J]. Gynecol Oncol,2018,149(2):318-323.

[12]PRAT J. New insights into ovarian cancer pathology[J]. Ann Oncol,2012,23(Suppl 10):111-117.

[13]MCCLUGGAGE W G. Morphological subtypes of ovarian carcinoma:a review with emphasis on new developments and pathogenesis[J]. Pathology,2011,43(5):420-432.

[14]DE LA MOTTE ROUGE T,PAUTIER P,GENESTIE C,et al. Prognostic significance of an early decline in serum alpha-fetoprotein during chemotherapy for ovarian yolk sac tumors [J]. Gynecol Oncol,2016,142(3):452-457.

[15]SALANI R,KHANNA N,FRIMER M,et al. An update on post-treatment surveillance and diagnosis of recurrence in women with gynecologic malignancies:Society of Gynecologic Oncology(SGO)recommendations[J]. Gynecol Oncol,2017,146(1):3-10.

[16]LOH A H,GEE K W,CHUA J H. Diagnostic accuracy of preoperative alpha-fetoprotein as an ovarian tumor marker in children and adolescents:not as good as we thought? [J]. Pediatr Surg Int,2013,29(7):709-713.

[17]MADENCI A L,VANDEWALLE R J,DIEFFENBACH B V,et al. Multicenter preoperative assessment of pediatric ovarian malignancy[J]. J Pediatr Surg,2019,54 (9):1921-1925.

[18]MUTCH D G,PRAT J. 2014 FIGO staging for ovarian,fallopian tube and peritoneal cancer[J]. Gynecol Oncol,2014,133(3):401-404.

[19]Committee on the State of the Science in Ovarian Cancer Research,Board on Health Care Services,Institute of Medicine,et al. Ovarian cancers:evolving paradigms in research and care[M]. Washington(DC):National Academies Press(US),2016.

[20]FOTOPOULOU C,HALL M,CRUICKSHANK D,et al. British Gynaecological Cancer Society(BGCS)epithelial ovarian/fallopian tube/primary peritoneal cancer guidelines: recommendations for practice [J]. Eur J Obstet Gynecol Reprod Biol, 2017, 213: 123-139.

[21]LEDERMANN J A,RAJA F A,FOTOPOULOU C,et al. Newly diagnosed and relapsed epithelial ovarian carcinoma:ESMO Clinical Practice Guidelines for diagnosis,treatment and follow-up[J]. Ann Oncol,2013,24(Suppl 6):24-32.

[22]American Congress of Obstetricians and Gynecologists Committee on Gynecologic Practice. Committee Opinion No. 477:the role of the obstetrician-gynecologist in the early detection of epithelial ovarian cancer[J]. Obstet Gynecol,2011,117(3):742-746.

[23]FORTNER R T,SCHOCK H,LE CORNET C,et al. Ovarian cancer early detection by circulating CA125 in the context of anti-CA125 autoantibody levels:results from the EPIC cohort[J]. Int J Cancer,2018,142(7):1355-1360.

[24]ZHANG R,PU W,ZHANG S,et al. Clinical value of ALU concentration and integrity index for the early diagnosis of ovarian cancer:a retrospective cohort trial[J]. P LoS

One,2018,13(2):e0191756.

[25] WILSON A L, MOFFITT L R, DUFFIELD N, et al. Autoantibodies against HSF1 and CCDC155 as biomarkers of early－stage,high－grade serous ovarian cancer[J]. Cancer Epidemiol Biomarkers Prev,2018,27(2):183－192.

[26] CHEN F,SHEN J,WANG J,et al. Clinical analysis of four serum tumor markers in 458 patients with ovarian tumors:diagnostic value of the combined use of HE4,CA125,CA 19－9,and CEA in ovarian tumors[J]. Cancer Manag Res,2018,10:1313－1318.

[27] RUSSELL M R, GRAHAM C, D'AMATO A, et al. A combined biomarker panel shows improved sensitivity for the early detection of ovarian cancer allowing the identification of the most aggressive type Ⅱ tumours[J]. Br J Cancer,2017,117(5):666－674.

[28] GSCHWANTLER－KAULICH D, WEINGARTSHOFER S, RAPPAPORT－FURHAUSER C,et al. Diagnostic markers for the detection of ovarian cancer in BRCA1 mutation carriers[J]. P LoS One,2017,12(12):e0189641.

[29] FORTNER R T,DAMMS－MACHADO A,KAAKS R. Systematic review:tumor－associated antigen autoantibodies and ovarian cancer early detection[J]. Gynecol Oncol,2017,147 (2):465－480.

[30] MOLINA R,ESCUDERO J M,AUGE J M,et al. HE4 a novel tumour marker for ovarian cancer:comparison with CA 125 and ROMA algorithm in patients with gynaecological diseases[J]. Tumour Biol,2011,32(6):1087－1095.

[31] JACOB F,MEIER M,CADUFF R,et al. No benefit from combining HE4 and CA125 as ovarian tumor markers in a clinical setting[J]. Gynecol Oncol,2011,121(3):487－491.

[32] DONNEZ J,DOLMANS M M. Fertility preservation in women[J]. N Engl J Med,2018, 378(4):400－401.

[33] SCHURING A N,FEHM T,BEHRINGER K,et al. Practical recommendations for fertility preservation in women by the FertiPROTEKT network. Part Ⅰ:Indications for fertility preservation[J]. Arch GynecolObstet,2018,297(1):241－255.

[34] PERES L C, CUSHING－HAUGEN K L, KOBEL M, et al. Invasive epithelial ovarian cancer survival by histotype and disease stage[J]. J Natl Cancer Inst,2019,111(1): 60－68.

[35] 徐波,陆宇晗. 肿瘤专科护理[M]. 北京:人民卫生出版社,2018.

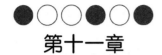

第十一章

外 阴 癌

一、定义

外阴恶性肿瘤占女性生殖道原发肿瘤的 3%~5%，以鳞状细胞癌最常见，其他包括恶性黑色素瘤、基底细胞癌、前庭大腺癌、疣状癌、肉瘤及转移性癌等。我们常说的外阴癌一般是指外阴鳞状细胞癌。

二、病因与流行病学

外阴癌占全部外阴恶性肿瘤的 80%~90%，主要发生于绝经后妇女，诊断的平均年龄为 65 岁左右。年轻女性发病率有升高趋势，约 15% 的病例在 40 岁之前即发病。发病主要与以下因素有关。①人乳头瘤病毒（HPV）感染：40%~60% 的外阴癌与 HPV 感染有关，其中 16 型感染超过 50%，患者可能同时合并宫颈癌、阴道癌、肛门癌等。据报道 27% 的外阴癌合并有另一种原发性恶性肿瘤，大多数并发肿瘤与吸烟或 HPV 感染相关。在与 HPV 感染（主要是 HPV 16 和 HPV 18 型）相关的外阴癌中，外阴上皮内瘤变（vulval intra-epithelial neoplasia，VIN）是其癌前病变。VIN 是一组外阴上皮内的病变，其中外阴高级别上皮内瘤变若未及时治疗，大概 80% 可能进展为外阴浸润癌。②非 HPV 感染相关病变，患者可能存在长期的外阴上皮性病变的历史，如外阴硬化性苔藓、分化型外阴鳞状上皮内瘤变等。③其他：性传播疾病、吸烟、酗酒、肥胖、高血压、糖尿病、性生活早、社会地位低等可能是外阴癌发生的风险因素。另外，老年女性与年轻女性外阴癌病因并不完全相同，总之，年龄可能是外阴癌的独立危险因素。总之，外阴癌的发生、发展是一个多因素、多基因、多步骤的复杂过程，其中癌基因的过度表达或者抑癌基因的灭活与突变可能是细胞发生癌变的分子基础。

三、病理

癌灶为浅表溃疡或硬结节，可伴感染、坏死、出血，周围皮肤可增厚及色素改变。镜下见多数外阴癌分化好，有角化珠和细胞间桥。前庭和阴蒂部位的病灶倾向于分化差或未分化，常有淋巴管及神经周围的侵犯。

外阴恶性肿瘤病理类型多样,包括鳞癌、疣状癌、基底细胞癌、腺癌、黑色素瘤等。其中80%~90%是鳞癌。目前认为,外阴鳞癌的发生有2种主要的病理生理过程:①角化型鳞癌,常见于老年女性,通常与外阴硬化性苔藓和(或)分化型外阴上皮内瘤变(VIN)有关。②疣状/基底细胞样鳞癌,常见于年轻女性,是由高危型HPV(尤其是HPV 16、18、31及33型)持续感染导致,且鳞状上皮内病变是其癌前病变。外阴病灶常为多点,且可能合并下生殖道其他部位(如子宫颈、阴道、肛门)的鳞状上皮内病变。

手术病理标本的处理必须注意以下细节。①方向:手术标本的正确摆放方向是很重要的。②拍照:整个病理标本都必须拍照存档,包括每块组织标本的来源记录。③测量:测量标本的大小,任何肉眼可见肿瘤的直径,肉眼可见无瘤切缘距离及肿瘤浸润深度(从瘤体上切片取材)。同时,尿道、肛门及阴道口的手术切缘均应做切片检查。④淋巴结:仔细检查淋巴结,记录挑出的淋巴结的位置。同时,应加入每一个淋巴结的横截面情况。

应注意以下组织学要点:①肿瘤类型;②浸润深度,即从上皮-间质连接处测量至肿瘤浸润的最深点;③肿瘤分级;④测量在组织学层面切缘距离肿瘤边缘的距离,并说明肿瘤是否被完整切除;⑤脉管间隙、神经束膜是否浸润;⑥邻近的非恶性鳞状上皮状态,如分化型VIN;硬化性苔癣及HPV引起的相关改变;⑦淋巴结的部位和数量,阳性淋巴结的数量及是否出现包膜外扩散。

四、转移途径

直接浸润、淋巴转移较常见,晚期可经血行播散。

1. 直接浸润　癌灶逐渐增大,沿皮肤及临近黏膜浸润至尿道、阴道、肛门,晚期可累及膀胱、直肠等。

2. 淋巴转移　癌细胞通常沿淋巴管扩散,汇入腹股沟浅淋巴结,再至腹股沟深淋巴结,进入髂外、闭孔和髂内淋巴结,最终转移至腹主动脉旁淋巴结和左锁骨下淋巴结。肿瘤一般向同侧淋巴结转移,但中线部位的癌灶常向两侧转移并可绕过腹股沟浅淋巴结直接至腹股沟深淋巴结,外阴后部和阴道下段癌可避开腹股沟浅层淋巴结而直接转移至盆腔淋巴结。若癌灶累及尿道、阴道、直肠、膀胱,可直接转移至盆腔淋巴结。

3. 血行播散　晚期经血行播散至肺、骨等。

五、临床表现

1. 症状　大多数患者就诊时可能无症状,仅为体检或无意中发现。若有症状,常见的症状是外阴瘙痒和局部肿块,其他症状可能有溃疡性病变,合并感染或较晚期癌可出现疼痛、渗液、出血或排尿困难。少数以腹股沟肿大的转移淋巴结为首发症状。

2. 体征　癌灶以大阴唇最多见,其次为小阴唇、阴蒂、会阴、尿道口、肛门周围等。约10%的病例因病灶广泛而无法判断起源部位,还有约5%的病例为多灶性病变。若已转移至腹股沟淋巴结,可扪及增大、质硬、固定的淋巴结。

六、辅助检查

1. 组织学检查　是确诊外阴癌的唯一方法。对一切外阴赘生物、溃疡和可疑病灶（如局部皮肤的隆起）均需早做活组织病理检查,取材应有足够的深度,建议包含邻近的正常皮肤及皮下组织,可在阴道镜指引下在可疑病灶部位活检。由于常常合并下生殖道的其他鳞状上皮内病变或浸润癌,建议常规做宫颈和阴道的阴道镜检查。对有多年外阴瘙痒史并伴有外阴白斑或经久不愈的糜烂、外阴结节、乳头状瘤、尖锐湿疣及溃疡等可疑病变,应及时取活体组织行组织病理学检查。必要时在阴道镜指导下行病变部位活检。肿瘤直径>2 cm 的外阴癌可直接在肿瘤部位钳夹取活检。对肿瘤直径≤2 cm 的早期外阴恶性肿瘤可在局部麻醉下行肿物完整切除活检,包括肿瘤、肿瘤周围皮肤和皮下组织,或采用 Keyes 活检器（图 11-1）,经连续病理学切片检查,准确评价肿瘤的浸润深度,以指导早期外阴恶性肿瘤的个体化治疗。

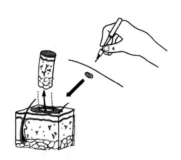

图 11-1　Keyes 活检

2. 其他　外阴细胞学检查、影像检查（超声、磁共振、CT、全身 PET-CT）、膀胱镜和直肠镜检查、HPV 检测等。

（1）超声　子宫附件彩超可以明确子宫、卵巢及盆腔情况,外阴癌患者常转移至腹股沟淋巴结,浅表彩超可以明确淋巴结大小、边界及血供情况,用于术前疾病评估。由于外阴癌患者多发生于绝经后女性,必要时需心脏超声检测心功能,血管超声检测深静脉血栓等可能的并发症。

（2）盆腔磁共振　软组织分辨率较高,可明确腹股沟淋巴结及盆腔淋巴结情况,便于病情评估。

（3）CT　术前常规行胸部 X 射线或 CT 检查排除肺转移。

（4）PET-CT　初治患者较为少用,当怀疑晚期或复发患者可酌情考虑。

（5）HPV 及细胞学检测　外阴 HPV 阴性患者多为单一病灶或为大、小阴唇表面溃疡,HPV 阳性者常为多点病灶或可能同时存在宫颈肿瘤。HPV 阳性者时需进行宫颈 HPV 和细胞学检查,有助于发现可能同时存在的宫颈、阴道病灶。

七、分期

外阴癌的分期是其治疗的中心环节,准确的分期对病变范围的描述、治疗方法的选择、预后的评估至关重要。外阴癌的临床分期标准主要有两种:国际妇产科联盟(FIGO)分期法和美国癌症联合委员会(AJCC)第8版的TNM分期法,具体见表11-1～表11-3。这两种分期各有其优点,可以套用,但我国妇科医师更多用FIGO分期。目前,临床应用的外阴癌FIGO分期始于1970年的临床分期,从1988年开始外阴癌采用手术分期,分期根据外阴和淋巴结标本的组织学结果来确定。常用的分期是FIGO妇科肿瘤委员会于2009年修订的。但是2009分期中各亚分期界限相对模糊,特别是Ⅲ期关于淋巴结的描述易引起误解。近期FIGO妇科肿瘤委员会通过收集前瞻性美国国家癌症数据库(NCDB)数据对分期重新修订,形成了2021分期,见表11-4。这一分期系统适用于除了恶性黑色素瘤以外的大多数外阴恶性肿瘤。

表11-1　外阴癌原发肿瘤 T 分期

T 分期	FIGO 分期	定义
T_X		原发肿瘤无法评估
T_0		没有原发肿瘤证据
T_1	Ⅰ 期	肿瘤局限于外阴或外阴和会阴 多发病灶应同样按此分期;应根据直径最大或浸润最深的病灶定义最高的 T 分期;肿瘤浸润深度是指肿瘤从最表浅的真皮乳头的上皮-间质连接处至最深浸润点的距离
T_{1a}	Ⅰ A 期	肿瘤局限于外阴或外阴和会阴,无淋巴结转移,病灶直径≤2 cm,间质浸润深度≤1.0 mm
T_{1b}	Ⅰ B 期	肿瘤局限于外阴或外阴和会阴,无淋巴结转移,病灶直径>2 cm 或间质浸润深度>1.0 mm
T_2	Ⅱ 期	无论肿瘤大小,肿瘤局部扩散至会阴邻近器官(尿道下 1/3、阴道下 1/3、肛门),但无淋巴结转移
T_3	Ⅳ A 期	无论肿瘤大小,肿瘤侵犯下列任何器官:上 2/3 尿道、上 2/3 阴道、膀胱黏膜、直肠黏膜或固定于盆骨

表11-2　外阴癌区域淋巴结转移 N 分期

N 分期	FIGO 分期	定义
N_X		区域淋巴结无法评估
N_0		没有淋巴结转移证据
$N_0(i+)$		区域淋巴结有直径≤0.2 mm 的孤立肿瘤细胞

续表 11-2

N 分期	FIGO 分期	定义
N_1	Ⅲ期	腹股沟区有 1~2 个淋巴结转移(直径<5 mm)或 1 个淋巴结转移(直径≥5 mm)
$N_{1a}^{1)}$	ⅢA 期	1~2 个淋巴结转移(直径<5 mm)
N_{1b}	ⅢA 期	1 个淋巴结转移(直径≥5 mm)
N_2		腹股沟区有≥3 个淋巴结转移(直径<5 mm)或≥2 个淋巴结转移(直径≥5 mm)或阳性淋巴结出现包膜外扩散
$N_{2a}^{1)}$	ⅢB 期	≥3 个淋巴结转移(直径<5 mm)
N_{2b}	ⅢB 期	≥2 个淋巴结转移(直径≥5 mm)
N_{2c}	ⅢC 期	阳性淋巴结出现包膜外扩散
N_3	ⅣA 期	腹股沟淋巴结固定或溃疡形成

注:必须记录淋巴结转移位于哪一侧、具体部位及病灶大小;1)包括淋巴结微转移(指 0.2 mm<直径≤2.0 mm), N_{1mi} 及 N_{2mi}。

表 11-3　外阴癌远处转移 M 分期

M 分期	FIGO 分期	定义
M_0		没有远处转移
M_1	ⅣB 期	远处转移,包括盆腔淋巴结转移

表 11-4　外阴癌的分期(FIGO,2021)

FIGO 分期	肿瘤范围
Ⅰ	肿瘤局限于外阴
ⅠA	病变≤2 cm,且间质浸润≤1.0 mm[a]
ⅠB	病变>2 cm,或间质浸润>1.0 mm[a]
Ⅱ	任何大小的肿瘤蔓延到邻近的会阴结构(下 1/3 尿道、下 1/3 阴道和下 1/3 肛门),且淋巴结阴性
Ⅲ	任何大小的肿瘤蔓延到邻近的会阴结构的上部,或存在任何数目的不固定、无溃疡形成的淋巴结转移
ⅢA	任何大小的肿瘤蔓延到上 2/3 尿道、上 2/3 阴道、膀胱黏膜、直肠黏膜或区域淋巴结转移≤5 mm
ⅢB	区域淋巴结[b]转移>5 mm
ⅢC	区域淋巴结[b]转移且扩散到淋巴结包膜外

续表 11-4

FIGO 分期	肿瘤范围
IV	任何大小的肿瘤固定于骨质,或固定的、溃疡形成的淋巴结转移,或远处转移
IVA	病灶固定于骨盆,或固定的或溃疡形成的区域淋巴结转移
IVB	远处转移

注:a.浸润深度的测量是从邻近最表浅真皮乳头的上皮-间质结合处至浸润的最深点;b.区域淋巴结指腹股沟和股淋巴结。

根据 FIGO 2021 外阴癌分期,可粗略地将外阴癌分为:Ⅰ 期病灶局限于外阴,Ⅱ 期侵犯邻近器官,Ⅲ 期有淋巴转移,Ⅳ 期有远处转移,临床更为实用。此外,FIGO 分期的重点是根据原发病灶的病理确诊,淋巴转移是分期的重要依据。新分期Ⅲ期对病理提出了更高的要求,术后病理检查不仅需报告阳性淋巴结大小,还应报告是否淋巴结包膜外扩散。然而,新分期仍有一定局限性。外阴前哨淋巴结研究进展值得关注,近期研究结果提示,前哨淋巴结活检技术是一项敏感、安全、可行的技术,能大大提高淋巴结转移的诊断率,较准确筛选出无淋巴结转移的早期患者。而目前新分期尚未纳入前哨淋巴结的情况。

八、诊断与鉴别诊断

(一)诊断

外阴癌的诊断主要取决于对外阴病灶的活检,组织病理学检查是确诊外阴恶性肿瘤的金标准。活检前应详细询问病史,进行详细的全身体格检查,了解浅表淋巴结(尤其是腹股沟淋巴结)有无肿大。需要行妇科检查,详细了解外阴病灶的部位、大小、质地、活动度、有无色素的改变等。了解病灶与周围组织(尿道、阴道、肛门、直肠)的关系,初步判断邻近的组织是否侵犯。

病理诊断报告需要包含肿瘤的病理学类型、组织分级、浸润深度、有无淋巴脉管间隙浸润(lymphovascular space invasion,LVSI)、手术切缘和肿瘤基底切缘有无病灶、手术切缘和肿瘤基底切缘与肿瘤边缘的距离、淋巴结转移的部位和数目及是否扩散到包膜外等,以明确肿瘤期别,并指导术后辅助治疗。

(二)鉴别诊断

1. 外阴鳞状上皮内病变　外阴鳞状上皮内病变作为外阴鳞状细胞癌的癌前病变,如不能尽早诊治,大多会发展为外阴鳞癌。

目前在术前很难对两种疾病进行鉴别,所以如果能准确地在术前鉴别两种疾病,将极大地改善两种疾病的诊治和预后。两者都以外阴瘙痒、疼痛、破溃以及外阴肿物为主要表现,外阴病灶的位置也均以大小阴唇处的侧位型病灶为主。有研究发现,外阴鳞癌中的白细胞值和中性粒细胞绝对值均明显大于癌前病变组和健康对照组,外阴鳞癌组的中性粒细胞与淋巴细胞比值（NLR）明显大于外阴上皮内瘤变组，NLR 作为外周全血细胞计数中的两个数值的比值，易于获取，方便术前对于两种疾病进行鉴别。

2. 外阴苔藓样疾病　外阴苔藓样疾病是一类慢性炎症性疾病，最常见的临床症状为外阴瘙痒或疼痛。此类疾病包括以下 3 种：外阴硬化性苔藓（vulvar lichen sclerosus，VLS）、外阴扁平苔藓（vulvar lichen planus，VLP）和外阴慢性单纯性苔藓（vulvar lichen simplex chronicus，VLSC）。

早期病变为皮肤发红肿胀，出现粉红、象牙白色或有光泽的多角形小丘疹，丘疹融合成片后呈紫癜状，但在其边缘仍可见散在丘疹；进一步发展则出现外阴萎缩，小阴唇变小甚至消失，大阴唇变薄，皮肤颜色变白、发亮、皱缩，弹性差，常伴有皲裂及脱皮；在病程后期则出现皮肤进一步萎缩，菲薄呈"雪茄纸"或羊皮样改变，导致大小阴唇融合、小阴唇完全闭合、阴蒂融合、和（或）阴道瘢痕形成，出现性功能障碍，甚至影响排尿。

VLS 最典型的临床表现即外阴瘙痒，其次为疼痛、烧灼感和性交困难等，高达 39% 的成年 VLS 患者是无症状的，但 VLS 患儿通常是有症状的。VLS 患儿常伴有外阴紫癜或瘀斑，肛周受累的患儿可能出现胃肠道不适。

此种疾病有恶变概率，所以一旦出现外阴反复不愈的溃烂等情况，应行病理学检查，以排除外阴癌的可能。

3. 外阴白斑　外阴白斑是指外阴局部神经与血管营养障碍引起的组织变性与色素改变的疾病，其主要致病原因为内分泌失调、免疫力低下等。本病多见于生育期、更年期或绝经期女性。主要表现为会阴部瘙痒难忍，尤其在夜间休息时更甚。有研究显示，中医综合疗法治疗外阴白斑总有效率达 95.35%，明显高于西医综合疗法。

外阴白斑病情迁延难愈，病程较长，严重影响女性的生活质量。若病情长期得不到有效控制有可能发展为外阴癌。对于病程较长、症状反复的患者应行病理学检查，以排除外阴的上皮内病变甚至外阴癌的可能。

4. 外阴良性肿瘤　外阴良性肿瘤较少见，主要有来源于上皮的外阴乳头瘤、汗腺腺瘤及来源于中胚叶的纤维瘤、脂肪瘤、平滑肌瘤和神经纤维瘤，而淋巴瘤、血管瘤等罕见。

（1）外阴乳头瘤　常见于围绝经期和绝经后妇女，症状有外阴肿物和瘙痒。肿物多发生于大阴唇，呈多个或单个乳头状突出皮肤表面，可有破溃、出血和感染。需与疣乳头状瘤、外阴湿疣、外阴癌等鉴别。因 2%～3% 有恶变倾向，应行局部肿瘤切除，术时行快速病理检查，有恶变者应扩大手术范围。

（2）纤维瘤　由成纤维细胞增生而成。常单发，多位于大阴唇，初起为皮下硬结，继而可增大，形成光滑、质硬的带蒂肿块，大小不一，表面可有溃疡和坏死。切面为致密、灰白色纤维结构。肿瘤恶变少见。治疗原则为沿肿瘤局部切除。

（3）汗腺瘤　是一种表皮内的汗腺肿瘤，由汗腺上皮增生而成。较少见，常发生于青春期，与激素有关，可伴有下眼睑及颧骨部位病灶。病变呈多发的淡黄色丘疹样隆起，边界清楚，生长缓慢，直径在 1～2 cm，确诊需活检。小病灶可行激光治疗，较大的病灶可行手术切除。

（4）脂肪瘤　来自大阴唇或阴阜脂肪组织，生长缓慢。位于皮下组织内，质软，呈分叶状,大小不等,也可形成带蒂肿物。小脂肪瘤无须处理;肿瘤较大,有不适症状,影响活动或性生活者需手术切除。

(5)平滑肌瘤　来源于外阴平滑肌、毛囊立毛肌或血管平滑肌。多见于生育期妇女。常位于大阴唇、阴蒂及小阴唇,突出于皮肤表面,表面光滑,质硬,可活动。治疗原则为手术切除。

九、治疗

外阴癌最常见的病理类型为鳞状细胞癌,占外阴癌的绝大多数(超过80%),其次是恶性黑色素瘤。较罕见的组织学类型包括基底胞癌、疣状癌、乳腺外 Paget(佩吉特)病相关的腺癌、巴氏腺(前庭大腺癌、鳞状细胞癌、腺癌或移行细胞癌)、肉瘤。组织学分级如下。①G_X:分级无法评估。②G_1:高分化。③G_2:中分化。④G_3:低分化或未分化。

治疗方式主要根据组织类型及手术分期决定。其他影响因素包括年龄、合并症和患者一般情况。尽管同步放、化疗也是可选的有效治疗方法,尤其对于晚期肿瘤患者,但是目前治疗上仍然首选手术,特别是对于鳞状细胞。晚期患者若采用手术,须行廓清术才能达到足够的手术安全切缘。其他治疗手段如化疗和免疫治疗常用于晚期转移患者治疗或姑息治疗,或其他罕见类型如恶性黑色素瘤的治疗。性心理咨询服务应从诊断至治疗后期全程提供给所有患有浸润前期和浸润性外阴癌的女性。外阴癌的治疗必须个体化,应由有相应诊治经验的妇科肿瘤治疗中心的多学科团队诊治。

(一)外阴鳞癌的手术治疗

外阴鳞癌的手术治疗必须个体化,在保证治疗效果的前提下尽量采用最保守的手术方式。更重要的是,当决定治疗方案时,原发病灶和腹股沟淋巴结的处理方式必须分别考虑,从而选择一种更为有效、并发症发生率更低的治疗手段。

肿瘤直径≤2 cm 的患者需明确浸润深度以确定是否行腹股沟淋巴结切除术。手术范围包括外阴原发肿瘤切除和腹股沟淋巴结切除,必要时切除增大的盆腔淋巴结。外阴肿瘤切除术式包括单纯部分外阴切除术(simple partial vulvectomy)、根治性局部切除术(radical partial vulvectomy)和根治性外阴切除术(radical vulvectomy)。腹股沟淋巴结切除术式包括腹股沟淋巴结根治性切除术(腹股沟淋巴结清扫术)、前哨淋巴结活检和淋巴结活检术。外阴和腹股沟分开的"三切口"术式已成为目前大多数医师采用的术式(图11-2)。但开放式淋巴结切除需将患者大量皮下组织进行切除,易引起腹股沟皮肤术后发生缺血、坏死,手术创伤性大,患者局部切口Ⅰ期愈合率较低。近些年经外阴单切口免气腹腹股沟

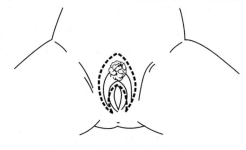

图11-2　外阴癌"三切口"术式

淋巴结清扫术、腹腔镜下腹股沟淋巴清扫术、机器人腹腔镜腹股沟淋巴结清扫术越来越多应用于外阴癌的手术治疗中,成为更微创、更安全的手术路径。

1. 微浸润型外阴鳞癌（ⅠA 期）　ⅠA 期是指直径≤2.0 cm,浸润深度≤1.0 mm 的单个病灶。该期别肿瘤应行局部广泛切除术,通常不需切除腹股沟淋巴结。

2. 早期外阴鳞癌（ⅠB 期、Ⅱ期）　肿瘤局限于外阴,经临床检查和超声或其他影像学检查评估排除淋巴结转移时视为早期外阴癌。

(1)原发病灶处理　早期外阴癌治疗的金标准是局部广泛切除术。该术式在预防局部复发方面与广泛外阴切除术疗效相当,但大大降低了手术相关的性心理障碍。相关的癌前病变需行手术切除以排除其他部位的浸润癌,及预防所谓"异常区域"的新发肿瘤。虽然手术医师必须保证 2 cm 的手术切缘以达到至少 8 mm 以上的病理阴性切缘(允许固定组织标本发生一定的缩水),但目前已确认了很多"复发"的外阴癌可能是来源于周边异常组织的新发肿瘤,而不是由手术切缘不足所导致。手术深部切缘必须达到泌尿生殖膈下方。

如果病情需要,在预期不引起尿失禁的情况下可切除尿道远端 1 cm。对于大多数肿瘤来说,可以直接缝合关闭切口。但对于大面积缺损的创面和为了保留阴道功能的患者,必须考虑重建手术。重建手术通常需要皮瓣转移,最常用的 3 种皮瓣为 V-Y 皮瓣、菱形皮瓣和臀大肌肌皮瓣。

(2)淋巴结处理　所有ⅠB 期或Ⅱ期的外阴癌患者都需行腹股沟/股淋巴结切除术。单侧小病灶(病灶直径<4 cm 及距外阴中线部位≥ 2 cm)且同侧淋巴结阴性患者出现对侧腹股沟区淋巴结转移发生率<1%,这些患者不需要切除对侧腹股沟/股淋巴结。肿瘤靠近(距离中线部位<2 cm)或跨越中线部位的患者,尤其是小阴唇上部受累及单侧巨大病灶(直径>4 cm)或单侧腹股沟淋巴结阳性的患者,推荐行双侧腹股沟/股淋巴结切除术。

(3)前哨淋巴结应用　近些年,前哨淋巴结技术在早期外阴癌患者中的应用逐渐增加。该技术的目的是在"前哨"淋巴结(肿瘤淋巴引流的第一站)中检测有无淋巴结转移,以避免在前哨淋巴结阴性患者中行系统性淋巴结切除术,从而降低系统性腹股沟/股淋巴结切除术导致的并发症发生。GROINSS-V 研究共纳入 403 例外阴癌患者,在中位随访期 35 个月内,2.3% 的患者出现腹股沟区淋巴结复发。3 年总的疾病相关生存率为 97%,手术并发症发生率显著下降。

按照 GROINSS-V 研究,前哨淋巴结技术的应用指征包括:①局限于外阴的单发病灶。②肿瘤直径<4 cm。③肿瘤间质浸润超过 1 mm。④临床检查未发现腹股沟区淋巴结肿大。前哨淋巴结可以用放射性标记的锝和蓝色染料来识别。近年来,吲哚菁绿染料与近红外荧光技术相结合已作为前哨淋巴结检测的一种可选方案。若未显示同侧前哨淋巴结,需行同侧系统性腹股沟/股淋巴结切除术。检出同侧前哨淋巴结并且病理阳性,推荐行双侧的系统性腹股沟/股淋巴结切除术。

3. 晚期外阴癌（Ⅲ期、Ⅳ期）　外阴癌病灶范围超出外阴和(或)有大块腹股沟淋巴结阳性者视为晚期。晚期外阴癌的处理较复杂,需要个体化及多学科综合治疗。

(1)原发病灶处理　对于晚期外阴癌,病变通常也局限于盆腔,单纯放疗或联合进行放、化疗可有效地清除或显著缩小较大的外阴癌灶,从而缩小需手术切除的范围。Boronow 等对 48 例局部晚期外阴癌行外阴切除术联合放疗,其中 37 例初始治疗外阴癌,

11 例复发性外阴癌,其 5 年生存率可达 72%,而且 94.8% 的患者可以保留盆腔器官。手术有助于缓解肿瘤引起的局部疼痛及恶臭、排液等症状。手术切除放疗后的残余病灶也可改善患者的生存期。

已有研究表明累及尿道和肛门的晚期外阴癌患者采用顺铂和 5-氟尿嘧啶或其他药物进行新辅助化疗有助于保留肛门括约肌和(或)尿道。这一治疗方法需要进一步的临床研究。

(2)淋巴结处理 在确定总体治疗方案前,应先明确腹股沟淋巴结状态。当临床可疑腹股沟淋巴结受累时,应行淋巴结细针穿刺(fine needle aspiration,FNA)或病理活检明确诊断,盆腔 CT、MRI 或 PET-CT 可能有助于判断腹股沟及盆腔淋巴结转移范围及有无出现远处转移。

如临床检查或影像学评估均未发现可疑淋巴转移,则行双侧腹股沟/股淋巴结切除术,若术后以上淋巴结均阴性,则不需要行腹股沟及盆腔部位的辅助放疗。若术后病理提示淋巴转移,则应参考早期病变的处理推荐行腹股沟及盆腔部位的辅助放疗。如临床发现淋巴转移,则应尽可能切除肿大的腹股沟及盆腔淋巴结,术后补充腹股沟和盆腔放疗。

如果腹股沟淋巴结出现溃疡或固定,应先活检确诊后再行放疗加(或不加)化疗。若放疗后未达完全缓解,若有可能可在放疗结束后行腹股沟淋巴结切除。放疗前也可以采用顺铂或卡铂联合紫杉醇新辅助化疗以缩小淋巴结。

(二)放射治疗

放射线治疗阴道局部肿瘤方法,比治疗其他妇科肿瘤更加困难,适应证须高度个别对待,这不仅需要丰富的临床经验,更需对各种放射治疗手段理论基础的掌握,对医师的要求较高。

外阴癌在女性妇科恶性肿瘤中较为罕见,仅占女性妇科恶性肿瘤的 3%~5%,主要发生于绝经后妇女,其发病率随着年龄的增加而增长。约 90% 的原发外阴恶性肿瘤为鳞状细胞癌,其余为恶性黑色素瘤、基底细胞癌、肉瘤、巴氏腺癌、Peget 病、疣状癌等。外阴鳞癌多发生于大阴唇、小阴唇,也可发生于阴蒂和会阴。

外阴癌的主要治疗方法是手术治疗为主的综合治疗,放射治疗主要用于术前放疗及术后放疗,部分不能手术者采用根治性放疗。外阴癌的治疗目前有较大进步,主要在提高生活质量方面。在手术方面逐步采用三切口手术替代既往的单一切口整块切除,基本放弃了盆腔淋巴结切除,对于腹股沟淋巴切除的处理也更为谨慎,甚至部分医疗中心放弃了腹股沟淋巴结切除;另外腹腔镜下腹股沟淋巴结的切除也有单位逐步开展,取得较好疗效。大量研究证明了顺珀(DDP)及 5-氟尿嘧啶(5-FU)在外阴癌同步放、化疗中的地位,因此,目前大多数的外阴癌均采用同步放、化疗。同时,外阴癌在放射治疗方面进步也较大,这主要得益于放疗设备的改进,三维适形放疗(three dimensionalcon-formal radiation therapy,3D-CRT)、调强放射治疗(in-tensity modulated radiation therapy,IMRT)已在许多医疗中心广泛开展,但是由于外阴癌发病率低,目前的研究呈分散状态,尚缺乏临床多中心的前瞻性研究来支持 3D-CRT、调强放射治疗对于外阴癌的疗效评估。

1. 根治性外阴切除联合腹股沟淋巴结切除后放疗　可作为挽救性治疗以减少局部复发。术后针对腹股沟和盆腔淋巴引流区的放疗提高了2个及以上腹股沟淋巴结转移患者的无瘤生存,对原发病灶放疗可能进一步改善外阴和会阴有残存病变的患者预后。根治性放疗用于治疗不能手术或无法手术切除的患者。以前的治疗结果包括肿瘤的局控率和正常组织的后遗症都不理想,尽管对于肿瘤局限的患者肿瘤控制情况与手术相当。近年来,随着技术和剂量学的改进,单纯放疗的结果已有了很大进步。化疗和放疗的比较理想的治疗经验来自肛管癌,由此增加了这种治疗在晚期外阴癌中的应用。在大多数已发表的经验中多使用5-FU±顺铂或丝裂霉素化疗。回顾性的比较研究提示放、化疗比单纯放疗更有优势,但是尚无前瞻随机研究的数据来证实。毫无疑问,有争议的是同步放、化疗的急性反应。多数患者因放疗中外阴的皮肤反应不得不中断治疗。多药联合多分割放疗具有剂量密集性并且有最大的联合效应。每日2次分割很常用,利用了放疗-药物的相互作用,同时因保护正常组织的需要而尽量弥补分程放疗理论上的不足。因为潜在晚期反应的增加,当治疗皮肤肿瘤时不可避免一些皮肤会接受全量放疗,建议放、化疗时对于肿瘤包块的放疗总量不超过54 Gy/30 f,59.5 Gy/30 f或64 Gy/40 f,接受放疗全部剂量的肿瘤区域应尽可能小,但要包括临床检查发现的全部受侵区域。

2. 术前放疗和放、化疗　减少了大范围手术的发生,减少了对正常组织的切除和损伤,尤其是对肿瘤邻近肛门、阴蒂、尿道和阴道远端的患者。当某些情况下有术后放疗的指征,还应仔细考虑术前放疗是否可能缩小手术范围,保留正常组织结构功能或逆转不能手术切除的情况。预计手术切缘不足1 cm是一个很有用的术前放疗的指征。肿瘤侵犯肛门括约肌,邻近耻骨弓,甚至侵犯远端尿道,应考虑术前放疗。阴蒂受侵或病变侵犯到阴道口者,需要保留性功能时可考虑术前放疗。中等剂量的放疗(36~54 Gy)后进行残余病变的切除,大概50%的患者可以切净。GOG的一项研究报道了73例Ⅲ~Ⅳ期外阴鳞癌的患者,因为局部病变广泛超出了传统外阴根治术的手术范围而不能行手术治疗。术前给予同步放、化疗,放疗47.6 Gy/1.7 Gy/26 f,同时给予2周期的顺铂联合5-FU的化疗,71名患者中有69名治疗后可以手术切除。最终,除了3名患者外其他患者都保留了控制大小便的功能。使用这项治疗方法肿瘤的局控率满意,而且保留了正常组织的功能。广泛(肿大、固定或溃疡)受侵而不能切除的腹股沟淋巴结转移患者46名接受同样的化疗方案,37名患者最终可以切除腹股沟淋巴结,其中15名患者的淋巴结组织病理学达到阴性。给予中等剂量术前放疗(单纯放疗或联合同步化疗)后达到组织病理学的完全缓解的现象支持进一步在临床手术很困难或手术禁忌证的患者中开展外阴癌的放射治疗。GOG完成了另一项Ⅱ期研究,评估放射治疗联合顺铂周疗治疗局部晚期外阴癌,37名(64%)患者放、化疗后达到了临床完全缓解。这些患者中又有34名患者接受了手术,其中29名(78%)患者达到了病理完全缓解。外阴癌的术前放、化疗主要用于部分肿瘤较大,累及重要器官,如肛门、尿道,使得手术难以完成或造成重要器官功能丧失的晚期患者,在术前给予放、化疗,使病变得到控制或缩小,为患者创造手术机会,并一定程度上缩小手术范围,尽量保留肛门及尿道功能等,从而减少术后并发症,提高患者的生活质量。Moore等对58例>T₃的外阴癌患者,给予外照射1.8 Gy/次共57.6 Gy,同时联合

DDP 40 mg/m² 每周进行同步化疗,其 CR 为64%(37/58),34 例手术患者中,完全病理缓解率为78%(29/34)。意大利的一项前瞻性研究发现,局部晚期外阴癌患者接受术前放、化疗,CR 达到80%左右,其中31%的患者获得病理完全缓解。这些研究都说明了目前对于局部晚期外阴癌的术前同步放、化疗的良好疗效,术前同步放、化疗已渐成为局部晚期外阴癌的标准治疗方案。术前放疗技术方面目前主要进展是3D-CRT 及 IMRT 技术的应用,Beriwal 等对42 例术前放疗的患者,采用 IMRT 联合铂类为基础的同步放、化疗,取得48.5%的病理完全缓解,中位放射剂量46.4 Gy,无不可耐受的放、化疗副作用。通过3D-CRT 及 IMRT 最大限度地减少了危及器官的剂量,可以适当提高肿瘤的靶区剂量,但对于采用3D-CRT 及 IMRT 后患者的预后是否优于传统的垂直照射目前尚无可信的临床研究证据。对于外阴肿瘤较大者,则采用肿瘤间插植后装放射治疗,对于阴道受侵者,还可采用阴道塞进行后装放射治疗。

3. 术后辅助放疗 ①腹股沟区放疗常用于以下情况:2 个及以上腹股沟淋巴结阳性,1 个大体淋巴结转移或淋巴结包膜受侵或单个淋巴结转移病灶>2 mm。②原发肿瘤术后放疗常用于具有以下因素者:合并脉管瘤栓浸润,切缘阳性或切缘近、肿瘤大、浸润深度≥5 mm、浸润方式呈弥漫或播散样。对于切缘阳性者首选再次切除,如再次手术后切缘阴性且满意,又没有其他危险因素,可以观察。如果仍然阳性切缘,则需辅助放疗。外阴癌术后放疗主要用于有病理高危因素的患者,术后辅助放疗及化疗的使用,显著降低了患者的复发率,提高了患者的生存率。③有下列情况的患者均需接受术后放疗:手术无瘤边带<8 mm;淋巴脉管受累;肿瘤浸润深度>5 mm;有腹股沟淋巴结转移。对于腹股沟淋巴结转移者,放射剂量50 Gy。多个淋巴结阳性或者有包膜外扩散者,剂量可增加至60 Gy。对于大块病灶残余,剂量需要60~70 Gy。Viswanathan 等的研究表明肿瘤的无瘤边带的宽度与肿瘤的预后密切相关,无瘤边带<5 mm 的患者具有最高的复发风险。另外术后放射剂量的大小也与患者的预后有关,他们的研究同时提示放射剂量>56 Gy 的患者预后显著高于放射剂量<50.4 Gy 的患者。

放射治疗在术后2 周左右进行,主要针对淋巴引流区及病变部位设放射野,如术前已行术前放疗,则术后补充剂量至总剂量(50~60)Gy/(5~6)周;如术前未行放射治疗,则术后放射治疗剂量为(40~50)Gy/(5~6)周。对于腹股沟深淋巴结阳性患者或术前影像学提示盆腔淋巴结阳性患者,需实施盆腔淋巴结引流区照射;对于切缘阳性者,可采用6~8 mV X 射线,(50~60)Gy/(5~6)周;对于无瘤边带<8 mm 患者,可采用6~8 MeV 电子线,剂量(30~40)Gy/(3~4)周。晚期外阴癌,未行腹股沟淋巴结切除术者,需补充术后腹股沟及盆腔放疗。目前对于外阴癌的术后放疗研究较多,3D-CRT 及 IMRT 同样在术后放疗中广泛采用,特别是补充盆腔放疗时,可以借鉴宫颈癌的放射治疗,肿瘤靶区包括整个盆腔淋巴引流区,能最大限度地减少危及器官的剂量。

4. 选择性腹股沟淋巴结放疗 发生围手术期慢性并发症的一个因素是进行了腹股沟淋巴结切除术。经过谨慎的临床评估,对在一些原发肿瘤范围局限(T_1,浸润深度≤1 mm)的患者可以不进行腹股沟淋巴结切除术。另外,仅切除腹股沟浅淋巴结(如果腹股沟浅淋巴结病理组织学阴性)已经成为减少急、慢性并发症的有效方法。术前检测前哨淋巴结可以进一步保证此方法的安全性。对于临床和影像都没有发现腹股沟淋巴结转移的患者进行该区域的放疗在理论上照射了该区域的所有淋巴结,比不治疗还是有优势的,也是治疗方法之一。这种方法还可用于原发局部晚期肿瘤的患者,这样就不必进行根治性双侧腹股沟淋巴结切除术(腹股沟浅和深淋巴结切除术)。一些研究表明进行选择性或预防性腹股沟区照射的结果令人满意,但很多患者是原发肿瘤局限,很可能淋巴结组织病理学本身就没有受侵。在外阴原发病灶切除的患者中,GOG 进行了一项随机研究比较腹股沟淋巴结放疗和腹股沟淋巴结切除术的结果。研究提前终止,因为在放疗组中发生了很高的腹股沟复发率(27 中有 5 名,18.5%)和继发的死亡率(以上 5 名患者全部死亡)。原因为放疗组技术缺陷导致腹股沟淋巴结剂量的明显不足。

5. 复发性外阴癌的放疗　外阴浸润性鳞癌复发率为 15%~33%。外阴局部为最常见的复发部位(约占 70%)。外阴癌局部复发一般需再次行手术治疗,治疗方案及疗效取决于复发的部位和范围。

近半数的复发病灶是外阴的孤立病灶,可以再次手术切除。整形外科手术技术使得复发性外阴癌特别是较大的复发病灶得以切除,各种包括肌肉皮瓣移植在复发性外阴癌的手术中已广泛应用。不能手术者行局部放疗,方案为(50~60)Gy/(5~6)周。如果局部皮肤反应明显,可照射 30~40 Gy 后休息 2~3 周,再继续治疗。必要时可加用组织间插植放疗。阴道有浸润时,可加用阴道后装放疗。如果既往已接受足量放疗,无法接受再程放疗者,可考虑手术切除。但这类情况手术难度大,需要充分考虑切除后的重建和改道手术。腹股沟区复发的病例预后差,少有长期生存的病例。放射治疗联合手术治疗可用于腹股沟区复发治疗,应根据以往的治疗情况来权衡利弊,选择治疗手段。远处复发较难控制,有效的化疗药物为顺铂、甲氨蝶呤、环磷酰胺、博来霉素和丝裂霉素等。然而,化疗的反应率低且疗效只能维持较短时间。若化疗过程肿瘤进展或为铂类化疗后复发者,可考虑用紫杉醇、吉西他滨、拓扑替康、长春瑞滨等。腔内照射:阴道上段肿瘤除了重视子宫颈照射外,还需给予宫腔放疗(A 点剂量 25~30 Gy)。穹隆病变,可以按宫颈癌给予腔内放疗。其他原发病灶可用阴道柱状容器(塞子)或阴道盆腔内照射,外生型肿瘤可给予组织间插植照射。阴道中下段的肿瘤或全阴道病变可采用阴道塞子或组织间插植照射。如果肿瘤仅仅位于阴道某一侧,而且肿瘤较大时,可进行组织间插植照射使肿瘤缩小后,再选择阴道塞子照射,同时对不需要照射的部位进行恰当的铅挡。剂量参考点一般选择肿瘤基底。传统低剂量率腔内照射一般肿瘤基底给予 50~60 Gy,高剂量率后装腔内照射一般肿瘤基底给予 30~40 Gy。国外学者报道阴道黏膜表面剂量 80 Gy(包括体外照射剂量)左右时取得疗效。对于不能手术的患者也可采用同步放、化疗,化疗仍以 DDP 及 5-FU 为主,放疗则分为原发病灶的放疗及腹股沟、盆腔淋巴引流区的照射,同样有良好的疗效。妇科肿瘤组(GOG-01)进行一项较大的Ⅱ期临床前瞻性研究,对共 71 例无法手术的 T_3 及 T_4 患者进行研究,在放疗的同时给予 2 个疗程 5-FU+DDP 联合化疗,结果显示完全临床缓解率有 48%(34/71)。

外阴癌的放疗没有标准模式。放疗的性质(术后、术前还是根治性)将影响靶区、分割和剂量的设计。原发病灶和区域淋巴结的临床和组织学特点是影响治疗选择的独立因素,还会影响接下来的手术方式和是否需要放、化疗。早期病变患者的合并症会限制治疗的靶区范围和剂量强度。在年轻患者中保留卵巢功能和生殖功能也会影响治疗技术的应用。全面评估病变程度,还要考虑患者的合并症情况及治疗意愿等因素,这是必要的,之后再制订个体化治疗方案(如术前、根治性、术后辅助性)。2006年起NCCN颁布了外阴原发鳞状细胞癌的放疗指南推荐,建议采用CT或MRI影像为基础制订放疗计划,3D适形或适形调强技术能最大程度地保护肠管、膀胱、直肠、股骨头及股骨颈等正常组织。如采用适形调强放疗,建议在CT图像上勾画外阴和淋巴结靶区时,实体肿瘤为GTV(可看到或查体可触及的病变),CTV包括GTV或瘤床及其周围的皮肤、黏膜和皮下组织,除外骨组织。模拟定位时,可以在外阴皮肤表面放置标记,另外,肛门、尿道、阴蒂等部位也可放置标记。腹股沟淋巴结区勾画不采用对称外扩的方法,外侧界到缝匠肌和股直肌内侧缘,后界到股内侧肌前缘,内侧界到耻骨肌或股血管旁2.5~3.0 cm,前界到缝匠肌前缘,下部到股骨头小转子顶部。盆腔淋巴结CTV包括双侧髂内外、闭孔血管均匀外扩7 mm,不包括肌肉和骨组织。如皮肤没有受侵,CTV收至皮下3 mm,如受侵应至皮肤表面,皮肤表面局部覆盖组织填充模体(bolus),PTV在此基础上外扩7~10 mm。

综上,外阴癌目前在放射治疗方面的进展主要在于3D-CRT及IMRT等图像引导的精确放射治疗技术的应用,同步5-FU+DDP的同步化疗提高放疗疗效。但3D-CRT及IMRT等技术在外阴癌中的应用尚缺乏多中心前瞻性研究及指南。

(三)全身治疗

1. 化疗 目前尚无标准的全身治疗方案。常用化疗方案如下。

(1)同步放、化疗 首选顺铂40 mg/m^2,静脉滴注,第1天,每周1次,不超过7次。

(2)其他方案 ① PF方案:顺铂100 mg/m^2,静脉滴注,第1天;5-FU 750~1 000 mg/m^2,静脉滴注,第1~4天,每4周重复,共2~3次。② MF方案:丝裂霉素C 10 mg/m^2,静脉滴注,第1天;5-FU 1 000 mg/(m^2·24 h),静脉持续滴注96 h;放疗第1、4周给药。

晚期或复发、转移性外阴癌全身治疗方案见表11-5。

表11-5 晚期或复发、转移性外阴癌

首选	其他推荐药物	某些情况下使用
顺铂	紫杉醇	
卡铂	顺铂+长春瑞滨	
顺铂+紫杉醇	厄洛替尼	派姆单抗(TMB-H、PD-L1阳性或MSI-H/dMMR外阴癌的二线治疗) 纳武单抗(nivolumab)用于HPV相关的晚期或复发、转移外阴癌 拉罗替尼或恩曲替尼用于*NTRK*基因融合阳性患者

续表 11-5

首选	其他推荐药物	某些情况下使用
卡铂+紫杉醇	顺铂+吉西他滨	
顺铂+紫杉醇+贝伐珠单抗或其他生物类似物	卡铂+紫杉醇+贝伐珠单抗或其他生物类似物	

①顺铂、卡铂或紫杉醇单药,每周或 3 周重复。②TP(紫杉醇+顺铂)方案:紫杉醇 135~175 mg/m^2+顺铂 60~70 mg/m^2,每 3 周重复。可在此基础上加用贝伐珠单抗或其生物类似物 7.5~15.0 mg/kg。③TC(紫杉醇+卡铂)方案:紫杉醇 135~175 mg/m^2+卡铂(AUC)4~5,每 3 周重复。可在此基础上加用贝伐珠单抗或其生物类似物 7.5~15.0 mg/kg。④顺铂+长春瑞滨:顺铂 80 mg/m^2,第 1 天,长春瑞滨 25 mg/m^2,第 1、8 天,每 3 周重复。⑤顺铂+吉西他滨:顺铂 50 mg/m^2,第 1 天,吉西他滨 1 000 mg/m^2,第 1、8 天,每 3 周重复。⑥TMB-H,高肿瘤突变负荷(tumor mutation burden-high);PD-L1,程序性死亡(蛋白)配体-1(programmed death ligand-1);MSI-H/dMMR,微卫星高度不稳定(microsatelliteinstability-high)/错配修复缺陷(mismatch repair deficient)。

2. 免疫治疗及靶向治疗　手术、放疗及化疗是目前早期外阴癌治疗的常用手段,然而对于晚期外阴癌患者而言这些治疗方案也存在着手术难度大、切除范围广、并发症多等问题。随着分子生物学的研究进展,免疫治疗及分子靶向治疗也日渐兴起,在一定程度上可减少常规治疗带来的风险与创伤。

目前外阴癌的靶向治疗应用及研究主要集中于以下 4 个方面:血管内皮生长因子、表皮生长因子受体、免疫检查点抑制剂及 hrHPV 致癌基因靶向治疗。

(1)血管内皮生长因子　VEGF 介导的血管新生是外阴恶性肿瘤进展的特点之一,抗血管新生药物可成为外阴癌治疗的有效辅助药物。Woelber 等在 9 例外阴癌患者中将 bevacizumab 作为铂类联合治疗后的维持用药,其中 2 位患者因药物不良反应终止治疗。Bevacizumab 在外阴癌的治疗中已初步展示出较好的疗效。

(2)表皮生长因子受体　研究表明 EGFR 信号通路与外阴癌淋巴结转移的发生相关,存在 EGFR 扩增的患者往往预后不良,提示靶向 EGFR 治疗在外阴癌中具有潜在的可能性。体外研究表明 EGFR 抑制剂 AG1478 对外阴癌细胞具有显著的生长抑制效果,且抑制效应与 EGFR 表达水平相关。一项 Ⅱ 期临床试验评估了厄罗替尼治疗外阴鳞状细胞癌的疗效,患者每日口服厄洛替尼 150 mg,28 天为一个周期,结果显示厄罗替尼的总体临床获益率为 67.5%。

(3)免疫检查点抑制剂　已有研究表明 PD-L1 在部分 HPV 阴性外阴癌中表达且与不良预后相关,CD4+T 细胞或 CD8+T 细胞在上皮内的高度浸润与更长的总生存期和无复发生存期相关,并且是外阴癌中的独立预后因素,这更进一步提示免疫疗法在外阴癌中的潜在应用价值。Shields 等首次报道了利用帕博利珠单抗成功治疗复发性外阴癌,该病例中患者接受帕博利珠单抗治疗 2 个周期后获得了临床完全缓解。

(4)hrHPV 致癌基因靶向治疗　部分外阴恶性肿瘤与 HPV 感染相关,近年来针对 hrHPV 致癌蛋白 E6、E7 治疗性疫苗的研发也成为热点话题。HPV 感染在年轻女性群体中较为常见,高危型 HPV 在感染细胞后会将其基因组整合进入宿主细胞基因组内,并表达致癌蛋白 E6 和 E7,导致细胞周期异常进而引发癌变。一项随机、开放标签Ⅲ期临床试验表明,T-VEC 可有效抑制黑色素瘤患者体内的肿瘤生长,提高患者总体生存率,这也提示了 T-VEC 可作为 HPV 治疗性疫苗开发的良好载体。虽然治疗性疫苗在 HPV 相关的外阴癌中的临床研究仍比较缺乏,但仍展示出较好的应用前景。

(四)复发性外阴癌的治疗

复发性外阴癌的治疗通常是艰难的,治疗方案的选择取决于复发的部位、患者的状态、既往接受的治疗及再分期检查的结果。如果肿瘤已侵及尿道、膀胱或肛门,盆腔廓清术可能有一定的手术价值。2012 年 Forner 等对 27 例Ⅲ/Ⅳ期外阴癌患者实施了盆腔廓清术,9 例初治外阴癌,18 例复发性外阴癌,发现其 5 年生存率高达 62%,区域淋巴结转移和 R_0 手术是影响预后最重要的因素。另外复发患者可选择的治疗包括放(化)疗、新辅助或姑息性化疗、靶向治疗或最佳支持治疗。复发分局部复发和远处转移,治疗可分为以下两种情况。

1. 局限于外阴的临床复发(淋巴结阴性)

(1)无放疗史患者的治疗　①根治性部分或全外阴切除病灶±单侧/双侧腹股沟股淋巴结切除术(既往未切除淋巴结者)。若术后切缘、影像学、病理学和临床检查淋巴结均呈阴性,可随访观察或补充外照射放疗;若切缘阳性,但影像学、病理学及临床检查淋巴结均呈阴性,可再次手术切除或外照射放疗±近距离放疗±同期化疗;若切缘阴性、淋巴结阳性,术后行外照射放疗±同期化疗;若切缘及淋巴结均呈阳性,术后行外照射放疗±近距离放疗±同期化疗±再次手术切除。②外照射放疗±近距离放疗±同期化疗,治疗后病变完全缓解者定期随访。仍残留明显的外阴病灶者再次手术切除,术后定期复查。

(2)有放疗史患者的治疗　有放疗史的患者,应行根治性部分或全外阴切除术±皮瓣移植术,术后定期随访。

2. 淋巴结复发或远处转移

(1)孤立的淋巴结或盆腔复发　既往未接受外照射放疗者可切除阳性淋巴结,术后辅助外照射放疗±同期化疗。既往有放疗史者,合适的病例可考虑手术切除转移的淋巴结,术后化疗,或直接化疗。

(2)多发盆腔淋巴结转移、远处转移或既往曾接受盆腔放疗　对于多发盆腔淋巴结转移、远处转移或既往曾接受盆腔放疗的患者,应接受全身化疗和(或)外照射放疗。

(五)其他类型外阴恶性肿瘤的治疗

1. 外阴黑色素瘤

(1)临床特征　外阴恶性黑色素瘤常由外阴色素痣恶变而来,外观呈棕褐色或蓝黑色的隆起样或扁平结节,也可表现为息肉样或乳头样结节,晚期肿瘤还可表现为溃疡状。但约有 10% 患者的病灶不含黑色素细胞,外观与外阴鳞状上皮原位癌类似,此部分患者称为无色素的恶性黑色素瘤。

（2）诊断　诊断除根据病史和临床特征外,主要依靠肿瘤的组织病理学检查确诊。组织活检最好将病灶完整切除,切缘距肿瘤边缘至少 1 cm。采用抗黑色素瘤特异性抗体（HMB-45）、S-100 和神经元特异性烯醇化酶（neuron-specific enolase, NSE）等标志物进行免疫组织化学染色作为诊断和鉴别诊断依据,对无色素的恶性黑色素瘤患者尤其重要。

（3）分期　推荐采用 2017 年美国癌症联合会（AmericanJoint Committee on Cancer, AJCC）制定的第 8 版黑色素瘤 TNM 分期系统。也可沿用 FIGO 制定的外阴癌的临床病理学分期。

（4）治疗　外阴恶性黑色素瘤采用手术治疗,推荐行外阴局部广泛切除术,手术切缘距离病灶至少 1 cm。

目前外阴恶性黑色素瘤的手术范围趋向更为保守,因为研究发现行外阴局部切除术与外阴广泛切除术的患者总生存期并无差别。淋巴结切除的作用尚存争议,目前为止并未发现腹股沟淋巴结切除术可使患者的生存获益。尽管恶性黑色素瘤手术组项目的一项前瞻性、多中心临床随机对照研究将中等浸润深度的黑色素瘤（深 1~4 mm）患者的治疗分为选择性淋巴结切除组和观察组,结果显示对于年龄≤60 岁、肿瘤浸润深度 1~2 mm 且瘤体表面没有溃疡的患者而言,行选择性淋巴结切除术的生存率比观察组显著升高。关键是切除任何临床或影像学检查发现肿瘤转移的淋巴结。

已有学者尝试在外阴恶性黑色素瘤患者中采用前哨淋巴结活检技术,尽管操作是可行的,但有研究报道该方法可导致 15% 的假阴性率。也有研究发现该技术可能增加局部复发风险,因此并非标准的手术操作。黑色素瘤的关键指南并不推荐在临床试验以外使用前哨淋巴结活检技术。

生物治疗在恶性黑色素瘤的治疗中占有重要地位,且生物治疗联合化疗的有效率明显高于单纯化疗和单纯生物治疗。分子靶向药物联合化疗应用于治疗晚期和复发性恶性黑色素瘤的药物有索拉非尼、贝伐珠单抗、反义寡核苷酸药物 oblimersen 等联合替莫唑胺,但绝大多数研究结果疗效有限。女性生殖道恶性黑色素瘤的治疗可借鉴皮肤黏膜的恶性黑色素瘤的治疗。

1）化疗:目前认为有效的药物有达卡巴嗪、替莫唑胺、紫杉醇、白蛋白结合型紫杉醇、多柔比星、异环磷酰胺、长春新碱、顺铂、放线菌素 D 等。达卡巴嗪为首选的化疗药物,首选化疗方案推荐达卡巴嗪和 TMZ 为主的联合化疗方案（如顺铂或福莫司汀）或紫杉醇联合卡铂方案,适用于晚期患者,4~6 个疗程后评估疗效。其他化疗方案如下。①BDPT 方案:卡莫司汀 150 mg/m^2,静脉滴注,第 1 天,每 6 周重复;达卡巴嗪 200 mg/m^2,静脉滴注,第 1~3 天,每 3 周重复;顺铂 20 mg/m^2,静脉滴注,第 1~3 天,每 3 周重复。②PVD 方案:顺铂 20 mg/m^2,静脉滴注,第 1~4 天;达卡巴嗪 200 mg/m^2,静脉滴注,第 1~4 天;长春新碱 1.5 mg/m^2,静脉注射,第 1~4 天。每 3~4 周重复。③CPD 方案:洛莫司汀 100 mg/m^2,口服,每 6~8 周 1 次,3 次为 1 个疗程;丙卡巴肼 100 mg/m^2,分为 3 次服用,连续口服 2 周;放线菌素 D 200~300 μg/m^2,静脉注射,第 1~8 天。

2）联合治疗:既往曾经推荐化疗联合干扰素（interferon, IFN）和白细胞介素-2

(interleukin-2,IL-2)生物治疗,但大量的前瞻性随机试验显示,IFN 的生存获益有限,且IFN 的应用受到适应证和不良反应的限制,目前已不推荐 IFN 作为恶性黑色素瘤的辅助治疗手段。对于不可切除或远处转移恶性黑色素瘤,免疫治疗和靶向治疗是首选,无法使用免疫治疗和靶向治疗时才考虑化疗。转移性恶性黑色素瘤的治疗可选用达卡巴嗪或替莫唑胺、顺铂或卡铂,联合或不联合长春新碱或亚硝基脲、程序性死亡(蛋白)-1(programmed death-1,PD-1)抑制剂或细胞毒性 T 淋巴细胞相关抗原 4(cytotoxic T lymphocyte associated antigen-4,CTLA-4)抑制剂治疗。有报道纳武单抗治疗效果优于伊匹单抗(ipilimumab),推荐患者参加临床试验。

MAPK 通路下游效应因子 BRAF 突变可导致 BRAF 激酶的活性增加,细胞异常增殖,推荐达拉非尼(dabrafenib)联合曲美替尼(trametinib)作为Ⅲ期 BRAF 突变阳性患者术后辅助治疗。另外,伊匹单抗可用于区域淋巴结转移或>1 mm 的微转移的黑色素瘤术后辅助治疗。BRAF 突变阴性者可选用 PD-1 抑制剂。纳武单抗也推荐用于术后辅助治疗。

2. 外阴基底细胞癌

(1)临床特征 外阴基底细胞癌是一种较罕见的外阴恶性肿瘤,其发病占外阴恶性肿瘤的2%~4%。没有特异性的临床症状,易被误诊为炎症。大多没有潜在外阴疾病,通常表现为缓慢性生长、恶性程度较低、病程较长。以大阴唇局部浸润性生长为主,约60% 为结节亚型,其次为浅表型,腹股沟淋巴结转移少见。

(2)诊断 确诊依靠组织病理学检查,常因肿瘤生长缓慢、病程长,而延误诊断4~6 年,因此对持续存在的外阴肿物应警惕有本病的可能。肿瘤直径>4 cm 的外阴基底细胞癌且具有侵袭性组织亚型的患者发生腹股沟淋巴结转移的风险较高,术前应常规进行腹股沟区和盆腔 MRI 或 CT 检查。

(3)治疗和预后 外阴基底细胞癌以手术治疗为主。对于病灶局限患者可以行局部切除或局部扩大切除术,还有采用 Mohs 显微外科手术的报道。目前尚无明确的推荐切缘,但应该考虑亚临床病灶存在。不建议常规行腹股沟淋巴结切除术。对于病变范围广、浸润较深的患者,建议行根治性外阴切除术。若有可疑腹股沟淋巴结转移应行淋巴结活检,病理学检查证实淋巴结转移者行同侧或双侧腹股沟淋巴结切除术。基底细胞癌对化疗不敏感,彻底手术后一般不需要放疗和化疗,皮肤切缘阳性或基底切缘阳性的患者术后可补充放疗,总体预后好。

3. 巴氏腺(前庭大腺)癌 巴氏腺癌是罕见的外阴恶性肿瘤类型,约占外阴癌的5%。未明确是否与高危型 HPV 感染相关。始发于巴氏腺的恶性肿瘤的组织类型可以是来源于导管的移行细胞或鳞状细胞,也可以是发生于腺体本身的腺癌。腺样囊性癌和腺鳞癌亦有报道。所有的巴氏腺鳞状细胞癌患者都有 HPV 感染、病理标本上 p16 弥漫强阳性高表达。该病通常是在持续性或复发的巴氏腺囊肿切除术后才确诊。

巴氏腺癌的有效治疗方式是广泛半外阴切除术和双侧腹股沟淋巴切除术,但是多数病例在确诊时已经出现转移。由于肿瘤所处的解剖位置深达坐骨直肠窝,很难达到足够的手术切缘,因此术后辅助放疗有助于降低局部复发率。

对于腺样囊性癌,适宜行外阴局部广泛切除术,切缘阳性或神经束膜浸润者推荐术后辅助放疗。

4. 外阴 Paget 病　乳房外 Paget 病很少见,可发生于外阴大汗腺。有以下 2 种类型:第一种由外阴上皮内病变发展而来;第二种是由潜在的外阴腺癌浸润间质形成,后者可能继发于肛门直肠、泌尿道上皮或生殖道非皮肤癌(如来源于子宫颈管或子宫内膜)。

该病好发于绝经后妇女。大多数患者主诉外阴瘙痒和外阴疼痛不适,体检时常呈湿疹样外观。该病一般经活检确诊,这也有助于与上皮内病变或浸润癌相鉴别。

上皮内 Paget 病需进行局部扩大切除术。由于组织学改变常超出临床可见的病变范围,通常手术切缘难以切净。由于术后复发率且手术并发症发生率较高,近期有进一步缩小上皮内病灶广泛切除范围的趋势。局部残留病变可待之后出现症状或临床可见时再行手术切除。对于肿瘤侵犯或扩散到尿道或肛门患者的治疗非常困难,可能需要激光治疗。另一种保守治疗方式是局部使用咪喹莫特。Cochrane 数据库的一项 Meta 分析显示外阴 Paget 病并无"最佳"的治疗方式可选。

外阴 Paget 病合并腺癌,浸润的部分必须行局部广泛切除术,切缘至少离开病灶边缘 1 cm,须行腹股沟/股淋巴结切除术。术后放疗指征与鳞癌一致。患者必须在外阴专家门诊进行长期随访复查。

对有严重合并症或广泛转移不能耐受手术或术后复发的患者,可行咪喹莫特治疗、放疗、二氧化碳激光消融治疗、光动力学治疗(photo dynamic therapy,PDT)和化疗等非侵入性治疗。局部外用5%的咪喹莫特治疗外阴上皮内 Paget 病的完全缓解率高达75%,对初治和复发的患者均有效,且对 5% 的咪喹莫特初治后复发的患者再次治疗仍有效。放疗可治愈部分外阴 Paget 病患者,放疗总剂量应控制于 40~70 Gy,二氧化碳激光消融治疗有一定疗效,但术后复发率高。PDT 治疗效果有限,但与手术切除相比,PDT 可明显提高患者的生活质量。化疗药物可选用 FP 方案(顺铂+5-FU)、FECOM 方案(表柔比星+卡铂+长春新碱+5-FU)、多西他赛或联合用药。因该病发病率低,尚无最佳治疗方案。

近年来文献报道针对常规化疗耐药或转移性的外阴 Paget 病患者,靶向治疗(曲妥珠单抗或拉帕替尼)可作为一种新的候选方法。

十、术后并发双侧腹股沟淋巴水肿的护理

1. 体位及活动指导

(1)体位　第一天嘱患者床上勤翻身,双下肢屈膝 15° 并外展,抬高下肢 30°。膝下垫一软枕,避免腘窝处受压,减轻切口张力和缓解疼痛,利于淋巴回流,进而促进淋巴吸收。

(2)功能锻炼　①踝泵运动:踝关节背伸保持 5~10 s,放松 2 s 后跖屈保持 5~10 s,此为一组,50~100 组/次,3 次/d。②腓肠肌按摩:双手从远端到近端挤压小腿至膝关节,每次 5~10 min,3 次/d。③直腿抬高及屈膝屈髋:做直腿抬高及屈膝屈髋运动,保持 5~10 s,放松 2 s,此为一组,20 组/次,3 次/d,动作需轻柔。

(3)饮水指导　指导患者除补液、汤、牛奶等入量外,每日饮水总量需达 2 000~2 500 mL。

（4）离床活动　随着体力恢复,患者需早期活动。但由于重力作用,淋巴回流困难,活动容易增加淋巴水肿的风险,故淋巴水肿发生后嘱患者尽量卧床休息。

2. 管道护理　术后采用了"工"字形 3M 胶带进行顺应性和"高举平台"二次固定。做好管道宣教,翻身时避免管道受压、打折及牵拉。运用科学化的"管道滑脱风险评估表"对患者进行管道评分并给出相对应的护理措施。若患者评分为 10 分,管道滑脱危险度为 Ⅱ 度。加强对引流管的观察与护理,根据管道用途采用防水且不易被破坏的黄色引流管标识,标明日期、名称、管道外露长度、尿管水囊注水量,在距引流球 5~7 cm 位置处粘贴并用透明胶布进行固定,尿管标识则粘贴在尿管注水侧。根据患者病情、活动习惯及时机,制订出活动前后相应的护理措施,进行床边交班。

（1）动态评估及观察　①评估患者病情、意识状态及合作程度。②评估伤口情况,有无渗液、渗血。③了解患者的活动度和耐受活动的能力。④评估引流管的种类、数目、位置、长度、固定情况。⑤评估引流液的颜色、性状及量。⑥评估引流管与引流球是否衔接牢固,有无滑脱风险。

（2）患者自我管理　做好健康宣教,告知患者及家属管道的作用,鼓励其保护好引流管,避免污染、滑脱,告知患者及家属引流管滑脱的应急流程,并向患者及家属讲解床上翻身和下床活动的详细操作要点。

（3）床上翻身指导　①翻身前先松开固定于床旁的引流装置。②逐个梳理引流管道,确定有足够长度,便于翻身。③不能自主翻身者,由护士教会家属协助患者移向操作者近侧,再翻至对侧,翻身完成后检查各类管道有无扭曲、受压、折叠,检查引流管衔接及滑脱等情况。④妥善固定好引流装置。⑤能自主翻身的患者,告知其翻身时注意管道位置、长度,翻身后检查管道是否受压、折叠。⑥翻身后注意观察引流管道引流液的颜色、性质、量等。

（4）下床活动指导　①下床活动前先松开固定于床旁的引流装置,倾倒引流液,减轻患者活动时的负担。②严格做到妥善固定各类管道,以防管道滑脱,顺势放置,保持有效引流。应防止负压引流管中引流液逆流,保持有效负压。重力引流管（尿管）的引流袋应低于尿道口,防止逆行感染。③活动时注意保护引流管,观察引流液颜色、性状及量,告知患者如果出现不适立即停止活动并告知医护人员。

3. 疼痛护理　由于会阴部神经末梢丰富,患者常感疼痛不适。此外,为防止阴道粘连,患者阴道填塞了一块纱布,术后切口也用大量纱布加压包扎,加上双侧腹股沟淋巴水肿,患者疼痛程度较重。为保证患者术后舒适及休息,对患者疼痛的评估及护理必不可少。Wooldridge 等综合了多个有具体研究方法的 RCT 进行分析,发现患者术后疼痛管理效果不佳,许多患者术后疼痛程度仍然很高。充分止痛是快速康复的重要环节。结合患者文化程度及理解能力,护理人员采用指南推荐的疼痛数字评分法（NRS）对患者疼痛程度进行评分,并将 0~10 刻度直线上的每个分点都附上文字进行描述,让患者对自己的疼痛程度进行评分。在镇痛过程中观察患者有无发生呼吸抑制等不良反应。

4. 物理治疗　外阴癌手术后,患者双侧腹股沟有可能出现炎性包块伴胀痛,及时在原有方案上进行改进,尤其关注血常规结果和皮肤情况。嘱患者适量活动,避免过多摩擦,多卧床休息,避免淋巴水肿进一步发展。抗炎治疗并给予微波治疗,探头距患处 2~5 cm,功率 30~50 W,一日两次,每次时间设定在 20 min。患者病变区域温度升高,当该区域温度抵达阈值,可自动加速血液循环,逐步改善血液循环状态,从而缓解患者毛细血管堵塞状况,确保血液循环恢复正常。护士注意观察避免烧伤皮肤,动态评估患者双侧腹股沟淋巴水肿处情况,测量双侧大腿髌骨上 10 cm 周径,同时加强患者自我管理。若效果不佳,在加强抗炎及微波治疗的基础上,使用 25% 硫酸镁注射液湿敷肿胀处,每日一次,使局部组织间隙和细胞渗透压得到改善,加强炎症的吸收,避免水肿的加重,同时做好观察及护理记录。

5. 皮肤护理　淋巴水肿患者易并发皮肤感染,保护皮肤完整性并及时发现和处理皮肤问题能最大程度地减少感染,防止皮肤病变。若患者较肥胖,双侧腹股沟皮肤有皱褶且天气炎热,经常出汗,容易导致压疮。嘱患者卧床时屈膝外展,使双侧腹股沟皮肤充分与空气接触,保持皮肤清洁干燥。穿宽松衣物,洗澡时使用中性沐浴露或肥皂,动作轻柔,避免过度用力摩擦皮肤。平时擦拭时使用婴儿湿纸巾,下床活动时,活动要缓慢,双腿稍外展,避免双侧腹股沟之间的皮肤摩擦损伤。每日用 0.45%~0.55% 碘伏以 1∶20 的比例消毒会阴及双侧腹股沟,利用碘与表面活性剂及增强剂形成的碘复合物在溶液状态下不断释放出游离碘,迅速产生杀菌作用。可使用大头棉签,相对于棉球,其接触皮肤面积较大,污物易清洗干净,患者感觉更舒适。管道二次固定粘贴于水肿皮肤以外,避免撕脱时造成皮肤破损。

6. 饮食指导　为防止术后早期排便,除了术前口服泻药及灌肠外,术后返回病房 6 h前给予禁食。近年来的研究表明肥胖是继发性淋巴水肿的独立危险因素。肥胖者发生继发性淋巴水肿的概率增加约 3.6 倍。肥胖患者有更多的脂肪堆积在肢体,加重了淋巴回流的负担,肢体淋巴液容量和转运能力不平衡,而外阴癌术中会不可避免破坏或切断淋巴网,原本的不平衡状况加重。因此,患者术后饮食指导尤为重要。医护人员充分评估患者饮食习惯并结合目前病情进行治疗和护理,肛门排气后给予流质饮食,根据患者病情逐渐调整至普食,给予个性化饮食指导。术后第 4 天交代患者适量进食含粗纤维食物,定时、定量进食,合理调整膳食结构,增加鱼类、禽类(鸡肉、鸭肉等)及蛋类的摄入量,减少红肉类的摄入量,多摄入新鲜水果与时令蔬菜等。

7. 心理护理　由于疾病部位较隐私,大部分患者有轻度的病耻感,患者有一定的心理负担,护理措施应结合患者年龄、文化程度、生活背景及个人内在情感来考虑。针对患者的情况,护士积极与患者沟通,查找相关文献,结合患者具体情况融入"叙事疗法"。"叙事疗法"强调的不是技巧而是态度,需要医护人员怀着一颗尊重、谦卑、好奇的心来面对患者。在操作中,护士常常与患者沟通,主要以"倾听"为主,在进行操作时做好隐私保护,拉上帘子,并讲述成功案例,树立患者战胜疾病的信心,找出患者积极的方向,鼓励患者,建立良好的护患关系。每日早查房时护士再给予加强鼓励,增强患者战胜疾病的信心。

十一、随诊

遵循妇科恶性肿瘤的随访原则:治疗后每 3~6 个月复查 1 次,持续 2 年;之后每 6~

12 个月复查 1 次,持续 3~5 年;然后根据患者的疾病复发风险每年 1 次。

随访内容包括子宫颈/阴道细胞学筛查(可包括 HPV 检测),以早期发现下生殖道上皮内病变(接受盆腔放疗患者的细胞学结果准确性可能受影响)。

若症状或临床检查怀疑复发,需行影像学检查,包括胸部、腹部、盆腔 CT 检查或颈部、胸部、腹部、盆腔、腹股沟 PET-CT 检查及实验室检查(血常规、血尿素氮、肌酐)。

血清鳞状细胞癌抗原(squamous cell carcinoma antigen,SCC-Ag)浓度是患者无病生存率和总生存率的一项独立预后因素,可作为随访监测的血清肿瘤标志物。必要时行活组织病理学检查明确。

另外,随访包括对潜在复发和外阴营养不良患者的宣传教育,包括定期自我检查、生活方式、肥胖、运动、性健康(包括使用阴道扩张器和润滑剂、保湿剂)、戒烟、营养咨询及治疗潜在的长期和晚期并发症等。

十二、预防

1. 一级预防(疫苗)　与宫颈癌类似,持续的 HPV 感染尤其是 HPV 16 亚型感染与外阴高级别鳞状上皮内病变的长期发展及外阴鳞癌相关。HPV 疫苗作为宫颈癌一级预防策略,已被证明可降低接种女性的宫颈癌癌前病变发生率。接种 HPV 疫苗的人群中,未来几年 HPV 相关的外阴癌发生率有望降低。

2. 二级预防(筛查)　目前尚无证据支持外阴癌筛查。鼓励硬化性苔藓(一种与外阴癌发生发展有关的疾病)患者进行自检。另外,出现任何与外阴疾病相关的异常体征(如色素沉着、不规则溃疡)或症状(如慢性外阴瘙痒)时,必须尽早行皮肤活检。已确诊子宫颈、阴道及肛门部位鳞状上皮内病变的女性在阴道镜随访中必须同时检查外阴部位。

3. 三级预防(癌前病变的管理)　降低外阴癌发生率的有效方法是及时治疗与外阴癌发生有关的癌前病变。目前认为,外阴鳞癌的发生有 2 种主要的病理生理过程:①角化型鳞癌常见于老年女性,通常与外阴硬化性苔藓和(或)分化型外阴上皮内瘤变(VIN)有关。②疣状/基底细胞样鳞癌,常见于年轻女性,是由高危型 HPV(尤其是 HPV 16、18、31 及 33 型)持续感染导致,且鳞状上皮内病变是其癌前病变。外阴病灶常为多点,且可能合并下生殖道其他部位(如子宫颈、阴道、肛门)的鳞状上皮内病变。

参考文献

[1]FABER M T,SAND F L,ALBIERI V,et al. Prevalence and type distribution of human papillomavirus in squamous cell carcinoma and intraepithelial neoplasia of the vulva[J]. Int J Cancer,2017,141(6):1161-1169.

[2]HOANG L N,PARK K J,SOSLOW R A,et al. Squamous precursor lesions of the vulva:current classification and diagnostic challenges[J]. Pathology,2016,48(4):291-302.

[3]谢玲玲,林荣春,林仲秋.《FIGO 2021 癌症报告》——外阴癌诊治指南解读[J]. 中国实用妇科与产科杂志,2021,38(1):85-91.

下腹部肿瘤

****

［4］中国抗癌协会妇科肿瘤专业委员会.外阴恶性肿瘤诊断和治疗指南（2021 版）［J］.中国癌症杂志,2021,31(6):533-545.

［5］ANGELICO G,SANTORO A,INZANI F,et al. Ultrasound guided FNA cytology of groin lymph nodes improves the management of squamous cell carcinoma of the vulva:results from a comparative cytohistological study［J］. Cancer Cytopathol,2019,127(8):514-520.

［6］李静然,隋龙,吴瑞芳,等.外阴鳞状上皮内病变诊治专家共识［J］.中国妇产科临床杂志,2020,21(4):441-445.

［7］张立环,曹凯莉,李娟.中医综合疗法治疗外阴白斑43 例临床观察［J］.甘肃中医药大学学报,2021,38(6):84-87.

［8］丁锦,滕飘飘,罗永红,等.腹腔镜下腹股沟淋巴结切除术8 例外阴癌分析［J］.现代妇产科进展,2022,31(9):691-693.

［9］沈杨,徐敬云.单孔腹腔镜下外阴癌腹股沟淋巴结清扫解剖与要点［J］.山东大学学报（医学版）,2019,57(12):20-25.

［10］叶明珠,邓新粮,贺斯黎,等.机器人腹腔镜下腹股沟淋巴结切除术在外阴癌治疗中的近期疗效研究［J］.机器人外科学杂志,2020,1(1):26-33.

［11］GAFFNEY D K,KING B,VISWANATHAN A N,et al. Consensus recommendations for radiation therapy contouring and treatment of vulvar carcinoma［J］. Int J Radiat Oncol Biol Phys,2016,95(4):1191-200.

［12］YANG J,DELARA R,MAGRINA J,MAGTIBAY P,et al. Management and outcomes of primary vaginal cancer［J］. Gynecol Oncol,2020,159(2):456-463.

［13］TAN A,BIEBER A K,STEIN J A,et al. Diagnosis and management of vulvar cancer:a review［J］. J Am Acad Dermatol,2019,81(6):1387-1396.

［14］WEINBERG D,GOMEZ-MARTINEZ R A. Vulvar cancer［J］. Obstet Gynecol Clin North Am,2019,46(1):125-135.

［15］MERLO S. Modern treatment of vulvar cancer［J］. Radiol Oncol,2020,54(4):371-376.

［16］TAN A,BIEBER A K,STEIN J A,et al. Diagnosis and management of vulvar cancer:a review［J］. J Am Acad Dermatol,2019,81(6):1387-1396.

［17］OONK M H M,SLOMOVITZ B,BALDWIN P J W,et al. Radiotherapy versus inguinofemoral lymphadenectomy as treatment for vulvar cancer patients with micrometastases in the sentinel node:results of GROINSS-V Ⅱ［J］. J Clin Oncol,2021,39(32):3623-3632.

［18］SCIACERO P,CANTE D,PIVA C,et al. The role of radiation therapy in vulvar cancer:review of the current literature［J］. Tumori,2017,103(5):422-429.

［19］DI DONATO V,BRACCHI C,CIGNA E,et al. Vulvo-vaginal reconstruction after radical excision for treatment of vulvar cancer:evaluation of feasibility and morbidity of different surgical techniques［J］. Surg Oncol,2017,26(4):511-521.

［20］TAGLIAFERRI L,LANCELLOTTA V,CASÁ C,et al. The radiotherapy role in the multidisciplinary management of locally advanced vulvar cancer:a multidisciplinary vulcan team review[J]. Cancers(Basel),2021,13(22):5747.

[21] BARRY P N,LING D C,BERIWAL S. Definitive chemoradiation or radiation therapy alone for the management of vulvar cancer[J]. Int J Gynecol Cancer,2022,32(3): 332-337.

[22] RESHKO L B,GASKINS J T,METZINGER D S,et al. The impact of brachytherapy boost and radiotherapy treatment duration on survival in patients with vaginal cancer treated with definitive chemoradiation[J]. Brachytherapy,2021,20(1):75-84.

[23] VAN DEN HEERIK A S V M,HOREWEG N,DE BOER S M,et al. Adjuvant therapy for endometrial cancer in the era of molecular classification:radiotherapy,chemoradiation and novel targets for therapy[J]. Int J Gynecol Cancer,2021,31(4):594-604.

[24] TAGLIAFERRI L,GARGANESE G,D'AVIERO A,et al. Multidisciplinary personalized approach in the management of vulvar cancer—the Vul. Can Team experience[J]. Int J Gynecol Cancer,2020,30(7):932-938.

[25] IGNATOV T,EGGEMANN H,BURGER E,et al. Adjuvant radiotherapy for vulvar cancer with close or positive surgical margins[J]. J Cancer Res Clin Oncol,2016,142(2): 489-95.

[26] WOELBER L,PRIESKE K,MUSTEA A,et al. Adjuvant radiotherapy and local recurrence in vulvar cancer—a subset analysis of the AGO-CaRE-1 study[J]. Gynecol Oncol, 2022,164(1):68-75.

[27] KUMAR N,RAY M D,SHARMA D N,et al. Vulvar cancer:surgical management and survival trends in a low resource setting[J]. J Egypt Natl Canc Inst,2020,32(1):4.

[28] RYDZEWSKI N R,KANIS M J,DONNELLY E D,et al. Role of adjuvant external beam radiotherapy and chemotherapy in one versus two or more node-positive vulvar cancer:a national cancer database study[J]. Radiother Oncol,2018,129(3):534-539.

[29] MUKAI Y,KOIKE I,MATSUNAGA T,et al. Outcome of radiation therapy for locally advanced vulvar carcinoma:analysis of inguinal lymph node[J]. In Vivo,2020,34(1): 307-313.

[30] RAIMOND E,DELORME C,OULDAMER L,et al. Surgical treatment of vulvar cancer: impact of tumor-free margin distance on recurrence and survival. A multicentre cohort analysis from the francogyn study group[J]. Eur J Surg Oncol,2019,45(11): 2109-2114.

[31] BOGANI G,PALAIA I,PERNIOLA G,et al. An update on current pharmacotherapy for vulvar cancer[J]. Expert opinion on pharmacotherapy,2023,24(1):95-103.

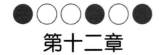

第十二章

阴道恶性肿瘤

一、定义与流行病学

阴道恶性肿瘤依据发病来源可分为原发性和继发性肿瘤。大部分阴道恶性肿瘤为转移癌,可来自子宫颈、外阴或其他部位肿瘤(如乳腺癌、子宫内膜癌、滋养细胞肿瘤、卵巢癌、淋巴瘤)。原发性阴道恶性肿瘤罕见,仅占女性生殖道恶性肿瘤的 1%~2%,阴道恶性肿瘤的 10%。病灶局限于阴道,无宫颈癌、外阴癌的临床或组织学证据,5 年内无宫颈癌、外阴癌病史者才能诊断为原发性阴道癌。本章主要讨论原发性阴道癌,宫颈癌及外阴癌继发的阴道癌见相关章节。

阴道癌发病确切原因不明,可能与下列因素有关:人乳头瘤病毒(HPV)感染、长期刺激和损伤、免疫抑制治疗、吸烟、宫颈放射治疗史等。子宫切除尤其是 40 岁前的子宫切除史亦可能是发生阴道癌的高危因素之一,约有 40% 的原发性阴道癌患者有全子宫切除病史,其中 20%~30% 因宫颈癌前病变切除子宫。既往阴道癌常见于老年、绝经后女性,年轻阴道恶性肿瘤通常与宫颈癌有关,尤其与高危型 HPV 持续感染有关,阴道恶性肿瘤 HPV 感染率为 65%~70%,HPV16 型是阴道癌患者中 HPV 感染最常见的类型。近年来,随着高危型 HPV 持续感染增加,年轻阴道癌患者日益增多,尤其在人类免疫缺陷病毒(HIV)高发地区。

宫颈癌、外阴癌、阴道癌三者的发病比例为 45:2:1,发病的中位年龄为 53 岁。阴道癌的病理类型主要有鳞状细胞癌(占 85%~95%)、透明细胞癌及腺癌(占 4%~5%)。此外,尚有恶性黑色素瘤、中胚叶来源的平滑肌肉瘤、纤维肉瘤、横纹肌肉瘤及葡萄状肉瘤等。其中鳞癌和黑色素瘤多见于老年或绝经后妇女,腺癌好发于青春期人群,而内胚窦瘤和葡萄状肉瘤则好发于婴幼儿。

二、临床表现

(一)症状

原发性阴道癌早期症状不典型,包括阴道分泌物增多及不规则阴道流血,接触性阴道出血。晚期症状与肿瘤侵犯范围相关,侵犯宫颈或肿块破溃可出现阴道大出血,如侵犯尿道、膀胱,可能导致膀胱阴道瘘,出现漏尿、尿痛、尿急、尿血,侵犯直肠可导致肛门坠胀、里急后重感、便血、排便困难及疼痛,侵犯盆骨及周围神经可导致下腹部及腰骶部疼痛、骨痛,严重者影响休息及活动,如病情进展可转移至腹股沟、盆腹腔、锁骨上淋巴结及远隔脏器,出现相应的症状。

（二）体征

早期病变在阴道,妇科检查可见阴道黏膜改变不典型,表现为阴道壁呈结节状、菜花状、溃疡状、浅表糜烂状或局部硬结,与阴道白斑或阴道息肉病变难以区分。晚期妇科检查可发现阴道肿块,常伴出血,向上可侵犯宫颈、子宫,与宫颈癌难以区分,向下可侵犯外阴、尿道、直肠,与外阴癌难以区分,如侵犯周围组织三合诊可发现周围组织受侵甚至冰冻骨盆。阴道癌患者均应检查浅表淋巴结,尤其是腹股沟及锁骨上淋巴结,以明确是否存在腹股沟淋巴结、锁骨上淋巴结转移。阴道癌患者常合并阴道炎,可出现下腹部压痛、阴道接触痛症状。

三、病理

80%的阴道恶性肿瘤为转移或继发性肿瘤,务必仔细检查、评估,寻找原发病灶。如阴道肿瘤蔓延到子宫颈外口,应归类为宫颈癌。经病理学检查除外宫颈癌、外阴癌后,阴道癌的病理学诊断才能确定。主要的大体病理类型如下。

1. 菜花型　如延误治疗,菜花状肿瘤可充满整个阴道。开始常发生于阴道后壁上1/3处,癌细胞多高度分化,属外生型,很少向内浸润。

2. 浸润型或溃疡型　癌肿形成溃疡,主要见于阴道前壁,常迅速向阴道周围浸润。

3. 黏膜型　发展慢,可长时间局限于黏膜层,为阴道原位癌。但阴道原位癌更多伴发或继发于宫颈原位癌,或宫颈浸润性癌的周边改变。

组织学上原发性阴道癌几乎都是鳞状上皮癌,极少为腺癌。从组织病理学上看,原发阴道恶性肿瘤85%～95%为鳞癌,8%～10%为腺癌,而腺鳞癌、生殖细胞肿瘤、淋巴瘤、肉瘤、小细胞神经内分泌癌和黑色素瘤相当罕见。所有恶性病变必须病理证实。病灶位于阴道上1/3阴道壁居多,鳞癌多位于后壁,腺癌多位于前壁。最常见的大体分型为菜花型,其次为溃疡型、黏膜型。

四、辅助检查

1. 一般检查　阴道癌常伴随出血,应在治疗前完善血常规、肝肾功能、电解质等常规血液学检查,明确有无感染、贫血及基础疾病。

2. 肿瘤标志物检查　不同病理类型的阴道癌对应的肿瘤标志物不同。鳞癌可行鳞状细胞癌抗原(squamous cell carcinoma antigen,SCCA)检查。非鳞癌可进行糖类抗原(carbohydrate antigen,CA)125、CA19-9、癌胚抗原(carcinoembryonic antigen,CEA)、甲胎蛋白

(alpha fetoprotein, AFP)和神经元特异性烯醇化酶(neuron-specific enolase, NSE)等检查。

3.影像检查　阴道癌的分期主要依赖临床分期,但影像学检查可进一步评估肿瘤大小、转移的情况,进一步明确临床分期。超声、增强CT、增强MRI可明确全身情况,了解肿块是否侵犯直肠、膀胱等周围脏器。阴道癌晚期常伴随肾积水,肾彩超及静脉肾盂造影可明确是否存在肾积水及肾积水的情况。必要时可行PET-CT检查,明确全身肿瘤转移的情况。PET-CT对淋巴结转移情况的评估,尤其是对复发转移的评估有独特的价值。

4.内镜检查　利用阴道镜在强光源照射下可以将宫颈及阴道部位上皮放大数十倍进行观察,可以观察肉眼看不到的一些微小病变,在可疑的部位可以进行定位活检,提高确诊率。对可疑阴道癌患者应行阴道镜检查,对不能耐受疼痛、阴道口狭窄的患者可在镇静或全身麻醉后进行充分检查和活检。对于可能侵犯尿道、膀胱及直肠的患者,应完善膀胱镜、肠镜检查,必要时行活检排除或明确肿瘤侵犯情况。

5.高危型HPV检测　目前已明确阴道癌的发生与高危型HPV持续感染密切相关。

6.基因检测　由于基因检测缺乏有力的证据,目前尚未被推荐作为诊断标准,但随着目前免疫相关治疗、靶向治疗等研究进展,基因检测有望成为用于诊断或指导后续治疗的推荐检测项目。

五、转移途径

(一)直接蔓延

阴道肿瘤可蔓延到周围盆腔软组织,包括阴道旁组织、子宫旁组织、尿道、膀胱和直肠。大部分肿瘤位于阴道上1/3,尤其是阴道后壁。

(二)淋巴转移

阴道的淋巴引流很复杂。上段阴道淋巴液经淋巴管回流到盆腔淋巴结,包括闭孔、髂内(腹下)和髂外淋巴结,转移到腹主动脉旁淋巴结罕见;下段阴道淋巴液回流到腹股沟淋巴结和股淋巴结;中段病灶,可转移到盆腔、腹股沟淋巴结或股淋巴结。

(三)血行转移

晚期患者,通常转移到肺、肝和骨等。

六、临床分期

许多阴道癌患者不进行手术,无法获得手术病理信息,阴道癌分期仍采用临床分期,基于治疗前的体格检查、活检及影像学结果。影像学检查可用于指导治疗,但不更改最初分期。影像学检查方法推荐MRI和PET-CT。阴道癌FIGO分期与AJCC分期见表12-1~表12-3。

表 12-1　阴道癌 FIGO 分期 (FIGO 2012)

分期	临床特征
Ⅰ 期	肿瘤局限于阴道壁
Ⅱ 期	肿瘤侵及阴道旁组织,但未达骨盆壁
Ⅲ 期	肿瘤扩展至骨盆壁
Ⅳ 期	肿瘤范围超出真骨盆腔,或侵犯膀胱黏膜和(或)直肠黏膜,但黏膜泡状水肿不列入此期
Ⅳa 期	肿瘤侵犯膀胱和(或)直肠黏膜,和(或)直接蔓延超出真骨盆
Ⅳb 期	远处器官转移

表 12-2　AJCC 分期 (第八版) TNM 定义

分类	定义
原发肿瘤(T)	
T_X	原发肿瘤无法评价
T_0	无原发肿瘤证据
T_1	肿瘤局限于阴道
T_{1a}	肿瘤≤2 cm,局限于阴道
T_{1b}	肿瘤>2 cm,局限于阴道
T_2	肿瘤侵犯阴道旁组织,未侵及骨盆侧壁
T_{2a}	肿瘤侵犯阴道旁组织,未侵及盆壁,大小≤2 cm
T_{2b}	肿瘤侵犯阴道旁组织,未侵及盆壁,大小>2 cm
T_3	肿瘤侵犯盆壁,和(或)侵犯远端 1/3 阴道和(或)引起肾盂积水或者无功能
T_4	肿瘤侵犯膀胱或者直肠黏膜,和(或)超出了真骨盆
区域淋巴结(N)	
N_X	区域淋巴结无法评估
N_0	无区域淋巴结转移
$N_{0(i+1)}$	区域淋巴结中孤立的肿瘤细胞群≤0.2 cm
N_1	盆腔和腹股沟淋巴结转移
远处转移(M)	
M_0	无远处转移
M_1	有远处转移

表 12-3　TNM 分期

分期	T	N	M
ⅠA	T_{1a}	N_0	M_0
ⅠB	T_{1b}	N_0	M_0
ⅡA	T_{2a}	N_0	M_0
ⅡB	T_{2b}	N_0	M_0
ⅢA	$T_1 \sim T_3$	N_1	M_0
ⅢB	T_3	N_0	M_0
ⅣA	T_4	任何 N	M_0
ⅣB	任何 T	任何 N	M_1

七、诊断与鉴别诊断

(一)诊断

根据症状、体征及辅助检查,并进行病理组织学检查,确诊多无困难。国际妇产科联盟(International Federation of Gynecology and Obstetrics,FIGO)制定的原发性阴道癌诊断标准:①子宫颈和外阴未见肿瘤;②距子宫颈原位癌手术 2 年后,距浸润性宫颈癌的手术治疗 5 年后,距接受放射治疗的宫颈癌 10 年后。另外,阴道恶性肿瘤需与阴道上皮萎缩、阴道 HPV 感染引起的阴道尖锐湿疣、阴道结核性溃疡、子宫内膜异位结节等鉴别,病理学检查是主要鉴别诊断方法。确诊原发性阴道恶性肿瘤还需排除宫颈癌、外阴癌、子宫内膜癌、卵巢癌、输卵管癌、绒癌阴道转移、泌尿系统/肠道来源恶性肿瘤等。

阴道癌经病理组织学确诊后需要根据具体情况选择超声、X 射线胸片、CT、MRI、静脉肾盂造影、PET-CT 检查等影像学检查及鳞状细胞癌抗原(SCC)等血液学检查。

1. 高危型 HPV 检测　阴道癌与高危型 HPV 持续感染相关。

2. 病理学诊断　可以在直视下行病理学活检,也可以借助阴道镜定位活检。对不能耐受疼痛、阴道口狭窄的患者可在镇静或全身麻醉后进行充分检查和活检。

3. 阴道镜检查　阴道镜下阴道病变评估,同时可以做子宫颈细胞学检查以排除子宫颈原发病变的可能。对于期别较晚者,需行尿道-膀胱镜、直肠-乙状结肠镜检查,以排除癌灶侵犯泌尿系统及消化系统。

4. 影像学检查　包括超声、X 射线胸片、CT、MRI、静脉肾盂造影、PET-CT 检查等。如果没有禁忌证,CT、MRI 应为增强扫描。盆腔 MRI 增强扫描可评估局部病灶范围及膀胱、直肠的浸润程度;静脉肾盂造影可以评估输尿管的受压或浸润程度。全身 PET-CT 检查可以评估转移情况。可根据临床症状及可疑转移部位选择其他影像学检查。

5. 肿瘤标志物检测　鳞癌可行鳞状细胞癌抗原(squamous cell carcinoma antigen,

SCCA）检查。非鳞癌应进行糖类抗原（carbohydrate antigen，CA）125、CA19-9、癌胚抗原（carcinoembryonic antigen，CEA）、甲胎蛋白（alpha fetoprotein，AFP）和神经元特异性烯醇化酶（neuron-specific enolase，NSE）等检查。

（二）鉴别诊断

1. 阴道上皮萎缩　年老妇女雌激素缺乏所致的上皮萎缩，阴道细胞学检查可能被怀疑为癌；组织学检查因整个上皮可由基底细胞或亚基底细胞构成和上皮顶层细胞缺乏糖原，碘试验阳性，而与阴道上皮内肿瘤相似。但此类患者可在阴道内使用雌激素软膏持续1周后，再行阴道细胞学或组织学检查，可恢复为正常的阴道上皮。

2. 阴道尖锐湿疣　肉眼观察此类病灶难以与阴道鳞状上皮癌鉴别，均需依靠组织学检查。

3. 阴道炎症　阴道炎与早期阴道癌有时在肉眼上难以分辨，尤其是癌灶为多中心或弥漫性生长时，需借助组织学检查。

4. 子宫内膜腺癌阴道转移　部位多在阴道下段左右两侧或尿道下方，孤立结节，位于黏膜或黏膜下，肿瘤结节可破溃形成溃疡、出血和感染。可伴有子宫增大，子宫腔诊刮阳性。

5. 尿道旁腺癌　多累及阴道前庭，可有尿频、尿痛或排尿障碍。

6. 前庭大腺腺癌　多累及阴道下段侧壁，肿块位置较为深。

7. 阴道的子宫内膜异位　此症比较罕见，常好发于穹隆部。其结节随月经次数增加而增大，周围呈炎症性浸润状，往往合并盆腔子宫内膜异位症。常有痛经或性交痛。阴道子宫内膜异位发生癌变时，在组织上必须看到正常的子宫内膜和子宫内膜腺癌之间的过渡形态。

8. 恶性滋养细胞肿瘤的阴道转移　往往于黏膜下呈紫蓝色结节，溃破时可导致大出血。有流产、正常产或葡萄胎病史，子宫通常增大，或有卵巢黄素囊肿，尿妊娠试验阳性或血β-hCG异常升高。

9. 前庭大腺恶性肿瘤　发生接近阴道口侧壁的阴道平滑肌肉瘤与前庭大腺实性恶性肿瘤有时难以区别。可依据病理组织学检查进行鉴别。

10. 阴道结核性溃疡　与阴道鳞状上皮癌均可以表现为溃疡的出现，同时可伴有局部的淋巴结肿大。阴道鳞状上皮癌病理检查可见癌细胞，而阴道结核性溃疡则没有癌细胞，但可有结核分枝杆菌。

八、治疗

阴道恶性肿瘤尚无标准化治疗方案，临床上应遵循个体化原则，依据患者的年龄、疾病分期、病灶部位、组织病理学特征、肿瘤大小确定治疗方案，采用放射治疗、手术治疗及化疗等综合治疗，但预后较宫颈癌差。早期癌症通常采用手术、放射治疗，晚期癌症采用放射治疗，同时给予联合化疗。总体而言，阴道上段癌可参照宫颈癌的治疗，阴道下段癌可参照外阴癌的治疗。虽然早期阴道癌通过手术、放射治疗或手术加放射治疗有更好的疗效,但放射治疗是阴道癌的首选治疗方式。

(一)放疗

原发性阴道癌的治疗方法以放射治疗为主,有单纯放射治疗、放疗加化疗、手术、手术加放疗等。治疗方案的选择主要取决于病变的部位、大小、分期以及医疗条件和医生的技术与经验。往往需要联合体外放疗、腔内放疗或组织间插植放疗等多种方式。阴道癌在放射治疗方面主要是3D-CRT、IMRT等图像引导的放射治疗技术的应用和3D后装放射治疗在阴道癌方面的进展。总体来说,原位癌可局部切除或单纯腔内放疗,Ⅰ期和少数Ⅱ期可手术治疗或单纯放疗,Ⅱ期至Ⅳ期行放射治疗或同步放、化疗。对大病灶患者,可开始行盆腔外照射45~50 Gy以缩小肿瘤体积及照射盆腔淋巴结,然后对原发病灶及受累淋巴结施加腔内放疗或外照射增强放疗(external beam boosts)。研究证实当对原发病灶照射剂量超过70 Gy时可提高肿瘤的局部控制率。尽管多数首选腔内放疗,但是对于局部肿瘤较大、肿瘤与周围脏器关系密切的患者,三维调强适形放疗可能更为有效。病灶累及阴道下1/3者,需行腹股沟淋巴结区放疗或手术切除淋巴结。由于阴道癌少见,缺少大型的前瞻性随机研究的结果,同步放、化疗对阴道癌的作用还不明了,加顺铂的同步放、化疗可能有一定益处,一般借鉴于宫颈癌同步放疗的治疗经验。

1. 体外放疗 病变位于阴道上1/3者,盆腔照射范围基本同宫颈癌,若肿瘤侵犯达中1/3,体外照射野下缘可随肿瘤下缘有所变动,可下移1~2 cm。如阴道后壁上段或直肠阴道隔受侵,还应包括骶前和直肠周淋巴结。常规二维等中心放疗中盆腔中心剂量为40~45 Gy(30 Gy后中央挡铅),若肿瘤侵犯几乎整个阴道,则体外照射前野应包括双侧腹股沟及近似盆腔淋巴结,常规二维等中心放疗前野在腹股沟部位向外扩展至髂前上棘,宽5~7 cm,下缘则到阴道口,即包括全阴道,野中心剂量仍为40~45 Gy(30 Gy后仍需中央挡铅),然后增加双侧腹股沟剂量,设常规双侧腹股沟野[(7~8)cm×(10~12)cm],腹股沟剂量增加15~20 Gy,而后野位置同常规盆腔外野照射,腹股沟淋巴结区总剂量60 Gy/6周,如果肿瘤仅位于阴道下1/3,则应设常规腹股沟放射野[(7~8)cm×(10~12)cm],采用加速器先采用高能X射线(6~10 mV)完成40 Gy/4周,后再改用不同能量电子线给予20 Gy/2周。如肿瘤位于下1/3而疑有盆腔淋巴结转移,则按宫颈癌盆腔前后野体外照射,盆腔中心剂量40~45 Gy,然后设双侧腹股沟照射野,高能X射线或电子线Dm 20 Gy/3周。

近年来,体外三维适形调强放疗技术应用越来越广泛,对肿瘤靶区剂量分布的适形度增加,以及在正常组织的保护方面显示优势。由于以IMRT为代表的图像引导的精确放射治疗技术的固有优点,所以在一些大的医疗中心,IMRT为代表的图像引导的精确放射治疗技术已经取代原有前后野或盒式四野垂直照聚等传统的外照射方法。

借鉴宫颈癌放疗的经验(详见宫颈癌章节),对于盆腔淋巴结转移的阴道癌者,采用调强适形技术,以增加盆腔淋巴结剂量至55~66 Gy,减少靶区周围正常组织的受量。M. D. Anderson癌症中心多年的临床实践发现,IMRT还对肿瘤侵及尿道旁组织、浸润整个阴道,或侵及直肠阴道隔的病例有显著优势。但制定放射治疗方案同时需将内部器官运动和阴道复杂的区域淋巴引流方式列入重点考虑因素。经过确切的体外固定、对器官运动的关注以及对计划的验证,应用 IMRT 可使 PTV 大体靶区的有效总剂量达到 70 Gy,给部分瘤体大、解剖关系复杂、组织间近距离治疗实施困难的患者提供了有效的治疗选择。

阴道癌根治性放疗靶区勾画见附图 8。

2. 腔内放射治疗　国内大多机构目前仍采用高剂量率的后装施源器,可用 2~3 cm 直径的有机玻璃圆柱体,中心置管状后装施源器(阴道塞子),用步进式源照射,控制放射源的驻留时间及位置,得到适合阴道肿瘤范围的剂量分布,其布源长度一般应超过肿瘤长度 1 cm,使用柱形的等剂量分布,若无须照射阴道部位(无肿瘤部位),应在相应塞子表面贴敷一个半价层的铅片防护,特别应保护直肠黏膜。但阴道圆柱形施源器主要应用于肿瘤深度小于 5 mm 的阴道癌。如果像巨块局限病灶,可先采用组织间插植 1~2 次(源旁 1 cm)。为了减少腔内后装放射治疗的不良反应,提高肿瘤靶区剂量,目前也有新型的阴道施源器。主要有多管道的偏心施源器、八通路中心屏蔽柱形施源器等。前者为 5 个左右的管道,扇形分布于阴道塞的一半,治疗时将管道的一部分施源器靠近阴道肿瘤,可以缩短放射源与肿瘤间的距离,增加放射源与正常组织如部分阴道、膀胱、直肠间的距离,从而减少腔内后装放射治疗的副反应,提高肿瘤靶区剂量。而八通路中心屏蔽柱形施源器为有机玻璃棒,设有 8 条可置软塑管施源器的等距离通道,表面设有硬塑外鞘,直径 3~4 cm。塞子中心有直径 10~12 mm 通孔,孔中有铅柱,容器前端配卵圆头,后端有固定板。使用时依据病变范围选择布源长度,依据病变位置选择不同的象限布施源器软管,而被屏蔽的正常组织受量可下降,使不需照射部分阴道、膀胱、直肠得到更好的防护。容器的放射源距肿瘤近,可使其得到较高放射剂量并使治疗时间缩短,适于糜烂型或瘤体薄、浸润较浅的病变。

在阴道癌的腔内放射治疗中,为了减少邻近危及器官如膀胱、直肠的不良反应,提高肿瘤靶区剂量,随着技术的进步,图像引导的三维后装放射治疗也开始在阴道癌中得到应用,特别是 MRI 引导的三维后装治疗,具有优越的软组织对比度。这种疗法已经取得了可喜的结果,被认为是标准实践中最先进的原发性阴道癌治疗方法。

腔内治疗临床开始应用,尤其对于阴道肿瘤形状不规则、邻近重要器官、采用靶区理想剂量分布者,以 CT 和 MRI 图像引导的三维插植联合腔内近距离放近距离腔内联合插植施源器。美国近距离放疗协会(American Brachy therapy Society)推荐了几种阴道近距离放疗的分次剂量方案可供选择,但具体临床工作还要根据各中心的治疗经验和患者的具体情况进行。总之,肿瘤区域剂量在 70~85 Gy。早 I 期病变,如局部病灶较为浅表,范围为 2~3 cm,可单纯采用腔内治疗,而无须辅以体外放疗,其黏膜表面剂量应为 60~80 Gy 以上。Perez 等报道大部分 I 期患者,无论是单纯腔内放疗或腔内放疗与体外放疗结合均可获得高的生存率(78%~100%),并且后者无明显增加生存率或肿瘤控制。阴道圆柱体施源器(带宫腔管)联合会阴模板及插植针。

3. 各期放疗原则

(1) I 期阴道癌　阴道肿瘤表浅,肿瘤浸润深度≤5 mm 并且肿瘤宽度≤2 cm,仅给予阴道近距离放疗,阴道黏膜下 0.5 cm,60 Gy 以上。肿瘤浸润深度>5 mm 或肿瘤宽度>

2 cm,先用外照射治疗阴道肿瘤阴道旁区域及引流淋巴结区域,外照射后给予近距离放疗补量。

(2)Ⅱ、Ⅲ期阴道癌　应用体外+腔内照射,外照射剂量为45~50 Gy,转移的肿大淋巴结可以同步加量或后期加量10~15 Gy。常规照射20~30 Gy时需屏蔽直肠和膀胱,同时加用阴道腔内照射。若用调强放射技术时用40 Gy后再加用阴道腔内照射,如果肿瘤大,腔内放疗不能有效覆盖肿瘤区域,可以联合组织间插植。

(3)Ⅳ期阴道癌　应采取个体化治疗,大多数患者采用姑息性治疗。ⅣA期患者可选择根治性放、化疗,ⅣB期患者首选化疗,但是对于寡转移病灶患者,仍然可能有治愈机会,可积极给予根治性放疗,治疗靶区因病灶范围而定。

(二)手术治疗

由于阴道癌解剖位置的特殊性,与周围的膀胱、直肠相隔紧密,根治性手术创伤较大,不良反应多,故手术并非主要的治疗手段。手术作为初始治疗仅用于早期、局限于阴道壁的小病灶。手术方式可以根据病情选择经腹、经阴道、经腹腔镜等。手术多用于Ⅰ期阴道癌患者及少数Ⅱ期年轻患者,尤其是病变位于阴道上 1/3 或阴道后壁的早期阴道癌患者和要求保留卵巢功能和阴道功能的年轻患者。年轻患者术中可进行卵巢移位,以减少放疗对卵巢功能的影响。

1. 病变位于阴道壁上 1/3 的Ⅰ期患者　可行广泛全子宫和阴道上段切除术,阴性切缘至少距病变 1 cm,并行盆腔淋巴结切除术。若已行子宫全切术,可行子宫旁组织切除术+阴道上段切除术+盆腔淋巴结切除术。

2. 病变仅位于阴道壁下 1/3 的早期患者　可行阴道局部广泛切除术/扩大切除术(切缘距离病灶 1 cm)+腹股沟淋巴结切除术,必要时切除部分尿道和外阴并同时做成形术。

3. 病变位于阴道壁中 1/3 的患者　需行广泛/次广泛子宫全切术、全阴道切除术及腹股沟和盆腔淋巴结切除术,手术创伤大,患者往往难以接受而多选择放疗。

4. ⅣA 期患者　对ⅣA 期患者手术可作为姑息性治疗。若合并直肠阴道瘘或膀胱阴道瘘时行盆腔廓清术,但手术复杂,恢复慢,围手术期并发症风险较高。

盆腔廓清术是指对肿瘤累及的相邻盆腔脏器进行整体切除,用在初始治疗时常为一种姑息手术。盆腔廓清术适应证中,阴道癌占17%,位居第 2 位。患者的 5 年生存率从原来的20%提高至30%~60%。盆腔廓清术分为Ⅰ型(肛提肌上型)、Ⅱ型(肛提肌下型)和Ⅲ型(肛提肌下联合外阴切除术型),其手术范围广、难度大,通常需要妇科、胃肠外科、泌尿外科医师的共同参与,切缘阴性对预后有重要意义。术后主要并发症(Clavien Dindo≥Ⅲ级)占40.4%,无并发症占19.2%。盆腔廓清术的常见并发症有伤口感染、尿路感染、败血症、脓肿等,晚期易发生肠梗阻、消化道和泌尿生殖道瘘,同时患者的社会心理障碍也可能长期持续存在。因此术前应严格筛选病例,充分评估患者病情,排除远处转移,明确肿瘤界限,严格把握手术适应证,术后积极康复管理。

5. 卵巢移位手术　初始治疗选择放疗的早中期年轻患者,可于放疗前行腹腔镜下或经腹卵巢移位,同时予钛夹标记,为后续放疗做准备。晚期患者卵巢转移率未见报道,故保留卵巢需慎重。

6. 放疗前淋巴结切除手术　在经选择的病例中,经腹腔镜或腹膜外切除增大的淋巴结可作为分期和治疗计划的一部分。

7. 阴道成形术　年轻阴道癌患者,特别是需要全阴道切除的患者,可以选择在阴道切除的同时行阴道成形术,维持术后性功能。术前充分告知,可以知情选择。覆盖材料可选择腹膜法、羊膜法、生物材料法、乙状结肠法等。

(三)化疗

单纯化疗对阴道癌患者疗效较差,常用于放疗的同步化疗。晚期患者可选择单独化疗作为姑息性治疗,可部分减轻患者痛苦,提高患者生活质量。

辅助化疗多与手术或放疗联合用于晚期或肿瘤复发、转移患者的辅助治疗,化疗方案与宫颈癌或外阴癌类似,动脉灌注化疗选择以铂类药物为主的联合化疗方案,可作为中晚期原发性阴道癌患者姑息性治疗方法之一。

(四)免疫及靶向治疗

免疫治疗及靶向治疗已成为改善宫颈癌预后的新策略,但应用于阴道癌的临床治疗仍缺乏足够的循证医学证据。免疫治疗(如帕姆单抗)适用于程序性死亡(蛋白)配体-1(programmed death ligand-1,PD-L1)阳性者以及微卫星高度不稳定(micro-satellite instability-high,MSI-H)或错配修复基因缺陷(dificient mismatch repair,dMMR)的难治性宫颈癌患者。靶向治疗如血管内皮生长因子抑制药物(如贝伐珠单抗)已经被推荐用于复发宫颈癌的一线治疗。两者均已成为改善宫颈癌预后的新策略,但是能否适用于阴道癌的临床治疗仍需后续关注临床试验结果。

(五)介入治疗

介入治疗多用于阴道病灶大出血、保守治疗无效时。采用双侧超选择性插管至双侧阴道动脉、子宫动脉或髂内动脉后以明胶海绵颗粒栓塞肿瘤供血血管。可同时进行动脉介入化疗。

(六)复发性阴道恶性肿瘤

生殖道本身及生殖道外其他部位的肿瘤都有可能转移至阴道,阴道复发性恶性肿瘤可以局限于阴道或不局限于阴道,可以来源于阴道癌的复发,也可以来源于其他器官恶性肿瘤的阴道复发转移。来源于盆腔脏器的肿瘤主要是通过种植、直接浸润、淋巴及血行转移;而来源于身体其他部位的肿瘤主要是通过血行转移。

由于阴道原发恶性肿瘤仅占阴道恶性肿瘤的10%,因此发现阴道病变时,需追问阴道或其他部位的恶性肿瘤病史,并进行全身检查,评估病变范围。组织病理学检查结果证实,与既往肿瘤病理学同源是复发诊断的金标准。若除阴道病灶外存在其他复发转移病灶,则应遵循原发疾病的治疗原则进行治疗。

原发性阴道癌患者复发转移率为 25.0%~73.0%,以盆腔和阴道局部复发为主。Ⅰ~Ⅱ期阴道癌患者的复发往往与局部控制失败有关。而Ⅲ~Ⅳ期阴道癌患者治疗失败则是由于局部持续性病灶或远处转移。这些患者具有很高的持续性疾病发生率,即使原发肿瘤治愈后也常发生远处复发。因此,控制原发性阴道癌的关键在于有效控制局部早期病灶和防止晚期病灶复发、转移。在因阴道癌就诊的患者中非鳞癌患者往往较鳞癌患者分期更晚,非鳞癌患者的组织学类型是影响局部控制的一个不利因素,非鳞癌患者的局部复发率和转移复发率均较鳞癌患者高。

1.临床表现　局限于阴道的复发性恶性肿瘤常因异常阴道流血、分泌物增多或者阴道肿块而被发现。

2.诊断　直视下/阴道镜下活检是明确病理学诊断的主要方法。MRI 可评估局部病灶范围及与周围器官的空间关系;膀胱镜与肠镜可评估膀胱、尿道、直肠的受侵程度;PET-CT 有助于排除其他转移病灶。

3.治疗　局限复发的病例,如果初治没有接受放疗或者复发部位在原放射野以外,能切除者应给予积极的根治性治疗,可以考虑手术切除后继续个体化放疗±化疗±近距离放疗±免疫或靶向治疗的综合治疗。位于既往放射野内的可切除小病灶,经仔细选择可以考虑病灶切除或近距离放疗。对于不可切除者,可以综合选择放疗±全身系统性治疗。手术以病灶完整切除、切缘阴性为原则,不需要根治性切除,以免增加手术风险与创伤。阴道局部复发病灶侵及膀胱或直肠,可以选择盆腔廓清术。

总之,对于复发局限于阴道的恶性肿瘤若经手术或放疗有实现彻底去除肿瘤的可能,则采取积极的治疗措施仍可使肿瘤消失或缩小,达到一定的治疗效果甚至获得根治。

九、特殊类型的阴道恶性肿瘤

(一)阴道腺癌

阴道本身并无腺体,阴道腺癌可来自残余的中肾管、副中肾管或阴道的子宫异位结节。本病约占阴道原发的 10%,包括乳头状腺癌、黏液性腺癌、腺鳞癌、小细胞腺癌和透明细胞型腺癌。多发生于接受己烯雌酚(DES)治疗的阴道腺体病变患者,也可发生于尿道周围腺体病变或阴道局灶子宫内膜异位症者。1971 年 Herbst 等报道,孕妇孕 16 周前宫内暴露于己烯雌酚(DES)中,与其女儿发生透明细胞腺癌(子宫颈/阴道)相关,多数病例于 14~22 岁确诊。自 1970 年起,孕期全面禁用 DES,DES 相关透明细胞腺癌可能于数十年后消失。已证实或可疑 DES 宫内暴露者,推荐密切随访,每年进行细胞学(4 个象限巴氏涂片,子宫颈、阴道充分采样)检查,同时仔细视诊子宫颈、阴道(无论是否存在可疑临床表现,均行阴道镜和 Lugol 碘试验)。此外,"DES 女儿"乳腺癌风险轻微升高,推荐定期钼靶筛查。非 DES 阴道腺癌罕见,包括内膜样(源自子宫内膜异位症)或黏液亚型(绝经后女性)。

阴道腺癌的治疗可参照阴道鳞癌的治疗方案。手术同样仅适用于Ⅰ期及部分轻度

Ⅱ期的阴道腺癌患者,通常保留卵巢。对于肿瘤直径<2 cm、浸润深度<3 mm 的囊管状透明细胞腺癌患者,若肿物远离子宫颈且可完整切除,则手术可保留生育功能,采用局部切除+阴道模具近距离放疗。Ⅰ期病变中盆腔淋巴结转移率高达 17%。其治疗原则与阴道鳞癌相似,但由于更易局部复发,因此更强调综合治疗。年轻、早期、己烯雌酚相关腺癌患者有良好的 5 年生存率,达 80%~87%。非己烯雌酚相关腺癌局部复发和远处转移风险高,预后欠佳,有报道 5 年总生存率仅为 34%。

(二)DES 相关的阴道透明细胞癌

多发生于年轻女性。预后较 DES 不相关肿瘤预后好,总生存率可达 78%。DES 不相关的阴道腺癌,据 MD. Anderson 肿瘤中心的报道,其发病平均年龄为 54 岁,5 年总生存率仅为 34%。

(三)阴道黑色素瘤

阴道恶性黑色素瘤非常少见,大多数发生于白人。不同部位来源的黏膜恶性黑色素瘤具有类似的生物学行为、自然病程与转移模式。与皮肤恶性黑色素瘤的种族分布不同,长期日光暴露并不是黏膜恶性黑色素瘤的主要致病原因。黏膜恶性黑色素瘤中 *BRAF*、*NRAS* 基因突变率很低,*C-KIT* 基因突变则更为常见。正常妇女 3% 的阴道黏膜有黑色素瘤母细胞,是阴道恶性黑色素瘤的来源。阴道恶性黑色素瘤属于黏膜恶性黑色素瘤的一种,常见于绝经后女性,极其罕见,发病率约为每年每 1 000 万人口中 3 例,占女性恶性肿瘤的 0.4%~0.8%,居女性生殖道恶性黑色素瘤的第 2 位,约占原发性阴道恶性肿瘤的 3%。多发生于阴道远端的前壁,多为深部浸润,易发生远处转移,预后极差,5 年生存率约为 15%。阴道黑色素瘤尚无标准治疗方式,根治性手术切除(常需行盆腔廓清术)是主要的治疗方法,也可行较为保守的肿瘤局部广泛切除术,生存率似无差别。放疗可作为术前和术后辅助放疗。但作为根治性放疗的作用不确定。在晚期和转移性阴道恶性黑色素瘤的治疗中,推荐放疗结合化疗或免疫治疗,在基因突变阳性病例中,新型免疫疗法和靶向疗法颇有前景。

(四)阴道肉瘤

原发性阴道恶性肿瘤中阴道肉瘤占 3%。Peter 等报道 68 例阴道肉瘤患者中,平滑肌肉瘤有 46 例(占 68%)。其他报道的肉瘤类型包括子宫内膜间质肉瘤、恶性混合型米勒管瘤、横纹肌肉瘤等。治疗首选手术切除。化疗和放疗对成人阴道肉瘤意义暂不明确。

(五)葡萄状肉瘤

葡萄状肉瘤即横纹肌肉瘤,是儿童和青少年最常见的软组织肿瘤,占该年龄段恶性肿瘤的 4%~6%。横纹肌肉瘤 20% 发生于下生殖道,超过 50% 是胚胎组织亚型。根据 2013 WHO 分型,分为 4 种主要组织亚型:①典型胚胎样形(最常见约 58%),形成典型葡萄样。②锥形细胞/硬化型。③滤泡型。④多形型。大部分儿童横纹肌肉瘤位于阴道,青少年位于子宫颈。发病年龄早,出现阴道流血,结节状病灶充满阴道,甚至突出阴道外(葡萄样)。晚期疾病可有腹痛、腹部包块或其他远处转移症状。

因阴道肉瘤罕见,目前尚无一级证据支持最优治疗方案,相关研究多为病例报道。推荐多学科团队制订治疗方案,尤其是涉及儿童和青少年。推荐转诊到有治疗经验的医学中心。治疗以往多采用广泛切除手术,但有研究表明在经选择患者中,行范围较小的根治手术亦可获得较好生存期和生活质量。如存在子宫颈原发病灶、大块肿瘤、疾病范围较广等危险因素,可行根治性手术和化疗;如无危险因素,局部扩大切除加化疗亦可获得满意疗效。此外,初始治疗亦可采用新辅助化疗+手术切除。放疗可导致远期不良反应,如有可能应尽量避免。

十、筛查

由于原发性阴道癌极为罕见,且常规细胞学检出率较低,阴道癌细胞学筛查的作用一直存在争议,考虑到成本与效益问题,对于因良性疾病行全子宫切除的患者术后每年常规行细胞学筛查并非必需。

十一、预后

鳞癌患者的预后优于非鳞癌患者。早期(Ⅰ期或Ⅱ期)阴道鳞癌的预后较好。阴道癌预后与分期、病理学类型、组织分级、病灶部位及治疗方法相关,其中分期最为重要。鳞癌的不良预后因素还包括肿瘤大小>4 cm、病灶超出阴道上 1/3、HPV 感染状态和MIB-1指数(Ki-67 增殖指数)。病理学类型、年龄、生育和性功能保留、患者自身一般状态都可影响治疗选择,从而可能影响预后。近 30 年来,由于影像学技术的发展,新兴影像学技术(如 MRI 和 PET-CT)可探查原发病灶特性、排除隐匿转移、协助制订治疗方案,患者可有临床获益,同样分期、不同大小的阴道癌患者可能选择不同的治疗方案。同步放、化疗改善了鳞癌的预后。

MD 安德森癌症中心纳入 193 例阴道癌,时间跨度超过 20 年(1970—2000 年),5 年疾病特异性生存率(DSS)分别为Ⅰ期 85%($n=50$),Ⅱ期 78%($n=97$),Ⅲ~ⅣA 期 58%($n=46$)。2013 年斯坦福大学放疗肿瘤科一项回顾性研究,时间跨度超过 50 年(1959—2011 年),表明新影像学技术(如 MRI 和 PET-CT)可探查原发病灶特性、排除隐匿转移、协助制订治疗方案。纳入影像学检查将影响临床决策。治疗倾向于采用放化疗、调强放疗,可提高局部控制率、无远处转移率和总生存率;在巨块肿瘤中(尤其是>4 cm)作用显著,可减少 3~4 级毒性反应。2015 年 Gadducc 的综述证实了以上变化,采用不同放疗方案的阴道鳞癌中,5 年总生存率为 35%~78%,严重晚期并发症发生率为 9.4%~23.1%。

年轻、早期、已烯雌酚(DES)相关腺癌患者预后良好,采用放疗、手术或综合治疗等手段,5 年生存率为 80%~87%。非 DES 相关腺癌局部和远处转移风险高,预后欠佳。MD 安德森癌症中心回顾了 26 例非 DES 相关阴道腺癌,5 年总生存率是 34%。

阴道黑色素瘤预后非常差,5 年总生存率为 15%。2017 年的 1 个综述纳入近 20 年的 805 例患者(多数为病例报道),平均无复发生存期较短,仅 16 个月,平均总生存期仅 22 个月。2017 年北京大学医学院回顾了 8 例女性生殖道横纹肌肉瘤,时间跨度超过 20 年(1995—2015 年),提示采用局部切除+化疗等综合治疗,多数患者预后良好。预后跟肿瘤部位、病理类型相关。2017 年来自 SEER 的研究纳入 144 例女性下生殖道横纹肌肉瘤(1973—2013 年),预期 5 年总生存率是 68.4%,其中 75.7% 为胚胎型。良好预后相关因素包括年轻、无远处转移、胚胎型、淋巴结阴性和手术效果,该研究得出重要结论,在青春期前和儿童患者中,与局部肿瘤切除相比,根治性手术无明显生存获益。

十二、随访

目前关于阴道癌患者的随访没有已发表的研究对比两种或以上随访方法,关于随访频率,目前已有文献仍然没有可靠的结论。其随访基本同宫颈癌,推荐低危患者(例如仅接受手术)随访间隔适当延长,2 年内每 6 个月随访,然后每年随访。更高级别或者接受了多种治疗的患者,应缩短随访间隔,2 年内每 3 个月随访,3~5 年内每 6 个月随访,然后每年随访。随访内容包括病史和查体,任何可见异常应活检。阴道癌与 HPV 感染、阴道上皮内瘤变密切相关,治疗结束后至少每年进行 1 次宫颈-阴道细胞学检查,检查结果处理同宫颈癌。检查时需要进行仔细的临床评估,包括外阴、宫颈等相邻器官或部位。应向患者宣教复发时可能出现的症状,如阴道排液,体重减轻,厌食,盆腔、骶关节、背部或腿部疼痛等,建议患者戒烟,筛查抑郁、焦虑情绪,提供心理社会支持。影像学和实验室检查仅在病史和体格检查有异常发现时推荐使用。这些推荐不适用于阴道黑色素瘤。

十三、预防

1. 一级预防(疫苗) 阴道癌并无确切有效的预防方案,阴道癌与高危型 HPV 尤其是 16 亚型持续感染有关,接种疫苗可能是阴道癌唯一有效的预防手段。

2. 二级预防(筛查) 全子宫切除术后患者的筛查如下:①良性疾病患者尚无证据支持常规筛查阴道癌;②多次宫颈切除术后持续宫颈高级别鳞状上皮内病变(HSIL)的患者,切除子宫后推荐长期随访,阴道残端行细胞学检查;③有阴道癌筛查指征的患者,HPV+细胞学联合筛查更准确。

3. 三级预防(癌前病变的处理) 阴道癌多数为鳞癌,发病机制类似于宫颈癌。危险因素主要为高危/致癌 HPV 持续感染,还有免疫抑制、吸烟。高危 HPV 患者中,吸烟者阴道上皮内瘤变的风险增高。

阴道上皮内瘤变(VaIN)的治疗:VaIN 的治疗应综合考虑病灶情况(范围、部位、级别、数量)和患者情况(年龄、生育要求等)。

(1)VaIN I 期 可以观察,不治疗,部分病变可自行退变。VaIN I 期患者经过满意的阴道镜检查及活检(排除隐蔽的高级病变)后,可密切随访 1 年,必要时再治疗。

(2)VaIN II ~ III 期 应给予及时合理的治疗,以降低发展为浸润癌的风险。可分为非手术治疗和手术治疗。

1)非手术治疗:①年轻并希望保留生育功能患者,局部药物治疗如5-FU软膏适用于病灶直径>1.5 cm和多中心病灶。每日涂抹1次,5 d为1个疗程,可连用6个疗程。用药后在阴道和外阴皮肤涂抹凡士林软膏或锌氧软膏以使其保持正常。有效率为85%左右。②物理治疗,CO_2激光治疗有效,尤其适用于病灶小(直径<1.5 cm)、阴道顶端病灶以及阴道穹隆广泛的病灶。③年老、病变范围广泛或其他治疗方法无效时,可采用后装腔内放射治疗,但腔内放疗可引起阴道纤维化、缩窄和卵巢功能早衰等。

2)手术治疗:年老或无性生活者,主要用于VaIN Ⅲ期或因宫颈上皮内瘤变(CIN)Ⅲ期或宫颈癌切除子宫后的阴道残端VaIN患者。手术方式为阴道病灶切除术、阴道顶端切除术或全阴道切除术。

参考文献

[1]吕笑冬,杨俊芳,张坤.残端阴道上皮内瘤变的临床特征分析[J].癌症进展,2020,18(16):1631-1633.

[2]张玥月,张新.残端阴道病变的诊疗进展[J].世界最新医学信息文摘,2018,18(96):26-27.

[3]HORN L C,HOHN A K,HAMPL M,et al. Interdisciplinary S2k guidelines on the diagnosis and treatment of vaginal carcinoma and its precursors – recommendations on surgical pathology for histopathological workup,diagnostics,and reporting[J]. Pathologe,2021,42(1):116-124.

[4]LIMA M,RIO G,HORTA M,et al. Primary vaginal malignancies:a single oncology centre experience[J]. J Obstet Gynaecol,2019,39(6):827-832.

[5]中华预防医学会疫苗与免疫分会.子宫颈癌等人乳头状瘤病毒相关疾病免疫预防专家共识(简化版)[J].中华流行病学杂志,2019,40(12):1499-1516.

[6]MCCLUGGAGE W G,SINGH N,GILKS C B. Key changes to the World Health Organization(WHO)classification of female genital tumours introduced in the 5th edition (2020)[J]. Histopathology,2022,80(5):762-778.

[7]杜鲁涛,靖旭,段伟丽.妇科肿瘤标志物应用专家共识[J].山东大学学报(医学版),2018,56(10):3-8.

[8]JHINGRAN A. Updates in the treatment of vaginal cancer[J]. Int J Gynecol Cancer,2022,32(3):344-351.

[9]SHRIVASTAVA S B,AGRAWAL G,MITTAL M,et al. Management of vaginal cancer[J]. Rev Recent Clin Trials,2015,10(4):289-297.

[10]GOODMAN C D,MENDEZ L C,VELKER V,et al. 3D image – guided interstitial brachytherapy for primary vaginal cancer:a multi–institutional experience[J]. Gynecol Oncol,2021,160(1):134-139.

[11]IKUSHIMA H,WAKATSUKI M,ARIGA T,et al. Radiotherapy for vaginal cancer:a

multi-institutional survey study of the Japanese Radiation Oncology Study Group[J]. Int J Clin Oncol,2018,23(2):314-320.

[12]BERIWAL S,DEMANES D J,ERICKSON B,et al. American Brachytherapy Society consensus guidelines for interstitial brachytherapy for vaginal cancer[J]. Brachytherapy, 2012,11(1):68-75.

[13]MURAKAMI N,KASAMATSU T,SUMI M,et al. Radiation therapy for primary vaginal carcinoma[J]. J Radiat Res,2013,54(5):931-937.

[14]WESTERVELD H,NESVACIL N,FOKDAL L,et al. Definitive radiotherapy with image-guided adaptive brachytherapy for primary vaginal cancer[J]. Lancet Oncol,2020,21 (3):e157-e167.

[15]HELLEBUST T P. Place of modern imaging in brachytherapy planning[J]. Cancer Radiother,2018,22(4):326-333.

[16]LI F,LU S,ZHAO H,et al. Three-dimensional image-guided combined intracavitary and interstitial high-dose-rate brachytherapy in cervical cancer:a systematic review[J]. Brachytherapy,2021,20(1):85-94.

[17]RAJAGOPALAN M S,XU K M,LIN J F,et al. Adoption and impact of concurrent chemo-radiation therapy for vaginal cancer:a National Cancer Data Base(NCDB) study[J]. Gynecol Oncol,2014,135(3):495-502.

[18]陈娇,孔为民. 原发性阴道癌的治疗进展[J]. 临床肿瘤学杂志,2015,20(6): 568-571.

[19]NORDQVIST S R,FIDLER W J,WOODRUFF J M,et al. Clear cell adenocarcinoma of the cervix and vagina. A clinicopathologic study of 21 cases with and without a history of maternal ingestion of estrogens[J]. Cancer,1976,37(2):858-871.

[20]SAITOH M,HAYASAKA T,OHMICHI M,et al. Primary mucinous adenocarcinoma of the vagina:possibility of differentiating from metastatic adenocarcinomas[J]. Pathol Int, 2005,55(6):372-375.

[21]HERGHELEGIU C G,NEACSU A,OPRESCU N D,et al. Difficulties of clinical and his-topathological diagnosis in advanced vulvar clear cell carcinoma[J]. Rom J Morphol Embryol,2018,59(4):1233-1237.

[22]WOHLMUTH C,WOHLMUTH-WIESER I,MAY T,et al. Malignant melanoma of the vulva and vagina:a US population-based study of 1 863 patients[J]. Am J Clin Dermatol,2020,21(2):285-295.

[23]MAGNE N,PACAUT C,AUBERDIAC P,et al. Sarcoma of vulva,vagina and ovary[J]. Best Pract Res Clin Obstet Gynaecol,2011,25(6):797-801.

[24]CREASMAN W T. Vaginal cancers[J]. Curr Opin Obstet Gynecol,2005,17(1):71-76.

[25]林荣春,姚婷婷,凌小婷,等.《FIGO 2015 妇癌报告》解读连载六——阴道癌诊治指南解读[J]. 中国实用妇科与产科杂志,2016,32(1):54-56.

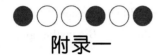

附录一

MDT 会诊实例分享

案例一　前列腺癌多学科会诊

【MDT 会诊申请】

（1）由会诊科室人员提出 MDT 会诊申请。

（2）请院 MDT 会诊中心协调各受邀专家并发出 MDT 会诊通知。MDT 会诊通知实例如下。

各位老师好！今天下午一例多学科会诊病例，具体信息如下，请查看。

时间：××月××日××时。

地点：×××××××。

患者：吴某某，男，57 岁。

住院号：××××××。

科室：泌尿外科。

初步诊断：前列腺癌 $T_{2a}N_xM_{1b}$。

会诊目的：指导进一步治疗。

会诊专家：病理科任主任、CT 室郭主任、MRI 室翟主任、普外科庞主任、肿瘤内科刘主任。

【病例介绍】

患者，吴某某，男，57 岁，以"发现前列腺癌 7 个月余"为主诉入院。入院情况：7 个月余前以"间断后背伴腰部疼痛 2 个月余，发现 PSA 升高 2 周"为主诉收入我科，行前列腺穿刺。前列腺穿刺组织（2021-10-14）：灰白条状穿刺组织 14 条，长 0.6~2.2 cm，直径均约 0.1 cm。①前列腺穿刺组织 A（左底部）为良性前列腺组织。②前列腺穿刺组织 B（左中部）为良性前列腺组织。③前列腺穿刺组织 C（左尖部）为良性前列腺组织。④前列腺穿刺组织 D（左外底部）为良性前列腺组织。⑤前列腺穿刺组织 E（左外中部）为良性前

列腺组织。⑥前列腺穿刺组织 F(左外尖部)为良性前列腺组织。⑦前列腺穿刺组织 G
(右底部)为前列腺腺泡腺癌,Gleason 评分 5+3＝8 分,WHO/ISOP 分组 4 组,癌组织约占
该条组织的 10%。⑧前列腺穿刺组织 H(右中部)为前列腺腺泡腺癌,Gleason 评分 5+3＝
8 分,WHO/ISOP 分组 4 组,癌组织约占该条组织的 30%。⑨前列腺穿刺组织 I(右尖部)
为良性前列腺组织。⑩前列腺穿刺组织 J(右外底部)为前列腺腺泡腺癌,Gleason 评分
5+4＝9 分,WHO/ISOP 分组 5 组,癌组织约占该条组织的 40%。⑪前列腺穿刺组织 K(右
外中部)为前列腺腺泡腺癌,Gleason 评分 5+4＝9 分,WHO/ISOP 分组 5 组,癌组织约占该
条组织的 50%。⑫前列腺穿刺组织 L(右外尖部)为良性前列腺组织。免疫组化结果:
I 号P504S(−),P63(+);L 号 P504S(−),P63(+);G 号 P504S(+),P63(−),NKX3.1(+),
PSA(+),CK34βE12(−),Ki−67(5% +),PD−L1(RocheSP263)(CPS:0),P53(突变型)。
予以口服阿帕他胺+戈舍瑞林治疗。现尿频,伴夜尿增多,平均 3 次/晚,无尿急、尿痛,无
恶心、呕吐,无腰痛、发热,无肉眼血尿。平素体质一般,高血压病史 10 年,最高 180/
100 mmHg,口服左旋氨氯地平,自述血压控制可。否认糖尿病、冠心病病史,无肝炎、结
核类传染病史。4 年前因膀胱肿瘤于我院行膀胱肿瘤电切术,无外伤史,无输血史,无献
血史,无食物过敏史,无药物过敏史。预防接种随社会进行。入院查体:双肾区无隆起,
双肾区无压痛、叩击痛,双侧输尿管移行区无压痛,耻骨上膀胱区无压痛、反跳痛。外生
殖器发育正常,尿道外口无红肿,未见异常分泌物。肛门无畸形。今为求进一步治疗于
我院就诊,门诊以"前列腺癌骨转移($T_{2a}N_0M_{1b}$),膀胱癌术后"收入我科。

【辅助检查】

(一)实验室检查

1. 血常规　白细胞计数 $6.16×10^9$/L,红细胞计数 $4.27×10^{12}$/L,血红蛋白 125 g/L,血
小板计数 $200×10^9$/L。

2. 肝、肾功能及电解质　ALT 9 U/L,AST 12 U/L,ALB 36.9 g/L,Cre 63 μmom/L,
UREA 5.61 mmol/L,HCO_3^- 21.3 mmom/L,K^+ 3.57 mmol/L,Na^- 140.9 mmol/L,Cl^-
108.8 mmol/L,Ca^{2+} 1.91 mmol/L。

3. tPSA+fPSA　tPSA 0.0862 ng/mL,fPSA 0.0549 ng/mL。

(二)影像学检查

1. 心电图　①窦性心律;②下壁、广泛前壁 ST−T 改变,建议做动态心电图+动态血压
检查。

2. 胸部 CT　胸部 CT 平扫肺窗示两肺纹理清晰,双下肺可见点状、小结节状高密度
影(im43),边界尚清,左上肺舌段可见条索状高密度影,边界清,双侧肺门结构正常;纵隔
窗示两侧胸廓对称,气管主支气管通畅,心脏大血管未见明显异常,纵隔内未见明显肿大
淋巴结影,胸骨、多胸椎、肋骨、双侧肩胛骨可见多发斑片状、结节状高密度影。

3. 心脏超声　左心房收缩末期内径 38 mm,右心室流出道内径 24 mm,室间隔厚度

13 mm,左室后壁厚度 10 mm,左心室舒张末期内径 46 mm,EF60%,FS32%。二尖瓣口舒张期流速:E 0.54 m/s,A 0.97 m/s。升主动脉内径 36 mm,主动脉内径 31 mm,主动脉收缩期峰值流速 1.16 m/s,肺动脉内径 20 mm。肺动脉收缩期峰值流速 0.97 m/s。主动脉、肺动脉内径正常。左房增大,余心脏各房室腔形态大小正常。各心瓣膜形态结构未见明显异常。心脏房室间隔连续完整。室间隔增厚,左室后壁不厚,两者呈逆向运动。室壁运动分析:左室壁运动未见明显节段性运动异常。彩色多普勒显示:各瓣口未见明显返流信号。频谱多普勒显示:E/A<1;心包腔内未见明显液体回声。

4. 肝胆脾胰超声　肝大小、形态正常,肝缘锐利,肝包膜光滑,右叶肝内可见一大小约 7.1 mm×4.9 mm 的无回声,周界清,形态规则,余实质回声均匀,肝内管道结构显示清晰。胆囊切面大小形态正常,壁欠光滑,囊壁上可见点状强回声,后伴彗尾征。胆总管内径均匀,肝内胆管无扩张,其内未见异常。胰腺形态大小正常,回声中等均匀,其内未见明显异常。脾厚 32 mm,大小形态正常,回声均匀,其内未见明显异常回声。腹膜后扫查:肝门部、胰周、大血管旁均未见明显肿大淋巴结回声。双肾大小形态正常,左肾中部可见一大小约 13.8 mm×11.1 mm 的无回声,周界清,形态规则,余皮质回声均匀,皮、髓质分界清晰,实质与肾窦比例未见异常,肾盂肾盏未见明显扩张,CDFI 示双肾血流灌注正常。双侧输尿管未见明显扩张。膀胱充盈,壁连续、光滑,其内未见明显异常回声。前列腺切面大小约 30 mm×36 mm×25 mm,大小形态正常,包膜完整,内回声均匀,其内未见明显包块回声,CDFI 示内血流信号未见明显异常。

5. 前列腺 MRI　前列腺平扫示:前列腺体积稍大,大小约为 30.8 mm(前后径)×46 mm(左右径)×35.5 mm(上下径),前列腺中央腺体稍大,前列腺外周带见片状 T_2WI 序列稍低信号,DWI 序列局部信号稍增高,前列腺周围包膜尚完整;膀胱充盈良好;双侧精囊腺局部见片状 T_2WI 序列低信号影;直肠未见明确异常信号,双侧腹股沟区及髂血管旁可见多发淋巴结影,较大者约 8.2 mm×10.4 mm;所示右侧股骨头、双侧股骨小转子、骶骨、耻骨、髂骨、双侧髋臼周围骨质及双侧坐骨结节可见多发片状压脂稍高信号影。

检查诊断:①前列腺外周带异常信号,前列腺癌?请结合临床相关病检;②前列腺增生;③双侧精囊腺异常信号,炎症?④双侧腹股沟区及髂血管旁多发淋巴结可见,部分稍大,随诊;⑤右侧股骨头、双侧股骨小转子、骶骨、耻骨、髂骨、双侧髋臼周围骨质及双侧坐骨结节异常信号,考虑骨转移可能,请结合临床。

6. 全身骨显像　静脉注射显像剂,4 h 后行全身骨显像。图像示全身骨骼显影清晰,放射性分布明显异常,颅骨、左侧锁骨、双侧肩胛骨、双侧肱骨近端、胸骨、肋骨多处、脊柱多个椎体、骨盆及双侧股骨均可见异常放射性分布浓聚灶。

检查诊断:全身多发骨代谢异常活跃,考虑肿瘤骨转移。

(三)病理检查

前列腺穿刺组织(2021-10-14):灰白条状穿刺组织 14 条,长 0.6~2.2 cm,直径均约 0.1 cm。①前列腺穿刺组织 A(左底部)为良性前列腺组织。②前列腺穿刺组织 B(左中部)为良性前列腺组织。③前列腺穿刺组织 C(左尖部)为良性前列腺组织。④前列腺穿刺组织 D(左外底部)为良性前列腺组织。⑤前列腺穿刺组织 E(左外中部)为良性前列腺组织。⑥前列腺穿刺组织 F(左外尖部)为良性前列腺组织。⑦前列腺穿刺组织 G(右底部)为前列腺腺泡腺癌,Gleason 评分 5+3＝8 分,WHO/ISOP 分组 4 组,癌组织约占该条组织的 10%。⑧前列腺穿刺组织 H(右中部)为前列腺腺泡腺癌,Gleason 评分 5+3＝8 分,WHO/ISOP 分组 4 组,癌组织约占该条组织的 30%。⑨前列腺穿刺组织 I(右尖部)为良性前列腺组织。⑩前列腺穿刺组织 J(右外底部)为前列腺腺泡腺癌,Gleason 评分 5+4＝9 分,WHO/ISOP 分组 5 组,癌组织约占该条组织的 40%。⑪前列腺穿刺组织 K(右外中部)为前列腺腺泡腺癌,Gleason 评分 5+4＝9 分,WHO/ISOP 分组 5 组,癌组织约占该条组织的 50%。⑫前列腺穿刺组织 L(右外尖部)为良性前列腺组织。

免疫组化结果如下。I 号:P504S(-),P63(+)。L 号:P504S(-),P63(+)。G 号:P504S(+),P63(-),NKX3.1(+),PSA(+),CK34βE12(-),Ki-67(5%+),PD-L1(RocheSP263)(CPS:0),P53(突变型)。

【鉴别诊断】

诊断明确,无须鉴别。

【讨论要点及内容】

(一)本次多学科会诊的目的

讨论患者下一步治疗方案。

(二)各个科主任的观点及发言记录

1. 病理科任主任意见　患者的病理切片会诊后明确前列腺癌诊断,目前结合临床明确分期,制订下一步诊疗计划。

2. 磁共振室会诊意见　患者前列腺癌诊断明确,盆腔多发淋巴结转移,全身多发骨转移,分期较晚,患者行内分泌治疗后,对比 7 个月前影像学结果,前列腺包膜尚完整,双侧精囊边缘清,直肠未见异常信号。

3. 胸外科会诊意见　患者男性,胸部 CT 提示双肺多发小结节,考虑胸部、胸椎、肋骨、肩胛骨可见多发转移病灶,符合骨显像结果,双肺小结节考虑陈旧性疾病。

4. 肿瘤内科会诊意见　患者前列腺癌诊断明确,考虑局部晚期,全身多发骨转移,建议考虑联合局部放疗,可考虑近距离或远距离放射治疗。

5. 泌尿外科会诊意见　患者局部晚期前列腺癌诊断明确,经新辅助内分泌治疗后,患者目前分期考虑 $T_{2a}N_xM_{1b}$。患者合并下尿路症状,可考虑行姑息性电切手术或腹腔镜前列腺癌减瘤手术治疗,减轻肿瘤负荷,后续继续内分泌治疗联合放、化疗,争取最大治疗收益。

【内容扩展】

（一）新辅助内分泌治疗

根治性前列腺切除前是否需要使用 1 个疗程的去雄激素治疗，各家意见不一。有人认为新辅助治疗可减少 $T_{2c} \sim T_{3a}$ 期患者切缘阳性率。在已报道的前瞻性报道中，对精囊受侵率、淋巴转移率和无 PSA 复发的生存率并无改善，手术时间、术中失血量、输血量及住院时间无明显减少，术中及术后并发症发生率亦无降低，新辅助激素治疗对预后并无显著改善。相反，术前使用 2~3 个月的去雄激素治疗会使患者在等待手术期间产生焦虑，有可能使非雄激素依赖的癌细胞继续增生。

（二）近距离放疗

近距离放疗作为一种单一疗法，适用于低风险癌症和某些小体积中度风险患者。对于中度风险癌症，可采用近距离放疗结合 EBRT（40~50 Gy）±（4~6）个月的新辅助/联合/辅助 ADT 治疗。对于高风险癌症患者，可采用近距离放疗结合 EBRT（40~50 Gy）±（2~3）年的新辅助/联合/辅助 ADT 治疗。存在极大或极小前列腺、膀胱出口梗阻症状（IPSS 较高）或之前接受过 TURP 的患者，植入更为困难，可能承受更大的不良反应。新辅助 ADT 可被用来将前列腺缩小到可接受的大小，但可能引起毒性增加，某些患者尽管接受新辅助 ADT 前列腺也不出现缩小。ADT 潜在更高的毒性风险必须对照靶区减小可能的好处进行权衡。植入后应必须进行剂量测定，以记录低剂量率植入物的质量。近距离放疗单一治疗的推荐处方剂量是碘–125 为 145 Gy，钯–103 为 125 Gy。经过 40~50 Gy 的 EBRT 治疗后，对应的补量分别为 110 Gy 和 90~100 Gy。高剂量率（HDR）近距离放疗可单用也可联用 EBRT（40~50 Gy）。常用的强化方案包括 13~15 Gy 1 次，8.0~11.5 Gy 分 2 次，5.5~6.5 Gy 分 3 次，4.0~6.0 Gy 分 4 次。单独用于 HDR 治疗的常用方案包括 9.5 Gy 分 4 次，10.5 Gy 分 3 次，13.5 Gy 分 2 次或 19 Gy 1 次。永久性 LDR 或临时 HDR 近距离放疗可以被用来治疗 EBRT 或近距离放疗后局部复发的患者。照射剂量取决于原始主要外照射剂量和复发模式，其中 LDR 的范围为 100~110 Gy，HDR 的范围为 9~12 Gy 分 2 次。

【最终治疗方案】

腹腔镜下前列腺癌减瘤手术。

【疗效评价】

手术康复后 1 个月复查腹部及盆腔 CT 观察病情变化，继续内分泌治疗，可考虑针对骨转移病灶行放射治疗。

案例二　宫颈癌多学科会诊

【MDT 会诊申请】

(1)由会诊科室人员提出 MDT 会诊申请。

(2)请院 MDT 会诊中心协调各受邀专家并发出 MDT 会诊通知。MDT 会诊通知实例如下。

各位老师好！今天下午一例多学科会诊病例,具体信息如下,请查看。

时间:××月××日××时。

地点:×××××××。

患者:刘某某,女,64 岁。

住院号:××××××。

科室:放疗科。

初步诊断:宫颈鳞癌。

会诊目的:指导进一步治疗。

会诊专家:病理科任主任、CT 室郭主任、MRI 室翟主任、妇科赵主任、神经内科杨主任、肿瘤内科刘主任、放疗科刘主任。

【病例介绍】

患者,刘某某,女,64 岁,以"绝经 14 年,阴道流液 2 个月,阴道出血 2 d"为主诉入院。

入院情况:14 年前自然绝经。2 个月前出现阴道流液,持续性,量多,无腥臭味儿,无腹痛及阴道出血,无腹胀、食欲缺乏,未在意。2 d 前出现阴道出血,量大,如同月经量,遂至当地医院就诊,彩超示宫腔分离,宫颈长约 28 mm,给予云南白药胶囊口服,阴道填塞纱布止血。为求进一步治疗于我院就诊,门诊以"绝经后阴道出血:宫颈癌?"收入我科。患病来,神志清,精神可,饮食可,睡眠可,大便正常,小便正常,体重未见明显减轻。

既往史:患"癫痫"30 年,定期口服"癫南宁""卡马西平""丙戊酸镁缓释片",病情稳定,无肝炎、结核类传染病史,无手术史,无外伤史,无输血史,无献血史,无食物过敏史,无药物过敏史,预防接种随社会进行。

入院查体:外阴发育正常,呈成年女性分布;阴道畅,容两指;宫颈可见直径约 4 cm 菜花样病灶,未见活动性出血,触血阳性,病灶累及阴道右侧穹隆,向下累及阴道右前壁达 1/2 阴道壁;宫体前位,常大,质中,活动可,无压痛;双侧附件区未触及明显异常;三合诊示左侧子宫主韧带弹性好,右侧子宫主韧带质硬,弹性差,未达盆壁。

营养风险筛查 0 分,无营养风险,PS 评分 0 分。

初步诊断:子宫颈恶性肿瘤。

三、辅助检查

(一)实验室检查

1. 血常规(2022.11.07)　白细胞计数$7.89×10^9$/L;中性粒细胞计数$6.54×10^9$/L;淋巴细胞计数$1.35×10^9$/L;红细胞$3.85×10^{12}$/L;血红蛋白105 g/L;红细胞比容37.70%;红细胞分布宽度CW 15%;血小板压积0.13%。

2. 鳞状细胞癌抗原(SCC)　35.4 μg/L。

(二)影像学检查

1. 胸部CT平扫(2022.11.07)　肺窗示两肺纹理清晰,右肺上叶(im23)可见实性小结节,直径6 mm,右肺中叶可见条索影,右肺下叶胸膜下可见磨玻璃密度影,双侧肺门结构正常;纵隔窗示两侧胸廓对称,气管主支气管通畅,心脏大血管未见明显异常,纵隔内未见明显肿大淋巴结影,所见部分肋骨边缘欠光整。片示肝内可见点状高密度影,胆囊内可见结节样高密度影,双侧肾上腺增粗,左侧肾实质内可见类圆形低密度影。

诊断意见:①右肺上叶小结节,建议随诊;②右肺中叶纤维灶;③右肺下叶间质性变;④所见部分肋骨边缘欠光整;⑤肝内钙化灶;⑥胆囊结石;⑦双侧肾上腺增粗;⑧左肾小囊肿。

2. 彩超(2022.11.08)　①胆囊结石;②肝内钙化灶;③左肾囊肿;④左室舒张功能减低,EF 58%,FS 30%。

3. 全腹+盆腔MRI平扫+增强(2022.11.08)　盆腔:子宫呈后位,体积不大,宫颈区可见团块状稍长T_2信号,DWI工序列呈高信号,ADC图呈低信号,增强扫描呈明显不均匀强化,范围约41 mm(RL)×32 mm(AP)×35 mm(P),基质环局部模糊,阴道前穹隆受累,阴道内见短T_2信号影充填;宫腔内见短T_1长T_2信号影,子宫肌层信号尚均匀;双侧附件区未及,膀胱、直肠未见明确异常信号;双侧髂血管旁及腹股沟区见多发淋巴结影,较大者直径约6 mm,盆腔见少里液性信号影。全腹:肝大小、形态未见异常,肝Ⅵ段见一稍长T_1长T_2信号,大小约10.6 mm×8.9 mm,界较清,增强扫描呈明显强化;肝内血管走行正常,肝内外胆管无扩张,胆囊形态欠饱满,胆囊壁稍厚并强化;左肾见囊性长T_2信号,大小约7.5 mm×5.8 mm,增强扫描未见强化;脾、胰腺及片中所示右肾大小形态未见异常;腹膜后未见明确肿大淋巴结。

诊断意见:①宫颈区占位,考虑宫颈癌(Ⅱa期?)可能,请结合临床;②宫腔少量积血;③盆腔少量积液;④肝Ⅵ段异常信号,考虑肝小血管瘤,请结合临床;⑤胆囊炎;⑥左肾囊肿。

4. 常规心电图检查(十八导联)(2022.11.07)　①窦性心律;②下壁、前侧壁ST段压低改变,建议做动态心电图+动态血压检查。

(三)病理检查

病理检查(2022.11.09):肉眼所见(宫颈组织)为灰黄、灰红组织一块,大小约1.0 cm×

1.0 cm×0.9 cm,全包。诊断意见为(宫颈活检组织)鳞状细胞癌。

【鉴别诊断】

1. 宫颈柱状上皮异位　表现为宫颈外口附近及周围有鲜红色微小颗粒,亦可有小量多点出血,质地不硬。宫颈柱状上皮异位与早期宫颈癌肉眼观察很难区别,需病理确诊。

2. 宫颈肥大　宫颈明显增大、表面光滑或伴有糜烂,在光滑的表面上常可见多个灰白色带有光泽的宫颈腺体囊肿,刺破后有黏液溢出。

3. 宫颈息肉　有蒂的扁圆形赘生物,表面光滑,色红润,质软。息肉常来自宫颈管内,突出在宫颈管外,应行息肉摘除术,并送组织学检查。

4. 宫颈结核　表现多样。宫颈外观可以正常,亦可以肥大、糜烂、溃疡、乳头状或息肉样表现。好发于青年人,多有月经异常、结核病史及不育史。活体组织检查可以鉴别。

5. 妊娠期间的并发症　如流产、前置胎盘等,经仔细检查可以区别。妊娠亦可合并宫颈癌,因此在诊断和处理时要特别慎重。

6. 宫颈肌瘤及子宫黏膜下肌瘤　肌瘤突出在宫颈或阴道,其表面伴感染、坏死者,可似宫颈癌,但仔细检查是可以区别的。宫颈肌瘤由于肿瘤呈膨胀性生长,可将宫颈口挤向对侧;黏膜下肌瘤常来自宫颈管或宫腔,亦可有蒂,光滑的宫颈被挤压变薄包在肿瘤四周,质地均匀,不脆不硬。

7. 宫颈乳头状瘤　一般为局限性,呈乳头状,多无浸润表现,活检可以鉴别。

【讨论要点及内容】

(一)本次多学科会诊的目的

讨论患者下一步治疗方案。

(二)各个科主任的观点及发言记录

1. CT室郭主任　患者CT影像提示右肺上叶结节,详细阅片后考虑结节处为多处血管交汇处,考虑血管窦可能,排除淋巴结转移可能。双侧肾上腺稍增粗,建议结合MRI增强明确肾上腺情况,必要时行肾上腺CT增强扫描。左肾小囊肿及胆囊结石可继续观察,定期复查彩超或CT。

2. MRI室翟主任　宫颈区可见团块状稍长T_2信号,DWI工序列呈高信号,ADC图呈低信号,增强扫描呈明显不均匀强化,范围约41 mm(RL)×32 mm(AP)×35 mm(P),基质环局部模糊,阴道前穹隆受累。考虑肿块向右侧侵犯周围韧带组织,冠状位可见宫颈肿块超出宫颈,侵犯右侧组织但与盆壁尚有间隙。双侧髂血管旁及腹股沟区见多发淋巴结影,较大者直径约6 mm,淋巴结最大直径小于10 mm,且DWI未见异常信号,尚不考虑转移淋巴结可能。肝小血管瘤、胆囊炎及左肾囊肿均考虑非肿瘤相关,可定期复查。MRI未见双侧肾上腺明显增大,DWI未见异常信号。

3. 病理科任主任　患者的宫颈活检病理已明确诊断为宫颈鳞癌,但仍建议行 Ki-67、PD-1 等免疫组化指标检测,明确是否为 HPV 相关宫颈癌,并为后续全身治疗方案的选择提供病理依据。

4. 妇科赵主任　患者入院后已由我妇科两位主任医师行妇科检查。宫颈可见直径约 4 cm 菜花样病灶,未见活动性出血,触血阳性,病灶累及阴道右侧穹隆,向下累及阴道右前壁达 1/2 阴道壁;三合诊示左侧子宫主韧带弹性好,右侧子宫主韧带质硬、弹性差,未达盆壁。结合 MRI 未见淋巴结转移,病理提示宫颈鳞癌,诊断为宫颈鳞癌ⅡB 期。结合 NCCN 及 CSCO 宫颈癌治疗指南,ⅡB 期宫颈鳞癌患者首选根治性放、化疗,故转至放疗科。患者先存在阴道出血情况,已行阴道填塞,注意定期更换纱布,加强止血药物应用,定期复查血常规,必要时建议输血治疗。如突发大量出血可联系介入科行介入栓塞止血治疗。

5. 神经内科杨主任　患者存在 30 余年癫痫病史,详细询问病史后,考虑患者年癫痫发病次数 5~10 次,发作时意识丧失、肢体僵硬、肌张力高、双眼上翻,持续 2~3 min 后自行缓解,考虑癫痫大发作。近 3 d 癫痫发作频繁,前日发作 10 余次,风险较高,考虑癫痫控制欠佳,且抗肿瘤治疗尤其是部分化疗药物存在诱发癫痫风险,建议待癫痫症状基本控制后再行全身化疗。建议行头部 MRI、丙戊酸血药浓度、苯妥英钠血药浓度、卡马西平血压浓度、动态脑电图等癫痫相关检测,后再行调整癫痫用药。

6. 肿瘤内科刘主任医师　患者宫颈鳞癌ⅡB 期诊断明确,依据指南首选治疗方案为根治性放、化疗。化疗首选以铂类为基础的化疗方案,建议待癫痫控制后及时行全身化疗。全身化疗期间应密切观察血常规、消化道反应等化疗相关不良反应并及时处理。患者出血量较大,身体消瘦,联合根治性放疗时应适当降低化疗剂量。

7. 放疗科刘主任　患者现一般情况尚可,体质欠佳,存在出血及癫痫情况,出血继续给予阴道填塞及止血药物应用,癫痫完善检查后调整用药情况,注意定期复查血常规了解贫血情况。ⅡB 期宫颈鳞癌,首选治疗方案为根治性放疗联合化疗,考虑无腹盆腔及腹股沟区域淋巴结转移,无远处转移,仅给予盆腔及子宫阴道上 2/3 放疗,后行腔内后装放疗。考虑患者身体消瘦,耐受能力差,放疗期间仅给予单药顺铂化疗,后视病情调整用药。待出血好转后,放疗期间应注意加强阴道冲洗,注意饮食指导。

【内容扩展】

根据最新的 NCCN 指南,宫颈癌分期为Ⅰ A、Ⅰ B1、Ⅱ A1 的病例,根治性子宫切除术+盆腔淋巴结切除术为首选;对于肿瘤大于 4 cm 的Ⅰ B2、Ⅱ A2 期患者,推荐同步放、化疗为首选,根治性手术+盆腔淋巴结切除术为次选;而对于出现宫旁受累的Ⅱ B 期及以上患者,推荐同步放、化疗。日本及部分欧洲国家的宫颈癌治疗指南中,Ⅱ B 期亦推荐行根治性手术。在我国的临床实践中,不少医院的大部分Ⅰ B2、Ⅱ A2 及部分Ⅱ B 期宫颈癌患者,通常进行根治性手术联合盆腔淋巴结清扫术,辅以术后放、化疗,有少数医院进行先期放、化疗后,以根治性手术切除。早期宫颈癌进行根治性子宫切除术和盆腔淋巴结清扫术后,5 年生存率为 85%~92%,但仍有 10%~20% 的患者最终会复发,且复发宫颈癌的预后很差，ⅠB2、ⅡA2 及ⅡB 期宫颈癌患者手术后疗效不及根治性放疗和同步化疗。GOG 109 研究结果指出，淋巴结转移、切缘阳性、宫旁浸润是宫颈癌复发及转移的高危因素，术后行辅助放、化疗可改善患者总生存。其他的危险因素，如大肿瘤、浸润深、脉管瘤栓阳性等，也影响预后的结果。

ⅡB、ⅢB、ⅢA 和ⅣA 期选择根治性放疗。需内外照射联合进行，同步增敏化疗。在有条件的情况下，外照射推荐应用图像引导下的调强放疗技术，照射范围根据病灶局部扩展情况、影像学显示的淋巴情况决定。CTV 外照射 Dt（45.0~50.4）Gy/（25~28）次。如应用常规、三维适形技术，需在 30~40 Gy 后屏蔽直肠、膀胱，开始加用腔内照射。

三维适形放疗及调强适形放疗：调强放射治疗（IMRT）是目前先进的放疗技术。应用 IMRT 对提高肿瘤局部控制率和降低正常组织并发症起到明显的作用。子宫和宫颈所毗邻的器官和组织多数对放射治疗较为敏感，如小肠、直肠和膀胱等，由于这些危及器官的剂量限制，往往造成靶区剂量欠缺，或较高的剂量引起并发症。急性和慢性肠道反应是宫颈癌放疗后最常见的并发症。放疗设野常常包括髂骨、尾骨，血液系统并发症也较多。随着近年来宫颈癌治疗中放疗和增敏化疗的结合已成为标准方法，肠道、膀胱和血液的并发症的发生频率和严重程度增加。宫颈癌手术后有高危因素的患者需要接受辅助性放射治疗，但手术后由于子宫切除，部分小肠下降至盆腔底部，使照射野的设计和剂量给予受到限制。开展调强放疗可以减少正常组织的受照射体积和剂量，减少并发症的发生。

以 CT 或 MRI 为基础的计划设计和适形遮挡技术是目前外放射治疗的标准治疗方法。患者需要在 CT 模拟机上进行定位扫描，一般需要增强 CT 扫描，增强 CT 能更好地区分正常组织和靶区，可以区分淋巴结和血管。扫描层厚要求为 3~5 mm，扫描范围一般从膈顶上缘到耻骨联合下 5 cm，包含所有腹腔和盆腔内脏器和组织。患者体位需要舒适易重复，一般采用仰卧位，用体膜或其空垫固定。应用阴道内标记，对于勾画靶区时区分阴道和宫颈很重要。对于不能手术的宫颈癌患者，正电子发射体层成像（positron emission tomography，PET）检查有助于确定淋巴转移的范围，也有助于进行术后患者是否还有残留阳性淋巴结的诊断。根据妇科检查以及影像学情况确定肿瘤靶区（gross target volume，GTV），以宫颈癌直接扩散和淋巴转移途径确定临床靶区（clinical target volume，CTV）。外照射的治疗靶区需要包括子宫体、宫颈、宫旁、阴道（下界距离肿瘤至少 3 cm）和相应的淋巴引流区。如手术或影像学检查未发现阳性淋巴结，照射范围需包括髂外淋巴结、髂内淋巴结、闭孔淋巴结和骶前淋巴结引流区。如淋巴转移的风险较大（如肿瘤体积≥4 cm 或ⅡB 期以上或真骨盆内有可疑/确定淋巴转移），照射范围还要包括髂总淋巴结区。如已发生髂总或腹主动脉旁淋巴转移，则需进行盆腔延伸野及腹主动脉旁淋巴结照射，上界应达肾血管水平（或根据受累淋巴结的范围调整上界更高水平）。如病变已侵犯阴道下 1/3，双侧腹股沟淋巴结也应包括在照射范围内。以 CTV 外放一定距离（0.5~1.5 cm）形成计划靶区（planning target volume，PTV）。放疗剂量为（45~50）Gy/（1.8~2.0）Gy/（5~6）周，同时评估危及器官，如直肠、乙状结肠、膀胱、小肠、骨骼等照射范围内危及器官。对于不能切除的实体肿瘤或体积局限的肉眼病灶或转移淋巴结，可以采用调强适形放疗技术对病灶进行加量放疗,追加剂量一般为 10 ~ 20 Gy。

【最终治疗方案】

完善癫痫相关检查调整用药同时给予局部放疗,计划 Dt 46 Gy/23 f,后给予腔内后装放疗 Dt 30 Gy/5 f。放疗期间给予"顺铂 40 mg qw 5 c"治疗。

【疗效评价】

外照射结束后复查 MRI 了解肿块情况,放疗结束后 1 个月复查盆腔 MRI 观察病情变化。

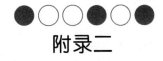

附录二

缩略词英汉对照表

英文缩写	英文全称	中文全称
3D-CRT	three dimensional conformal radiat ion therapy	三维适形放疗
5-FU	5-fluorouracil	5-氟尿嘧啶
ABS	American Brachytherapy Society	美国近距离放疗学会
AC	amphophilic cytoplasm	双嗜性改变
ADM	adriamycin	阿霉素
ADT	androgen deprivation therapy	雄激素剥夺治疗
AFP	alpha fetoprotein	甲胎蛋白
AJCC	American Joint Committee on Cancer	美国癌症联合委员会
AMACR	α-methylacyl coenzyme a racemase	α-甲酰辅酶 A 消旋酶
AR	androgen receptor	雄激素受体
ART	adaptive radiation therapy	自适应放疗
AS	active surveillance	积极监测
AS	anastomotic stricture	吻合口狭窄
ASIRC	age - standardized incidence rate by Chinese standard population	中国人口标化发病率
ASIRW	age-standardized incidence rate by world standard population	世界人口标化发病率
ASMRC	age - standardized mortality rate by Chinese standard population	中国人口标化死亡率
ASMRW	age-standardized mortality rate by world standard population	世界人口标化死亡率
BCG	bacille Galmetle-Guerin	卡介苗
BCR	biochemical recurrence	生化复发

英文缩写	英文全称	中文全称
BEV	beameyes view	射野方向观
BHD	birt-hogg-dube	BHD 综合征
BIP	bleomycin+ifosfamide+plationol+a chemotherapy regimen	顺铂+博来霉素+异环磷酰胺+美司钠
BLM	bleomycin	博来霉素
BMI	body mass index	体重指数
bNED	bio chemical non evidene of disease	无生化失败率
BTA	bladder tumor antigen	膀胱癌抗原
CA125	cancer antigen 125	糖类抗原 125
CA19-9	carbohydrate antigen 19-9	糖抗原 19-9
CBCT	cone beam computed tomography	锥形束投照计算机体层摄影系统
CCI	Chalson comorbidity index	查尔森合并症指数
CEA	carcinoembryonic antigen	癌胚抗原
CgA	chromogranin	嗜铬粒蛋白
CIN	cervical intraepithelial neoplasia	宫颈上皮内瘤变
CIS	cisplatin	顺铂
CN	cytoreductive nephrectomy	减瘤性肾切除术
CNB	core needle biopsy	粗针穿刺组织活检
CNOS	carcinoma NOS	癌肉瘤非特指型
CR	complete remission	完全缓解
CRPC	castration resistant prostate cancer	去势抵抗性前列腺癌
Cryoablation	cryoablation	冷冻消融
CSS	cancer-specific survival	肿瘤特异性生存率
CT	computer tomography	计算机断层扫描
CTCs	circulating tumor cells	循环肿瘤细胞
CTLA-4	cytotoxic T lymphocyte associated antigen-4	细胞毒性 T 淋巴细胞相关抗原 4
CTU	computed tomography urography	CT 尿路成像
CTV	clinical target volume	临床靶区
CVC	central venous catheter	中心静脉导管
Cyc	cyclophosphamide	环磷酰胺

英文缩写	英文全称	中文全称
DA	ductal adenocarcinoma	前列腺导管腺癌
DDP	diammine dichloroplatinum	顺铂
DES	diethylstilbestrol	己烯雌酚
DMMR	mismatch repair deficient	错配修复缺陷
DOR	duration of response	缓解持续时间
DRE	digital rectal examination	直肠指检
DSS	disease free survival	疾病特异性生存率
DVC	dorsal venous complex	深静脉复合体
DVH	dose-volume histogram	剂量体积直方图
EAH	endometrioid atypical hyperplasia	子宫内膜不典型增生
EBRT	external beam radiotherapy	外照射放疗
EIN	endometrioid intraepithelial neoplasia	子宫内膜上皮内瘤变
EPI	mitomyci	表柔比星
EPID	electronic portal imaging device	电子射野影像系统
ER	estrogen receptor	雌激素受体
ETS 相关基因	ETS-related gene	ETS 相关基因
FCM	flow cytometry	流式细胞术
FIGO	International Federation of Gynecology and Obstetrics	国际妇产科学联盟
FISH	fluorescence in situ hybridization	荧光原位杂交技术
FNA	fine needle aspiration	细针穿刺抽吸细胞学检查
FNAC	fine needle aspiration cytology	细针穿刺细胞学
FP	flare phenomenon	flare phenomenon
FSH	follicle-stimulating hormone	卵泡刺激素
Gem	gemcitabine	吉西他滨
GFR	glomerular filtration rate	肾小球滤过率
GRPR	gastrin releasing peptide receptor	胃泌素释放肽受体
GTV	gross tumor volume	肿瘤靶区
hCG	human chorionic gonadotrophic hormone	人绒毛膜促性腺激素
HDR	high dose rate	高剂量率
HDR	high-dynamic range	高动态范围图像
HE4	human epididymis protein 4	人附睾蛋白 4
HER2	human epidermal growth factor receptor 2	人表皮生长因子受体

英文缩写	英文全称	中文全称
HGPIN	high grade prostatic intraepithelial tumor	高级别前列腺上皮内瘤
HIFU	high intensity focused ultrasound	高强度聚焦超声
hK2	human kallikrein 2	人激肽释放酶2
HLRCC	hereditary leiomyomatosis and renal cell carcinom	遗传性平滑肌瘤病和肾细胞癌综合征相关肾癌
HNPCC	hereditary non-polyposis colorectal cancer	遗传性非息肉病性大肠癌
HPRC	hereditary papillary renal carcinoma	遗传性乳头状肾细胞癌
HPV	human papilloma virus	人乳头瘤病毒
HT	helicaltomotherapy	螺旋断层放疗系统
IARC	International Agency for Research on Cancer	国际癌症研究机构
ICRU	International Commission on Radiation Units and Measurements	国际辐射单位和测量委员会
IDC-P	intraductal carcinoma of the prostate	前列腺导管内癌
IFN	interferon	干扰素
IFO	ifosfamide	异环磷酰胺
IGRT	image-guided radiotherapy	图像引导放射治疗
IMRT	intensity modulated radiation therapy	调强放射治疗
IORT	intraoperative radiotherapy	术中放疗
ISUP	International Society of Urological Pathology	国际泌尿病理协会
ITV	internal target volume	内靶区
IVU	intravenous urography	排泄性泌尿系造影
LDH	lactic acid dehydrogenase	乳酸脱氢酶
LDR	low dose rate	低剂量率
LH	luteinizing hormone	黄体生成素
LHRH	luteinizing hormone-releasing hormone	黄体激素释放激素
LND	lymphadenectomy	淋巴结清扫
LRCC	localized renal cell carcinoma	局限性肾癌
LRP	laparoscopic radical prostatectomy	腹腔镜根治性前列腺切除术
LVSI	lymphovascular space invasion	脉管浸润
Lynch 综合征	lynch syndrome	遗传性非息肉病性结直肠癌

英文缩写	英文全称	中文全称
mCRPC	metastatic castration-resistant prostate cancer	转移性去势抵抗性前列腺癌
MF/CM	mucinous fibroplasia/collagenous micronodules	胶原小结
mHSPC	metastatic hormone sensitive prostate cancer	转移性激素敏感性前列腺癌
MIBC	muscle-invasive bladder cancer	肌层浸润性膀胱癌
MITF	recombinant microphthalmia associated transcription factor	小眼畸形相关转录因子
MMC	mitomyci	丝裂霉素
MMR	mismatch repair	错配修复基因
MMS	Mohs micrographic surgery	Mohs 显微外科手术
mPC	metastatic prostate cancer	转移性前列腺
MP-MRI	multi parameter-MRI	多参数磁共振
MRI	magnetic resonance imaging	磁共振成像
MRU	magnetic resonance urography	磁共振泌尿系水成像
MSI	micro satellite instability	微卫星不稳定
MSS	micro satellite stability	微卫星稳定
MTX	methotrexate	甲氨喋呤
NBI	narrow band imaging	窄带成像
NCCN	National Comprehensive Cancer Network	全国癌症综合网络
NCDB	National Cancer Database	美国国家癌症数据库
NGS	next veneration sequeneing	二代测序
NLR	neutrophil to lymphocyte ratio	中性粒细胞-淋巴细胞比值
NMIBC	non-muscle-invasive bladder cancer	非浸润性膀胱癌
NOS	non otherwise-specified	非特指型
NRS	numerical rating scale	数字分级评分法
NSE	neuron-specific enolase	神经元特异性烯醇化酶
NSMP	no-specific molecular profile	无特异性分子谱
NSS	nephron sparing surgery	肾部分切除术
NVB	neurovascular bundle	神经血管束
ORR	overall response rate	总反应率

英文缩写	英文全称	中文全称
OS	overall survival	总生存
Pac	paclitaxel	紫杉醇
PAP	prostatic acid phosphatase	前列腺酸性磷酸酶
PARP	poly(ADP-ribose)polymerase	多腺苷二磷酸核糖聚合酶
PC	prostatic crystalloids	类晶体
PCa	prostaticcarcinoma, prostatic cancer	前列腺癌
PD-1	programmed death-1	程序性死亡(蛋白)-1
PD-L1	programmed death-ligand 1	程序性死亡配体1
PDT	photo dynamic therapy	光动力学治疗
PET	positron emission tomography	正电子发射计算机断层显像
PET-CT	positron emission tomography- computer tomography	正电子发射计算机体层扫描显像仪
PFS	progression free survival	无进展生存期
PI	perineural invasion	神经周侵犯
PICC	peripherally inserted central venous catheter	经外周静脉穿刺中心静脉置管
PN	partial nephrectomy	肾部分切除术
PN	prominent nucleoli	核仁
PR	progesterone receptor	孕激素受体
PR	partial remission	部分缓解
PS	performance status	体力状态评分
PSA	prostate specific antigen	前列腺特异性抗原
PSAV	prostatic acid phosphatase velocity	PSA速率
PSM	positive surgical margin	切缘阳性
PSMA	prostate-specific membrane antigen	前列腺特异膜抗原
PTV	planning target volume	计划靶区
PZ	peripheral zone	前列腺外周带
RALP	robotic-assisted laparoscopic radical prostatectomy	机器人辅助腹腔镜根治性前列腺切除术
RCC	renal cell carcinoma	肾细胞癌
RFS	recurrence free survival	无复发生存率

英文缩写	英文全称	中文全称
RN	radical nephrectomy	根治性肾切除术
RNT	radical nephroureterectomy	根治性肾输尿管切除术
RRSO	risk reducing salpingoooopherectomy	降低风险输卵管-卵巢切除术
RTOG	radiation therapy oncology group	肿瘤放射治疗学组
SABR	stereotactic ablative radiotherapy	立体定向消融放疗
SBRT	stereotactic body radiation therapy	立体定向放射治疗
SCC-Ag	squamous cell carcinoma antigen	鳞状上皮细胞癌抗原
SPECT	single photon emission computed tomography	单光子发射计算机体层摄影
SRE	skeletal related event	骨骼相关事件
Syn	synaptophysin	突触素
TACE	transcatheter arterial chemoembolization	经肝动脉化疗栓塞术
TAX	taxol	紫杉醇
TCGA	the cancer genome atlas	癌症基因组图谱
TCT	thin-prep cytology test	宫颈液基薄层细胞学检查
TS	tuberous sclerosis	结节性硬化症
TMB	tumor mutation burden	肿瘤突变负荷
TMB-H	tumor mutation burden-high	高肿瘤突变负荷
TRUS	transrectal uhrasonography	直肠超声检查
TTF	time to treatment failure	治疗失败时间
TTR	time to objective response	客观缓解时间
TUR	transurethral resection	诊断性尿道电切术
TURBT	transurethral resection of bladder tumour	经尿道膀胱肿瘤切除术
TURP	transurethral resection of prostate	经尿道前列腺切除术
TVS	transvaginal sonography	阴道超声检查
TZ	transitional zone	前列腺移行带
UICC	International Union of Counter Cancer	国际抗癌协会
UTUC	upper tract urothelial carcinoma	上尿路尿路上皮癌
VACURG	The Veterans Administration Cooperative Urological Research Group	国退伍军人泌尿管理合作研究组
VCR	vincristine	长春新碱

英文缩写	英文全称	中文全称
VEGF	vascular endothelial growth factor	血管内皮生长因子
VHL	Vonhippel-lindau syndrome	VHL 综合征
VIN	vulvar intraepithelial neoplasia	外阴上皮内瘤变
VLP	vulvar lichen planus	外阴扁平苔藓
VLS	vulvar lichen sclerosus	外阴硬化性苔藓
VLSC	vulvar lichen simplex chronicus	外阴慢性单纯性苔藓
VMAT	volumetric modulated arc therapy	容积调强放射治疗
VOI	volume of interest	兴趣体积
WBRT	whole brain radiotherapy	全脑放疗
WHO	World Health Organization	世界卫生组织
WW	week wait	等待观察

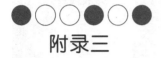
靶区实例分享

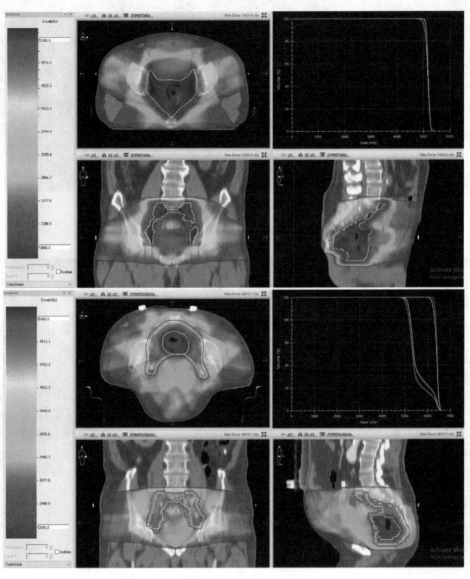

附图 1　直肠癌靶区勾画

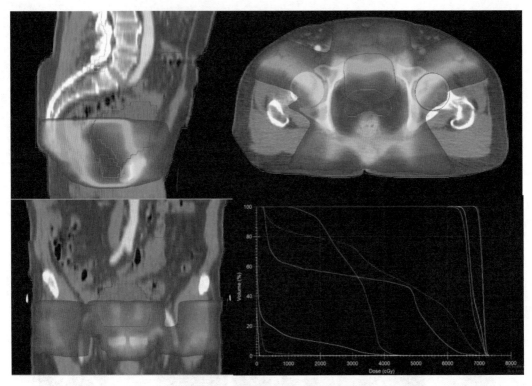

附图 2　前列腺癌靶区范围及 DVH 图

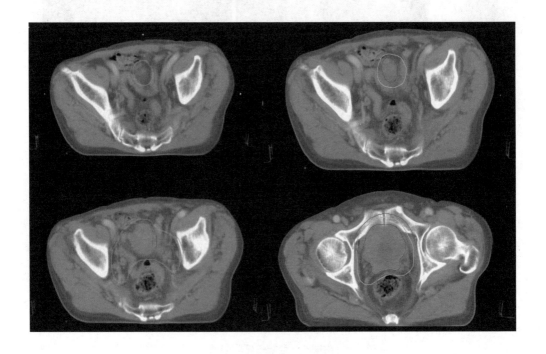

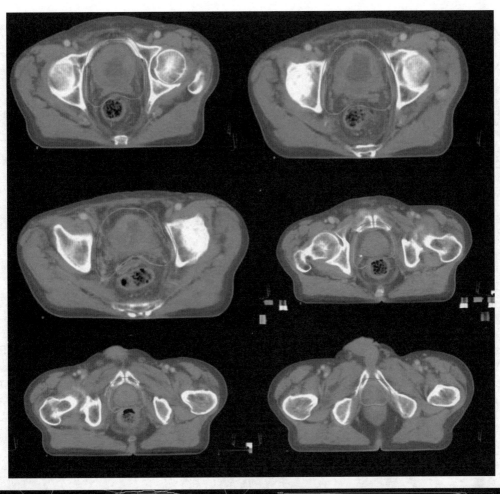

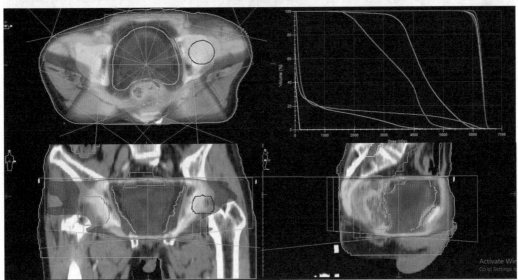

绿线（CTV）；蓝线（PTV）。

附图3 膀胱癌根治性放疗靶区勾画

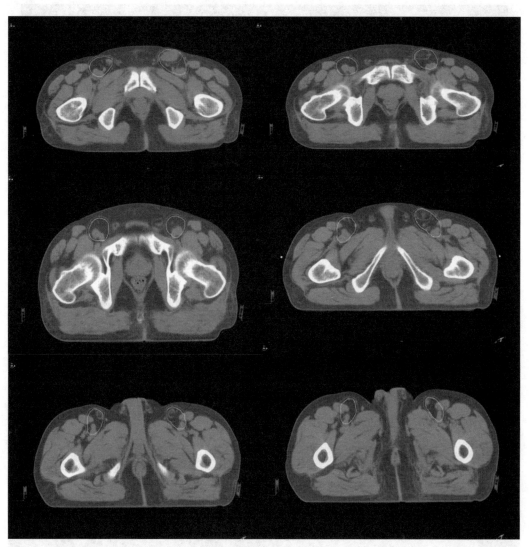

紫线（GTV）；绿线（CTV）；蓝线（PTV）。

附图 4   阴茎癌靶区勾画

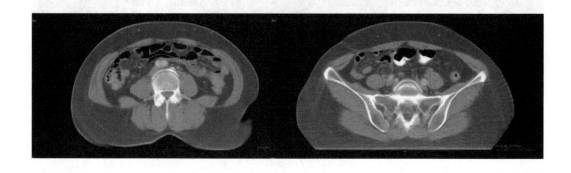

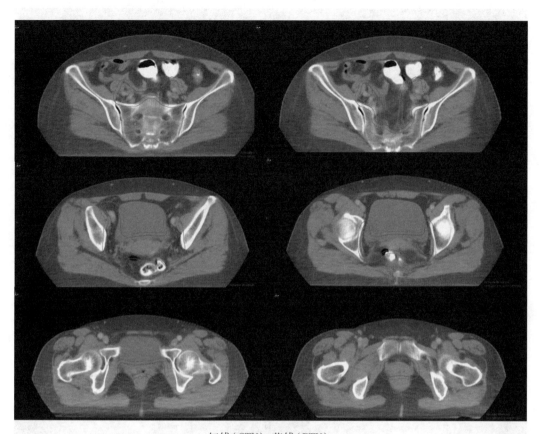

红线（CTV）；蓝线（PTV）。

附图 5　宫颈鳞癌ⅡB 期根治性放疗靶区勾画

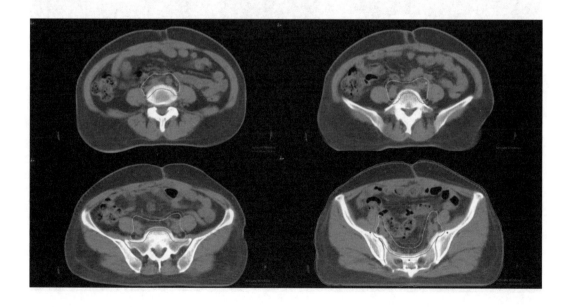

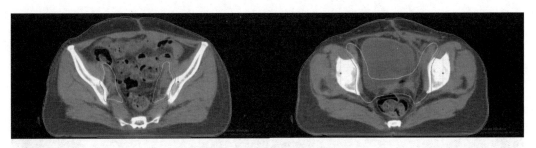

绿线(CTV);蓝线(PTV)。

附图6　宫颈鳞癌ⅠB2 期术后辅助放疗靶区勾画

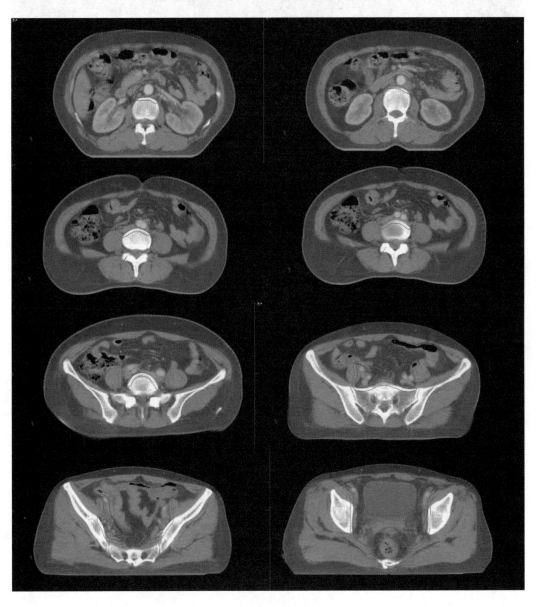

附图6　宫颈鳞癌ⅠB2 期术后辅助放疗靶区勾画

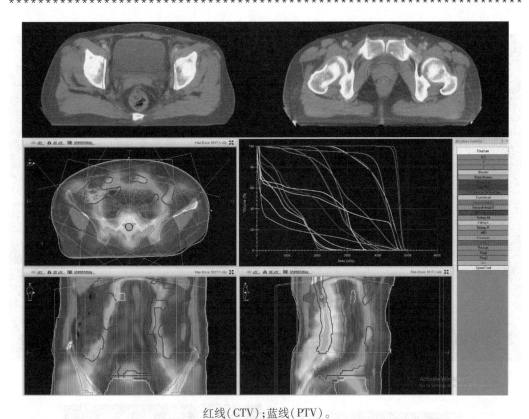

红线(CTV);蓝线(PTV)。

附图7 子宫内膜癌ⅢC期髂血管旁淋巴结转移术后辅助放疗靶区勾画

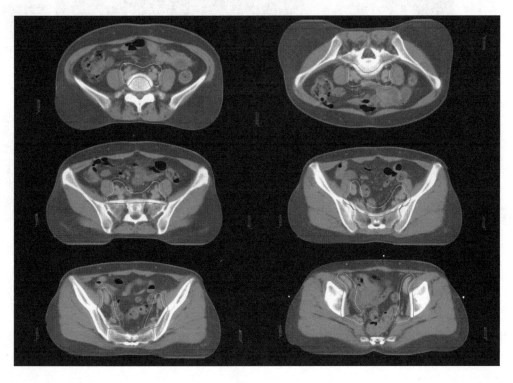

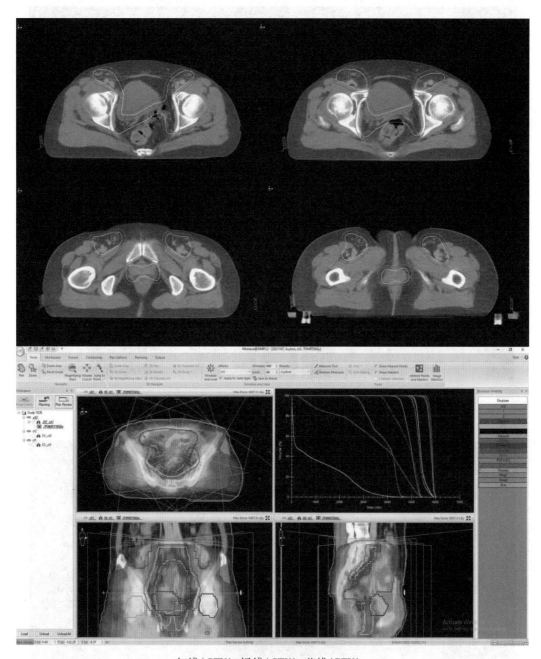

红线(GTV);绿线(CTV);蓝线(PTV)。

附图8　根治阴道癌外照射剂量体积分布及放疗靶区勾画